重症医师超声基础技能：
全身系统性评估与临床应用

Basic Ultrasound Skills "Head to Toe" for General Intensivists

主编 ［意］基娅拉·罗巴（Chiara Robba）

［意］安东尼奥·梅西纳（Antonio Messina）

［英］艾德里安·王（Adrian Wong）

［法］安托万·维耶拉德–巴龙（Antoine Vieillard–Baron）

主译 曾振华 罗益锋 龚园其 苏 春

辽宁科学技术出版社
LIAONING SCIENCE AND TECHNOLOGY PUBLISHING HOUSE

拂石医典
FU SHI MEDBOOK

图书在版编目（CIP）数据

重症医师超声基础技能：全身系统性评估与临床应用 /（意）基娅拉·罗巴等主编；曾振华等主译 . -- 沈阳：辽宁科学技术出版社，2025.8. -- ISBN 978-7-5591-4323-5

Ⅰ . R459.7

中国国家版本馆 CIP 数据核字第 2025G6Z137 号

First published in English under the title

Basic Ultrasound Skills "Head to Toe" for General Intensivists

Edited by Chiara Robba, , Antonio Messina, Adrian Wong, Antoine Vieillard-Baron

Copyright © European Society of Intensive Care Medicine 2023

This edition has been translated and published under licence from Springer Nature Switzerland AG.

著作权号 06-2024-252　　　　　　　　　　　　　　　　版权所有　侵权必究

出版发行：辽宁科学技术出版社

　　　　　北京拂石医典图书有限公司

　　　　　地址：北京海淀区车公庄西路华通大厦 B 座 15 层

联系电话：010-88581828/024-23284376

E-mail：fushimedbook@163.com

印 刷 者：天津淘质印艺科技发展有限公司

经 销 者：各地新华书店

幅面尺寸：185mm×260mm

字　　数：633 千字　　　　　　　　印　　张：25.5

出版时间：2025 年 8 月第 1 版　　　印刷时间：2025 年 8 月第 1 次印刷

责任编辑：陈　颖　方菊花　　　　　责任校对：梁晓洁

封面设计：潇　潇　　　　　　　　　封面制作：潇　潇

版式设计：天地鹏博　　　　　　　　责任印制：丁　艾

如有质量问题，请速与印务部联系　　联系电话：010-88581828

定　　价：228.00 元

翻译委员会

主　译　曾振华　罗益锋　龚园其　苏　春

副主译　余　涛　王艳红　汪志刚　于纯文

　　　　　邓西龙　唐钟祥　张宗绵　罗　网

译　者　（以姓氏笔画排序）

　　　　　于纯文　南方医科大学南方医院

　　　　　马梓胜　南方医科大学南方医院

　　　　　马　婕　江门市中心医院

　　　　　王玉晶　南方医科大学南方医院

　　　　　王艳红　中山大学附属第三医院

　　　　　王　萍　南方医科大学南方医院

　　　　　邓西龙　广州医科大学附属市八医院

　　　　　邓惠坚　广州医科大学附属番禺中心医院

　　　　　石能贤　南方医科大学南方医院

　　　　　卢善焜　南方医科大学南方医院

　　　　　刘荃乐　广东省中医院珠海医院

　　　　　刘秋江　广东省第二中医院

　　　　　苏　春　南方医科大学南方医院

　　　　　杨国丽　中山大学附属第一医院

　　　　　杨　博　中山市博爱医院

　　　　　李富烨　南方医科大学南方医院

　　　　　李福星　南昌大学第二附属医院

　　　　　吴　洁　南方医科大学南方医院

　　　　　余　涛　中山大学孙逸仙纪念医院

　　　　　汪志刚　暨南大学附属第一医院

沙　桐　南方医科大学南方医院

张文杰　南方医科大学南方医院

张宗绵　华南理工大学附属六院

张琪敏　南方医科大学南方医院

张耀元　南方医科大学南方医院

陈　淼　广东省人民医院

陈燕珠　中山大学附属第一医院

林旭伟　北京大学深圳医院

林转娣　广州医科大学附属番禺中心医院

欧　庆　南方医科大学南方医院

易　慧　中山大学附属第一医院

罗　网　南方医院增城院区

罗益锋　中山大学附属第一医院

帕丽莎·阿里木　中山大学孙逸仙纪念医院

胡佳佳　中山大学附属第三医院

胡鸿彬　南方医科大学南方医院

侯六生　中山市人民医院

姚嘉欣　深圳迈瑞生物医疗电子股份有限公司

郭耿鸿　粤北人民医院

唐钟祥　广东省中西医结合医院

黄振飞　南方医科大学南方医院赣州医院

黄健明　南方医科大学南方医院

黄乾亮　南方医科大学南方医院赣州医院

龚园其　南昌大学第二附属医院

童珊珊　珠海市人民医院

曾振华　南方医科大学南方医院

蔡淑敏　南方医科大学南方医院

蔡晶晶　广州医科大学附属番禺中心医院

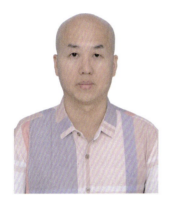

曾振华 南方医科大学南方医院重症医学科主任，重症医学基地主任，硕士研究生导师，获评 2019 年中华医学会重症分会"重症青年科学家"，先后主持国家自然科学基金和广东省自然科学基金共 5 项。Uptodate 循证医学平台全国讲师，中国研究型医院学会休克与脓毒症专业委员会委员，广东省肝脏病协会重症医学分会主任委员，广东省医疗行业协会重症医学管理分会副主任委员，广东省临床医学学会临床重症医学专业委员会副主任委员。

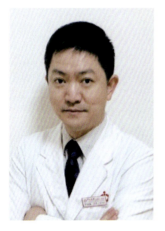

罗益锋 中山大学附属第一医院医务处副处长，急诊科主任、内科副主任、呼吸与危重症医学科副主任、内科 ICU 主任，临床医学博士，主任医师，硕士研究生导师，博士后合作导师。全国卫生健康系统抗击新冠肺炎疫情防控工作先进个人，国家卫生健康委医疗应急工作专家组专家，中国医师协会呼吸医师分会第一届中青委常委，IDSC 全国青年委员，中国医学救援协会重症医学分会常务理事，广东省医学会结核病学分会副主委，广东省医学会呼吸病学分会青委副主委，广东省医学会内科学分会委员，广东省胸部肿瘤协会肿瘤慢病管理专业委员会副主委，广东省临床医学学会感染性疾病精准诊疗专委会副主委，广东省药学会重症医学用药专业委员会常委，广东省健康管理学会第一、二届理事会理事，美国 Vanderbilt（范德堡）大学医学中心访问学者。

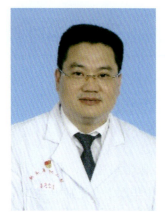

龚园其 南昌大学第二附属医院重症医学科主任，江西省医学会重症医学分会候任主委，江西省研究型医院学会重症分会主委，中国老年病医学学会重症医学分会委员，江西省医师协会重症医学分会副主委，江西省医学会重症医学分会青年委员会副主委，江西省中西医结合学会血栓与止血分会副主委，江西省保健学会重症医学分会副主委，南昌大学第二附属医院抗击新冠肺炎武汉国家医疗队副队长，青年突击队长。

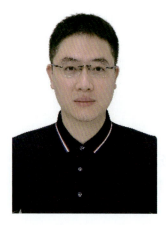

苏　春 南方医院超声诊断科主治医师，广东省紧急医学救援队南方医院队员，广东省泌尿生殖协会超声医学分会委员。擅长急危重症患者的超声评估诊疗工作，熟练掌握浅表器官、腹部及心脏血管相关疾病的超声诊断，精通超声引导下介入治疗，参与辽宁省科学计划项目、辽宁省自然科学基金项目等课题多项，发表学术论文多篇。

原著编委会

Ashraf Al-Tayar　Critical Care, Security Forces Hospital, Dammam, Saudi Arabia

Meriam Åström Aneq　Department of Clinical Physiology, Linköping University Hospital, Linköping, Sweden

Valentina Angelini　Department of Innovative Technologies in Medicine and Dentistry, Gabriele d'Annunzio University of Chieti-Pescara, Chieti, Italy

Gian Marco Anzellotti　Clinical Department of Anesthesiology, Critical Care Medicine and Emergency, SS Annunziata Hospital, Chieti, Italy

Robert T. Arntfield　Division of Emergency Medicine and Division of Critical Care Medicine, Schulich School of Medicine and Dentistry, Western University, London, ON, Canada

Jonathan Aron　Intensive Care Unit, St. George University Hospital, London, UK

Alexander Astell　Section of Critical Care Medicine, Department of Medicine, University of Manitoba, Winnipeg, MB, Canada

Cosmin Balan　Cardiovascular Anesthesia and Intensive Care Medicine, Prof. Dr. C.C. Iliescu Institute for Emergency Cardiovascular Diseases, Bucharest, Romania

Antoine Vieillard Baron　Intensive Care Medicine Unit, Assistance Publique-Hôpitaux de Paris, University Hospital Ambroise Paré, Boulogne-Billancourt, France
INSERM UMR-1018, CESP, Team Kidney and Heart, University of Versailles Saint-Quentin-en-Yvelines, Villejuif, France

Clément Brault　Médecine Intensive Réanimation, CHU Sud, Amiens, France

Laurent Brochard　Interdepartmental Division of Critical Care Medicine, University of Toronto, Toronto, ON, Canada
St. Michael's Hospital and Li Ka Shing Knowledge Institute, Keenan Research Centre, Toronto, ON, Canada

Juliana Caldas　Escola Bahiana de Medicina e Saúde Pública, Salvador, Brazil Instituto D'Or de Pesquisa e Ensino (IDOR), Salvador, Brazil

Gianmaria Cammarota　University of Perugia, Perugia, Italy

Edmund Chan　Department of Theatres, Anaesthesia & Perioperative Medicine, Guy's & St Thomas' NHS Foundation Trust, London, UK

Michelle S. Chew　Department of Anaesthesia and Intensive Care, Biomedical and Clinical Sciences, Linköping University, Linköping, Sweden

Francesco Corradi　Department of Surgical, Medical, Molecular Pathology and Critical Care Medicine,

University of Pisa, Pisa, Italy

Giada Cucciolini   Department of Surgical, Medical, Molecular Pathology and Critical Care Medicine, University of Pisa, Pisa, Italy

Federico Dazzi   Department of Surgical, Medical, Molecular Pathology and Critical Care Medicine, University of Pisa, Pisa, Italy

Edoardo De Robertis   University of Perugia, Perugia, Italy

Bruno Evrard   Medical-Surgical ICU and Inserm CIC 1435, Dupuytren Teaching Hospital, Limoges, France

Samuele Ferrari   Department of Surgical, Medical, Molecular Pathology and Critical Care Medicine, University of Pisa, Pisa, Italy

Francesco Forfori   Department of Surgical, Medical, Molecular Pathology and Critical Care Medicine, University of Pisa, Pisa, Italy

Martina Fregonese   University of Perugia, Perugia, Italy

Laura Galarza   Department of Intensive Care, Hospital General Universitario de Castellón, Castellón de la Plana, Spain

Alberto Goff   Interdepartmental Division of Critical Care Medicine, University of Toronto, Toronto, ON, Canada
St. Michael's Hospital and Li Ka Shing Knowledge Institute, Keenan Research Centre, Toronto, ON, Canada

Marine Goudelin   Medical-Surgical ICU and Inserm CIC 1435, Dupuytren Teaching Hospital, Limoges, France

Serene SP Ho   Cavendish Clinic, London, UK

Stephen Huang   Intensive Care Medicine, Nepean Hospital, The University of Sydney, Sydney, NSW, Australia

Amit Jain   Anesthesiology Institute, Cleveland Clinic Abu Dhabi, Abu Dhabi, UAE

Annemijn H. Jonkman   Department of Intensive Care Medicine, Erasmus Medical Center, Rotterdam, The Netherlands

Edouard Jullien   Intensive Care Unit, University Hospital Ambroise Paré, APHP, Boulogne-Billancourt,France

Dae Hyeon Kim   Pulmonary and Critical Care Medicine, Northwell Health, New Hyde Park, NY, USA

Massimo Lamperti   Anesthesiology Institute, Cleveland Clinic Abu Dhabi, Abu Dhabi, UAE

Salvatore Maurizio Maggiore   Department of Innovative Technologies in Medicine and Dentistry, Gabriele d'Annunzio University of Chieti-Pescara, Chieti, Italy
Clinical Department of Anesthesiology, Critical Care Medicine and Emergency, SS Annunziata Hospital, Chieti, Italy
Department of Innovative Technologies in Medicine and Dentistry, University of Chieti-Pescara, Chieti,

Italy

Julien Maizel   Médecine Intensive Réanimation, CHU Sud, Amiens, France

Paul Mayo   Division of Pulmonary, Critical Care, and Sleep Medicine, Department of Medicine, Northwell Health LIJ/NSUH Medical Center, Donald and Barbara Zucker School of Medicine at Hofstra/Northwell, Hempstead, NY, USA

Antonio Messina   Department of Biomedical Sciences, Humanitas Clinical and Research Center—IRCCS, Rozzano, Italy

Francesco Mojoli   Dipartimento di Scienze Clinico-Chirurgiche, Diagnostiche e Pediatriche, Università di Pavia, Pavia, Italy

Silvia Mongodi   Anestesia e Rianimazione 1, Fondazione IRCCS Policlinico San Matteo, Pavia, Italy

Mangala Narasimhan   Critical Care, Northwell Health, New Hyde Park, NY, USA

Alberto Noto   Division of Anesthesia and Intensive Care, Department of Human Pathology of the Adult and Evolutive Age "Gaetano Barresi", University of Messina, Policlinico "G. Martino", Messina, Italy

Olusegun Olusanya   Barts Heart Centre, London, UK

Amit Pawa   Department of Theatres, Anaesthesia & Perioperative Medicine, Guy's & St Thomas' NHS Foundation Trust, London, UK

Luigi Pisani   Mahidol Oxford Research Unit (MORU), Bangkok, Thailand

Corina Puppo   Critical Care Unit, Clinics Hospital, Universidad de la Republica, Uruguay, Montevideo, Uruguay

Nuttapol Rittayamai   Division of Respiratory Diseases and Tuberculosis, Department of Medicine, Faculty of Medicine Siriraj Hospital, Mahidol University, Bangkok, Thailand

Chiara Robba   Anesthesia and Intensive Care, Ospedale Policlinico San Martino, IRCCS per l'Oncologia e le Neuroscienze, Genoa, Italy
Department of Surgical Sciences and Integrated Diagnostics (DISC), University of Genoa, Genoa, Italy

Max Rosenthal   Department of Internal Medicine, Prisma Health, University of South Carolina School of Medicine Greenville, Greenville, SC, USA

Carla Bittencourt Rynkowski   Intensive Care Unit of Cristo Redentor Hospital, Porto Alegre, Brazil
Intensive Care Unit, Ernesto Dornelles Hospital, Porto Alegre, Brazil

Giulia Salve   Dipartimento di Scienze Clinico-Chirurgiche, Diagnostiche e Pediatriche, Università di Pavia, Pavia, Italy

Filippo Sanfilippo   Department of Anaesthesia and Intensive Care, "Policlinico-San Marco" University Hospital, Catania, Italy
Division of Anaesthesia and Intensive Care, Department of General Surgery and Medical-Surgical Speciality, University of Catania, Catania, Italy

Aarti Sarwal   Neurocritical Care, Department of Neurology, Atrium Wake Forest School of Medicine, Winston Salem, NC, USA

Annia Schreiber   Interdepartmental Division of Critical Care Medicine, University of Toronto, Toronto, ON, Canada
St. Michael's Hospital and Li Ka Shing Knowledge Institute, Keenan Research Centre, Toronto, ON, Canada

Michel Slama   Médecine Intensive Réanimation, CHU Sud, Amiens, France

Marry R. Smit   Department of Intensive Care, Amsterdam UMC, Amsterdam, The Netherlands

Fabio Silvio Taccone   Department of Intensive Care, Hôpital Erasme, Université Libre de Bruxelles, Bruxelles, Belgium

Erika Taddei   Department of Surgical, Medical, Molecular Pathology and Critical Care Medicine, University of Pisa, Pisa, Italy

Fabrizio Tritapepe   Department of Innovative Technologies in Medicine and Dentistry, Gabriele d'Annunzio University of Chieti-Pescara, Chieti, Italy
Clinical Department of Anesthesiology, Critical Care Medicine and Emergency, SS Annunziata Hospital, Chieti, Italy

Boris Tufegdzic   Anesthesiology Institute, Cleveland Clinic Abu Dhabi, Abu Dhabi, UAE

Pieter R. Tuinman   Department of Intensive Care, Amsterdam UMC, Amsterdam, The Netherlands

Marco Ventin   Department of Surgery, Massachusetts General Hospital, Harvard Medical School, Boston, MA, USA

Luigi Vetrugno   Department of Medical, Oral and Biotechnological Sciences, University of Chieti-Pescara, Chieti, Italy
Clinical Department of Anesthesiology, Critical Care Medicine and Emergency, SS Annunziata Hospital, Chieti, Italy

Antoine Vieillard-Baron   Intensive Care Unit, University Hospital Ambroise Paré, APHP, Boulogne-Billancourt, France
CESP, UMR 1018, Université Paris Saclay, Paris, France

Beatrice Vigna   Presidio Ospedaliero "Santa Maria della Stella" di Orvieto, Orvieto, Italy

Philippe Vignon   Medical-Surgical ICU and Inserm CIC 1435, Dupuytren Teaching Hospital, Limoges, France

Giovanni Volpicelli   Department of Emergency Medicine, San Luigi Gonzaga University Hospital, Torino, Italy

Erica Clarke Whalen   Section of Critical Care Medicine, Department of Medicine, University of Manitoba, Winnipeg, MB, Canada

Adrian V. K. Wong   Department of Critical Care, King's College Hospital, London, UK

Kelvin Wong   Pulmonary and Critical Care Medicine, Northwell Health, New Hyde Park, NY, USA

Yoann Zerbib   Médecine Intensive Réanimation, CHU Sud, Amiens, France

译者序

在现代重症医学的发展历程中，超声技术的应用犹如一道划破黑夜的曙光，为危重患者的诊疗带来了前所未有的精准与高效。超声检查最初只局限于影像学和心脏病学领域，如今成为重症监护中不可或缺的核心工具，超声技术的跨越性发展彻底改变了重症医学的实践模式。当我们翻开这本《重症医师超声基础技能：全身系统性评估与临床应用》时，便能清晰感受到这一技术革新所蕴含的巨大能量。

重症医学的核心在于维持患者循环与血流动力学稳定，而超声心动图的应用为此提供了直接且动态的可视化依据。然而，长期以来，重症医师的超声技能培训缺乏规范体系，操作水平参差不齐，这一现状严重制约了技术优势的充分发挥。正是在这样的背景下，欧洲重症监护医学会（ESICM）于2021年发布的专家共识，为重症超声的标准化应用奠定了重要基础。本书以该共识为纲领，系统整合了心脏、肺部、腹部、血管及颅脑超声的核心内容，构建起一套全面且实用的床旁评估体系，恰好填补了临床培训的关键缺口。

全书的编排体现了"从头到脚"的系统性思维，八个部分二十六个章节层层递进，既有超声检查基础知识的铺垫，又涵盖各系统疾病的专项评估。在心脏超声部分，从左室收缩功能障碍到急性瓣膜病，将复杂的血流动力学变化转化为可量化的超声指标；肺部超声章节则创新性地将气胸、胸腔积液等急症的诊断流程可视化，使重症医师能在床旁快速决策；腹部与血管超声内容更是将主动脉综合征、深静脉血栓等致命性疾病的筛查纳入日常评估范畴。这种全方位覆盖不仅体现了重症医学整体化的诊疗理念，更让读者感受到超声技术在多系统评估中的协同价值。

特别值得一提的是，本书深度融合了GenIUS课程的精华内容。作为ESICM推出的标准化培训方案，GenIUS课程的实践操作与理论知识在书中得到系统呈现。编写专家们始终秉持"标准化"原则，将复杂的超声图像解读转化为通俗易懂的临床指引，使不同基础的医师都能逐步掌握从图像获取到诊断决策的完整流程。这种注重实用性的编写思路，无疑让本书成为连接理论与临床的重要桥梁。

在翻译过程中，我们深切体会到编者团队的匠心独具。他们不仅关注技术细节的精准传递，更重视培养读者的临床思维。书中每章节对评估方法的阐述都紧密结合重症场景，如休克患者的联合超声评估、机械通气脱机中的超声应用等内容，完美展现了超声技术如何融入临床决策链条。这种"问题导向"的编写方式，使本书超越了单纯的技术手册，成为指导重症医师解决实际问题的得力助手。

随着超声技术在重症医学领域的不断渗透，规范化培训已成为提升诊疗质量的关键。我们相信，这本译著的出版将为国内重症医师提供标准化的学习路径，帮助更多临床工作者掌握这项"看得见的听诊器"技术。当超声探头成为重症医师手中的常规工具，当动态影像评估成为日常诊疗的标配，我们便能更精准地把握疾病本质，为危重患者争取每一分生机。

在此，我们谨向原著编者团队致以诚挚敬意，也期待本书能成为推动我国重症超声规范化发展的重要参考用书。愿每一位读者都能从中汲取养分，让超声技术真正服务于重症患者的生命守护事业。

曾振华

2025 年 7 月

目 录

第 1 部分
概　论

目　录

第 1 章
概　述

Adrian Wong, Chiara Robba, Antonio Messina,
and Antoine Vieillard-Baron

目　录

在过去的几十年里，超声的应用已经远远超出了影像学（和心脏病学）的范畴，它已成为现代重症医学不可或缺的诊断和监测工具，并且在操作和管理规划中也起到了辅助作用。人体中任何一个器官都能利用超声进行成像。

重症监护医学（ICM）的核心工作是维持血液循环和血流动力学的稳定，因此，使用超声心动图进行诊断和指导相关干预措施是必然选择。但心内科医生和重症医学科医生之间的合作是非正式的，重症医学科医生也没有标准的培训方案，只是鼓励有热情的同事拿起超声探头进行检查。但与此相关的超声操作技能都是不规范的，所以我们需要确保所有同事都有机会接受规范化的培训并获得必要的操作技能。

基于 ICM 整体的、全面的重症监护理念[1]，超声检查自然而然地扩展到心脏以外的部位。肺部、腹部和脑部的超声检查已成为重症医学科医生需要掌握的重要技能（尽管进展有所不同），在广义上，统称为重症医学超声检查（CCUS）。

然而，将超声作为 ICM 关键工具进行应用的过程中遇到了来自专业内外的挑战和阻力[2]。讨论的关键点包括技能的差异、规范化的培训路径和扫查手法的统一性。这些问题对于确保超声结果的准确性至关重要。

认识到这一点后，美国和欧洲都开设了由专业人士和专业协会参与合作的大型国家级课程[3, 4]。随后几年，数篇具有里程碑意义的论文相继发表，试图定义重症超声心动图和其他CCUS 所需要的各种能力[5-8]，同时还尝试提供扫查数量方面的指导，以便培训学员能够掌握必要的技能。

各国协会开始将指南中的建议纳入自己的课程和培训方案中，但不同指南之间的差异带来了很多不确定因素。要制定培训师和受训者都能遵守 / 追求的标准，就必须做到清晰、透明（同时提供辅助资源，本书就是其中的一部分），并适应知识和研究的发展。从最初开创性的论文发表算起，欧洲重症监护医学会（ESICM）花了十多年的时间筹备，于 2021 年发布了最新的专家共识，为在普通 ICU 和神经 ICU 工作的重症医学科医生提供了关于基本 CCUS 的相关建议[9]。该文件包括 74 项共识声明：其中脑部 7 项、肺部 20 项、心脏 20 项、腹部 20 项、血管超声 7 项。这些内容代表了掌握 CCUS 所需要能力的最前沿且最具权威性的共识，预计将为医生掌握更精深的操作技术打下坚实的基础。

本书旨在提供全面、清晰和实用的床旁 CCUS 方法，包括有关心脏、肺部、腹部、血管和大脑系统的章节。此外，还包括两章关于超声一般原理的介绍和重症医学科医生培训项目的部分。考虑到本书所提供的信息量很大，我们特别要求参与编写的专家在各章节中保持方法的一致性与连贯性，主要集中在报告和诊断方面，可以"标准化"地以通俗易懂和实用的方式解释与评估器官功能。

编者希望根据 ESICM 就该主题达成的首个共识[9]，设计出一条掌握 CCUS 基本技能的知识和临床应用途径，并在 2022 年巴黎 ESICM 大会上首次推出了普通重症监护超声（GenIUS）课程。GenIUS 课程包括为期 2 天的培训方案，包含实践操作和理论知识讲解，这些内容已由CCUS 权威专家在本书中系统阐述。

本书体现了 GenIUS 课程和 ESICM 指南的精华，是所有对"从头到脚"超声感兴趣的重症医学科医生和相关住院医生的必备工具。它将为重症医学科医生提供相应的基础知识，帮助他们掌握准确解读超声图像的技能，并将其逐渐融入到重症患者的临床管理中。

　　总之，在过去的几十年中，CCUS 取得了长足的进步，并逐渐融入到危重患者的护理和临床管理中。我们希望，随着这项技术的不断成熟，加上新设备和新技术的应用，本书将有助于 CCUS 逐步突破界限，满足不断发展的临床需求。因此，我们希望本书可以提供足够的资源来支持这种演变。

参考文献

1. Lichtenstein D, Axler O. Intensive use of general ultrasound in the intensive care unit. Prospective study of 150 consecutive patients. Intensive Care Med. 1993;19(6):353–5. https://doi.org/10.1007/BF01694712.

2. Galarza L, Wong A, MalbrainmlNG. The state of critical care ultrasound training in Europe: a survey of trainers and a comparison of available accreditation programmes. Anaesthesiol Intensive Ther. 2017;49(5):382–6. https://doi.org/10.5603/AIT.a2017.0075. Epub 2017 Dec 1.

3. Patrawalla P, Narasimhan M, Eisen L, Shiloh AL, Koenig S, Mayo P. A regional, cost-effective, collaborative model for critical care fellows' ultrasonography education. J Intensive Care Med. 2020;35(12):1447–52.

4. Greenstein YY, Littauer R, Narasimhan M, Mayo PH, Koenig SJ. Effectiveness of a critical care ultrasonography course. Chest. 2017;151(1):34–40.

5. Mayo PH, Beaulieu Y, Doelken P, Feller-Kopman D, Harrod C, Kaplan A, Oropello J, Vieillard-Baron A, Axler O, Lichtenstein D, Maury E. American College of Chest Physicians/La Société de Réanimation de Langue Française statement on competence in critical care ultrasonography. Chest. 2009;135(4):1050–60. https://doi.org/10.1378/chest.08-2305.

6. Expert Round Table on Ultrasound in ICU. International expert statement on training standards for critical care ultrasonography. Intensive Care Med. 2011;37:1077–83.

7. Expert Round Table on Echocardiography in ICU. International consensus statement on training standards for advanced critical care echocardiography. Intensive Care Med. 2014;40:654–66.

8. Wong A, Galarza L, Forni L, De Backer D, Slama M, Cholley B, Mayo P, McLean A, Vieillard-Baron A, Lichtenstein D, Volpicelli G, Arntfield R, Martin-Loeches I, Istrate GM, Duška F, ESICM Critical Care Ultrasound Group. Recommendations for core critical care ultrasound competencies as a part of specialist training in multidisciplinary intensive care: a framework proposed by the European Society of Intensive Care Medicine (ESICM). Crit Care. 2020;24(1):393. https://doi.org/10.1186/s13054-020-03099-8.

9. Robba C, Wong A, Poole D, et al. Basic ultrasound head-to-toe skills for intensivists in the general and neuro intensive care unit population: consensus and expert recommendations of the European Society of Intensive Care Medicine. Intensive Care Med. 2021;47:1347–67. https://doi.org/10.1007/s00134-021-06486-z.

第 2 章
超声检查基础知识

Olusegun Olusanya

目 录

学习目标

- 描述声波的物理特性。
- 了解声音在介质中的频率、波长和传播速度之间的关系。
- 了解反射和生成超声图像的物理原理。
- 了解多普勒超声的原理。
- 了解超声成像中的常见伪影。

2.1 引言

从优美的咏叹调到脚下枯叶的嘎吱声,声音构成了人类感知的重要部分。将声波作为一种可以分析和操控的能量形式,使我们在许多领域取得了巨大进步,尤其是在医学影像应用方面。

声波是与传播方向平行的机械能量波,因此被称为"纵波"。产生声波的能量源将能量传递到周围的介质中,随着能量的传播,分子会被压缩。与压缩区域相邻的分子则保持均匀分布,被称为"稀疏"区域。压缩区域和稀疏区域的交替循环就是声波的组成部分。

如果将这种压缩 – 稀疏波动用图形表示出来——y 轴为能量(称为振幅),x 轴为时间,就可以得到波形的二维表示。由此产生的视觉效果是一个正弦波,压缩和稀释由正负偏转表示。

峰值之间的距离称为波长,每秒发生的周期数称为频率。由于速度是距离和时间的乘积,因此我们可以得出第一个关键公式——传播速度是频率和波长的乘积(见图 2.1)。

$$C = f \times \lambda \tag{2.1}$$

其中,C 为传播速度,f 为频率,λ 为波长。

声波的一个关键特性是其在特定介质中的传播速度是恒定的。因此,这意味着在单一介质中,频率的增加会导致波长的减小,反之亦然。

超声波的频率与其特性密切相关。超声波的频率在每秒 20 ~ 20 000 次之间,即 20 ~ 20 000 赫兹(Hz)。频率较高的声音听起来"音调"较高,频率较低的声音则相反。低于人类听觉范围的低频声音(即小于 20Hz)被称为"次声波",而高于人类听觉范围的高频声音被称为"超声波"。

医用超声波使用的频率为每秒数百万次(兆赫兹,或 mHz)。通俗来说,医学超声诊断包括将超声波束发射到软组织中,检测从这些组织中反射回来的波束,并将这些反射信号转换成图像。我们将在本章稍后讨论其中的具体细节。

2.2 声波在传播过程中的变化

声波有四种值得注意的重要相互作用:
- 衰减
- 反射

- 折射
- 散射

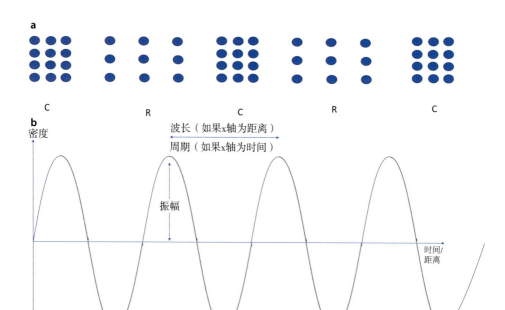

图 2.1 　a. 压缩区域和稀疏区域。C 为压缩区域；R 为稀疏区域；b. 以正弦波表示的声波，并将其分解为各个组成部分

2.2.1　衰减

如果声波在单一介质中传播，随着时间的推移，它会逐渐失去能量，最终消失（想象一下，当一个物体以恒定音量发声时，随着你离它越来越远，声音会变得越来越小，直到你再也听不到它）。这被称为衰减，其数学表达式为初始和最终超声波能量的比值（此处能量单位是声强——即每平方厘米每秒通过的能量值）。

衰减的表示单位与超声波 "响度" 的常规单位相同——分贝（dB）（该单位与用于表示增益和动态范围的单位相同，本章稍后将对此进行讨论）。

$$衰减 = 10 \log (l_1/l_2) \text{ dB} \tag{2.2}$$

其中，l_1 和 l_2 分别为初始声强和最终声强。

衰减受初始频率、传播距离和介质性质的影响；因此，可以计算出每种介质的 "衰减系数"，其单位为 dB/cm/MHz（分贝 / 厘米 / 兆赫）。该系数被称为 α。对于软组织，α 通常为 0.5dB/cm/MHz。

由于超声波换能器的工作方式，即需要将超声波束传输到目标物体并反射回来，因此要计算出超声波束在转换成图像之前的真实衰减量，需要将目标物体距离换能器的深度加倍。这就是所谓的往返路径衰减，计算公式为：

$$往返路径衰减 = 2 \times \alpha \times 深度 \times 频率 \qquad (2.3)$$

在一定深度，返回的信号太小，无法生成图像。这个深度被称为穿透深度（P），并符合上述公式：

$$最大衰减 = 2 \times \alpha \times 穿透率 \times 频率 \qquad (2.3a)$$

由于每个机器的穿透力是固定不变的，这意味着决定超声诊断衰减的主要因素是传输频率，因此决定可成像结构深度的主要因素也是传输频率。不过，穿透率和分辨率之间存在此消彼长的关系，这一点将在下文讨论。

2.2.2　反射

当声波从一种介质传播到另一种介质，而这两种介质的密度不同时，就会产生一些有趣的相互作用。特别是，会产生回声——就像你在封闭区域内说话时听到的回声一样。回声是由于声波在两种具有显著声阻抗差异的介质之间传播而产生的。声阻抗（Z）与介质的密度和声波在介质中的传播速度有关，单位为雷尔斯（Rayls）。

$$Z = \rho \times C$$

当声波在声阻抗不同的两种介质之间传播时，一部分声波会被反射。透射声和反射声的相对强度可以用以下等式进行数学计算：

$$反射强度 / 入射强度 = (Z1+Z2)^2 / (Z1-Z2)^2 \qquad (2.4)$$

这个比率被称为反射系数，并被标记为 R。从等式中可以看出，如果 Z1 和 Z2 相差很大，系数将接近 1，即接近完全反射。如果差异很小，系数将趋近于 0，这意味着波的继续传播。因此，清晰图像的生成取决于具有不同声阻抗的组织界面。另一个重要方面是超声波束的入射角——上述方程假设波束垂直入射。并非所有超声波束都是垂直传播然后被反射——这是产生超声伪影的原因之一，我们将在后面讨论。

2.2.3　折射

经典的光束折射原理是通过光穿过棱镜来演示的，在棱镜中光束会发生"折射"。这是因为光束从空气中穿过玻璃时，存在两种不同的传播速度。超声波也有同样的特性——在两种传播速度不同的介质之间传播时，超声波束的路径会发生变化。

定义这种关系的定律是斯涅耳（Snell）定律：

$$\sin\theta1/C1 = \sin\theta2/C2 \qquad (2.5)$$

其中，$\theta1$ 是入射角，$\theta2$ 是反射角。

如果入射角为 0°，反射角也为 0°，因此不会发生折射。

如果 C2 明显大于 C1，就会存在一个特定的入射角，导致反射角为 90°。入射角的进一步增大将导致反射角大于 90°，即波束的全反射。这就是临界角。

折射是导致超声伪影产生的原因之一。

2.2.4　散射

当超声波束遇到微小结构时，其能量不是定向反射，而是向多个方向散射。这就会产生多个相互作用的低水平回声，当换能器检测到这些回声时，就会显示为灰色的"斑点"。

如果物体结构的尺寸小于波束的波长，就会发生一种特殊的散射，称为瑞利（Rayleigh）散射。本章稍后将讨论的多普勒超声就是利用了这种现象。

2.3　超声图像是如何生成的？

生成图像需要经过一系列步骤：

- 超声波需要从仪器发射到体内。
- 其中一些超声波束需要反射回仪器。
- 仪器需要能够检测到这些反射波，并将其转换成电信号。
- 这些电信号需要转换成视觉显示。

大多数超声波设备都使用特殊的晶体，这种晶体利用压电效应——在通电的情况下，晶体会以一定的频率振动。这种效应也可以反向发生，如声波撞击晶体后会转化为电信号。因此，这些晶体既是超声波的发射器，也是超声波的检测器。然而，每个压电换能器只能以一种频率振动。因此，传统超声设备配备了不同频率的探头，以实现多样化的诊断成像（图 2.2）。

一些较新的设备使用机械换能器，可实现多频率振动和检测。这使得用单个探头即可完成不同类型的成像。

图 2.3a 展示了不同的探头类型，图 2.3b 显示了探头的内部结构。

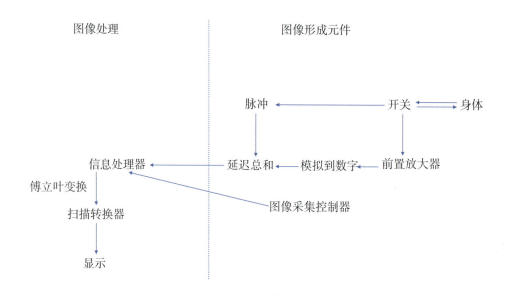

■ 图 2.2　超声仪器的组成部分

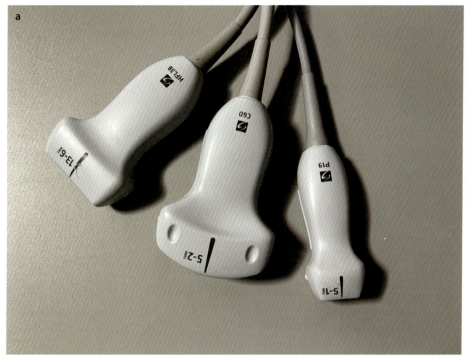

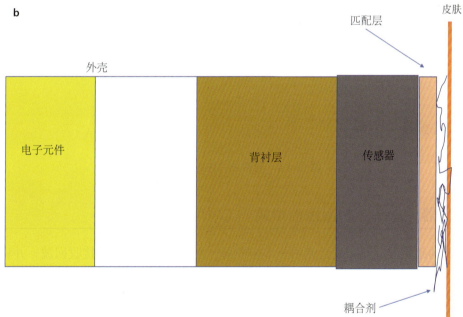

● 图 2.3　a. 从左到右依次为：线阵探头、凸阵探头和相控阵探头；b. 超声探头的元件

2.4　脉冲回波原理

　　为了生成合适的图像，换能器通过发射超声波"脉冲"来工作——这使得它可以在一定时间内传输超声波，然后接收回波。标准脉冲长度约为 3 个波动周期，超声换能器发射时间

占总时间的比例称为占空比。

回波返回换能器所需的时间是成像的关键变量。将这一时间除以 2，就可以计算出反射体的深度：

$$D = （C \times t）/2$$

图 2.4 演示了这一原理。

由于特定的换能器有一个最大穿透深度，为了便于在该深度进行成像，机器在一定时间内可发出的脉冲数是有上限的。单位时间内的脉冲数称为脉冲重复频率，最大 PRF 的计算公式为：

$$PRF_{max} = c/2 \times 穿透深度$$

脉冲重复频率对于确定机器每秒可以显示的最大图像数（即帧频）也很重要。

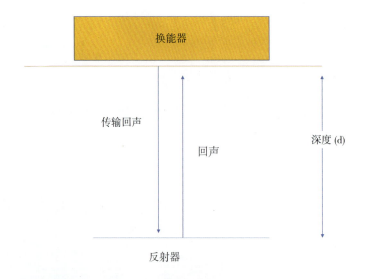

◘ 图 2.4　超声波"往返"示意图

2.5　换能器（探头）和图像的形成

最简单的超声波成像方式是使用一个换能器，发射一系列脉冲，接收回波，并将回波显示在一个图形上，显示其振幅与计算深度的关系。这被称为 A 模式（振幅模式）；目前在眼科以外很少使用。

如果我们将这些振幅转换成灰度像素，振幅越大显示越亮，反之亦然，那么显示屏就会根据深度显示亮色或暗色。这就是所谓的 "亮度"模式，或 B 模式。

现在，如果我们能够使这个换能器连续发射脉冲，就可以构建一个在这个单一超声波束上移动的结构图像。这被称为"运动"模式，或 M 模式。

所有现代超声设备都使用排列成 "阵列"的换能器元件。这些换能器依次转换，形成多条 M 模式线，通过计算机后期处理将它们连接在一起，形成我们看到的动态图像。这种图像现在被称为 B 模式，是我们使用的标准诊断成像技术。

有些换能器可通过使用更复杂的换能器阵列进行三维（有时称为四维）成像，这些换能器阵列也被称为矩阵阵列。

超声仪器对不同结构的分辨能力，称为分辨率。分辨率是一个重要的质量参数，对于准确成像至关重要。分辨率包括轴向、横向或纵向分辨率。在进行诊断成像时必须牢记，换能器的传输频率和穿透深度是影响分辨率的两个最重要的因素（图 2.5）。

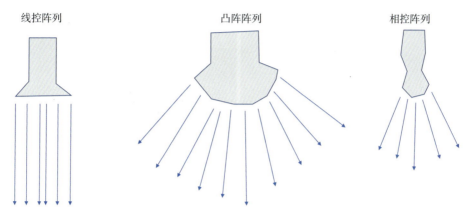

线控阵列　　　　　　　凸阵阵列　　　　　　　相控阵列

■ 图 2.5　不同的探头阵列。请注意，不同阵列生成的图像略有不同

2.6　多普勒超声原理

当移动物体发出的声音，其频率会因物体是朝向接收器移动还是远离接收器移动而有所不同（想一想当汽车飞驰而过时，汽车喇叭的频率是如何变化的）。这种现象被称为多普勒效应，频率的变化称为多普勒频移（fD）（图 2.6 和图 2.7）。

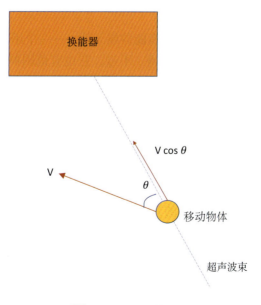

换能器

$V \cos \theta$

V

θ

移动物体

超声波束

■ 图 2.6　多普勒效应

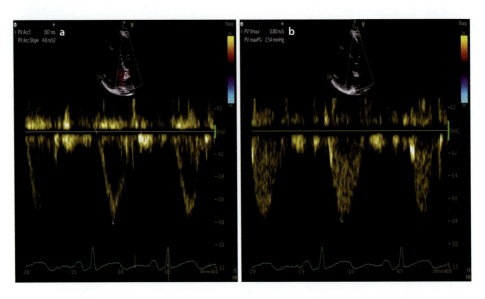

■ 图 2.7　a. 脉冲多普勒——注意包络线不完整；b. 连续多普勒

多普勒频移的计算公式为：

$$fD = \frac{2f^0 V \cos\theta}{C}$$

其中，f^0 是初始频率，V 是运动物体的速度，θ 是多普勒角（声音传播方向与物体运动方向的夹角）。

多普勒频移在超声诊断中非常有价值，因为红细胞或组织的运动会产生可检测到的多普勒频移。通过检测多普勒频移，可以确定血液和（或）组织运动的方向和速度。

多普勒超声有多种类型：

（1）连续波多普勒：包含两个独立的换能器或元件——一个用于发射，另一个用于接收。这样就可以检测运动方向和较大范围的流速。不过，它也有范围模糊的特点，即无法分辨路径上的特定信号。

（2）脉冲波多普勒：是指使用单个换能器或元件发出脉冲并接收脉冲。这就解决了上述距离模糊的问题，并可以从特定深度获取信息；但是，它所能探测的速度范围受到混叠现象的限制——这将在"伪影"部分讨论。

（3）彩色多普勒：是脉冲多普勒的一种特殊形式。它在采样箱中测量一系列脉冲多普勒信号，然后将速度和方向转换成彩色信号。方向显示为从蓝色到红色，通常蓝色表示流向远离换能器的方向，红色表示流向换能器的方向（蓝色远离，红色迎向——BART 法则）。流速越高，颜色越鲜艳。彩色多普勒的一个变体是能量多普勒，它不测量方向，仅关注强度。另一个变体是组织多普勒，它使用不同的滤波技术，专注于组织而非血液的运动（图 2.8）。

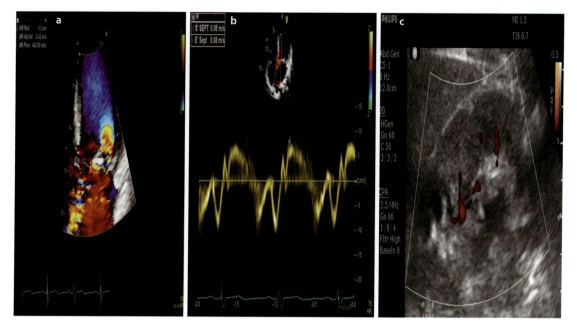

■ 图 2.8　不同类型的多普勒。a. 彩色多普勒；b. 组织多普勒；c. 能量多普勒

2.7　超声诊断的局限性

超声波技术的特性导致了一些固有的局限性——这些局限性包括：

分辨率：轴向和横向分辨率受发射超声束频率的影响，频率越高，分辨率越高。谐波成像可用于提高横向分辨率和对比度。

时间分辨率：这是指超声图像的刷新速度；受机器"工作量"的影响。因此，带有多种后处理效果（如彩色多普勒）的大成像窗口会导致较低的时间分辨率，而 M 型模式图像则具有较高的时间分辨率。

成像深度：超声波的衰减限制了可成像结构的深度。低频超声波的穿透深度更大，但分辨率却更低。

生物效应：超声波是一种能量形式。当它穿过组织时，会被周围组织吸收——表现为热效应（产热）或机械效应（称为空化效应）。潜在的热效应通过一个称为热指数（TI）的参数进行监测，而潜在的机械效应通过机械指数（MI）进行监测。因此，超声成像应遵循将患者暴露保持在合理可行的最低水平的原则（ALARA 原则）。

超声成像的最后一个局限性是伪影，将在下面的章节中单独讨论。

2.8　超声伪影

伪影是一种常见现象，它不能正确显示所要成像的结构。出现这种现象的原因是超声仪器对其发射和接收的声波做出了一些理想化的假设：

- 超声波束沿着一条狭窄的直线进行传播而不发生偏离。
- 超声波沿着原传播路径直线返回。
- 无论介质如何，超声波的速度都是 1540m/s。
- 无论介质如何，衰减都是恒定的。
- 所有回声都是由最近传输的脉冲产生的。

实际上，组织内的超声并不完全遵循这些规则。根据成像模式不同，主要会产生三类伪影：二维/B 型成像伪影、彩色多普勒成像伪影以及三维/四维成像伪影。

2.9　二维成像相关伪影

这里需要考虑的主要伪影有：

- 混响伪影（包括"彗星尾"和"振铃"伪影）。
- 衰减伪影——后方回声增强、后方回声衰减、侧边声影。
- 旁瓣伪影。
- 波束宽度/切面厚度伪影。
- 折射伪影——重影和镜像伪影。

2.10　多普勒成像相关伪影

与多普勒成像有关的伪影主要有两种：

- 混叠。
- 距离模糊。

表 2.1 和图 2.9 为超声伪影举例。

▢ 表 2.1　伪影示例

伪影类型	说明	示例
后方回声衰减	波束路径中的结构会造成明显衰减	胆结石（A）
混响	波束路径中的强反射体产生多重反射	起搏导线伪影（B）
后方回声增强	波束从高衰减区域到达低衰减区域，然后再返回，导致低衰减区域后面的结构显得"明亮"。	肾囊肿（C）
混叠	脉冲波和彩色多普勒特有的伪影：如果结构的移动速度超过换能器设定的奈奎斯特（Nyquist）极限，则会出现"向后"移动的假象	高速肺动脉反流的环绕信号（D）

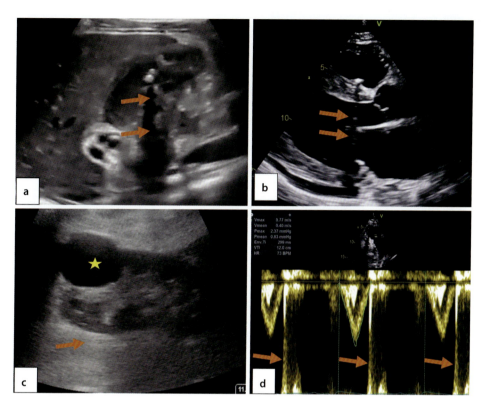

■ 图 2.9　图像伪影：a. 后方回声衰减（箭头）；b. 起搏导线造成的混响伪影（箭头）；c. 肾囊肿（星形）造成的后方回声增强（箭头）；d. 肺动脉反流造成的混叠（箭头）

▌临床要点▐

- 声波是一种纵波，可以用传播速度、频率、波长和振幅来定义。
- 医学超声波使用高频声波，频率在 2～50MHz 之间，超出了人类听觉范围。
- 超声诊断的主要原理是将超声波束发射到组织中并检测回波；然后计算回波的强度和深度，并将其转换为二维或三维图像。
- 多普勒成像是利用运动物体发出声音的频率变化来检测物体的方向和速度。可用于测量血流，有时也可用于分析组织的运动。
- 医用超声波受到分辨率、帧频、成像深度及伪影的限制。

延伸阅读

Gill R. The physics and technology of diagnostic ultrasound: a practitioner's guide (second edition). High Frequency Publishing; 2020..

第 2 部分
心脏超声

目　录

第 3 章
基础危重监护超声心动图对左室收缩功能障碍的检测与解读

Edouard Jullien and Antoine Vieillard-Baron

目 录

📖 学习目标

- 了解如何使用简单参数评估左心室收缩功能。
- 根据左心室大小、左心室充盈压和室壁节段运动，评估是否存在左心室收缩功能障碍。

3.1　引言

在床边使用重症监护超声心动图（CCE）对重症患者的管理至关重要。最新的指南再次强调了所有重症医学科医生都应掌握这项基本技能[1]。本章将根据最新指南的部分内容，重点介绍如何通过 CCE 检测并准确判读左心室收缩功能障碍。因此，本章将仅讨论经胸超声心动图（TTE），尽管一些研究表明，经食管超声心动图也能快速、准确地评估左心室收缩功能[2]。本章将总结该技术在重症监护中的主要临床应用。此外，还将简要回顾左心室解剖学和生理学特征，这两项知识是了解如何准确使用该技术的关键。

3.2　左心室生理学和解剖学特征

左心室呈半椭圆形，室壁相对较厚且坚硬。因此，与右心室相比，左心室的舒张弹性较高，这也是左心室无法急性扩张的原因[3, 4]。事实上，超声心动图研究显示，在脓毒症相关左心室收缩功能障碍的病例中，尤其是此前左心室功能正常的患者，左心室扩张并不明显[5]。左室舒张末期容积正常值在人群中分布广泛，女性在 46 ～ 106ml 之间，男性在 62 ～ 150ml 之间，具体取决于人体体表面积，这也解释了为什么左心室大小与体表面积（平方米）的关系更为密切。

在心肌内部，横纹肌纤维从心外膜到心内膜，呈扇形分布，导致肌纤维在不同的轴线（短轴和长轴）上收缩，并伴随着从心尖到基底部的反方向扭转运动。由于短轴的缩短比长轴更明显，因此在进行左心室收缩功能的目测检查时，从短轴角度观察会更有效。这也解释了为什么能够捕捉左心室扭转运动的技术，在精确评估左心室收缩功能时会更加敏感，但这不在本章讨论范围之内。

左心室的供血血管由右冠状动脉和左冠状动脉组成。17 个节段分别由各自的冠状动脉灌注[6]。因此，当出现节段性室壁运动异常时，可能预示着一条或多条冠状动脉受到损伤，其可能为导致左心室收缩功能障碍的原因，即急性冠状动脉综合征。

顾名思义，左心室收缩功能取决于左心室后负荷，因此反映了固有的左心室收缩力和血管运动张力之间的耦合关系[7]，以及左心室维持平衡的能力（是否适应左心室每搏量 / 心输出量）。这意味着左心室收缩功能障碍可能与左心室功能的改变或左心室后负荷过高有关。另一种情况是，如在脓毒症休克中所观察到的，在血管麻痹状态下，左心室功能已发生显著改变，但仍表现为收缩功能正常，仅在血压纠正后异常才得以显现[8]。所以不应单独评估左心室收缩功能。通过 CCE 评估左心室充盈压，重症医学科医生可以将左心室收缩功能障碍（如有）

与心源性病因（左心室充盈压升高）或"非心源性" 病因，如脓毒性心肌病（左心室充盈压正常或偏低）联系起来。

综上所述，要准确评估左心室收缩功能，需要评估 / 测量左心室大小、左心室充盈压和左心室搏出量，并检测任何可能的室壁运动异常。基础的 CCE 应全面涵盖这些评估要素[1]。

3.3　评估左心室收缩功能的主要参数

左心室射血分数（EF）定义为左心室搏出量与左心室舒张末期容积（EDV）之比，是临床上常用的评估左心室收缩功能的指标。为了便于掌握基本技能，本文仅阐述单平面的 Simpson 法。该方法以心尖四腔切面为基础，医生可以测量 EDV 和收缩末期容积（ESV），机器可以根据公式 EF=（EDV−ESV）/EDV 自动计算（图 3.1）。正常值为 52% ～ 72%。重症患者（尤其是机械通气患者）常面临图像质量不佳的问题，这会限制对心内膜边界的清晰观察。其他常见的限制因素还包括 PEEP ≥ 15cmH$_2$O、体重增加 > 10% 和胸腔置管的存留[9]。过去，在技术改进（机器、探头、软件等）之前，TTE 仅能在 36% ～ 70% 的病例中显示出较为清晰的图像[10–12]。然而，也有报道称用眼睛进行"目测"可能已经足够准确[13]。对于这种方法，如上所述，由于左心室缩短的方式，采用胸骨旁短轴切面（图 3.2）更为合适。

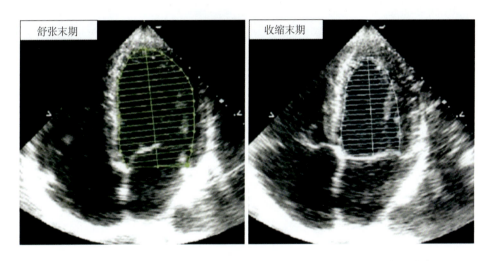

舒张末期　　　　收缩末期

● 图 3.1　利用单平面 Simpson 法在心尖四腔切面上评估左心室射血分数

在重症患者中，获得 LVEF 的精确数值对患者的管理几乎没有实际意义。更重要的是，需要将左心室收缩功能划分为不同的分类，如重度心功能减低、中度心功能减低、正常或超常（即左心室高动力状态）[8]。这种分类方法可能对制定血流动力学优化策略（多巴酚丁胺、去甲肾上腺素输注、补液扩容）更具指导价值，尽管目前尚无证据支持。在左心室高动力状态的情况下，EDV 下降通常意味着血容量不足，而 EDV 正常则意味着血管麻痹。

医生也可以通过对收缩期二尖瓣瓣环的观察来评估左心室收缩功能，但在最近的指南[1]中，严格来说这并不被视为一项基本方法。依然需要结合心尖四腔心切面才能进行准确评估。有两种方法可供选择，一种是评估二尖瓣瓣环在收缩期所覆盖的距离，即二尖瓣瓣环平面收缩期位移（MAPSE），另一种是评估二尖瓣瓣环收缩期峰值流速（S'速度）。前者需要结合二维成像和 M 超，数值＜ 11mm 为异常；后者需要结合组织多普勒成像，数值＜ 8cm/s 为异常（图 3.3）。有人认为，这两个参数受负荷的影响可能比 LVEF 小，因此在评估左心室的功能方面可能更可靠。

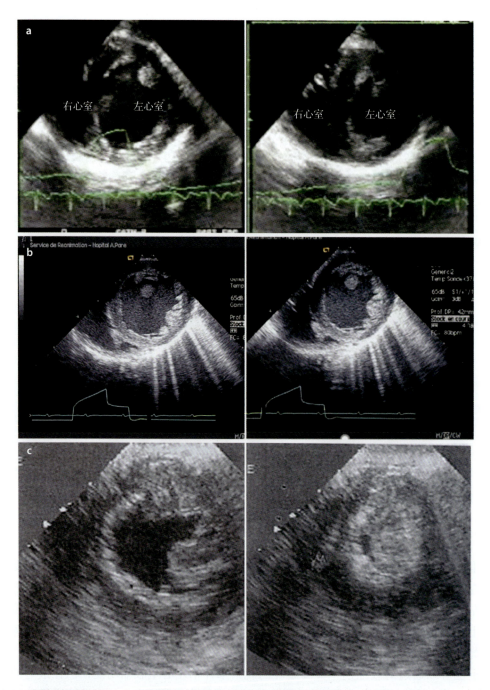

🔷 图 3.2　胸骨旁短轴切面上左心室收缩功能的目测视图。左图，舒张末期。右图，收缩末期。a. 左心室收缩功能正常。b. 左心室收缩功能严重减退。c. 左心室收缩功能超常（高动力状态）

如上所述，要充分评估左心室收缩（失调）功能，需要评估以下三方面：①左心室是否扩张（扩张提示慢性失代偿状态，未扩张提示之前正常的左心室受到急性损伤）；②左心室充盈压是否升高（休克状态下升高为典型的心源性休克表现，未升高则提示左心室功能障碍继发于其他原因，如脓毒性休克）；③室壁运动是否异常（异常提示左心室功能障碍的部分原因可能是心肌缺血）。对于左心室充盈压的评估，基本技能只需要能够检测二尖瓣血流的限制性模式，即通过观察二尖瓣口舒张早期波（E 波）和舒张末期波（A 波）之间的比值（图3.4）来实现。

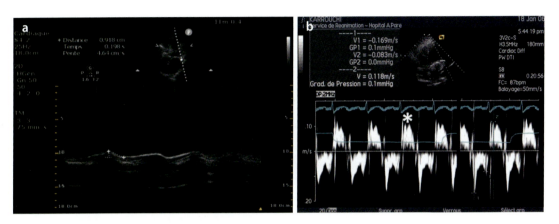

■ 图 3.3　左心室收缩功能减退患者的心尖四腔切面图像。a. 二尖瓣瓣环平面收缩期位移（MAPSE）。b. 组织多普勒成像测得的二尖瓣环运动最大速度（S 波，＊）

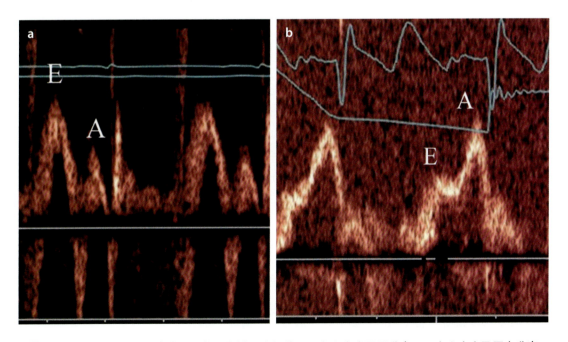

■ 图 3.4　心尖四腔切面脉冲多普勒二尖瓣血流频谱。a. 左心室充盈压升高。b. 左心室充盈压未升高

3.4　临床应用

表 3.1 总结并简化了在重症监护室中医生可能遇到的不同情况下的超声声像图。这显然需要结合临床情况加以分析。应掌握 CCE 的基本技能，以便能够准确区分这些不同的图像，在有疑问的情况下，应该及时向更有经验的医师请教。在所有这些可能出现的情况中，关于左心室搏出量的评估，还有一点需要补充。心脏基本技能要求医生准确评估主动脉血流速度时间积分（VTI），以估算左心室搏出量。为此，应在心尖五腔切面上，将脉冲多普勒取样容积放置于主动脉瓣瓣前的左室流出道处。与所有静态测量一样，测量必须在呼气末进行。在左室收缩功能障碍的情况下，主动脉 VTI 可用于筛选严重心源性休克[14]中可能从 VA ECMO 获益的患者，确定脓毒性休克合并严重脓毒性心肌病且可能从肌力药物中获益的患者[15]，以及监测左心室搏出量的自然变化或借助外力辅助时的改变。

■ 表 3.1　可能涉及左室收缩功能障碍的不同情况下的主要 CCE 模式。根据收缩障碍的严重程度和左心室大小，VTI 从正常值到极低值广泛分布，因此没有列入。然而，值得注意的是，脓毒性心肌病的最佳定义标准是 LVEF 低于 40%，VTI 低于 14cm[15]

	左心室收缩功能障碍	左心室大小	左心室充盈压
心肌炎	全心	正常	增加
应激性心肌病	心尖运动障碍	心尖气球样变	增加
脓毒性心肌病	全心	正常	正常或减低
失代偿性慢性心肌病	全心	增加	增加
急性心肌缺血	节段性室壁运动异常	正常	正常或增加

总结　评估左心室收缩功能障碍的基本技能应以生理学为基础，并尽可能简单。虽然仍有讨论的地方，但经胸超声心动图是首选检查途径。通过评估左心室收缩功能（主要依靠目测左心室大小和左心室充盈压力）以及寻找室壁运动异常，重症科医生就能根据临床信息及掌握的相关线索，了解和评估左心室的准确情况。此外，结合主动脉 VTI，能够评估左心室收缩功能障碍的严重程度和其对负荷条件变化的适应情况，并监测在自然条件下、机械或药物支持下的左心室收缩功能的变化情况。

▌临床要点▐

- 评估左心室收缩功能需要测量或目测左心室射血分数。
- 还应测量主动脉 VTI。
- 心尖四腔切面、五腔切面和胸骨旁短轴切面是最重要的。
- 左心室收缩功能障碍的评估，需要测量及观察左心室大小、左心室充盈压和室壁节段运动。

参考文献

1. Robba C, Wong A, Poole D, Al Tayar A, Arntfield RT, Chew MS, Corradi F, Douflé G, Goffi A, Lamperti M, Mayo P, Messina A, Mongodi S, Narasimhan M, Puppo C, Sarwal A, Slama M, Taccone FS, Vignon P, Vieillard-Baron A. European Society of Intensive Care Medicine task force for critical care ultrasonography*. Basic ultrasound head-to-toe skills for intensivists in the general and neuro intensive care unit population: consensus and expert recommendations of the European Society of Intensive Care Medicine. Intensive Care Med. 2021;47(12):1347–67. https://doi.org/10.1007/s00134-021-06486-z.Epub 2021 Oct 5.

2. Benjamin E, Griffin K, Leibowitz AB, Manasia A, Oropello JM, Geffroy V, DelGiudice R, Hufanda J, Rosen S, Goldman M. Goal-directed transesophageal echocardiography performed by intensivists to assess left ventricular function: comparison with pulmonary artery catheterization. J Cardiothorac Vasc Anesth. 1998;12(1):10–5. https://doi.org/10.1016/s1053-0770(98)90048-9.

3. Kumar A, Anel R, Bunnell E, Habet K, Zanotti S, Marshall S, Neumann A, Ali A, Cheang M, Kavinsky C, Parrillo JE. Pulmonary artery occlusion pressure and central venous pressure fail to predict ventricular filling volume, cardiac performance, or the response to volume infusion in normal subjects. Crit Care Med. 2004;32(3):691–9. https://doi.org/10.1097/01.ccm.0000114996.68110.c9.

4. Braunwald E, Heart disease. A textbook of cardiovascular medicine. 4th ed. W.B. Saunders Company; 1992.

5. Vieillard-Baron A. Septic cardiomyopathy. Ann Intensive Care. 2011;1(1):6. https://doi.org/10.1186/2110-5820-1-6.

6. Partridge JB, Anderson RH. Left ventricular anatomy: its nomenclature, segmentation, and planes of imaging. Clin Anat. 2009;22(1):77–84. https://doi.org/10.1002/ca.20646.

7. Robotham JL, Takata M, Berman M, Harasawa Y. Ejection fraction revisited. Anesthesiology. 1991;74(1):172–83. https://doi.org/10.1097/00000542-199101000-00026.

8. Repessé X, Charron C, Vieillard-Baron A. Evaluation of left ventricular systolic function revisited in septic shock. Crit Care. 2013;17(4):164. https://doi.org/10.1186/cc12755.

9. Cook CH, Praba AC, Beery PR, Martin LC. Transthoracic echocardiography is not cost-effective in critically ill surgical patients. J Trauma. 2002;52(2):280–4. https://doi.org/10.1097/00005373-200202000-00013.

10. Vignon P, Mentec H, Terré S, Gastinne H, Guéret P, Lemaire F. Diagnostic accuracy and therapeutic impact of transthoracic and transesophageal echocardiography in mechanically ventilatedpatients in the ICU. Chest. 1994;106(6):1829–34. https://doi.org/10.1378/chest.106.6.1829.

11. Heidenreich PA, Stainback RF, Redberg RF, Schiller NB, Cohen NH, Foster E. Transesophageal echocardiography predicts mortality in critically ill patients with unexplained hypotension. J Am Coll Cardiol. 1995;26(1):152–8. https://doi.org/10.1016/0735-1097(95)00129-n.

12. Slama MA, Novara A, Van de Putte P, Diebold B, Safavian A, Safar M, Ossart M, Fagon JY. Diagnostic and therapeutic implications of transesophageal echocardiography in medical ICU patients with unexplained shock, hypoxemia, or suspected endocarditis. Intensive Care Med. 1996;22(9):916–22. https://doi.org/10.1007/BF02044116.

13. Schiller NB, Foster E. Analysis of left ventricular systolic function. Heart. 1996;75(6 Suppl 2):17–26. https://doi.org/10.1136/hrt.75.6_suppl_2.17.

14. Donker D, Meuwese C, Braithwaite S, Broomé M, van der Heijden J, Hermens J, et al. Echocardiography in extracorporeal life support: a key player in procedural guidance, tailoring and monitoring. Perfusion. 2018;33:31–41. https://doi.org/10.1177/0267659118766438.

15. Geri G, Vignon P, Aubry A, Fedou AL, Charron C, Silva S, Repessé X, Vieillard-Baron A. Cardiovascular clusters in septic shock combining clinical and echocardiographic parameters: a post hoc analysis. Intensive Care Med. 2019;45(5):657–67. https://doi.org/10.1007/s00134-019-05596-z.Epub 2019 Mar 19.

第4章
右心室功能衰竭的评价

Bruno Evrard, Marine Goudelin and Philippe Vignon

目 录

- 右心室功能衰竭的定义。
- 薄壁顺应性右心室的正常射血模式。
- 室间隔的矛盾运动（收缩期）及其在右心室增大时的意义。
- 右心衰竭的主要原因，并阐述其各自的机制。
- 如何使用基础重症监护超声心动图识别右心室扩张，并讨论其病理生理学。
- 可能导致右心室腔大小评估错误的相关因素。
- 如何使用基础重症监护超声心动图识别下腔静脉充血，并讨论其病理生理学。
- 如何使用基础重症监护超声心动图识别右心室游离壁肥厚，并讨论其病理生理学。
- 右心室腔和呼气末下腔静脉直径的二维测量。
- 使用基础重症监护超声心动图评估以右心室衰竭为主要病因患者时的一些发现。

4.1　引言

右心室功能衰竭（RVF）目前还没有公认的定义。右心室功能衰竭可定义为一种复杂的临床综合征，其特点是在全身静脉压升高的情况下，右心室供血不足[1]。最近的一份声明将急性 RVF 定义为由于右心室（RV）充盈受损和（或）RV 血流输出减少导致体循环淤血，并快速进展的综合征[2]。

急性疾病会对 RV 负荷条件造成不利的影响和（或）降低 RV 收缩力，从而导致 RVF。因此，RVF 在重症患者中非常普遍。此外，由于心肺相互作用，在重症监护室（ICU）中频繁使用正压通气可能恶化 RV 负荷状态[3]。做出准确的诊断至关重要，因为 RVF 对慢性和急性疾病的预后均有影响[4-6]。

超声心动图是评估 ICU 患者的首选影像学手段，可在床旁评估 RV 的形态和功能，并通过心室相互依存关系来评估 RVF 对左心室（LV）功能的潜在影响。目前建议使用基础重症监护超声心动图对以下方面进行定性评估，以诊断 RVF：①右心室腔扩张和游离壁厚度；②心动周期中室间隔的收缩模式；③下腔静脉（IVC）的直径及呼吸相变异，以检测体循环静脉淤血[7]。

4.2　右心室的生理学作用和右心衰竭

RV 的主要生理作用是促进静脉回流，维持较低的右心房压力（前负荷），从而参与心输出量和全身血流量的正常调节，以满足脏器的需要。与左心室不同，右心室是一个容积泵，具有较薄的游离壁和高顺应性。RV 射血主要来自风箱效应，这是由于其游离壁被与左心室共用的心肌纤维牵引向室间隔，纵向心肌纤维缩短将三尖瓣平面拉向心尖，以及 RV 游离壁增厚所致（图 4.1）。重要的是，两个心室均位于坚硬的心包内，有共同的心肌壁（室间隔），并由共同的心肌纤维交织在一起，因此在功能上相互依存[2]。从生理学角度讲，RV 在低阻力的肺循环中完成每搏射血。因此，RV 的大小和功能对后负荷变化高度敏感。任何肺血管阻力的增加，尤其是显著和突然的增加，都会迅速对 RV 功能产生不利影响，进而通过心室相互作用来影响左心室射血[8]。

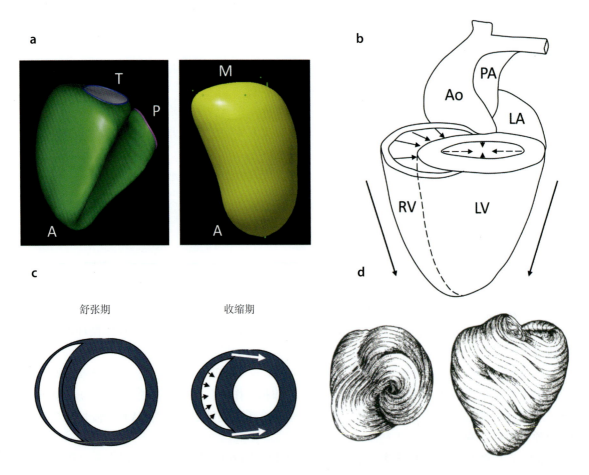

■ 图 4.1　正常右心室结构。（a）三维超声心动图显示的正常右心室（绿色模型）和左心室（黄色模型）的解剖形状。与子弹头形状的左心室不同，右心室的解剖结构复杂，因此无法使用简单的几何假设通过二维超声心动图测量其容积。（b）两个心室及其各自收缩模式的示意图。左心室主要沿着短轴缩短，产生向心腔中心的同心收缩（虚线箭头），而薄壁的右心室则不同，表现出波纹管样收缩模式（短实线箭头）和沿着长轴缩短（纵向纤维收缩，长实线箭头）。（c）心脏短轴切面示意图，显示收缩期右心室游离壁的风管样向内运动。主要原因是在左心室收缩时，由于交织在两个心室之间的共同心肌纤维缩短（白色长箭头），导致右心室游离壁向室间隔牵引。与左心室相比，通常较薄的游离壁增厚对右心室每搏量的影响较小（黑色短箭头）。（d）心包切除后正常心脏两个心室交织的共同心肌纤维（螺旋肌束）示意图。除室间隔外，这些共同的心肌纤维在心动周期和呼吸周期中有助于左右心室间的相互作用。（摘自 Streeter，1952 年）

缩写：T：三尖瓣环；P：肺动脉瓣；A：心室尖部；M：二尖瓣环；LV：左心室；RV：右心室；Ao：升主动脉；PA：肺动脉；LA：左心房

　　RV 后负荷增加（肺动脉高压）是 ICU 患者发生 RVF 的主要机制。为了维持每搏量，RV 在功能和形态上会出现连续的适应性变化[9]。在存在急性肺动脉高压的情况下，RV 最初的顺应性（Anrep 效应）在重症患者中经常受到限制，包括增加其收缩力以维持正常的心室 – 动脉耦联[10]。这解释了为什么 ICU 患者通常在随后的异长适应期（Frank‐Starling 定律）进行临床评估。此时，右心室通过急性扩张维持每搏输出量，以代偿升高的肺血管阻力[2]。这种急性扩张会拉伸三尖瓣环，导致右心房在收缩期出现反流。反应性的三尖瓣反流一方面减轻了 RV 压力超负荷，但另一方面却诱发了体循环静脉淤血和肝淤血，并减少了前向血流。此外，舒张期心室相互作用将进一步降低左心室充盈和心输出量：由于心室舒张末期容积的总和在坚硬的心包内保持不变，因此 RV 的急性扩张会导致 LV 腔变小。由于 RV 功能适应情况和负荷增加的条件不是线性对应的，可能会出现 RV 大幅扩张，且在没有体循环静脉淤血的情况下，RV 仍能保持搏出量[10]。这大概就是 RV 收缩功能（如三尖瓣环平面收缩位移值）与 RV 大小、中心静脉压（静脉充盈的标志）之间无相关性的原因[11]。因此，对 RV 收缩功能的评估不属于基础重症超声心动图检查的能力范围[7]。最终，当肺动脉压力突然升高或长期肺动脉高压导致 RV 适应性不足时，RV– 动脉耦联会出现恶化。临床上会出现低心输出量和全身低血压、RV 充盈压升高和体循环静脉淤血等症状[2]。

4.3　正常右心室的二维评估

　　尽管容积相似，但在不同的二维超声心动图切面上，RV 腔的尺寸看起来比 LV 腔小，因为它像风箱一样被 LV 射血道包裹（图 4.1）。二维超声心动图对 RV 大小和功能的评估依赖于 5 个经胸切面，这 5 个切面必须牢固掌握[12]。

　　在胸骨旁长轴切面上，RV 流出道位于室间隔和主动脉根部上方，看起来比 LV 腔小得多（图 4.2）。通过该切面可测量 RV 和 LV 舒张末期直径，定量确定 RV 是否扩张，并评估 RV 游离壁厚度。在胸骨旁短轴切面上，RV 腔呈新月形，位于 LV 前方。在 LV 乳头肌水平，可观察到外侧、下侧和前侧的 RV 游离壁（图 4.2）。重要的是，该切面能最佳分析心动周期中室间隔的运动。心尖四腔切面对于评估 RV 大小和功能至关重要[13]。在该切面中，RV 呈三角形，心尖区可见心肌小梁。心室外侧游离壁和室间隔均可清晰显示。在视觉上，RV 舒张末期面积应不超过 LV 舒张末期面积的 2/3[13]。正常情况下，左心室构成整个心尖。重要的是，与左心室相比，RV 的相对尺寸可能因成像平面的不同而与正常尺寸有明显差异，可表现为正常，增大或缩小[13]。因此，应特别注意获得标准的四腔切面（即左心室流出道不可见），将探头正确放置在心尖上方（即无短缩），左心室位于图像中心。为避免高估左心室的大小，操作者应避免任何切面缩短现象，并获取心室的最大长轴切面（图 4.3）。为避免低估 RV 的大小，操作者应轻微旋转探头，以获得 RV 腔面积最大的成像平面[13]。三尖瓣平面（前瓣和隔瓣）略高于二尖瓣平面，右心房和房间隔也可显示。剑突下四腔切面是评估右心室游离壁厚度的最佳切面，其正常值通常小于 5mm[14]。此外，还应将心外膜脂肪与心肌区分开来，以避免对 RV 游离壁厚度的错误测量。该切面还可同时观察房间隔的情况。但是，由于成像切面前缩和成像平面呈斜角，无法准确评估 RV 腔的大小[13]。

　　对 IVC 的评估是 RV 评估的一部分，因为它与右心房相连，并间接反映 RVF 存在时 RV 的前负荷和体循环静脉淤血情况。以剑突下四腔心切面为基础，将探头逆时针旋转 90°，可在长轴切面上对 IVC 进行成像（图 4.2）。稍稍调整探头位置（旋转和成角）就能获得适当的成像平面，可以显示出血管的真实长轴（IVC 管壁应平行）、IVC 和右心房的交界处，以及位于右心房近端 0.5 ～ 3cm 处的肝静脉[13]。在没有其他因素（如肝脏疾病直接压迫 IVC）的情况下，IVC 的直径取决于血管的跨壁压力（即血管内压减去腹压），并受心脏前负荷的影响。在自主呼吸的患者中，IVC 在吸气时会出现生理性塌陷，直径缩减幅度超过 50%。呼气末 IVC 的直径及吸气时收缩幅度都与右心房压力相关[13]。进一步降低胸内压时，吸气试验会增加 IVC 的塌陷。重要的是，静息状态下呼吸困难的患者增加吸气力度往往会增加 IVC 的塌陷。操作者应确保 IVC 直径的呼吸性变化不是源于呼吸运动导致的切面偏移[13]。这些呼吸变化在机械通气的患者身上观察不到，因为在通气过程中，由于其跨壁压力的周期性增加，大静脉往往会扩张。除此之外，正压通气时 IVC 直径的呼吸变化太小，无法通过二维超声心动图直观地检测到。另一个常见的错误是把腹主动脉当成 IVC 进行成像，因为 IVC 在解剖学上与腹主动脉平行。进行鉴别诊断的依据是动脉血管搏动特性、常见的（钙化的）动脉粥样硬化病变以及腹主动脉起始部的显影（图 4.3）。IVC 直径最大值的测量应在呼气末进行，选取与肝静脉交界处的近端且严格垂直于血管长轴 / 壁的位置（图 4.4）。IVC 直径的测量在不同测量者之间的差异很小[4]。虽然很难确定正常值，但正常成人的近端 IVC 直径通常为 12 ～ 23mm[15]。总之，通过评估 IVC 的直径及其呼吸时的变化，可获取静脉回流和潜在静脉系统淤血的相关信息。

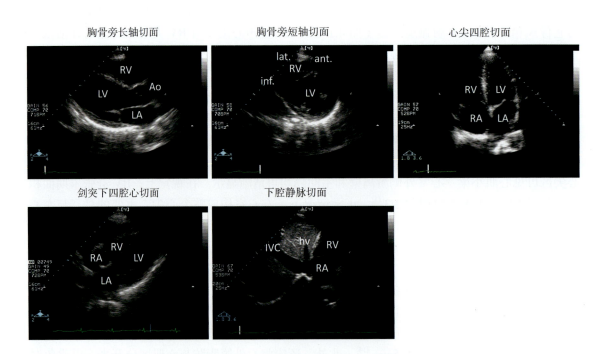

■ 图 4.2　正常心脏的经胸超声二维切面，进行基础重症监护超声心动图检查时必须掌握。所有切面均可评估右心室（详见正文）。胸骨旁长轴切面和心尖四腔切面最适合评估右心室大小。胸骨旁短轴切面可评估室间隔运动情况。剑突下四腔心切面用于评估右心室游离壁的厚度。以下腔静脉为中心的长轴切面可提供下腔静脉直径大小和患者呼吸变化的信息

缩写：LV：左心室；RV：右心室；LA：左心房；RA：右心房；IVC：下腔静脉；inf.：游离壁下壁；lat.：游离壁侧壁；ant.：游离壁前壁；hv：肝静脉

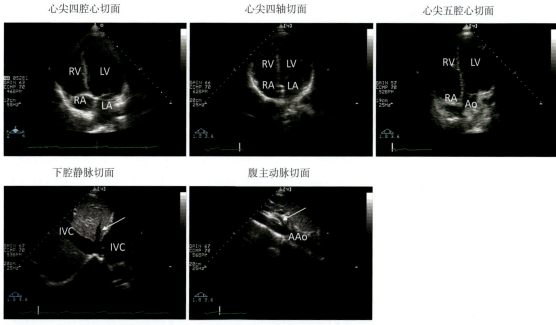

■ 图 4.3　从心尖四腔切面评估右心室（上图）和改良剑突下切面评估下腔静脉（下图）时，获取二维超声心动图图像应避免的主要误区（详见正文）。与左心室相比，右心室腔大小的错误评估可能是心尖四腔切面（中上图）或五腔心切面（右上图）前倾的结果。必须将下腔静脉的长轴及其与肝静脉的交界处（左下图，箭头）与腹主动脉的长轴及其分支动脉的起始处（右下图，箭头）区分开来

缩写：LV：左心室；RV：右心室；LA：左心房；RA：右心房；Ao：主动脉；IVC：下腔静脉；AAo：腹主动脉

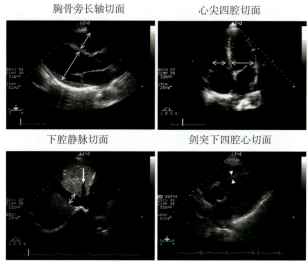

■ 图 4.4　评估疑似右心衰竭患者相关的二维测量示例（详见正文）。左右心室腔舒张末期（最大）直径最好在胸骨旁长轴切面进行测量（左上图，双头箭头）。另外，也可在心尖四腔切面心室底部、心房 – 心室瓣膜平面上方进行测量（右上图，双头箭头）。下腔静脉的呼气末直径（自主呼吸患者的最大直径）可在剑突下切面上测量，测量点位于右心房近端 0.5～3cm 处的肝静脉交界处（左下图，双头箭头）（左下图，粗箭头）。右心室游离壁的厚度最好在剑突下四腔心切面上进行评估（而不是在基础重症监护超声心动图操作平面进行测量）（右下图，箭头所指处）

4.4   右心衰竭的评估

4.4.1   右心室大小

与左心室不同，壁薄且顺应性好的右心室可在压力和（或）容量超负荷或收缩力下降时急性扩张[16]。心尖四腔切面是评估 RV 腔大小的最佳途径。当 RV 扩张严重时，其大小会明显超过左心室腔。扩张的 RV 心尖呈圆形。当扩张严重时，由 RV 心尖部分构成心尖区而不是左心室。随着 RV 的扩张，其心尖肌小梁变得更加突出，隔缘肉柱也完全显现出来（图 4.5）。根据我们的经验，在 ICU 患者中，即使是没有超声检查经验的新住院医生，在接受基础重症超声心动图培训后，也能在心尖四腔心切面较好地识别扩张——与作为参考标准的专家评估结果相比，其一致性良好［Kappa 值分别为 0.71（0.46～0.95）和 0.76（0.64～3.89）］[17, 18]。如果存在 RV 扩张，则必须同时在胸骨旁长轴和短轴切面上目测进行确认（图 4.5）。

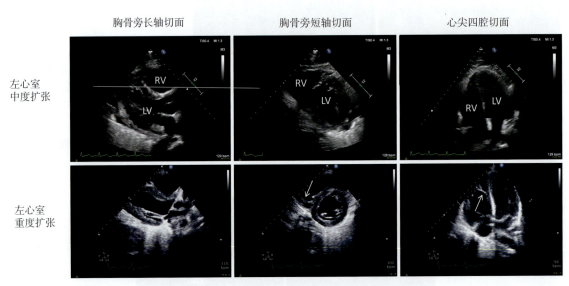

图 4.5   通过胸骨旁长轴、短轴切面和心尖四腔切面获得的舒张末期右心室中度和重度扩张示例。当使用左心室腔作为参考时，必须同时在这些切面上目测以确认右心室扩张（详见正文）。需要注意的是，如果不将右心室腔大小与左心室腔作比较，如果两名不同的操作者使用不同图像深度可能导致对右心室增大的半定量评估出现错误。在胸骨旁短轴切面和心尖四腔切面中，隔缘肉柱在右心室严重增大的情况下被完全显示出来（中下图和右下图，箭头）

缩写：RV 右心室；LV 左心室

此外，对 RV 扩张进行目测诊断时，应对心室腔进行合适的测量来进行确认，尤其是在中度扩张时。与左心室不同，RV 的解剖结构复杂，无法使用简单的几何模型来准确测量其心腔容积。因此，在以左心室腔大小作为参考时，应测量舒张末期 RV 内径（基础水平）或表面面积（高级水平）来评估右心室腔的大小。最好能在胸骨旁长轴切面上测量 RV 和 LV 舒张末期直径[7]。当 RV/LV 舒张末期直径比值超过 0.6 时，即可确诊 RV 腔扩张[19]。当该比值 <1 时，RV 腔扩张为中度；当比值 ≥1 时，RV 腔扩张为重度[20]。另外，采用相同的 RV 扩张诊断标准，

同样的测量还可在心尖四腔切面进行（图 4.4）[17, 18]。由于成像平面常不全面，无法准确评估心室腔大小，因此剑突下四腔切面并不适合用于诊断 RV 扩张 [13]。

　　RV 扩张导致功能性三尖瓣反流和潜在的充盈压升高，因此，在心尖四腔切面中，右心房也常显示扩张。此外，当正常的心房间压力梯度因右侧压力明显升高而发生逆转时，房间隔可能会在整个心动周期和呼吸周期中向左心房膨出 [21]。

4.4.2　室间隔收缩模式的评估

　　生理学上，室间隔增厚主要有助于左心室射血 [22]。胸骨旁短轴切面非常适合评估其收缩功能。通常情况下，根据室间隔压力梯度，室间隔会在整个心动周期中向 RV 腔隆起，并在收缩期均匀增厚，以促进 LV 向其腔室中心进行同心对称收缩（图 4.6）[23]。在舒张期则可以观察到相反的情况 [24]。

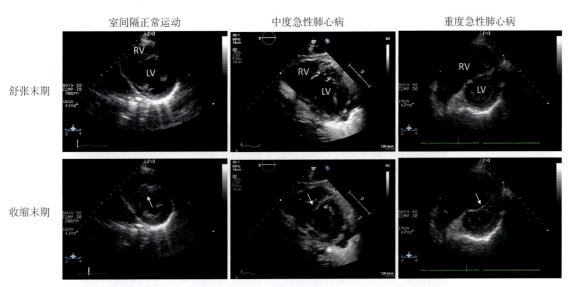

室间隔正常运动　　　中度急性肺心病　　　重度急性肺心病

舒张末期

收缩末期

■ 图 4.6　胸骨旁心脏短轴切面上定性评估（目测）室间隔收缩模式的示例（详见正文）。正常情况下，左心室呈圆形，在舒张末期（左上图）和收缩末期（左下图，箭头所示）向右心室隆起，因为在整个心动周期中，左心室的腔内压力都超过右心室，而且其收缩是向心性的。在压力突然超负荷的情况下，右心室会增大，并在收缩末期出现室间隔矛盾运动。根据右心室后负荷的严重程度，心腔扩大可分为中度（中上图）和重度（右上图）。在收缩末期，室间隔可能只是变平（中下图，箭头所指），也可能凸向对侧，向左心室隆起（右下图，箭头所指）。左心室在僵硬的心包膜中受到限制，其受限程度与右心室腔扩张的严重程度成正比

　　在后负荷增加的情况下，RV 收缩变得比正常情况下能力更强、时间更长 [25]。因此，当左心室开始松弛时，RV 收缩时间延长，收缩末期室间隔压力梯度反转。这导致室间隔在收缩末期短暂变平，在最严重的情况下，室间隔的正常弧度甚至出现倒置，并向左心室腔膨出（图 4.6）。在舒张期，根据 RV 舒张压的大小和（或）三尖瓣反流（容量过度负荷）的严重程度，室间隔位置异常经常会在不同程度上持续存在 [8, 26]。在随后的收缩期开始时，左心室收缩引起的左心室压力突然增加，恢复了正常的跨隔压力，室间隔向右心室腔移动。这种异常的室间隔运动被称为 "室间隔矛盾运动" [20]。识别室间隔矛盾运动可能具有挑战性，尤其是在收

缩末期仅有轻微和短暂变化的情况下（图 4.6）。在这种情况下，需要逐帧仔细检查整个心动周期的室间隔运动。心尖四腔切面也可显示明显的室间隔矛盾运动。然而，在心脏长轴上，室间隔运动模式异常可能继发于完全性分支传导阻滞，导致心室收缩不协调（如开胸手术后）。

在超声心动图上，RV 扩张合并室间隔矛盾运动，即可确定为急性肺心病（ACP），该征象提示 RV 后负荷突然增加，而不论其性质如何。根据 RV 扩张的程度，ACP 又可被分为"中度"或"重度"[20]。

4.4.3　下腔静脉的评估

右心室衰竭（RVF）的特点是体循环静脉淤血，灌注压降低，导致器官衰竭（如肝衰竭、肾衰竭）。在以 IVC 长轴为中心的肋下切面中，血管扩张，患者自主呼吸正常吸气时血管塌陷减少或消失（图 4.7）。在存在静脉显著淤血的情况下，深吸气试验无法引起 IVC 直径的短暂缩小。虽然尚无一致公认的特定阈值标准，但呼气末（即最大值）的 IVC 直径 > 23mm 可作为 IVC 扩张的诊断标准，且与不良预后密切相关[4]。

根据我们的经验，与专家相比〔Kappa：0.79（0.63 ~ 0.94）〕，近期接受过重症监护超声心动图基础培训的住院医师能够明确识别 ICU 患者扩张的 IVC[18]。

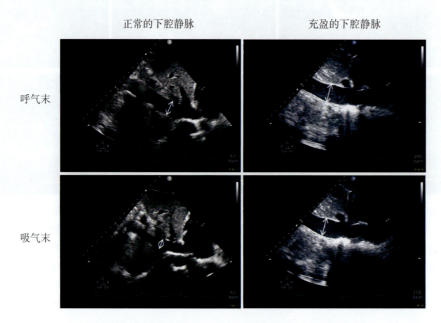

■ 图 4.7　在一名出现右心衰竭的自主呼吸患者和一名正常志愿者身上，通过改良肋下切面对下腔静脉进行检查，以进行对比。生理状态下，下腔静脉直径正常，吸气时塌陷程度通常超过呼气末直径的 50%（左上下图，双箭头）。与此相反，右心衰竭患者会出现全身静脉淤血，表现为下腔静脉扩张（呼气末直径增大；右上图，双箭头：29mm）和正常的吸气塌陷消失（右下图，双箭头：27mm）

4.4.4　右心室游离壁厚度的评估

RV 游离壁肥厚与长期升高的后负荷（如肺动脉高压）所致右心室重构有关。在肋下长轴切面或胸骨旁心脏长轴切面上最容易被发现[13]。在这种情况下，RV 游离壁的厚度超过 6mm，甚至可达 10mm[14]。

4.4.5　右心衰竭诊断流程建议

RVF 是一种异质性综合征。基础重症监护超声心动图检查可辅助其临床诊断（表 4.1）。对于出现休克伴体循环静脉淤血的患者，基础超声心动图检查可及时排除心包压塞，这是 RVF 的主要鉴别诊断。

■ 表 4.1　重症监护病房患者右心衰竭的主要病因及基础重症监护超声心动图表现

病因	基础重症监护超声心动图表现
心室压力过负荷（肺动脉高压）	
急性肺栓塞	– RV 扩张 – 室间隔矛盾运动（收缩期） – 节段性室壁运动异常（Mc Connell 征） – 血栓脱落或栓塞（肺动脉近端、卵圆孔） – 下腔静脉淤血 – 左心室收缩功能正常
急性呼吸窘迫综合征	– RV 扩张 – 室间隔矛盾运动（收缩期） – 下腔静脉淤血 – LV 收缩功能正常 – 左心房大小正常（无左心压力升高）
慢性呼吸衰竭加重	– 右心室肥大（慢性肺动脉高压） – 右心室扩张（进展期或晚期显著） – 室间隔矛盾运动（收缩期 / 舒张期[a]） – 右心房扩张（长期右心压力升高）
心肌病	– 左心室收缩功能减退 – 左心房扩张，反映左心室充盈压长期升高 – 心肌病导致的室壁重构： 　·扩张型心肌病：右心室和左心室扩张 　·浸润性心肌病：右心室和左心室肥大，心室腔缩小，双心房扩张
右心室收缩功能受损	
右心室心肌梗死	– 右心室扩张（标志） – 右心室游离壁运动减弱，伴有左心室下侧壁运动异常 – 下腔静脉淤血
脓毒症	– RV 扩张（显著） – LV 大小正常，整体运动功能减退（脓毒性心肌病） – 心房无扩张（低充盈压）

续表

病因	基础重症监护超声心动图检查结果
右心室容量负荷过重	
三尖瓣重度反流	- 右心室扩张 - 右心房显著扩张 - 舒张期室间隔向左心室腔膨出 - 下腔静脉淤血 - 右心室收缩功能正常
房间隔缺损	- RV 扩张 - 右心房显著扩张 - 房间隔大小和位置的解剖学变异

缩写：RV：右心室；LV：左心室；IVC：下腔静脉
a：伴有右心室容量超负荷（三尖瓣重度关闭不全）

在重症监护病房的患者中，导致 RVF 的最常见原因是肺动脉高压（压力超负荷）。当怀疑循环衰竭患者出现大面积肺栓塞时，ACP 的存在具有很强的提示作用[27]。经胸超声心动图对腔内血栓的识别敏感性较低，但具有较强的特异性，这可以明确地将 ACP 与大面积肺栓塞联系起来（图 4.8）。在心脏骤停复苏后的通气患者中，经食管超声心动图对诊断腔内血栓有更强的诊断价值[28]。相反，如果没有出现 RV 扩张，则提示一线重症医学科医师应考虑是否为其他原因所导致[7]。在重症监护病房，急性呼吸窘迫综合征（ARDS）是导致 RVF 最常见的原因。在接受保护性机械通气的 ARDS 患者中，ACP 的发病率约为 22%。其他风险因素还包括肺炎、$PaO_2/FiO_2 < 150mmHg$、$PaCO_2 \geq 48mmHg$ 和驱动压 $\geq 18cm\ H_2O$[29]。在急性呼吸窘迫综合征患者中，呼吸衰竭的发展通常与呼吸状况恶化有关[6]。治疗策略主要包括：①保持收缩期动脉压高于肺动脉压，以获得最佳的右心室冠状动脉血流灌注；②通过合适的呼吸机设置、俯卧位和吸入一氧化氮来减轻右心室的负担[10]。在慢性呼吸衰竭急性加重的患者中，根据潜在的肺动脉高压程度，经常观察到右心室肥大，可能被诊断为慢性肺源性心脏病（图 4.8）。肋下切面还可以显示腹水，提示之前已经存在慢性 RVF[10]。患有心肌病且并发严重左心室收缩和舒张功能障碍的患者可能会出现毛细血管后肺动脉高压和继发性右心衰竭（图 4.8）。与通常以（收缩期）矛盾性室间隔运动为典型特征的毛细血管前肺动脉高压相反，这些患者表现出正常的室间隔运动，但左心室重塑明显，左心房扩大，表明左心室充盈压长期升高（表 4.1）。

当 RV 扩张孤立发生时（不存在矛盾的室间隔运动），应考虑 RV 收缩力降低和（或）容量超负荷。在没有晚期肺动脉高压的情况下，ICU 患者 RV 收缩力降低的主要原因是 RV 心肌梗死和脓毒性心肌病（表 4.1）。RV 心肌梗死通常与右冠状动脉供血区域的 LV 梗死有关[30]。RV 和 LV 功能障碍在脓毒症患者中很常见[31]。在患有 ARDS 的脓毒症患者中可能会出现孤立的 RV 后负荷增加，因为肺炎仍然是社区获得性脓毒性休克的最常见的原因，并且双心室功能障碍可能会发生在脓毒性心肌病患者中[32]。

　　RVF 患者补液效果通常不佳，且可能进一步增加 RV 负荷[33]，加重全身体循环淤血和相关器官功能障碍（如肝衰竭和肾衰竭）。脓毒性休克和 IVC 扩张（呼气末直径≥ 25mm）的 ICU 患者对补液无反应，特异度至少为 80%[34]。

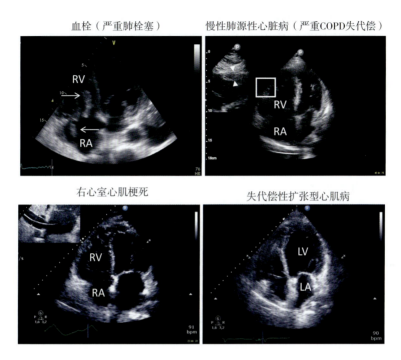

🔵 图 4.8　从心尖四腔切面观察不同类型右心衰竭的示例（详见正文）。在所有病例中，右心室和右心房均中度或重度扩张（即大于相应的左心腔）。血栓在右心腔内移动的情况十分罕见，但却是循环衰竭患者急性肺栓塞（左上角，箭头）的特异性表现。右心室游离壁严重肥厚（右上角，肋下长轴切面放大图像，箭头：10mm）是长期肺动脉高压的结果，患者表现为失代偿性慢性呼吸功能不全和相关的慢性肺源性心脏病。在没有明显肺动脉高压的情况下，右心室腔扩张并伴有下腔静脉增宽（左下角，呼气末直径：28mm，图中描绘了临时起搏器探针）是体循环静脉淤血休克患者右心室心肌梗死的典型特征。在存在严重左心室收缩和舒张功能障碍时，例如在失代偿期的扩张型心肌病患者中，慢性毛细血管后肺动脉高压会导致右心衰竭，四个心腔因慢性充盈压升高而出现扩张（右下图）

缩写：RV：右心室；RA：右心房；LV：左心室；LA：左心房。

4.6　结论

　　RVF 常见于 ICU 患者，无论其起因如何，主要源于急性肺动脉高压。对于循环衰竭伴体循环静脉淤血的患者，基础重症超声心动图可迅速排除心包压塞，并显示 RV 增大伴 IVC 淤血。反常的室间隔运动表明 RV 扩张是由压力负荷过重引起的，而 RV 游离壁的肥大则反映了慢性晚期肺动脉高压。右心室扩张伴有收缩功能障碍和全身静脉淤血时，提示右心室收缩力减弱。基础重症超声心动图检查可为右心衰竭危重患者提供临床相关信息，并帮助一线医生制定诊断方案和急性期管理策略。

总结

重症监护病房的患者经常会出现RVF，主要是由急性肺动脉高压引起的，栓子可以来源于任何地方。对于循环衰竭和全身静脉淤血的患者，基本的重症超声心动图可迅速排除心包压塞，并显示扩大的RV和淤血的IVC。室间隔矛盾运动的出现是因为RV扩张所导致的压力超负荷，慢性和晚期肺动脉高压则会导致RV游离壁的肥厚。RV的扩张导致的收缩功能障碍和全身静脉淤血会改变RV的收缩能力。基础重症监护超声心动图可以为患有RVF的重症患者提供相关临床信息，并帮助一线医生进行相应诊断工作和危重病情管理。

临床要点

- 右心室衰竭是指右心室充盈受损和（或）右心室射血功能受损导致的体循环淤血，并发展迅速的一种综合征。
- 急性疾病会导致右心室负荷异常和（或）右心室收缩力下降，从而引发右心衰竭。
- 重症患者经常会出现右心衰竭，主要由急性肺动脉高压引起，无论其起因如何。
- 对于循环衰竭和体循环静脉淤血的患者，基础重症监护超声心动图检查可迅速排除心包压塞，并显示右心室扩大伴下腔静脉瘀血。
- 室间隔矛盾运动表明右心室扩张是由压力负荷过重引起的。
- 慢性晚期肺动脉高压可导致右心室游离壁肥厚。
- 右心室扩张伴有收缩功能障碍和体循环静脉淤血，提示心肌收缩力发生改变，如右心室梗死或脓毒性心肌病。
- 基础重症监护超声心动图检查有助于一线医生制定右心衰竭患者的诊断方案和急性期管理策略。

参考文献

1. Lahm T, Douglas IS, Archer SL, et al. Assessment of right ventricular function in the research setting: knowledge gaps and pathways forward. An Official American Thoracic Society Research Statement. Am J Respir Crit Care Med. 2018;198(4):e15–43.

2. Harjola VP, Mebazaa A, Čelutkienė J, et al. Contemporary management of acute right ventricular failure: a statement from the Heart Failure Association and the Working Group on Pulmonary Circulation and Right Ventricular Function of the European Society of Cardiology. Eur J Heart Fail. 2016;18(3):226–41. https://doi.org/10.1002/ejhf.478.

3. Repessé X, Charron C, Vieillard-Baron A. Assessment of the effects of inspiratory load on right ventricular function. Curr Opin Crit Care. 2016;22(3):254–9.

4. Pellicori P, Carubelli V, Zhang J, Castiello T, Sherwi N, Clark AL, et al. IVC diameter in patients with chronic heart failure: relationships and prognostic significance. J Am Coll Cardiol Cardiovasc Imaging. 2013;6(1):16–28.

5. Dong D, Zong Y, Li Z, Wang Y, Jing C. Mortality of right ventricular dysfunction in patients with acute respiratory distress syndrome subjected to lung protective ventilation: a systematic review and meta-analysis. Heart Lung J Crit Care. 2021;50(5):730–5.

6. Evrard B, Goudelin M, Giraudeau B, François B, Vignon P. Right ventricular failure is strongly associated with mortality in patients with moderate-to-severe COVID-19-related ARDS and appears related to respiratory worsening. Intensive Care Med. 2022;48(6):765–7.

7. Robba C, Wong A, Poole D, Al Tayar A, Arntfield RT, Chew MS, Corradi F, Douflé G, Goffi A, Lamperti M, Mayo P, Messina A, Mongodi S, Narasimhan M, Puppo C, Sarwal A, Slama M, Taccone FS, Vignon P, Vieillard-Baron A. Basic ultrasound head-to-toe skills for intensivists in the general and neuro intensive care unit population: consensus and expert recommendations of the European Society of Intensive Care Medicine. European Society of Intensive Care Medicine task force for critical care ultrasonography. Intensive Care Med. 2021;47(12):1347–67.

8. Naeije R, Badagliacca R. The overloaded right heart and ventricular interdependence. Cardiovasc Res. 2017;113(12):1474–85.

9. Vonk Noordegraaf A, Westerhof BE, Westerhof N. The relationship between the right ventricle and its load in pulmonary hypertension. J Am Coll Cardiol. 2017;69(2):236–43.

10. Vieillard-Baron A, Naeije R, Haddad F, et al. Diagnostic workup, etiologies and management of acute right ventricle failure: a state-of-the-art paper. Intensive Care Med. 2018;44(6):774–90.

11. Vieillard-Baron A, Prigent A, Repessé X, et al. Right ventricular failure in septic shock: characterization, incidence and impact on fluid responsiveness. Crit Care. 2020;24(1):630.

12. Mayo PH, Beaulieu Y, Doelken P, et al. American College of Chest Physicians/La Société de Réanimation de Langue Française statement on competence in critical care ultrasonography. Chest. 2009;135(4):1050–60.

13. Rudski LG, Lai WW, Afilalo J, et al. Guidelines for the echocardiographic assessment of the right heart in adults: a report from the American Society of Echocardiography endorsed by the European Association of Echocardiography, a registered branch of the European Society of Cardiology, and the Canadian Society of Echocardiography. J Am Soc Echocardiogr. 2010;23(7):685–788.

14. Prakash R, Matsukubo H. Usefulness of echocardiographic right ventricular measurements in estimating right ventricular hypertrophy and right ventricular systolic pressure. Am J Cardiol. 1983;51(6):1036–40.

15. Weyman AE, editor. Principles and practice of echocardiography. 2nd ed. Lea and Febiger; 1994. p. 1295.

16. Haddad F, Doyle R, Murphy DJ, Hunt SA. Right ventricular function in cardiovascular disease, part II: pathophysiology, clinical importance, and management of right ventricular failure. Circulation. 2008;117(13):1717–31.

17. Vignon P, Dugard A, Abraham J, et al. Focused training for goal-oriented hand-held echocardiography performed by noncardiologist residents in the intensive care unit. Intensive Care Med. 2007;33(10):1795–9.

18. Vignon P, Mücke F, Bellec F, et al. Basic critical care echocardiography: validation of a curriculum dedicated to noncardiologist residents. Crit Care Med. 2011;39(4):636–42.

19. Kasper W, Meinertz T, Kersting F, Löllgen H, Limbourg P, Just H. Echocardiography in assessing acute pulmonary hypertension due to pulmonary embolism. Am J Cardiol. 1980;45(3):567–72.

20. Jardin F, Dubourg O, Bourdarias JP. Echocardiographic pattern of acute cor pulmonale. Chest. 1997;111(1):209–17.

21. Kusumoto FM, Muhiudeen IA, Kuecherer HF, Cahalan MK, Schiller NB. Response of the interatrial septum to transatrial pressure gradients and its potential for predicting pulmonary capillary wedge pressure: an intraoperative study using transesophageal echocardiography in patients during mechanical ventilation. J Am Coll Cardiol. 1993;21(3):721–8.

22. Vignon P, Weinert L, Mor-Avi V, Spencer KT, Bednarz J, Lang RM. Quantitative assessment of regional right ventricular function with color kinesis. Am J Respir Crit Care Med. 1999;159(6):1949–59.

23. Lang RM, Vignon P, Weinert L, et al. Echocardiographic quantification of regional left ventricular wall motion with color kinesis. Circulation. 1996;93(10):1877–85.

24. Vignon P, Mor-Avi V, Weinert L, Koch R, Spencer KT, Lang RM. Quantitative evaluation of global and regional left ventricular diastolic function with color kinesis. Circulation. 1998;97(11):1053–61.

25. Elzinga G, Piene H, de Jong JP. Left and right ventricular pump function and consequences of having two pumps in one heart. A study on the isolated cat heart. Circ Res. 1980;46(4):564–74.

26. Ryan T, Petrovic O, Dillon JC, Feigenbaum H, Conley MJ, Armstrong WF. An echocardiographic index for separation of right ventricular volume and pressure overload. J Am Coll Cardiol. 1985;5(4):918–27.

27. Jardin F, Dubourg O, Guéret P, Delorme G, Bourdarias JP. Quantitative two-dimensional echocardiography in massive pulmonary embolism: emphasis on ventricular interdependence and leftward septal displacement. J Am Coll Cardiol. 1987;10(6):1201–6.

28. Vignon P, Merz TM, Vieillard-Baron A. Ten reasons for performing hemodynamic monitoring using transesophageal echocardiography. Intensive Care Med. 2017;43(7):1048–51.

29. Mekontso Dessap A, Boissier F, Charron C, et al. Acute cor pulmonale during protective ventilation for acute respiratory distress syndrome: prevalence, predictors, and clinical impact. Intensive Care Med. 2016;42(5):862–70.

30. Kinch JW, Ryan TJ. Right ventricular infarction. N Engl J Med. 1994;330(17):1211–7.

31. Lanspa MJ, Cirulis MM, Wiley BM, et al. Right ventricular dysfunction in early sepsis and septic shock. Chest. 2021;159(3):1055–63.

32. Martin L, Derwall M, Al Zoubi S, et al. The septic heart: current understanding of molecular mechanisms and clinical implications. Chest. 2019;155(2):427–37.

33. Mercat A, Diehl JL, Meyer G, Teboul JL, Sors H. Hemodynamic effects of fluid loading in acute massive pulmonary embolism. Crit Care Med. 1999;27(3):540–4.

34. Vieillard-Baron A, Evrard B, Repessé X, et al. Limited value of end-expiratory inferior vena cava diameter to predict fluid responsiveness impact of intra-abdominal pressure. Intensive Care Med. 2018;44(2):197–203.

第5章
心包积液的血流动力学评价

Michelle S. Chew, Jonathan Aron and Meriam Åström Aneq

目 录

⌂学习目标

- 了解与心包积液和心包压塞相关的解剖学和病理生理学知识。
- 能够描述心包积液的二维超声心动图表现。
- 能够识别提示心包压塞生理学或即将发生的心包压塞的特征。
- 了解超声心动图评估心包压塞生理学的局限性。
- 描述如何使用超声心动图处理心包积液和心包压塞情况。

5.1　引言

心包积液是指心包腔内液体异常聚集的现象。随着积液增多，心包腔内的压力增加，开始对心包内局部结构产生压迫作用，尤其是心包内的心腔。这种压迫最初发生在心动周期中心腔压力处于最低点时。随着心包积液的增多，心包内压力持续增加。心包内压与心腔内压达到平衡时，将限制心脏充盈，导致心输出量减少，即所谓的"心包压塞生理学"。

超声心动图分析的目标是确定心包压塞即将发生的时刻。这种分析可以通过聚焦二维超声心动图完成，并结合临床数据，可能足以诊断心包压塞。超声心动图获得的血流动力学数据也有助于临床及时做出决策。

本章将详细讨论相关的解剖学、生理学和超声心动图特征，使临床医生能够描述和监测心包积液，并识别即将发生的心包压塞。通过了解生理学和超声心动图表现，主治医生能够做出细致、及时的临床决策。

5.2　解剖学

心包是一个纤维弹性囊，环绕心脏，由外层纤维层和内层浆膜层组成。浆膜层进一步细分为心包壁层和心包脏层。它们共同保护心脏，减少活动的心脏与周围结构之间的摩擦。心包壁层和心包脏层之间的空间是心包腔。该腔通常含有少于 50ml 的液体[1-3]。浆膜层由间皮细胞构成，在损伤和炎症后的愈合和再生过程中发挥着积极作用[1]。

5.3　病因学

心包积液可能由多种疾病引起（表5.1），特发性病因很常见。可能与炎症性和非炎症性病理改变相关，最常见的潜在病因包括病毒感染、自身免疫性疾病、恶性肿瘤和创伤等。在结核病流行的国家，结核病仍是心包积液的常见病因[3]。大量（＞20mm）的特发性慢性心包积液也不少见，且与心包压塞的高发病率显著相关[4]。

■ 表 5.1　心包炎和积液的原因

传染病	细菌，例如结核、肺炎球菌
	病毒，例如柯萨奇病毒、疱疹病毒、人类免疫缺陷病毒（HIV）
	真菌，例如组织胞浆菌、曲霉菌、念珠菌
	原生动物，例如锥虫、弓形虫
恶性肿瘤	转移癌
	淋巴瘤
	间皮瘤
	血管肉瘤
炎症	类风湿关节炎
	系统性红斑狼疮
浸润性疾病	淀粉样变性
	肉芽肿
创伤	医源性
	钝性和锐性损伤
	主动脉夹层
手术和术后	心包切开术后、心脏介入术后、放疗后
心血管疾病	心肌梗死
	充血性心力衰竭
	肺动脉高压
	主动脉夹层
代谢性疾病	尿毒症
	甲状腺功能减退症
药源性	抗肿瘤药物，如阿霉素、环磷酰胺、氟尿嘧啶
	肼苯哒嗪
	苯妥英
	青霉素和磺胺类药物
	胺碘酮
	疫苗
特发性	

5.4　分类与生理学

心包积液可根据积液量、发病时间、成分、分布位置及其血流动力学进行分类（表 5.2）。

理解心包积液对血流动力学的影响，关键在于心室相互依赖这一概念。在自主吸气时，静脉回流增多和右心室容积增大，会导致心室间隔向左心室移动，从而减少左心室容积和心输出量。

当心包积液增多导致心包内压力超过心腔内压力时，就会发生心包压塞。在正常心脏中，心包内压力接近肺动脉压力，并随着心包积液量的增加而升高。在早期阶段，心包积液会使心脏"僵硬"并损害其舒张功能[5]。此时心室压力增加，并一直高于心包压力。随着右心室压力增加，心室间隔被推向左心室。由于积液限制双侧心室的扩张，这种心室相互依赖现象更为显著。此外，右心房和左心房的压迫作用导致心输出量减少。随着压力进一步升高，心包内压最终将与左心室充盈压相持平，导致循环衰竭[5-7]。

▣ 表 5.2   心包积液的分类

发病	急性
	亚急性
	慢性（＞3个月）
量	少量（＜10mm）
	中等（10～20mm）
	大量（＞20mm）
位置	周围性
	局限性
构成	漏出液
	渗出液
	血性
	气性
血流动力学效应	无影响
	低压性压塞
	心包压塞

重要的是，心包内压的升高不一定与心包积液量有关。心包压塞的进展更取决于积液积蓄的速率。如果心包内压不超过右心充盈压，则可以耐受大量心包积液。同样，少量积液的急剧积聚也会导致心包压塞，因为心包内压急剧上升（图 5.1）。心包内压与积液量之间的关系也解释了为什么在急性压塞时，抽取少量心包积液即可显著改善血液动力学的不稳定性。

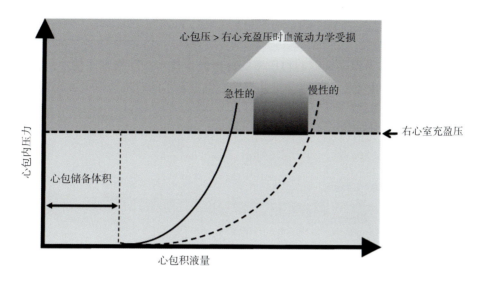

图 5.1 心包积液和心包压塞的病理生理学机制。注：心包积液量与压力的关系曲线显示心包内压力先缓慢上升，然后急剧上升。在曲线的陡峭部分，只需增加少量积液即可引发心包压塞。经授权转载自：Mekontso–Dessap A and Chew MS. Intensive Care Medicine 2018;44:936–9

5.5 心包积液的评估

5.5.1 体征和症状

心包积液的典型症状和体征包括心动过速、呼吸急促、呼吸困难和胸痛，这些症状可能会发展为呼吸困难甚至休克。可能会出现咳嗽、打嗝、恶心、吞咽困难和声音嘶哑等非特异性症状，这表明心包积液压迫了邻近结构，如膈肌、食管和喉返神经。1935 年，贝克描述了急性心包压塞的典型三联征，即低血压、颈静脉怒张和心音遥远[8]。重要的是，贝克还区分了"急性和慢性压迫"之间的生理差异。这些体征和症状可能伴有胸部 X 线片上心脏轮廓的扩大，但需要注意的是，急性变化和较少的积液可能不会导致心脏轮廓扩大，而且心脏轮廓并不能反映心脏的真实大小。可能出现低电压心电图和电交替现象（QRS 波群大小交替出现），P 波和 QRS 波同时交替是心包压塞的典型特征[6]。

另一个典型体征是奇脉，是指在正常自主呼吸时，收缩压在吸气时下降超过 10mmHg。奇脉是心包压塞的重要诊断依据，反映了两心室相互过度依赖，尽管在缩窄性心包炎、严重急性哮喘、气胸或慢性阻塞性肺疾病急性加重时也可以发现[9-11]。桡动脉搏动可能间歇性消失，并伴有▶颈静脉压升高（▶ Kussmaul 征）。值得注意的是，在正压通气时可能不会出现奇脉，因此奇脉的缺失并不意味着血流动力学没有受到影响。奇脉可通过超声心动图观察到，因此了解其生理机制非常重要。

5.6　心包积液的超声心动图评估

　　建议将超声心动图作为评估疑似心包压塞的首选成像技术。除临床评估外，超声心动图还可用于评估心包积液的血流动力学意义，并指导心包穿刺术的时机选择（表 5.3）。

■ 表 5.3　心包压塞的超声心动图评估

积液量	少量（< 10mm）
	中等（10 ～ 20mm）
	大量（> 20mm）
位置	周围性
	局限性
腔室塌陷	右心房收缩期塌陷持续时间 > 1/3 心动周期
	右心室舒张期塌陷
	左心房塌陷
	左心室舒张期塌陷
其他发现	"心脏摆动征"与心电图上 QRS 波群大小交替有关
	室间隔矛盾运动
下腔静脉充盈	扩张的 IVC > 20mm 且吸气塌陷 < 50%
	肝静脉舒张期血流反流
多普勒血流	超声心动图"奇脉"，即在自主呼吸时吸气相右心血流（跨瓣 / 肺动脉）增加 > 40%，而左心血流（跨瓣 / 主动脉）减少 > 25%

5.6.1　二维超声心动图评估

　　许多重点超声检查方案可以在 6 ～ 12 个月内学会，这些方案侧重于快速二维评估，旨在识别可治疗的休克原因，包括心包积液。如果临床高度怀疑心包压塞是引起休克的原因，超声检查发现积液，且无其他原因，应立即讨论引流积液的可能性。心包积液很容易识别，其外观可以用上述框架描述。

　　超声心动图检查应确定积液的位置和多少。应在心包各层之间距离最小时测量积液的多少，以避免夸大积液量。此外，还应报告血流动力学效应。通常情况下，这被描述为心室塌陷。右心房塌陷是心包压塞的早期征兆，对心包压塞的敏感性很高，但特异性较差。如果右心房塌陷时间持续超过 1/3 的心动周期，或者右心室舒张期塌陷发生，则特异性增加[12, 13]（图 5.2）。

"IVC 充血"的证明也支持心包压塞的诊断[14, 15]（图 5.3）。

如果在呼吸周期中观察心脏功能的变化，二维超声心动图可展示脉搏波反常现象（奇脉征）。呼吸周期内胸腔内压的变化会导致静脉回流显著波动，从而导致左心室舒张末期大小的明显变化，并引发乳头肌间歇性"亲吻"。

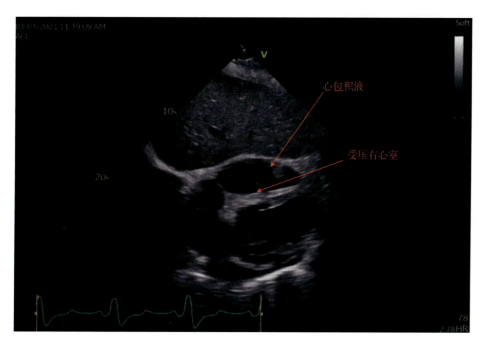

■ 图 5.2　右心室游离壁上方局部大量积液压迫心室腔

5.6.2　使用频谱多普勒进行血流动力学评估

在更复杂的情况下，休克状态可能由多种因素造成，使用频谱多普勒进行更高级的评估可能有助于临床医生确定其血流动力学意义。操作人员应具备高级认证资质，并对所获数据的测量和解释（包括局限性）充满信心。

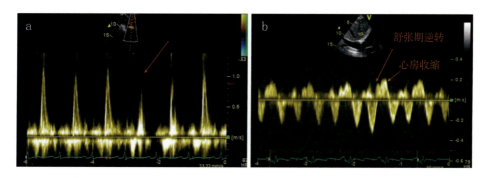

■ 图 5.3　（a）自主呼吸患者吸气早期经胸腔血流减少＞ 25%。（b）肝静脉舒张期血流逆转：峰值血流通常发生在收缩期（S 波大于 D 波，没有舒张期血流成分）。在心包压塞时，会出现舒张期血流逆转

"超声心动图奇脉征"，即吸气时二尖瓣血流速度降低（＞25%）或三尖瓣血流速度增加，是心包压塞典型的病理生理学特征[2, 14‑18]。肝静脉舒张期血流逆转也可能出现。然而，这些超声心动图检查结果仅适用于自主呼吸的患者，在正压通气期间，跨瓣血流的呼吸性变异可能不存在[19]。此外，左心室充盈压升高、主动脉瓣反流、局限性积液或低血容量患者也可能出现呼吸性变异，也可能减弱或消失[20]。

5.7   临床和超声心动图检查中的混杂因素

当心包内压超过右心充盈压时，就会发生低压力性心包压塞。许多患者并没有出现典型的压塞体征[21]。通过容量负荷治疗可使低下的右心室充盈压恢复正常，从而改善前负荷，为进一步的检查和治疗赢得时间。

急性或慢性肺源性心脏病会导致右心室充盈压升高，即使心包内压力很高，也可能不会出现心室塌陷。当一侧压力超过另一侧时，就会发生心室塌陷。因此，心室受压的首要特征可能出现在左侧结构上，而不会像典型情况那样首先导致右侧压缩。

腹腔内压力的任何增加都可能压迫下腔静脉，导致下腔静脉变小，从表面上看，这与临床表现不符。同样，在心包压塞和低血容量共存的情况下，例如在创伤的情况下，即使心包积液量很大，下腔静脉管径也可能变小。

5.8   临床决策

是否进行心包穿刺术的决定取决于临床和超声心动图特征。建议根据病因、临床表现和影像学检查结果进行评分分类以推荐策略；然而，该评分尚未在危重患者中得到验证或评估[22]。认识到心包压塞并非二元论，且必须同时进行临床和超声心动图检查，这是决定心包穿刺术紧急程度的重要第一步。

毫无疑问，大量有症状的积液需要立即引流，但如果危重患者同时出现了其他情况，如低血容量、血管加压药和正性肌力药物使用、正压通气和双心室衰竭，会使这一决定变得复杂，需要仔细权衡风险与收益。例如，恶性积液通常预后不良，临床治疗应着眼于缓解症状和提高生活质量。在心肌破裂和主动脉夹层的情况下进行心包穿刺可能会加重潜在的病理状况[23]，而低压性心包压塞则可单独通过输液疗法缓解。

> **总结**   心包压塞是心包内积液压迫心脏、限制心脏充盈而引起休克的一种可逆原因。超声心动图检查可以加快诊断和识别即将发生的压塞病理生理状态。二维聚焦超声心动图检查通常足以充分描述心包积液的重要性。多普勒超声心动图检查结合呼吸情况追踪，有助于处理多种情况并存的复杂病例。

┃临床要点┃

- 使用聚焦超声心动图可以加速诊断心包积液，在临床明显休克状态发作前识别即将发生的梗阻性休克，并帮助解决多种病理共存的复杂临床病例。早期识别和监测可以带来更准确、及时的干预，同时避免长时间休克带来的不良后果。
- 仅使用快速、有针对性的二维超声心动图检查方案，即可获得大多数与心包积液鉴别和评估其严重程度相关的信息。对于更具挑战性的病例，高级血流动力学测量可进一步提供帮助，但存在一些注意事项，尤其是对于重症监护病房的危重患者。高级操作人员需要了解此类评估的局限性，如有疑问，应始终运用临床判断力做出安全、平衡的决定。

❓ 思考题

1. 经典的心电图心包压塞征象包括
   （a）低电压心电图
   （b）ST 段上翘
   （c）交替出现低电压和高电压 QRS 波群
   （d）心动过缓

2. 大量心包积液
   （a）定义为积液量＞ 20mm
   （b）通常由恶性肿瘤引起
   （c）应立即引流
   （d）可能不会导致血流动力学受损

3. 低压性心包压塞
   （a）通常发生在年轻、健康的人群中
   （b）与血流动力学损害无关
   （c）仅当右侧心腔受到影响时才会发生
   （d）在低血容量的情况下表现为心包压塞

4. 高度特异性的超声心动图征象，表明存在血流动力学意义重大的心包积液 / 心脏填塞，包括：
   （a）大量积液（厚度＞ 20mm）
   （b）收缩期右心房塌陷超过心脏周期的三分之一
   （c）收缩期右心室塌陷
   （d）收缩期左心房塌陷

5. 脉搏异常（奇脉）
   （a）是心包压塞的典型症状
   （b）定义为呼气时收缩压下降＜ 10mmHg
   （c）当患者完全机械通气时，脉搏异常会加剧

（d）收缩压下降＞ 20mmHg 提示需尽快进行心包引流

✓ 答案

1. （a）T （b）F （c）T （d）F
2. （a）T （b）F （c）F （d）T
3. （a）F （b）F （c）F （d）T
4. （a）F （b）T （c）F （d）T
5. （a）F （b）F （c）F （d）F

参考文献

1. Jaworska-Wilczynska M, Trzaskoma P, Andrzej A, Szczepankiewicz AA, Tomasz Hryniewiecki T. Pericardium: structure and function in health and disease. Folia Histochem Cytobiol. 2016;54:121–5.

2. Mekontso-Dessap A, Chew MS. Cardiac tamponade. Intensive Care Med. 2018;44:936–9.

3. Adler Y, Charron P, Imazio M, et al. 2015 ESC Guidelines for the diagnosis and management of pericardial diseases: the Task Force for the Diagnosis and Management of Pericardial Diseases of the European Society of Cardiology (ESC) Endorsed by: The European Association for Cardio-Thoracic Surgery (EACTS). Eur Heart J. 2015;36:2921–64. https://doi.org/10.1093/eurheartj/ehv318.

4. Sagristà-Sauleda J, Angel J, Permanyer-Miralda G, Soler-Soler J. Long-term follow-up of idiopathic chronic pericardial effusion. N Engl J Med. 1999;341:2054–9.

5. Reddy PS, Curtiss EI, Uretsky BF. Spectrum of hemodynamic changes in cardiac tamponade. Am J Cardiol. 1990;66:1487–91.

6. Spodick DH. Acute cardiac tamponade. N Engl J Med. 2003;349:684–90.

7. Dragoi L, Teijeiro-Paradis R, Douflé G. When is tamponade an echocardiographic diagnosis Or is it ever? Echocardiography. 2022:1–6.

8. Beck C. Two cardiac compression triads. JAMA. 1935;104:714–7.

9. Gauchat HW, Katz LN. Observations on pulsus paradoxus (with special reference to pericardial effusions): I. Clinical. Arch Intern Med. 1924;33:350–70. https://doi.org/10.1001/archinte.1924.00110270071008.

10. Argulian E, Messerli F. Misconceptions and facts about pericardial effusion and tamponade. Am J Med. 2013;126:858–61. https://doi.org/10.1016/j.amjmed.2013.03.022.

11. Hamzaoui O, Monnet X, Teboul JL. Pulsus paradoxus. Eur Respir J. 2013;42:1696–705.

12. Gillam LD, Guyer DE, Gibson TC, et al. Hydrodynamic compression of the right atrium: a new echocardiographic sign of cardiac tamponade. Circulation. 1983;68:294–301. https://doi.org/10.1161/01.CIR.68.2.294.

13. Armstrong WF, Schilt BF, Helper DJ, et al. Diastolic collapse of the right ventricle with cardiac tamponade: an echocardiographic study. Circulation. 1982;65:1491–6.

14. Perez-Casares A, Cesar S, Brunet-Garcia L, Sanchez de Toledo H. Echocardiographic evaluation of pericardial effusion and cardiac tamponade. Front Paed. 2017;5:79.

15. Alerhand S, Carter JM. What echocardiographic findings suggest a pericardial effusion is causing tamponade? Am J Emerg Med. 2019;37:321–6.

16. Appleton CP, Hatle LK, Popp RL. Cardiac tamponade and pericardial effusion: respiratory variation in

transvalvular flow velocities studied by Doppler echocardiography. J Am Coll Cardiol. 1988;11:1020–30.

17. Leeman DE, Levine MJ, Come PC. Doppler echocardiography in cardiac tamponade: exaggerated respiratory variation in transvalvular blood flow velocity integrals. J Am Coll Cardiol. 1988;11:572–8.

18. Jensen JK, Hvidfeldt Poulsen S, Mölgaard H. Cardiac tamponade: a clinical challenge. E-J Cardiol Pract. 2017;15(17). https://www.escardio.org/Journals/E-Journal-of-Cardiology-Practice/Volume-15/Cardiac-tamponade-a-clinical-challenge#: ～ :text=Cardiac%20tamponade%20results%20from%20an,cardiac%20filling%20and%20 haemodynamic%20compromise. Accessed 4 July 2022.

19. Faehnrich JA, Noone RB, White WD, et al. Effects of positive pressure ventilation, pericardial effusion, and cardiac tamponade on respiratory variation in transmitral flow velocities. J Cardiothorac Vasc Anesth. 2003;17:45–50. https://doi.org/10.1053/jcan.2003.9.

20. Fowler NO. Cardiac tamponade. a clinical or echocardiographic diagnosis? Circulation. 1993;87:1738–41.

21. Sagrista-Sauleda J, Angel J, Sambola A, et al. Low-pressure cardiac tamponade: clinical and hemodynamic profile. Circulation. 2006;114:945–52. https://doi.org/10.1161/CIRCULATIONAHA.106.634584.

22. Ristic AD, Imazio M, Adler Y, et al. Triage strategy for urgent management of cardiac tamponade: a position statement of the European Society of Cardiology Working Group on Myocardial and Pericardial Diseases. Eur Heart J. 2014;35:2279–84. https://doi.org/10.1093/eurheartj/ehu217.

23. Tsang TSM, Oh JK, Seward JB. Diagnosis and management of tamponade in the era of echocardiography. Clin Cardiol. 1999;22:446–52.

第 6 章
低血容量的评估识别

Max Rosenthal and Paul Mayo

目 录

🎓学习目标

- 描述床旁超声在评估严重低血容量状态的应用。
- 解释下腔静脉测量在识别严重低血容量状态中的作用及局限性。
- 回顾左心室舒张末期面积测量在识别严重低血容量状态中的作用。
- 描述超声技术在识别伴有严重低血容量的患者中隐匿性失血的价值。

6.1　引言

超声对识别严重低血容量很有用，这种低血容量可分为两类：绝对低血容量和相对低血容量。本章将回顾超声在评估绝对低血容量性休克中的应用，根据定义，该休克由绝对低血容量引发。

6.1.1　绝对低血容量的生理机制

绝对低血容量是指全身循环血容量的减少，导致循环系统的张力容量减少，进而引发血流动力学衰竭。根据盖顿（Guytonian）原理，张力容量的减少会导致全身平均充盈压下降，从而减少静脉回流和心输出量。而根据 Starling 原理，严重低血容量是由于静脉回流减少导致左心室舒张末期容积减少，进而导致搏出量和心输出量减少。无论哪种原因，严重低血容量引起的休克都需要通过补充血容量来纠正，因此对其识别是一线重症医生的首要任务。

6.1.2　严重低血容量的原因

失血会导致红细胞数量和血浆容量的同步减少。这种低血容量是危险的，因为它不仅会减少心输出量，还会降低动脉氧含量，最终导致外周氧输送量的大幅减少。超声在识别失血性休克的原因方面具有重要价值。在失血性低血容量的初期，血红蛋白水平可能不会降低，因为红细胞数量和血浆容量的减少是平衡的。通常，重症监护团队可以通过立即输注晶体液来复苏血浆容量，此时稀释效应会使血红蛋白水平持续降低，直到开始输注红细胞为止。

不伴失血的血浆容量减少可能发生在腹泻，呕吐，经皮肤或呼吸丢失液体（与环境暴露相关），或在伴随不充分补液下的大量排尿。与失血性休克不同，这类低血容量可能与血液浓缩相关。这种低血容量通常与患者在一段时间内无法维持正常容量状态有关，例如被忽视的养老院患者、昏迷的糖尿病酮症酸中毒或高渗状态患者、暴露于高温环境且无水源的患者，或在偏远和（或）资源匮乏的环境中的患者。

6.1.3　用超声诊断严重低血容量

在确定严重低血容量的原因并进行相应治疗时，重症医生会首先考虑病史、体格检查和实验室检查结果，并将超声作为成像工具来确认诊断、排除其他诊断并指导治疗。这提醒临床医生，重症监护超声（CCUS）并不是孤立使用的，而是需要与其他临床评估方面结合使用。与会诊性超声检查/超声心动图不同，重症医生负责 CCUS 的图像获取、图像解读和床旁即时临床应用这三个环节。严重低血容量性休克是一种急症，因此，超声检查不能因会诊式影像学检查不可避免的结果延误而受到影响。

6.2　基础超声心动图用于识别严重低血容量

基础超声心动图（定义为胸骨旁长轴、胸骨旁短轴、心尖四腔轴、肝静脉长轴和下腔静脉长轴视图的二维成像）可用于检测由严重低血容量引起的容量反应性。

6.2.1　下腔静脉

下腔静脉（IVC）评估可能有助于识别患者是否存在容量反应性，即：如果补充液体，存在容量反应性患者的心输出量将增加。容量反应性的识别并不一定意味着患者严重低血容量，但严重低血容量的患者会有容量反应。

最初的研究集中在 IVC 直径的呼吸相位变化作为容量反应性的标志。研究对象为接受机械通气支持且无任何自主呼吸的患者，潮气量至少为 8ml/kg 理想体重。根据所使用的公式，下腔静脉直径的呼吸相变异为 12% 或 18% 是预测容量反应性的阈值[1, 2]。Vignon 等发现 78% 的受试者的下腔静脉可见，并以 8% 的呼吸变异阈值检测出容量反应性，其灵敏度为 55%，特异度为 70%[3]。在这项研究中，受试者工作特征曲线下面积（AUROC）为 0.70。Airapetian 等的研究显示，对于自主呼吸患者，吸气时下腔静脉塌陷度 > 42% 具有 97% 的高特异度和 90% 的阳性预测值，但灵敏度低至 31%[4]。

下腔静脉直径的呼吸相位变化与测量有关。下腔静脉容易受到呼吸平移伪影的影响，当膈肌的吸气运动会带动下方的肝脏和下腔静脉移出断层扫描平面时，使得该结构在断层扫描平面内发生移动。检查者误将直径的变化当作真正的变化，而实际上这是呼吸循环效应导致的伪影（图 6.1）。

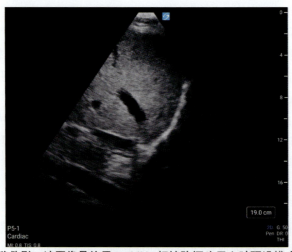

■ 图 6.1　下腔静脉的平移伪影。该图像是使用 3.5MHz 相控阵探头于心脏预设模式下记录的。下腔静脉的直径明显变化是由于下腔静脉腔移出超声断层扫描平面所致。人们可能会错误地认为呼吸周期中下腔静脉的直径发生了显著变化

　　下腔静脉直径变化的测量是也是存在问题的，因为其变化的数值可能仅几毫米，易造成操作者产生确认偏差。危重患者，无论是接受在呼吸机支持还是自主呼吸者，其胸腔内压力变化都很大，都将影响 IVC 变化，而与容量反应性无关。用单一的分界点来定义容量反应性的概念是一个简单化的概念，因为在现实生理学中，容量反应是一个连续的过程。

　　考虑到 IVC 的呼吸相位变化问题，呼气末测量 IVC 的绝对大小可能是更好的选择。Vieillard- Baron 等报告，如果呼气末绝对直径小于 1.3cm，则对容量有反应的概率为 80%，而如果直径大于 2.5cm，则对容量无反应的概率为 80%[5]。这符合 "灰色区域分析" 的概念[6]，即认为 IVC 直径的中间值是不确定的，但 1.3cm 和 2.5cm 以外的值则越来越具有预测性。腹腔内压力升高会使 IVC 直径的测量结果失效[5]（图 6.2 至图 6.4）。

　　上腔静脉呼吸相位变化是检测容量反应性的有效方法[7]。由于这种测量需要插入 TEE 探头，因此不属于基本超声心动图的范畴。总之，在低血压患者中发现小直径的下腔静脉常提示严重低血容量，此时需要进行容量复苏，并对下腔静脉直径进行连续随访以观察治疗反应。

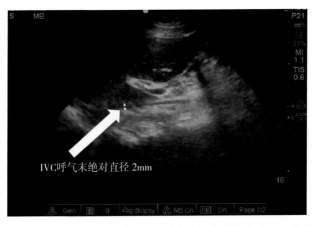

图 6.2　小直径 IVC。该图像是使用 3.5MHz 相控阵探头于心脏预设模式下记录的。IVC 直径为 2mm，这与临床表现中的严重低血容量相符

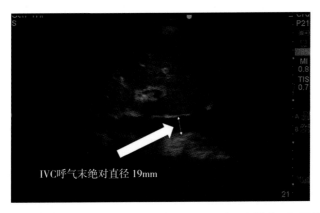

图 6.3　不确定的 IVC。该图像是使用 3.5MHz 相控阵探头于心脏预设模式下记录的。IVC 直径为 19mm，处于容量反应性评估的不确定范围

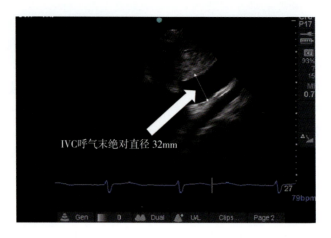

● 图 6.4   大直径 IVC。该图像是使用 3.5MHz 相控阵探头于心脏预设模式记录的。IVC 直径为 32mm，与临床表现中的严重低血容量不相符

6.2.2   左心室舒张末期面积

基本超声心动图检查的标准切面是位于心室中部的胸骨旁短轴切面。如果操作者将图像定格在舒张末期，平面测量功能可准确测量左心室舒张末期面积（LVEDA）。该区域可用于识别严重低血容量。对这一参数的大多数研究都是通过经食管超声心动图（TEE）进行的，但只要能清晰地观察到心内膜边界，就可以认为高质量的经胸超声心动图图像能提供同等的结果。连续测量 LVEDA 可以跟踪左心室前负荷在分级血液移除和再灌注过程中的变化[8, 9]。成人 LVEDA 的参考值为（23 ± 4）$cm^{2[10]}$。然而，在接受心脏手术或脓毒性休克的患者中，LVEDA 的绝对值并不是容量反应性的良好预测指标。当 LVEDA 小于 $10cm^2$ 或小于 $6cm^2/m^2$ 时，该测量值才可能对识别严重低血容量有意义[11]。极小的 LVEDA 对识别严重血容量不足具有特异性，但不敏感。左心室收缩末期扩张本身不应被等同于绝对低血容量，尤其是在 LVEDA 正常的情况下。因为左心室后负荷和收缩力是可能影响心室排空程度的因素[12]。如果左心室舒张末期容积减少与左心室缩小相关，且合并有正常 LVEDA，则高度提示低血容量。在评估低血压患者的 LVEDA 时，重症医生应排查 LVEDA 降低的其他原因，如右心室严重扩张，心室相互依赖导致左心室舒张充盈受损。在这种情况下，禁止进行液体复苏（图 6.5 和图 6.6）。

6.2.3   高级重症超声心动图

绝对低血容量性休克是一种医疗紧急情况。将临床评估、呼气末 IVC 直径和 LVEDA 的测量相结合，可以快速做出液体复苏的决策。基础超声心动图检查还能让重症医生评估是否存在其他可能导致治疗复杂化的合并症。通过使用高级经胸超声心动图和 TEE，有多种方法可以识别容量反应性，包括上腔静脉直径呼吸、左心室流出道速度时间积分的呼吸相变化、外周动脉多普勒信号的呼吸相变化，以及使用呼吸机作为检测设备的各种技术方法。尽管这些技术对识别容量反应性非常有价值，但对于需要立即识别和处理的严重低血容量，依然需要使用基本的超声心动图技术进行识别和治疗。

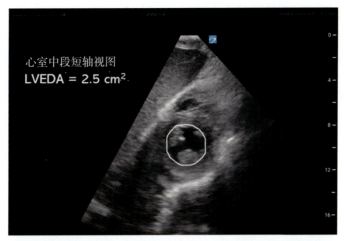

■ 图 6.5　低 LVEDA。胸骨旁长轴切面图像是使用 3.5MHz 相控阵探头于心脏预设模式下记录的。它显示出低 LVEDA，与严重低血容量表现一致。该测量可通过冻结舒张末期图像的平面测量法获取。在本病例中，患者出现上消化道大出血，在接受容量复苏之前进行了 LVEDA 检查

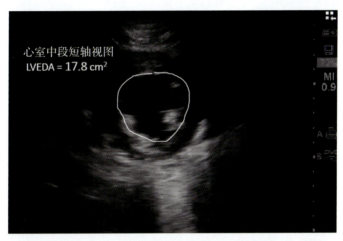

■ 图 6.6　正常 LVEDA。图像是使用 3.5MHz 相控阵探头能在心脏预设模式下记录的。它显示 LVEDA 正常，与严重低血容量表现不符。该测量可以通过冻结的舒张末期图像进行平面测量法获取。在本病例中，患者出现了脓毒性休克伴相对低血容量，通过早期使用去甲肾上腺素联合限制性液体复苏得到了控制

6.3　识别严重低血容量的原因

　　通过简单的病史和体格检查即可确定严重低血容量的原因。由于缺水、重度直肠出血或撕裂伤引起的大出血而导致的严重低血容量容易被诊断，无需立即进行超声检查。当有严重低血容量的临床证据且基础超声心动图检查显示特征性改变，但重症医生无法立即确定低血容量病因时，此时进行超声检查可排查隐匿性出血的来源。检查顺序取决于患者的临床表现，潜在出血的目标部位包括胸腔、腹膜、腹膜后、膀胱、胃肠道和软组织区域。

　　存在于体腔内的血液具有特有的超声特征。新鲜血液可能呈现为相对低回声或均匀回声特征。在无回声液性暗区可以发现移动血栓。可能会出现沉降效应。在血肿内，红细胞由于

重力作用沉降到依附位置,在非依附的血浆和依附的红细胞之间形成线性分界线,这被称为"血细胞比容征"（图6.7）。胃内出血常表现为胃底或胃窦内的异质性回声集合。早期识别严重低血容量性休克患者的大出血,可以让重症监护团队在进行抢救的同时考虑治疗干预。

　　读者可仔细查看以下图片,了解与严重低血容量有关并通过超声检查确定的血液分布实例（图6.8至图6.18）。

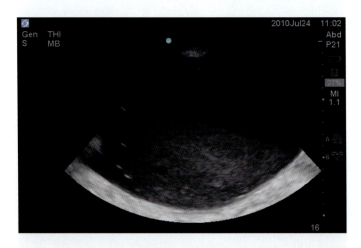

■ 图6.7　存在血细胞比容征的腹腔积血。该图像是使用3.5MHz相控阵探头记录的,使用腹部预设模式。探头位于右侧腹部,断层平面呈纵向。腹腔内有大量积液,无回声积液和回声积液之间有明显的线性界限,这种沉降效应被称为　"血细胞比容征",提示为血性腹腔积液。由于活动会导致沉淀征象消失,因此这种情况通常会发生在行动不便的患者身上。患者出现不明原因低血压,是因为自发性脾破裂导致了大出血

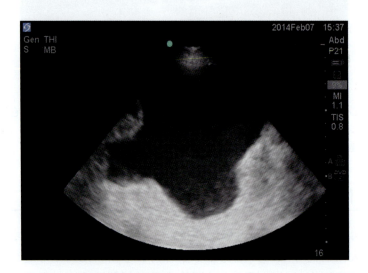

■ 图6.8　腹腔积血。该图像是使用3.5MHz相控阵探头记录的,使用腹部预设模式。探头位于左侧腹部。腹腔内有大量积液,周围有袢状肠管。积液在近场呈无回声,在依赖区由于重力沉积效应而回声更强,这与腹腔血性积液表现一致。该患者在进行治疗性腹腔穿刺术数小时后出现低血压,而术后团队未使用血管探针扫描拟议的穿刺针路径。经过复苏和成功的介入手术后进行扫描,显示在最初的腹腔穿刺部位有一条位置异常的腹腔血管

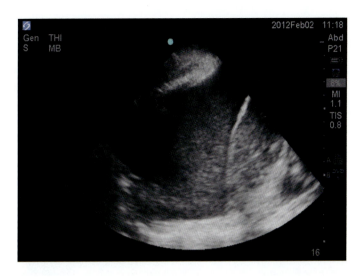

⬛ 图 6.9　血胸。该图像是使用 3.5MHz 相控阵探头记录的，使用腹部预设模式。探头位于中腋线下方的外侧胸部，断层平面呈纵向。胸腔内有大量均匀回声胸腔积液，与血胸表现相符。患者在跌倒后导致多根肋骨骨折，出现不明原因低血压。经胸腔闭式引流后确诊为血胸

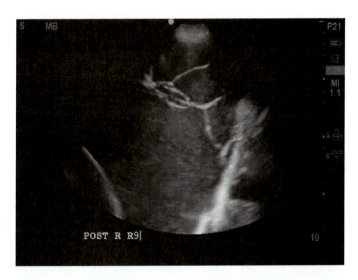

⬛ 图 6.10　伴有纤维条索的血胸。该图像是使用 3.5MHz 相控阵探头记录的，使用腹部预设模式。探头放置在右侧中腋线下方的外侧胸部，断层扫描面为纵向。患者在门诊进行诊断性胸腔穿刺术后 24 小时出现低血压。这种延迟可能解释了纤维条索的存在，这在急性血胸中并不典型。胸腔闭式引流显示为血胸

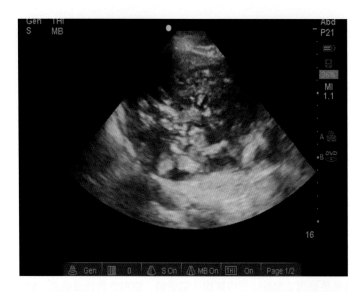

■ 图 6.11   胃底积血。该图像是使用 3.5MHz 相控阵探头记录，使用腹部预设模式。探头放置于左侧胸部后腋线下侧，断层扫描面为纵向。利用脾脏作为超声窗，可见胃内不均匀回声团块，与胃内积血表现相符，但不能诊断为胃内积血。根据作者经验，与身体其他部位的积液相比，胃内出血往往表现为不均匀回声增强。这可能与胃的消化功能有关。患者出现不明原因的低血压，内镜检查证实为食管静脉曲张出血

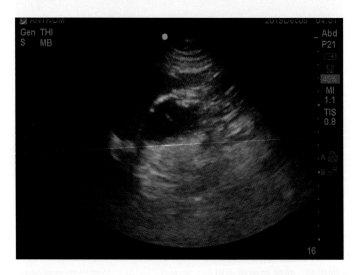

■ 图 6.12   胃窦积血。图像是使用 3.5MHz 相控阵探头记录，使用腹部预设模式。探头放置在右侧剑突旁区域，断层扫描面为纵向。图像显示胃窦部存在积血。该图像与图 6.11 为同一患者

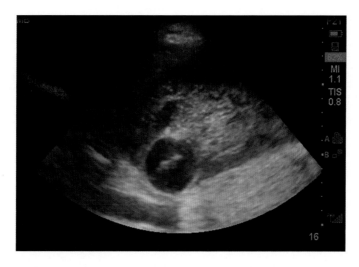

▣ 图 6.13 三腔二囊管堵塞伴胃部出血。该图像是使用 3.5MHz 相控阵探头记录，使用腹部模预设式。探头放置在左侧胸部后腋线下侧，断层扫描面为纵向。该图像与图 6.11 和图 6.12 为同一患者。胃底内有血液，但填塞气囊位置显示良好。置入食管三腔二囊管后，食管出血停止。随后患者再次出现低血压，但从胃引流通道未引流出血液。超声检查证实再次发生食管出血，但因为胃引流通道堵塞未能及时发现

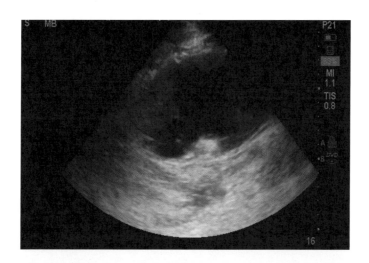

▣ 图 6.14 腹膜后血肿。该图像是使用 3.5MHz 相控阵探头记录，使用腹部预设模式。探头放置在左外侧腰部区域，断层扫描面为纵向。图像显示有液体积聚，主要呈无回声，伴均匀回声区，与腹膜后血肿表现相符。患者表现为不明原因低血压，并有长期抗凝治疗史。进一步评估确诊为腹膜后血肿，经介入治疗病情得到控制

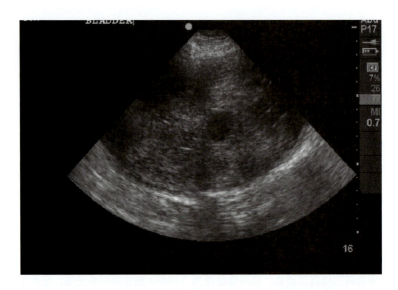

◖图 6.15　膀胱血肿。该图像是使用 3.5MHz 相控阵探头记录，使用腹部预设模式。探头放置在耻骨上中线区域，断层扫描面为横向。图像显示膀胱内有大量不均匀回声，与膀胱血肿表现相符。血肿中可见充气的导尿管球囊。患者在肾活检后出现不明原因低血压。由于膀胱导尿管堵塞，未检测到血尿。在超声引导下进行了膀胱冲洗，并清除了血肿

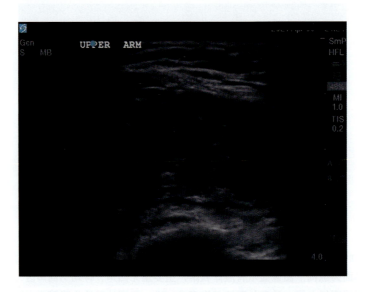

◖图 6.16　软组织血肿。该图像使用 7.5MHz 线性探头记录，在四肢和躯干的多处瘀斑区域进行了成像。图像显示不均匀回声区，与皮下血肿表现相符。患者在一次暴力冲突后出现低血压。未发现其他出血部位，输血治疗后反应良好

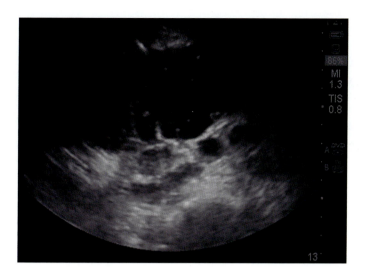

■ 图 6.17　下消化道积液。该图像使用 3.5MHz 相控阵探头记录，使用腹部预设模式。探头放置在左侧腰区，断层扫描面为纵向。图像显示多段肠袢积液扩张。患者出现不明原因低血压。最终诊断为重症胃肠炎

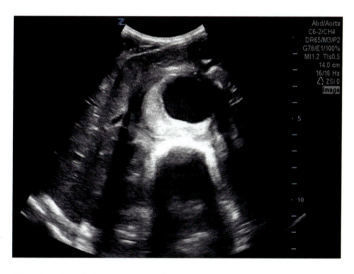

■ 图 6.18　主动脉周围血肿。该图像使用 3.5MHz 曲阵探头记录，探头放置在腹部中线，断层扫描面为横向。图像显示主动脉瘤伴主动脉周围血肿。患者出现不明原因低血压。进行了紧急手术，并成功植入了主动脉移植物

📖 **总结**　　超声检查在识别严重低血容量和评估隐匿性出血导致的低血容量方面有重要诊断价值。

▌临床要点▐

- 超声有助于识别严重低血容量。
- 在评估休克患者时，IVC 缩小合并左心室舒张末期面积减少的特征与严重低血容量临床表现相符。
- 识别严重低血容量需要进行液体复苏，并查找低血容量的原因。
- 超声在识别隐匿性出血导致的严重低血容量方面具有重要诊断价值。

参考文献

1. Vieillard-Baron A, Evrard B, Repessé X, et al. Limited value of end-expiratory inferior vena cava diameter to predict fluid responsiveness impact of intra-abdominal pressure. Intensive Care Med. 2018;44:197–203.

2. Leung JM, Levine EH. Left ventricular end-systolic cavity obliteration as an estimate of intraoperative hypovolemia. Anesthesiology. 1994;81:1102–9.

3. Vieillard-Baron A, Chergui K, Rabiller A, Peyrouset O, Page B, Beauchet A, Jardin F. Superior vena caval collapsibility as a gauge of volume status in ventilated septic patients. Intensive Care Med. 2004;30:1734–9.

4. Cheung AT, Savino JS, Weiss SJ, Aukburg SJ, Berlin JA. Echocardiographic and hemodynamic indexes of left ventricular preload in patients with normal and abnormal ventricular function. Anesthesiology. 1994;81:376–87.

5. van Daele ME, Trouwborst A, van Woerkens LC, Tenbrinck R, Fraser AG, Roelandt JR. Transesophageal echocardiographic monitoring of preoperative acute hypervolemic hemodilution. Anesthesiology. 1994;81:602–9.

6. Barbier C, Loubières Y, Schmit C, Hayon J, Ricôme J-L, Jardin F, Vieillard-Baron A. Respiratory changes in inferior vena cava diameter are helpful in predicting fluid responsiveness in ventilated septic patients. Intensive Care Med. 2004;30:1740–6.

7. Duwat A, Zogheib E, Guinot P, Levy F, Trojette F, Diouf M, Slama M, Dupont H. The gray zone of the qualitative assessment of respiratory changes in inferior vena cava diameter in ICU patients. Crit Care. 2014;18:R14.

8. Vignon P. Preload and fluid responsiveness. 2020. p. 141–151.

9. Vieillard-Baron A, Prin S, Chergui K, Dubourg O, Jardin F. Hemodynamic instability in sepsis: bedside assessment by doppler echocardiography. Am J Respir Crit Care Med. 2003;168:1270–6.

10. Vignon P, Repessé X, Bégot E, Léger J, Jacob C, Bouferrache K, Slama M, Prat G, Vieillard-Baron A. Comparison of echocardiographic indices used to predict fluid responsiveness in ventilated patients. Am J Respir Crit Care Med. 2017;195:1022–32.

11. Airapetian N, Maizel J, Alyamani O, et al. Does inferior vena cava respiratory variability predict fluid responsiveness in spontaneously breathing patients? Crit Care. 2015;19:400.

12. Feissel M, Michard F, Faller J-P, Teboul J-L. The respiratory variation in inferior vena cava diameter as a guide to fluid therapy. Intensive Care Med. 2004;30:1834–7.

第 7 章
急性、严重左心瓣膜病的评估

Alexander Astell, Erica Clarke Whalen and Robert T. Arntfield

目 录

> **🎓 学习目标**
>
> － 掌握一种简化的方法来识别临床上重要的瓣膜病变。
> － 了解不同超声技术在瓣膜评估中的优势和局限性。
> － 根据特定的瓣膜病变实施适当的管理策略。

7.1　引言

随着危重症超声心动图（critical care echocardiography，CCE）已成为评估危重患者的标准方法[1, 2]，重症医师有必要熟练掌握急性、严重的左心瓣膜病变（主动脉瓣和二尖瓣）的评估。除了识别是否存在此类病变，重症医师还必须能够将相关发现整合到血流动力学管理计划中。

左心反流性病变的识别至关重要，严重病变患者如不及时治疗，死亡率很高[3, 4]。因此，本章主要关注急性反流性病变的识别及其管理。需要注意的是，慢性左心瓣膜病变也会影响危重患者的血流动力学管理，我们也在此讨论这些病变的发现和管理。

对于重症医师来说，需要关注的病变主要是急性、严重的主动脉瓣和二尖瓣反流以及左心室流出道（LVOT）梗阻。除了已获认可的用于基本 CCE 的二维和彩色多普勒技术外[2, 5]，我们还为用户提供了一些非常实用的频谱多普勒量化方法，同时删除了那些对危重患者管理帮助不大且更费时费力的测量方法[6, 7]。

很多瓣膜情况超出了普通重症医师的知识范围，此时应向超声心动图专家咨询以获得帮助。尤其是人工瓣膜相关病变和成人先天性瓣膜疾病，通常需要咨询相关专家[9]。

7.2　瓣膜检查的一般考虑事项

在 ICU 环境中，偶发性瓣膜病变相当常见，此时要重点考虑"患者是否因为特定瓣膜病变而处于危重状态，还是危重状态下合并瓣膜病变？"这种思维模式对 ICU 中多种异常情况的评估很有帮助，我们发现它对非专业人员在识别和管理瓣膜病变时尤其有用。

根据血流动力学重要性的描述性框架，可以将瓣膜病变分为致命性的、重要的和偶发的（图 7.1）。致命性病变被认为是急性的，可能是持续休克的罪魁祸首（例如继发于乳头肌断裂的急性二尖瓣反流），重要病变是可能影响危重患者血流动力学管理的，但次于入院病因（例如在脓毒症休克情况下的慢性、严重主动脉瓣狭窄）。偶发性瓣膜病变（例如轻度主动脉瓣狭窄）很少影响 ICU 环境中的病情管理，因此本章不予讨论。

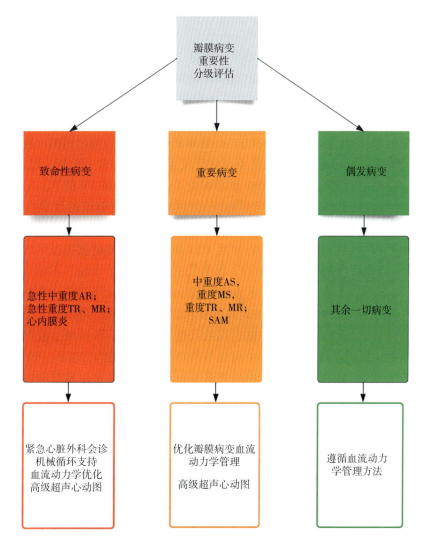

图 7.1 确定瓣膜病变重要性分级的流程。SAM：二尖瓣前叶收缩期前向运动；AR：主动脉瓣反流；MR：二尖瓣反流；AS：主动脉瓣狭窄；TR：三尖瓣反流。（作者原创）

7.3 急性病变

7.3.1 主动脉瓣反流

7.3.1.1 病因

主动脉瓣反流（aortic regurgitation，AR）是源于主动脉瓣或主动脉根部的病变。急性 AR 的病因包括：感染性心内膜炎引起的瓣膜穿孔或脱垂、钝性胸外伤引起的瓣叶脱垂，以及急性主动脉夹层。慢性 AR 的常见病因有：由主动脉根部扩张、年龄相关性瓣膜退行性变、累及主动脉或瓣叶的炎症性病变、先天性结缔组织病，以及双叶主动脉瓣[6]。

7.3.1.2　检查方法

　　AR 的评估从对主动脉瓣（AV）和主动脉根部的二维检查开始，旨在发现明显的结构异常。赘生物可表现为从瓣膜增厚到自身完全独立运动，最常见于瓣膜的心室侧[10]。脱垂可能很明显，其本身通常表明疾病严重。在严重的 AR 中，M 型超声心动图可显示由于反流的主动脉射流在舒张期阻止二尖瓣前叶的开放，从而导致收缩期末室间隔的宽度（EPSS）减少。

　　彩色多普勒是床旁确定 AR 最实用的方法，显示舒张期左心室流出道的反流。彩色多普勒应保持在 50 ～ 60cm/s 的尼奎斯极限以避免高估反流流量。在胸骨旁长轴（PLAX）视图中，反流射流宽度 / 左心室流出道比率＞ 65% 提示病变严重。放大到 AV 的 PLAX 视图是测量收缩静脉宽度的适当切面，收缩静脉宽度是血流通过反流口时喷射流的最窄点，测量值大于 6mm 则为重度反流（图 7.2）。

　　心尖五腔心切面（A5）和心尖三腔心切面（A3）允许与反流射流接近平行，因此适合使用连续波（CW）技术进行光谱多普勒检查（因为反流射流的速度太快，不能用脉冲波）。压力半衰期（PHT）定义为从舒张早期的压力峰值到压力减半的时间间隔。PHT ＜ 200ms 提示病情严重（图 7.3）。由于 PHT 受左心室跨瓣梯度和顺应性的影响，慢性、严重的 AR 的 PHT 测量值可能大于 200m/s，反映了左心室随时间的代偿。同样，后负荷减少或严重舒张功能障碍（导致左心室顺应性低）的患者的 PHT 可能与其瓣膜功能衰竭的程度不一致。

　　随着病变严重程度的增加，主动脉中的舒张期血流将减少甚至出现反向血流。使用脉冲波（PW）多普勒从肋下窗对腹主动脉近端进行成像，如果捕捉到全舒张期反流，是诊断严重疾病的证据，具有特异性但敏感性不高（图 7.4，表 7.1）。

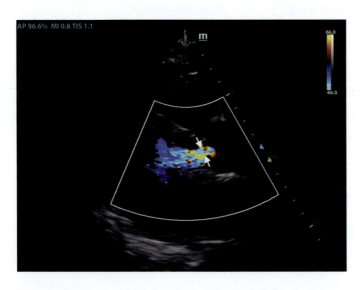

◘ 图 7.2　主动脉瓣反流缩流颈测量。箭头所指为反流射流最窄处的外缘。在两者之间进行测量可确定缩流颈宽度（作者原创）

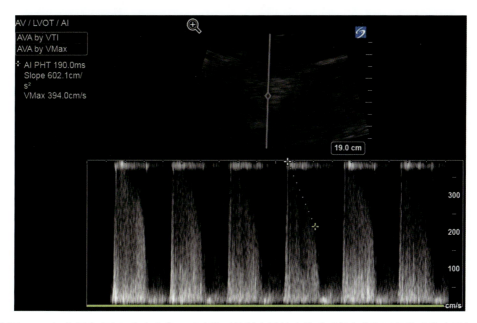

■ 图 7.3　主动脉瓣反流压力半衰期。反流波形的斜率是从峰值后到舒张末期测量的（作者原创）

7.3.1.3　管理

如果确诊为急性、严重主动脉瓣反流，需要由心脏外科医生会诊，以恢复瓣膜的完整性或更换瓣膜。手术的时机和方法将根据病因和其他患者因素而有所不同。在等待手术或机械干预时，可以通过保持较快的心率以提高心输出量，同时降低后负荷以减少反流的时间和梯度，实现血流动力学优化。

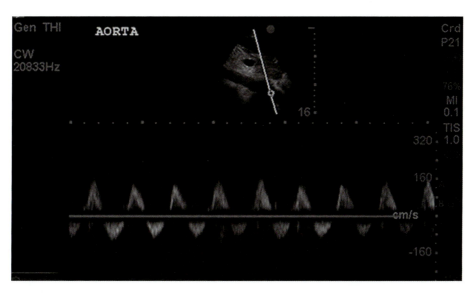

■ 图 7.4　主动脉反向血流。在腹主动脉近端捕捉到的全舒张期血流反向对重度主动脉瓣反流具有高度特异性（作者原创）

● 表 7.1　重度主动脉瓣反流的检查表现

瓣膜脱垂
缩流颈宽度 ＞ 0.6cm
中心射流占左心室流出道＞ 65%
压力半衰期 ＜ 200ms
降主动脉显著的全舒张期反向血流

7.3.2　二尖瓣反流

7.3.2.1　病因

急性严重二尖瓣反流（MR）最常见于瓣膜自身病变，如感染性心内膜炎引起的瓣叶脱垂或穿孔、胸外伤导致的瓣膜完整性受损，以及瓣下纤维化或钙化性疾病（如黏液瘤样变、风湿性病变等）引起的急性腱索断裂[10, 11]。较少见的情况下，严重 MR 可能是因为心肌缺血或 Takotsubo 心肌病引起的节段性室壁运动异常所导致的瓣叶活动受限而造成的[12]。在 ICU 环境中，乳头肌断裂是右冠状动脉（RCA）梗死合并血流动力学不稳定患者一个罕见但重要的考虑因素。因为乳头肌后内侧只有单一的血液供应，一旦发生断裂极易导致心源性休克，病死率很高[4, 13]。

继发性或"功能性"MR 通常是慢性的，其原因是左心室扩张以及收缩期前后瓣叶的闭合情况受损。

7.3.2.2　检查方法

采用 PLAX、心尖四腔心切面（A4）和肋下切面对二尖瓣进行二维评估。形态学评估应评估舒张期二尖瓣瓣叶的放情况以及收缩期前后瓣叶的对合情况。瓣叶脱垂、对合丧失或瓣叶帐篷状变形是严重反流的特异性表现[6]。但是这些表现的灵敏度较低，其缺失并不能排除二尖瓣反流。其他病理表现包括瓣叶增厚、活动受限、钙化和赘生物的存在。

评估左心腔大小对于评估 MR 的慢性程度非常重要。扩张的左心室可通过腱索拉伸和瓣叶帐篷状变形引起功能性 MR，如果同时伴有扩张的 LA，表明反流是慢性的，不太可能是危重患者休克的主要原因[14]。在二维评估中，急性 MR 通常伴有正常大小的左心室和左心房。这一发现与心腔压力的突然变化和心腔缺乏顺应性有关，导致肺水肿和心血管衰竭[15]。

彩色多普勒是床旁快速检测二尖瓣反流的主要方法，通过最佳设置和技术，具有高度的特异性和敏感性[10]。有多种半定量的彩色多普勒测量方法可以确定 MR 的严重程度[6]。使用彩色多普勒测量 MR 射流的起源和方向，结合二维检查结果，可以深入了解二尖瓣反流的机制。瓣叶过度运动引起的 MR 将导致与病变瓣叶相反的反流射流，而受限瓣叶会产生与病变瓣叶方向相同的射流。

反流射流面积的测量可以在 PLAX 和 A4 切面中进行。如果反流射流面积占据＞ 50% 的左心房面积，则 MR 被认为是重度。需要注意的是，左心房中射流面积的空间测量评估存在一定的误区，并可能受左心房大小、左心室功能和心脏负荷状态的影响。与 AR 类似，缩流颈测量法同样适用，最好在 PLAX 切面上测量，但如果 PLAX 切面不合适，也可采用 A4 切面[10]。缩流颈宽度≥ 0.7cm 提示病情严重（图 7.5）。科恩达效应（Coanda effect）描述了沿 LA 侧壁出现的偏心性射流（图 7.6），通常提示重度二尖瓣反流。

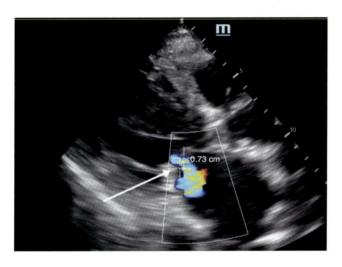

■ 图 7.5　二尖瓣反流缩流颈测量。箭头所指为反流射流最窄处的外缘。在两者之间进行测量可确定缩流颈宽度（作者原创）

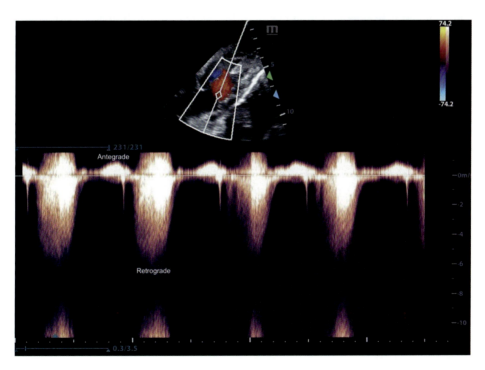

■ 图 7.6　二尖瓣反流信号强度分析。通过二尖瓣前向血流和逆行血流的比较显示出相似的信号强度，提示存在严重的二尖瓣反流

MR 的频谱多普勒评估包括 PW 和 CW 多普勒，此项检查需要操作者接受过高级重症监护超声心动图额外培训。对于了解频谱多普勒的临床医师而言，在床旁确定 MR 严重程度的最实用方法是使用 CW 多普勒比较收缩期与舒张期的逆向信号密度（图 7.6）。用 PW 检查肺静脉中的收缩期反向血流是判定重度 MR 的另一个定量测量方法（表 7.2）。

◻ 表 7.2　重度二尖瓣反流的检查表现

严重结构异常（如瓣叶脱落、乳头肌破裂、大面积穿孔）
缩流颈宽度 ＞ 0.7cm
中心射流区占左房面积＞ 50%
包裹左心房（LA）壁的偏心射流（科恩达效应）
肺静脉收缩期血流反向

7.3.2.3　管理

重度 MR 的血流动力学治疗取决于患者是急性（如心源性休克病因）还是慢性。区分这两种临床诊断主要依靠病史、临床检查，以及左心房和左心室的大小（见上文）。

急性重度 MR 属于外科急症，需要心脏外科及早介入，进行机械循环支持和（或）手术修复。急性和慢性重度 MR 的血流动力学管理目标都是通过相对心动过速来降低后负荷和尽量缩短舒张期充盈时间。慢心率会增加舒张期左心室充盈，使左心室二尖瓣膜扩张，从而加重 MR[17]。

7.3.3　左心室流出道梗阻

特殊解剖特征会使患者容易发生左心室流出道梗阻（LVOTO），而危重患者的生理变化又会加剧这种梗阻。动态 LVOTO 不同于主动脉狭窄（见下文），因为它既可以诱发，也可以改变。

当 LVOT 中血流速度增加时，二尖瓣会发生收缩期前向运动（SAM），导致文丘里效应（Venturi effect），最终在收缩期将二尖瓣前叶的突出部分拖入左心室出口[18]，造成血流阻塞（视频 7.7）。这种现象可因左心室充盈不足、动力过强而加剧。所有危重患者，尤其是那些被认为血容量不足或处于分布性休克的患者都应排除这一可能性。LVOTO 最常见于低血压、心动过速且合并肥厚性心肌病或基底肥厚的患者。右心室（RV）扩张和右心压力升高的患者以及近期接受主动脉瓣置换的患者发生 LVOT 的风险更高。

通过 PLAX 和 A5 切图的二维检查可以显示二尖瓣前叶进入左心室流出道的运动。在 PLAX 中对二尖瓣前叶进行 M 型超声检查，可以提供极好的时间分辨率，以评估整个心动周期中瓣叶的收缩运动。

在左心室流出道或左心室腔中段使用彩色多普勒，可以显示因狭窄和随之而来的流速加速而产生的混叠现象。在左心室流出道使用 PW 多普勒通常会显示混叠（图 7.7），反映狭窄处的血流速度升高。沿左心室流出道的长轴使用 PW 多普勒可以帮助确定梗阻的确切水平。具体方法是将采样门置于主动脉瓣环水平并逐步向心尖移动，每次重新采样，直到混叠血流消失。在 A5 切面上通过左心室流出道使用 CW 多普勒将显示特征性的晚峰、凹陷的"匕首形"加速曲线（图 7.8），流速通常高达 3m/s。流速＞ 2.7m/s 和峰值压力梯度 30mmHg 被认为具有临床意义。

7.3.3.1 左心室流出道的管理

动态 LVOTO 通常可以通过针对性的血流动力学管理策略得到改善（如果不能得到纠正）。这种策略包括通过增加液体容量来增加左心室充盈、减慢心率、限制肌力和限制后负荷降低。将血管加压药改为主要使用 α 受体激动药（如去甲肾上腺素）、增加 β 受体阻滞药（如艾司洛尔）和避免低血容量是主要的管理原则。

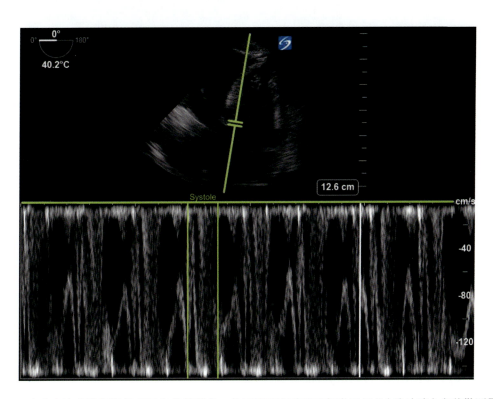

● 图 7.7 左心室流出道梗阻伴 PW 多普勒混叠。收缩期流出道波形超出了 PW（脉冲波）多普勒测量能力的上限，形成了无法分辨的带状信号

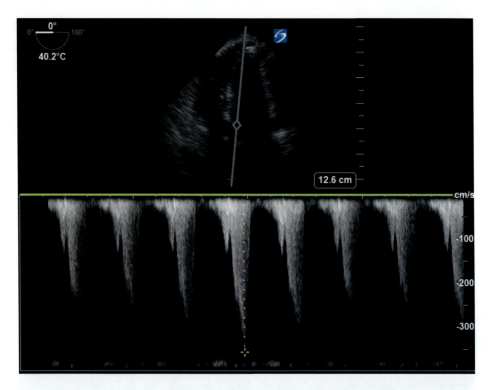

图 7.8 左心室流出道梗阻伴"匕首形"CW（连续波）信号。使用连续多普勒可以分辨和测量通过 LVOT 的高流速，并显示典型的 "匕首形" 晚期流出道波形（作者原创）

7.4　狭窄病变

7.4.1　重症患者的主动脉瓣狭窄

　　主动脉瓣狭窄（AS）不属于急症病变，但可能使因其他原因导致休克的患者的治疗变得复杂。主动脉瓣狭窄的程度为心输出量设定了一个上限，这可能会使 ICU 环境中常见的血管扩张性休克状态的处理更加棘手。主动脉瓣狭窄的常见原因包括年龄相关性钙化变性（尤其是二尖瓣）和风湿性疾病。

　　二维超声检查通常会显示瓣膜高度钙化，收缩期开放受限。这在 PLAX 和胸骨旁短轴（PSAX）水平视图中可以得到最好的显示。

　　在左心室流出道处使用彩色多普勒，可显示阻塞部位的血流混叠现象，反映通过狭窄瓣膜所需的高流速。

　　在 A5 或 A3 切面使用 CW 多普勒可评估狭窄程度。通过追踪收缩期流出信号的外缘可以测量速度时间积分（VTI）（图 7.9）。峰值流速 ＞4m/s 或平均跨瓣压差＞40mmHg 提示重度狭窄。通过测量 PLAX 中的 LVOT 直径和 A5 或 A3 中的 LVOT VTI，可应用连续性方程估计 AV 面积。AV 面积＜1.0cm^2 为重度狭窄。

$$LVOT 横截面面积 × LVOT VTI=AV 横截面面积 × AV VTI$$

无量纲指数（LVOT VTI/AV VTI）< 0.25 也提示重度狭窄，该指标在疑 AS 合并左心室收缩功能不全的情况下更有临床意义。

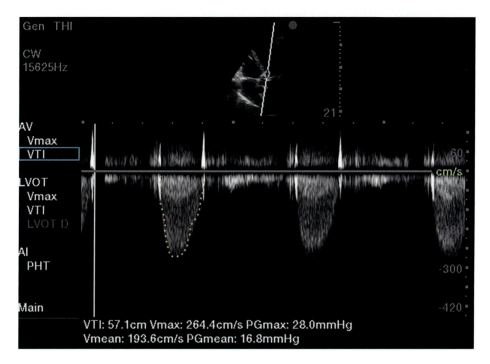

图 7.9　主动脉瓣狭窄血流波形。本图示例为轻度狭窄，可以看到高速抛物线状的主动脉瓣狭窄波形和低速的左心室流出道波形相互叠加。LVOT：左心室流出道

7.4.1.1　管理

虽然瓣膜置换术是严重 AS 的根治性方法，但对于合并这种慢性瓣膜病的重症患者来说，依然可以通过优化血流动力学改善病情。由于狭窄的主动脉瓣为血液流出左心室提供了一个固定开口，因此，通过降低心率和减轻后负荷来延长收缩期有助于改善前向血流。

7.4.2　重症患者的二尖瓣狭窄

虽然重度二尖瓣狭窄（MS）并不是一种急性病变，但它可能使危重患者的血流动力学管理复杂化。

二尖瓣二维外观正常通常可排除任何显著的二尖瓣狭窄。二尖瓣狭窄会导致瓣叶开放受限、钙化，以及二尖瓣瓣叶和瓣下组织增厚。二尖瓣狭窄最常见的病因是风湿性心脏病，但也可见于黏液瘤样病变和二尖瓣环钙化（MAC）。

频谱多普勒用于量化二尖瓣狭窄的严重程度，通过 A4 切面估算平均跨瓣压差和二尖瓣面积（MVA）。通过将 CW 多普勒与二尖瓣流入射流对准并追踪流入速度信号的外缘来测量平均梯度。阶差越大，二尖瓣狭窄越严重。平均跨瓣压差 ≥ 10mmHg 即为严重狭窄。MS 的平均梯度与心率有很大关系，舒张期充盈时间越长，通过瓣膜的梯度越低。

PHT 也可通过 CW 多普勒测量透射瓣流入速度信号的斜率。PHT 越长表示瓣膜狭窄越严重，反映出左心室和左心房之间压力梯度平衡所需的时间越长[10]。PHT 可用以下公式估算 MVA：MVA（cm^2）=220/PHT。MVA 小于 $1.0cm^2$ 即为重度 MS[19]。

7.4.2.1　管理

血流动力学管理的原则包括降低心率以延长舒张期充盈时间，以及通过减轻后负荷来降低平均跨瓣压差。应避免房性心律失常，因为这些患者舒张期充盈更依赖于"房颤"。对于病情危重的二尖瓣狭窄患者来说，需避免前负荷发生明显变化，并将目标锁定在低至正常的后负荷上，以进一步优化血流动力学状态[20]。

> **总结**
>
> 床旁识别致命性和重要的瓣膜病变是重症监护医师的一项基本技能，只需掌握二维和彩色多普勒成像技术即可快速应用于临床。急性和慢性病变的鉴别影响着治疗策略，需结合患者的病史以及心房和心室重构的超声征象进行判断。早期识别这些病理改变对患者获得适当血流动力学支持及必要的手术干预具有决定性意义。

▍临床要点

- 重症监护医师的临床实践范围包括使用基础重症超声心动图评估急性重度左心瓣膜病变。
- 对于重症监护医师来说，最重要的病变是急性、重度主动脉瓣和二尖瓣反流，以及左心室流出道梗阻。
- 对二尖瓣和主动脉瓣进行二维检查是评估瓣膜病变的第一步。
- 多种定量测量方法可对瓣膜病变的严重程度进行分级，彩色血流多普勒是其中最基本、最实用的床旁初筛技术。
- 瓣膜病变本身对血流动力学的影响可能与瓣膜病变的严重程度不匹配；因此，必须区分急性和慢性瓣膜病变，以识别作为休克始动因素的致死性瓣膜病变。
- 虽然慢性瓣膜病变（如严重的主动脉瓣和二尖瓣狭窄）并不是急性血流动力学不稳定的主要病因，但它们的存在可能会影响血流动力学管理。

参考文献

1. Arntfield R, et al. Canadian recommendations for critical care ultrasound training and competency. Can Respir J. 2014;21:341–5.
2. Wong A, et al. Recommendations for core critical care ultrasound competencies as a part of specialist training in multidisciplinary intensive care: a framework proposed by the European Society of Intensive Care Medicine

(ESICM). Crit Care. 2020;24:393.

3. Dujardin KS, et al. Mortality and morbidity of aortic regurgitation in clinical practice. Circulation. 1999;99:1851–7.

4. Güvenç RÇ, Güvenç TS. Clinical presentation, diagnosis and management of acute mitral regurgitation following acute myocardial infarction. J Acute Disease. 2016;5:96–101.

5. Mayo PH, et al. American College of Chest Physicians/La Société de Réanimation de Langue Française statement on competence in critical care ultrasonography. Chest. 2009;135:1050–60.

6. Zoghbi WA, et al. Recommendations for Noninvasive Evaluation of Native Valvular Regurgitation. J Am Soc Echocardiogr. 2017;30:303–71.

7. Vahanian A, Beyersdorf F, Milojevic M, et al. 2021 ESC/EACTS Guidelines for the management of valvular heart disease: Developed by the Task Force for the management of valvular heart disease of the European Society of Cardiology (ESC) and the European Association of Cardio-Thoracic Surgery (EACTS). European Heart Journal 2022; 43: 561–632.

8. Stout KK, Verrier ED. Acute valvular regurgitation. Circulation. 2009;119:3232–41.

9. Zoghbi WA, et al. Recommendations for evaluation of prosthetic valves with echocardiography and doppler ultrasound: a report From the American Society of Echocardiography's Guidelines and Standards Committee and the Task Force on Prosthetic Valves, developed in conjunction with the American College of Cardiology Cardiovascular Imaging Committee, Cardiac Imaging Committee of the American Heart Association, the European Association of Echocardiography, a registered branch of the European Society of Cardiology, the Japanese Society of Echocardiography and the Canadian Society of Echocardiography, endorsed by the American College of Cardiology Foundation, American Heart Association, European Association of Echocardiography, a registered branch of the European Society of Cardiology, the Japanese Society of Echocardiography, and Canadian Society of Echocardiography. J Am Soc Echocardiogr. 2009;22:975–1014; quiz 1082–4.

10. Otto CM. Textbook of clinical echocardiography. Elsevier Health Sciences; 2013.

11. Apostolidou E, Maslow AD, Poppas A. Primary mitral valve regurgitation: update and review. Glob Cardiol Sci Pract. 2017;2017:e201703.

12. Watanabe N. Acute mitral regurgitation. Heart. 2019;105:671–7.

13. Vazquez A, Osa A, Vicente R, Montero JA. Triple cardiac rupture. Interact Cardiovasc Thorac Surg. 2014;19:535–6.

14. Soni NJ, Arntfield R, Kory PD. Point of care ultrasound E-book. Elsevier Health Sciences; 2019.

15. Lancellotti P, et al. European Association of Echocardiography recommendations for the assessment of valvular regurgitation. Part 2: mitral and tricuspid regurgitation (native valve disease). Eur J Echocardiogr. 2010;11:307–32.

16. Millington SJ, Goffi A, Arntfield RT. Critical care echocardiography: a certification pathway for advanced users. Can J Anaesth. 2018;65:345–9.

17. Fontes,ml, Pellikka PA, Yeon, SB. Intraoperative hemodynamic management of aortic or mitral valve disease in adults. Up to Date 2023.

18. Evans JS, Huang SJ, McLean AS, Nalos M. Left ventricular outflow tract obstruction—be prepared! Anaesth Intensive Care. 2017;45:12–20.

19. Baumgartner H, et al. Echocardiographic assessment of valve stenosis: EAE/ASE recommendations for clinical practice. Eur J Echocardiogr. 2009;10:1–25.

20. Paul A, Das S. Valvular heart disease and anaesthesia. Indian J Anaesth. 2017;61:721–7.

第 3 部分
肺部超声

目　录

第 8 章
气　胸

Silvia Mongodi，Giulia Salve and Francesco Mojoli

目　录

🎓 **学习目标**

- 讨论肺部超声在识别气胸方面的优势。
- 描述用于识别气胸的超声机型和探头类型。
- 描述探头在胸廓上的定位以识别气胸。
- 列出用于排除气胸的超声征象。
- 列出用于确诊气胸的超声征象。
- 描述气胸的半定量方法。
- 讨论肺部超声在气胸识别中的局限性和误区。

8.1　引言

气胸的定义是胸膜腔内存在空气，其临床表现范围从无症状到危及生命不等[1]。气胸可根据病因和病理生理学分为自发性（原发性或继发性）、创伤性和医源性[2, 3]。原发性自发性气胸复发的概率为 17% ～ 54%[4]；胸部损伤患者中发生创伤性气胸的概率为 40% ～ 50%[5]。

急性发作并伴有胸痛、呼吸困难是气胸常见的临床表现；诊断包括"伴有杂音消失的临床检查和胸部影像学检查"，例如传统的胸部 X 线片（CXR）和胸部计算机断层扫描（CT）。近年来，肺部超声（LUS）在该领域取得了领先地位[6]，可用于诊断[7]、半定量[8]和指导治疗（包括胸腔引流）。

8.2　病理生理学和病因学

气胸意味着胸膜腔中存在空气，胸膜腔是肺和胸壁之间的空间，由胸膜分隔开来。气体进入胸膜腔的原因可能是由于肺泡 / 气道异常交通，也可能是胸壁外伤导致空气从环境中进入胸膜腔。当胸膜腔内的空气蓄积足以升高胸膜腔压力时，将产生外部压迫效应，导致肺组织部分或完全塌陷，肺活量降低，并导致动脉血氧分压降低[1, 3]。

根据病因，气胸可分为以下几种：

自发性气胸： 传统上根据有无潜在肺部疾病分为原发性气胸和继发性气胸[9]。原发性自发性气胸最主要的风险因素是吸烟，其次是男性和瘦高身材。最后一种情况的原因可能是，高个子男性的肺尖在生长过程中会受到更大的机械拉伸，可能导致胸膜囊泡的形成；也可能是由于肺尖组织的生长速度快于伴随血管系统的生长速度，从而导致血液供应不足。大约 10%的原发性自发性气胸患者有 FLCN 基因突变（Birt–Hogg–Dubé 综合征）或其他遗传性疾病（例如 Marfan 综合征和 Ehlers–Danlos 综合征）[3]。继发性气胸通常发生于已有基础肺部疾病的情况下，如慢性阻塞性肺病、恶性肿瘤、囊性纤维化、急性重症哮喘、特发性纤维化、风湿性疾病（类风湿关节炎、强直性脊柱炎、多发性肌炎、皮肌炎、系统性硬化）或传染病[2]（结核病、卡氏肺囊虫病、Sars-Cov2[10, 11]、包虫病[12]）。月经期气胸是一种继发于子宫内膜异位症的复发性自发性气胸：发生在月经开始的前一天和月经结束后的 3 天内，可能与子宫内膜异位症

的胸膜定位有关 [3]。

　　创伤性气胸：气胸是胸部钝性创伤的潜在严重后果，如果误诊，可能迅速危及生命 [13]。40%～50% 的胸外伤患者会发生创伤性气胸 [5]。在这种争分夺秒的时候，拥有一种可靠且可重复使用的床旁工具来快速确认或排除气胸尤为重要。

　　医源性气胸：这种情况是侵入性操作并发的胸腔积气。常见操作有肺穿刺活检（经胸或经支气管）、正压通气、中心静脉置管（锁骨下或颈静脉）。

8.3　诊断与评估

　　急性发病并伴有胸痛和呼吸困难是气胸常见的临床表现；在单侧气胸中，同侧呼吸音减弱、叩诊过清音、胸部偏移 / 活动度减少是最常见的胸部检查结果 [14]。张力性气胸也对血流动力学产生渐进性影响，阻碍静脉回流，并导致伴有右心室扩张和下腔静脉固定的梗阻性休克，并且对液体治疗的反应是短暂的。因此诊断需要结合临床参数和胸部影像学检查 [6]。

1. 传统影像学检查方法（CXR 和 CT）

　　我们常规用来诊断气胸的肺部成像包括胸片（CXR）或 CT [1]。CXR 对气胸检测的灵敏度较低，特异度较高；尤其是对危重患者进行床旁检查时，获取图像的质量有限，导致灵敏度极低。研究表明，即使在严格控制的曝光条件下，仍有超过 30% 的 X 线片被认为不理想 [15]。在重症监护室，成像板放置在胸部后方，X 线光束从前方发出，距离比推荐的更短，且切线通常未经过膈顶，这妨碍了对轮廓征的正确解读。最后，急性期患者的 CXR 和 CT 检查结果之间的相关性较差，尤其是在前方气体积聚的情况下，后方肺部的重叠影像可能阻碍前部气胸的显示 [15, 16]（图 8.1）。此外，CXR 和 CT 都无法在床边立刻使用，所以它们不适用于时间依赖性强的情况，且存在辐射问题，这对于儿科患者和孕妇来说是一个主要限制。因此，虽然 CT 是肺部成像、气胸检测和定量的金标准，但它并不是气胸诊断的常规方法；此外，行 CT 检查需要将患者转运至放射科，这对病情不稳定的危重患者来说风险很高。

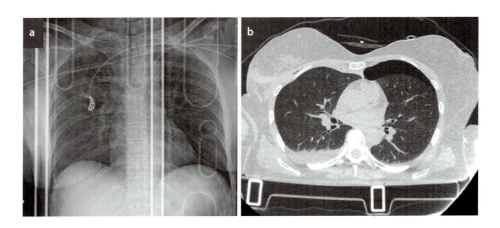

■ 图 8.1　急诊科收治的胸部钝性创伤患者的胸部前后位 X 线片（a）和 CT 扫描（b）。（a）胸部 X 线片图像质量受到强制仰卧位和固定装置的影响，左前侧气胸很难被发现。（b）CT 扫描清晰显示左前部气胸，在腋前线可见肺点

2. 肺部超声

过去很长一段时间里，超声一直被认为不适用于胸部探查，因为表浅组织与肺部空气之间的声阻抗差异很大，使得声波无法穿透脏层胸膜。事实上，通过超声直接观察肺部通常是不可行的，肺部超声（LUS）的征象主要依赖于伪影分析。而在过去的几十年里，有文献证明 LUS 是评估肺部疾病的可靠工具。尤其是在气胸诊断方面其灵敏度（88%）和特异度（100%）都很高，且与金标准技术（即 CT 扫描）有很好的相关性[7]。此外，只需要简单的超声机器和探头就可以在床旁进行操作[17]，由于没有辐射，所以可重复性好，操作简便[18]。LUS 还可对气胸进行半定量评估[8]，并可以指导胸腔引流术。LUS 还可用于介入性手术的引导，例如肺穿刺活检（经胸和经支气管）、肺复张术、中心静脉置管或椎旁神经阻滞，LUS 可以及时识别医源性气胸[19, 20]。

8.3.1　扫查技术和探头

LUS 可使用任何探头和简单的超声设备进行操作[21]；然而，使用高频线阵探头，并将一个焦点设置在胸膜线上，可以最佳地显示胸膜表面及其在相应的组织 – 空气界面生成的伪影。

8.3.2　探头定位

完整的 LUS 检查包括 12 个区域，每侧胸腔 6 个：前侧的上部和下部（区域 1 和 2）、外侧的上部和下部（区域 3 和 4）以及后侧的上部和下部（区域 5 和 6）。右侧区域命名为 R1–R6，左侧区域命名为 L1–L6。前侧、外侧和后侧由胸骨旁线、腋前线和腋后线划分（图 8.2a）[22]。完整的 LUS 检查可对肺部进行整体评估和监测，尤其适用于危重患者和接受机械通气等病情复杂的患者。不过，在时间紧迫的情况下，或仅需问答"是否存在气胸"这一简单的临床问题时，建议集中进行前侧区域的快速检查，以排除是否有游离气体积聚。这种方法现在已纳入扩展的创伤超声重点评估（e-FAST）中，在该评估中，与标准仰卧位 CXR 相比，LUS 更有优势[23]。

探头垂直于胸部表面放置，方向可以纵向或横向（图 8.2b–d）。纵向扫描时，将探头置于肋间隙中心，其长轴与患者头颅 – 尾骨轴对齐：这方法可以清晰地观察到由肋骨阴影划分的肋间隙和其中的胸膜线，即蝙蝠征[24]。纵向扫描更易操作，建议在开始检查时进行；对于气胸尤其重要，因为如果存在皮下气肿，图像可能显示伪影（称为 E 线征）——源于组织中的空气。与 B 线相似，这些伪影使得胸膜线的显示变得困难甚至无法呈现。横向扫描时，探头应对准肋间隙：这种方法可避免肋骨阴影（图 8.2d），并且可观察到更多胸膜组织[25]。

8.3.3　排除和诊断气胸的超声特征

正常肺在 LUS 上表现为一条水平的高回声线，通常在纵向扫描时位于肋骨下方约 0.5cm 的位置可见其随着呼吸同步滑动。肺滑动征是指脏层胸膜相对于固定的壁层胸膜的滑动[26]，可以通过用 M 型超声的海岸征（seashore sign）来确认：特别是在胸膜滑动不明显时，这种模式因帧频较高，更具优势（见图 8.3c）[27]。若没有肺滑动现象，胸膜可能会表现为与心跳同步搏动，这种肺搏动现象对应于脏层胸膜与壁层胸膜的搏动，表明所分析区域仍有空气存在，但通气非常有限[27]。在胸膜线下方，正常通气的肺呈现"A"线[28]，是由壁层胸膜和空气 – 组织界面产生的横向回声伪影。A 线的间距恒定，对应于探头与胸膜线之间的距离。如果肺通气功能受损，肺密度增加，就会出现 B 线：这些是由脏层胸膜产生的垂直高回声伪影，它们会掩盖 A 线，一直延伸到屏幕底部，并且与脏层胸膜同步移动。气胸的特征是两层胸膜之间有空气介入：这意味着超声波束无法到达脏层胸膜。任何来源于脏层胸膜的征象或者伪影都可以用来排除气胸，具有 100% 的阴性预测值：如果出现肺滑动 / 海岸征 [26] 或 B 线 [29]，就能很容易排除气胸。对于真实图像也是如此——即组织样形态和胸腔积液，只有在肺部内外没有空气阻碍超声波传播时才能看到。

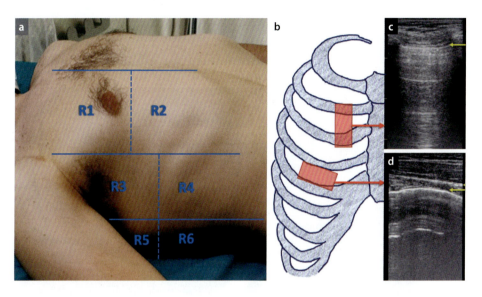

■ 图 8.2 （a）完整的肺超声检查包括每侧胸廓 6 个区域：前侧的上部和下部（区域 1 和 2）、外侧的上部和下部（区域 3 和 4）以及后侧的上部和下部（区域 5 和 6）。前侧、外侧和后侧由胸骨旁线、腋前线和腋后线划分。（b）纵向（上）和横向（下）扫描时探头在胸腔上的位置。（c）纵向扫描超声表现：胸膜线（黄色箭头）可见为肋骨下方约 0.5cm 处的高回声线；肋间间隙由肋骨声影（蝙蝠征）清晰界定。（d）横向扫描超声表现：探头与肋间隙对齐；探头的整个长度显示更宽的胸膜线，肋骨声影不再可见

　　当出现 A 线，且没有肺滑动、肺搏动或任何 B 线（称为 A 模式）时，强烈提示气胸，其灵敏度高，特异度适中，在创伤患者中的准确性更高（灵敏度 98.1%；特异度 99.2%）（图 8.3a）[30, 31]。存在 A 线但肺滑动减弱提示可能与气胸有关，但并不足以确诊气胸；实际上，它也可能与局部潮气量降低有关，如过度充气 [32] 或者肺气肿。确认气胸的特异性特征是"肺点"，其对应气胸的边界，是塌陷的肺与空气聚集处的接触点（图 8.3b）。通过肺点确认气胸特异度达 100% [33]。因此，一旦确定，就可以通过在胸腔表面标记肺点的位置来量化和监测气胸的扩展情况 [8]。在推测的游离肺集合（如外伤患者）中，肺点在腋中线下方，表明肺实质塌陷 ≥ 30%。必须强调的是，在完全塌陷的肺中，肺点是无法观察到的；这进一步强调了我们始终需要将超声检查结果与临床评估相结合的必要性。在这种情况下，对于胸廓明显不对称且呼吸音消失的病情不稳定患者，超声显示肺滑动、肺搏动和 B 线缺失将有力地支持气胸的诊断。

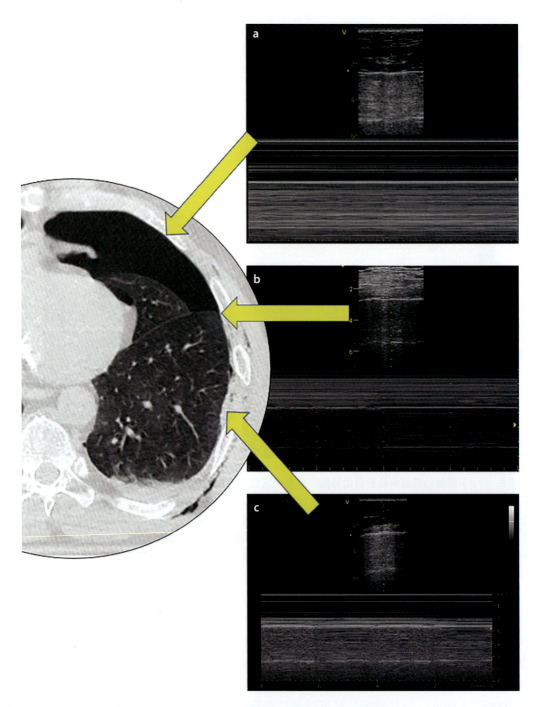

█ 图 8.3　一名左侧气胸患者的 CT 扫描和胸部不同部位的相应超声检查结果。（a）在 CT 中可看到气胸的前方区域，肺部超声显示 A 线，肺部无滑动，M 超下的平流层征也证实了这一点。（b）气胸与压缩肺的交接点与肺部超声中的肺点相对应：通气时，海岸征与平流层征交替出现。（c）观察到脏层胸膜与壁层胸膜相连的地方有肺部滑动，在 M 超中可见相应的海岸征

通过系统性超声检查，可以快速排除或确认气胸（图 8.4）。

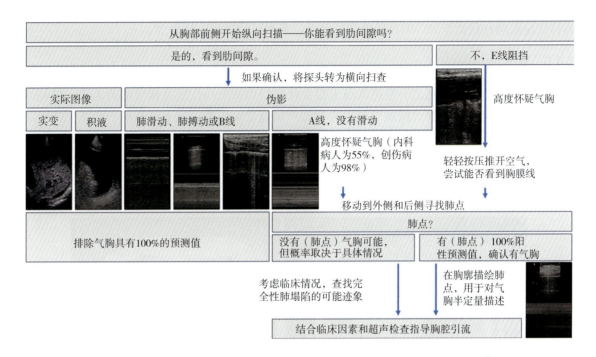

■ 图 8.4 排除气胸的系统流程图

一旦确认气胸后，我们可以使用 LUS 来指导选择最佳的肋间隙进行胸腔引流（即在呼吸周期的任何时候都看不到肺滑动或其他结构，包括肋间动脉），并通过前侧区域肺滑动的及时再现来确认引流效果，并排除血气胸等并发症的发生。

8.3.4 其他成像技术的验证及临床影响

LUS 是一种经济有效且安全的床旁检查方法，在气胸诊断方面比 CXR 效果更好 [15, 34]。由于可以快速床旁检查 [35]，LUS 的可靠性和临床效果在创伤患者中得到了具体验证，而 CXR 对患者的治疗管理影响较小 [36]。在仰卧位患者中，前后位 CXR 可能无法检测到中小型气胸的存在，而 LUS 则显示出更高的灵敏度（图 8.1）。并且，LUS 还能很好地区分小型、中型和大型气胸，与 CT 结果有很好的一致性 [34]，是对呼吸困难患者进行诊断的一种可行可靠的诊断方法 [38]。

现在已经证实 LUS 在紧急情况下对诊断和治疗实践有着重大影响 [37]。其对低氧血症患者的管理产生了影响，缩短了诊断和治疗的时间 [39]，更好地利用了先进的胸部成像技术 [39]，并减少了对传统 X 线技术的需求，特别是在重症监护室 [40, 41]。

8.3.5 用于气胸检测的肺部超声培训

最近欧洲重症监护医学会的一项共识和专家建议表明，LUS 征像学应成为所有重症监护医生基本核心能力的一部分；这包括通过识别超声检查结果来确定 / 排除气胸 [43]，并指导相关管理治疗。然而，各中心获取 LUS 测量技术所需的培训方法各不相同，且未建立统一认证体系。研究表明，在专家医师指导下完成 25 例检查的培训计划足以提高受训者识别正常通气、肺间质综合征、肺水肿和肺部合并症的能力 [18]。简单的技能可以通过短期培训轻松掌握：麻醉科住院医师在接受 5 分钟的在线培训后就可以掌握排除气胸的技能 [42]。

8.3.6　局限性

使用超声的常见限制之一是患者身上存在任何妨碍探头与皮肤直接接触的因素，如胸部敷料、大面积烧伤或伤口。极度肥胖也会给超声检查带来困难。皮下气肿是一个主要的限制因素，尤其是在气胸检测方面（图 8.5a）：探头和胸膜之间的空气实际上阻碍了超声波束的穿透，并可能产生伪影，即模拟气胸的 E 线。E 线与 B 线相似，可能导致学员在未经充分训练的情况下，可能会误读超声检查结果。

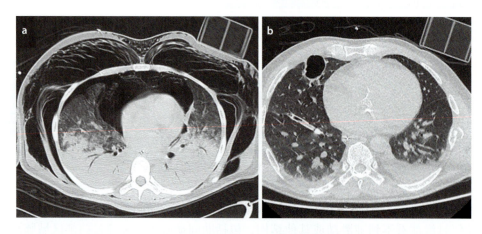

■ 图 8.5　（a）由于存在皮下气肿，肺部超声波光束无法到达胸膜线，导致无法观察到气胸。（b）胸膜下肺大疱超声图像与气胸相似。然而，专家可以观察到不寻常形态的气体集聚和周围肺部的有限滑动

8.3.7　误区

由于气道阻塞、过度充气、胸膜粘连或肺大疱导致的局部的通气障碍（图 8.5b），也会限制甚至消除肺滑动 [44, 45]。在机械通气的患者中，随着呼气末正压逐渐增加和肺过度充气，可观察到滑动逐渐减少 [32]。在患有石棉相关的胸膜疾病的患者中，缺乏肺滑动的影像较为常见；在这些病例中，既往病史可以帮助鉴别诊断 [46]。此外，胸膜滑动消失通常会与胸膜下实变和 B 线等伪影有关。纵隔气肿也可能与气胸混淆；当只有在胸骨旁观察到气胸样表现时，应考虑与纵隔气肿进行鉴别诊断。在这种情况下，与传统影像学（包括 CXR）的结合可以提供有用的信息补充 [47]。

8.4　治疗

对于没有明显呼吸困难的小型气胸，首选是保守治疗和监测，但对于有症状的患者，无论积气大小，都应该考虑胸腔引流 [48]。张力性或双侧气胸通常需要胸腔引流。在重症监护环境中，超声引导可以减少胸膜操作相关的并发症，建议其常规使用 [49]；肺部超声可以通过半

定量评估气体积集的多少，选择在整个呼吸周期内未观察到肺滑动或其他结构的最正确的肋间隙进行安全引流，并避开易于彩色多普勒显示的肋间动脉。因此，建议采用超声辅助的引流程序。此外，LUS 还可通过即时观察先前塌陷区域的肺滑动来监测引流效果，并通过系统性检查胸腔积液来排除并发症。

> **总结**
>
> 气胸是一种常见的潜在严重呼吸道疾病，需要及时发现和治疗。肺部超声对气胸诊断具有很高的灵敏度和特异性，可对气胸进行量化，并指导胸部引流定位。肺部超声是一种床旁无辐射且相对易学的技术，是重症监护医生手中整合临床评估的理想工具。

临床要点

- LUS 是识别气胸的可靠方法，具有很高的灵敏度（88%）和特异度（100%）。
- 我们建议使用线阵探头，从前侧的纵向扫描开始，进行系统性检查。
- 出现肺滑动、肺搏动、B 线或真实图像（合并、渗出）可排除气胸，其阴性预测值为 100%。
- 没有肺滑动、肺搏动或 B 线时强烈提示气胸，具有高灵敏度和中度特异性。
- 注意可能会限制肺滑动的肺部疾病：肺大疱疾病、胸膜疾病、过度充气。
- 肺点征可确诊气胸，阳性预测值达 100%。
- 腋中线下方的肺点提示肺实质塌陷 ≥ 30%。
- 如果肺部完全塌陷，则无法看到肺点。
- 在决定是否胸腔引流时，应始终将超声检查结果与临床评估相结合；使用超声检查选择最佳肋间隙，并监测操作的疗效和并发症。

参考文献

1. Huan NC, Sidhu C, Thomas R. Pneumothorax: classification and etiology. Clin Chest Med. 2021;42:711–27. https://doi.org/10.1016/j.ccm.2021.08.007.
2. Zarogoulidis P, Kioumis I, Pitsiou G, Porpodis K, Lampaki S, Papaiwannou A, et al. Pneumothorax: from definition to diagnosis and treatment. J Thorac Dis. 2014;6(Suppl 4):372–6. https://doi.org/10.3978/j.issn.2072-1439.2014.09.24.
3. Arshad H, Young M, Adurty R, Singh AC. Acute pneumothorax. Crit Care Nurs Q. 2016;39(2):176–89.
4. Tschopp JM, Bintcliffe O, Astoul P, Canalis E, Driesen P, Janssen J, et al. ERS task force statement: diagnosis and treatment of primary spontaneous pneumothorax. Eur Respir J. 2015;46:321–35. https://doi.org/10.1183/09031936.00219214.
5. Tran J, Haussner W, Shah K. Traumatic pneumothorax: a review of current diagnostic practices and evolving management. J Emerg Med. 2021;61(5):517–28. https://doi.org/10.1016/j.jemermed.2021.07.006.
6. Lee HJ, Yarmus L, Feller-Kopman D. Pneumothorax. In: Vincent JL, Abraham E, Moore FA, Kochanek PM, Fink

MO, editors. Textbook of critical care. Elvisier; 2017. p. 461–3.

7. Lichtenstein DA, Mezière GA. Relevance of lung ultrasound in the diagnosis of acute respiratory failure: the BLUE protocol. Chest. 2008;134(1):117–25. https://doi.org/10.1378/chest.07-2800.

8. Volpicelli G, Boero E, Sverzellati N, Cardinale L, Busso M, Boccuzzi F, et al. Semi-quantification of pneumothorax volume by lung ultrasound. Intensive Care Med. 2014;40(10):1460–7. https://doi.org/10.1007/s00134-014-3402-9.

9. Bintcliffe OJ, Edey AJ, Arstrong L, Negus IS, Maskell NA. Lung parenchymal assessment in primary and secondary pneumothorax. Ann Am Thorac Soc. 2016;13(3):350–5. https://doi.org/10.1513/AnnalsATS.201509-584OC.

10. Agrafiotis AC, Rummens P, Lardinois I. Pneumothorax in otherwise healthy non-intubated patients suffering from COVID-19 pneumonia: a systematic review. J Thorac Dis. 2021;13(7):4519–29. https://doi.org/10.21037/jtd-21-208.

11. Afrazi A, Garcia Rodriguez S, Maloneya JD, Morgan CT. Cavitary lung lesions and pneumothorax in a healthy patient with active coronavirus-19 (COVID-19) viral pneumonia. Interact Cardiovasc Thorac Surg. 2021;32(1):150–2. https://doi.org/10.1093/icvts/ivaa238.

12. Acharya AB, Bhatta N, Mishra DR, Verma A, Shahi R. Rare cause of tension pneumothorax: hydatid disease of lung: a case report. J Nepal Med Assoc. 2020;58(224):265–8. https://doi.org/10.31729/jnma.4693.

13. Ianniello S, Di Giacomo V, Sessa B, Miele V. First-line sonographic diagnosis of pneumothorax in major trauma: accuracy of e-FAST and comparison with multidetector computed tomography. Radiol Med. 2014;119(9):674–80. https://doi.org/10.1007/s11547-014-0384-1.

14. Roberts DJ, Leigh-Smith S, Faris PD, Blackmore C, Ball CG, Lee Robertson H, et al. Clinical presentation of patients with tension pneumothorax a systematic review. Ann Surg. 2015;261(6):1068–78. https://doi.org/10.1097/SLA.0000000000001073.

15. Xirouchaki N, Magkanas E, Vaporidi K, Kondili E, Plataki M, Patrianakos A, et al. Lung ultrasound in critically ill patients: comparison with bedside chest radiography. Intensive Care Med. 2011;37(9):1488–93. https://doi.org/10.1007/s00134-011-2317-y.

16. Bouhemad B, Zhang M, Lu Q, Rouby JJ. Clinical review: bedside lung ultrasound in critical care practice. Crit Care. 2007;11(1):205. https://doi.org/10.1186/cc5668.

17. Gomond-Le Goff C, Vivalda L, Foligno S, Loi B, Yousef N, De Luca D. Effect of different probes and expertise on the interpretation reliability of point-of-care lung ultrasound. Chest. 2020;157(4):924–31. https://doi.org/10.1016/j.chest.2019.11.013.

18. Arbelot C, Dexheimer Neto FL, Gao Y, Brisson H, Chunyao W, et al. Lung ultrasound in emergency and critically ill patients: : Number of Supervised Exams to Reach Basic Competence. Anesthesiology. 2020;132(4):899–907. https://doi.org/10.1097/ALN.0000000000003096.

19. Rodriguez JAO, Hipskind JE. Pneumothorax, Iatrogenic. StatPearls; 2020. p. 1–6.

20. Blans MJ, Endeman H, Bosch FH. The use of ultrasound during and after central venous catheter insertion versus conventional chest X-ray after insertion of a central venous catheter. Neth J Med. 2016;74(8):353–7.

21. Gargani L, Volpicelli G. How I do it: lung ultrasound. Cardiovasc Ultrasound. 2014;12:25. https://doi.org/10.1186/1476-7120-12-25.

22. Bouhemad B, Mongodi S, Via G, Roquette I. Ultrasound for "lung monitoring" of ventilated patients. Anesthesiology. 2015;122:437–47. https://doi.org/10.1097/ALN.0000000000000558.

23. Heinz ER, Vincent A. Point-of-care ultrasound for the trauma anesthesiologist. Curr Anesthesiol Rep. 2022;12:217. https://doi.org/10.1007/s40140-021-00513-x.

24. Volpicelli G, Elbarbary M, Blaivas M, Lichtenstein DA, Mathis G, Kirkpatrick AW, et al. International evidence-based recommendations for point-of-care lung ultrasound. Intensive Care Med. 2012;38(4):577–91. https://doi.org/10.1007/s00134-012-2513-4.

25. Mongodi S, De Luca D, Colombo A, Stella A, Santangelo E, Corradi F, et al. Quantitative lung ultrasound: technical aspects and clinical applications. Anesthesiology. 2021;134(6):949–65.https://doi.org/10.1097/ALN.0000000000003757.

26. Lichtenstein DA, Menu Y. A bedside ultrasound sign ruling out pneumothorax in the critically ill: lung sliding. Chest. 1995;108(5):1345–8. https://doi.org/10.1378/chest.108.5.1345.

27. Lichtenstein DA, Lascols N, Prin S, Mezière G. The "lung pulse": an early ultrasound sign of complete atelectasis. Intensive Care Med. 2003;29(12):2187–92. https://doi.org/10.1007/s00134-003-1930-9.

28. Chiumello D, Umbrello M, Sferrazza Papa GF, Angileri A, Gurgitano M, Formenti P, et al. Global and regional diagnostic accuracy of lung ultrasound compared to CT in patients with acute respiratory distress syndrome. Crit Care Med. 2019;47(11):1599–606. https://doi.org/10.1097/CCM.0000000000003971.

29. Lichtenstein DA, Meziere G, Biderman P, Gepner A. The comet-tail artifact: an ultrasound sign ruling out pneumothorax. Intensive Care Med. 1999;25(4):383–8. https://doi.org/10.1007/s001340050862.

30. Soldati G, Testa A, Sher S, Pignataro G, La Sala M, Silveri NG. Occult traumatic pneumothorax: diagnostic accuracy of lung ultrasonography in the emergency department. Chest. 2008;133(1):204–11. https://doi.org/10.1378/chest.07-1595.

31. Mojoli F, Bouhemad B, Mongodi S, Lichtenstein D. Lung ultrasound for critically ill patients. Am J Respir Crit Care Med. 2019;199(6):701–14. https://doi.org/10.1164/rccm.201802-0236CI.

32. Markota A, Golub J, Stozer A, Fluher J, Prosen G, Bergauer A, et al. Absence of lung sliding is not a reliable sign of pneumothorax in patients with high positive end-expiratory pressure. Am J Emerg Med. 2016;34(10):2034–6. https://doi.org/10.1016/j.ajem.2016.07.032.

33. Lichtenstein DA, Meziere G, Biderman P, Gepner A. The "lung point": an ultrasound sign specific to pneumothorax. Intensive Care Med 2020;26:1434–1440. doi:https://doi.org/10.1007/s001340000627.

34. Blaivas M, Lyon M, Duggal S. A prospective comparison of supine chest radiography and bedside ultrasound for the diagnosis of traumatic pneumothorax. Acad Emerg Med. 2005;12(9):844–9.https://doi.org/10.1197/j.aem.2005.05.005.

35. Reissig A, Kroegel C. Accuracy of transthoracic sonography in excluding post-interventional pneumothorax and hydropneumothorax, comparison to chest radiography. Eur J Radiol. 2005;53(3):463–70. https://doi.org/10.1016/j.ejrad.2004.04.014.

36. Zieleskiewicz L, Fresco R, Duclos G, Antonini F, Mathieu C, Medam S, et al. Integrating extended focused assessment with sonography for trauma (eFAST) in the initial assessment of severe trauma: impact on the management of 756 patients. Injury. 2018;49(10):1774–80. https://doi.org/10.1016/j.injury.2018.07.002.

37. Bobbia X, Zieleskiewicz L, Pradeilles C, Hudson C, Muller L, Géraud Claret P, et al. The clinical impact and prevalence of emergency point-of-care ultrasound: a prospective multicenter study. Anesth Crit Care Pain Med. 2017;36(6):383–9. https://doi.org/10.1016/j.accpm.2017.02.008.

38. Zanobetti E, Scorpiniti M, Gigli C, Nazerian P, Vanni S, Innocenti F, Stefanone VT, et al. Point-of-care ultrasonography for evaluation of acute dyspnoea in the ED. Chest. 2017;151(6):1295–301. https://doi.org/10.1016/j.chest.2017.02.003.

39. Laursen CB, Sloth E, Touborg Lassen A, de Pont Christensen R, Lambrechtsen J, Henning Madsen P, et al. Point-of-care ultrasonography in patients admitted with respiratory symptoms: a single-blind, randomised controlled trial. Lancet Resp Med. 2014;2(8):638–46. https://doi.org/10.1016/S2213-2600(14)70135-3.

40. Mongodi S, Orlando A, Arisi E, Tavazzi G, Santangelo E, Caneva L, et al. Lung ultrasound in patients with acute respiratory failure reduces conventional imaging and health care provider exposure to COVID-19. Ultrasound Med Biol. 2020;46(8):2090–3. https://doi.org/10.1016/j.ultrasmedbio. 2020.04.033.

41. Brogi E, Bignami E, Sidoti A, et al. Could the use of bedside lung ultrasound reduce the number of chest x-rays in the intensive care unit? Cardiovasc Ultrasound. 2017;15:23. https://doi.org/10.1186/s12947-017-0113-8.

42. Krishnan S, Kuhl T, Ahmed W, Togashi K, Ueda K. Efficacy of an online education program for ultrasound diagnosis of pneumothorax. Anesthesiology. 2013;118(3):715–21. https://doi.org/10.1097/ALN.0b013e31827f0979.

43. Robba C, Wong A, Poole D, Al Tayar A, Arntfield RT, Chew MS, et al. Basic ultrasound head-to-toe skills for intensivists in the general and neuro intensive care unit population: consensus and expert recommendations of the European Society of Intensive Care Medicine. Intensive Care Med. 2021;47(12):1347–67. https://doi.org/10.1007/s00134-021-06486-z.

44. Breitkopf R, Treml B, Rajsic S. Lung sonography in critical care medicine. Diagnostics. 2022;12:1405. https://doi.org/10.3390/diagnostics12061405.

45. Gelabert C, Nelson M. Bleb point: mimicker of pneumothorax in bullous lung disease. West J Emerg Med. 2015;16(3):447–9. https://doi.org/10.5811/westjem.2015.3.24809.

46. Steenvoorden TS, Hilderink B, Elbers PWG, Tuinman PR. Lung point in the absence of pneumothorax. Intensive Care Med. 2018;44(8):1329–30. https://doi.org/10.1007/s00134-018-5112-1.

47. Zachariah S, Gharahbaghian L, Perera P, Joshi N. Spontaneous Pneumomediastinum on bedside ultrasound: case report and review of the literature. West J Emerg Med. 2015;16(2):321–4. https://doi.org/10.5811/westjem.2015.1.24514.

48. MacDuff A, Arnold A, Harvey J, on behalf of the BTS Pleural Disease Guideline Group. Management of spontaneous pneumothorax: British Thoracic Society pleural disease guideline.Thorax. 2010;65:8–31. https://doi.org/10.1136/thx.2010.136986.

49. Havelockc T, Teoh R, Laws D, Gleeson F, On behalf of the BTS Pleural Disease Guideline Group. Pleural procedures and thoracic ultrasound: British Thoracic Society pleural disease guideline 2010. Thorax. 2010;65(2):61–76. https://doi.org/10.1136/thx.2010.137026.

第 9 章
危重患者的胸腔积液

Luigi Vetrugno，*Fabrizio Tritapepe*，*Valentina Angelini*，*Salvatore Maurizio Maggiore and Giovanni Volpicelli*

目　录

🎓 学习目标

- 了解重症监护中胸腔积液的主要病因以及胸腔积液的性质。
- 讨论胸腔积液的声像图征象以及床旁胸部超声在胸腔积液诊断中的优势和局限性。
- 掌握使用胸部超声评估积液量以及如何利用超声引导进行穿刺引流。

9.1　重症监护中的胸腔积液

胸腔积液（pleural effusion，PE）是指液体积聚于两层胸膜（壁层胸膜和脏层胸膜）之间。许多病因都可诱发 PE，但不包括外伤性或先天性血胸，以及罕见的乳糜胸和胆汁性胸腔积液。在综合性重症监护病房，导致 PE 的三个主要原因分别是液体超负荷、心力衰竭和肺炎，后者可能进展为急性呼吸窘迫综合征（ARDS）[1]。继发于肾病和肝硬化的 PE 较为少见[2]。一些研究报道称，在 ICU 中 PE 的发生率高达 41% ～ 62%[3]。自 2001 年以来，"早期目标导向疗法"（EGDT）被认为是重症脓毒症和脓毒性休克患者的标准治疗方法，按照该疗法进行自由液体复苏可能是导致胸腔积液在 ICU 环境中高发的原因之一。实际上，最近的多中心临床试验（ProCESS，ARISE 和 ProMISe）和 EGDT 的 meta 分析已经表明，宽松的输液方式并不能改善患者的预后，随着时间的推移，液体管理已转变为更为保守的方式[4-6]。最近的一项前瞻性多中心队列研究表明，PE 的发病率较低，综合 ICU 的发生率为 26%[7]。急性心力衰竭（AHF）仍是综合 ICU 中导致 PE 的第二大常见病因，收缩性和舒张性心功能障碍都可成为其主要发病机制。在过去的 15 年中，心脏超声在 ICU 的应用日益广泛，重症监护超声心动图（CCE）[8]的出现使我们能够更详细地确定重症患者心力衰竭的特征。例如，收缩功能受损（如左心室射血分数降低）与失代偿性心力衰竭的关联性比预期低。舒张功能受损在机械通气撤机时自主呼吸试验失败患者中很常见[9]。因此，最近的文献更加强调了舒张功能障碍对 ICU 患者机械通气撤机过程的影响[10]。从机械通气到自主通气的过渡似乎会引起胸内负压，增加全身静脉回流和左心室（LV）后负荷，从而使肺动脉闭塞压升高，即使在左心室功能保留的情况下，也可能导致肺水肿和 PE[11]。

约 1/3 心脏收缩和舒张功能正常的患者被发现存在中至大量 PE。令人意想不到的是，尽管已知 PE 的量会影响膈肌的力量，并导致预后较差，但通过积极排液或引流来减少中到大量 PE 的方法，其临床效用尚未被证实[12]。

在 ICU 中，肺炎是导致胸腔积液的第三大常见原因。40% ～ 60% 肺炎患者会在同侧肺部感染后出现 PE，而在机械通气患者中，29% 的肺炎旁胸腔积液可能会进展为 ARDS[13]。复杂性肺炎旁 PE 会导致胸膜腔内出现脓液和形成脓胸。然而，尽管许多肺炎旁胸腔积液十分复杂，但在 ICU 住院期间，只有 10% 不到的患者需要胸腔引流治疗[14]。

在 COVID-19 大流行期间，大多数间质性肺炎患者没有或仅有少量的 PE。在疑似 COVID-19 疑似患者的诊断决策树中，超声显示大量 PE 已被提议作为排除间质性肺炎的一个替代诊断标准[15]。

9.2 胸腔积液的形成机制

PE 的主要病理生理学机制为肺毛细血管静水压的增加和胶体渗透压的失衡（渗出液或低蛋白液体）。据报道，壁层胸膜正常吸收能力为 0.2mL/kg/h，但上述机制导致胸膜渗漏增加并超过其吸收上限。尽管这种淋巴流量可增加到原来的 20 倍，显示出强大的储备能力，但当胸腔液的产生量远超过正常量时，这种机制就会达到饱和。这种现象是大多数 PE 形成的原因[1]。左心衰竭引起的积液是个例外，因为在这种情况下，PE 源自脏层胸膜。在感染和癌症病例中，PE 形成的潜在病理生理学机制有所不同，这是由胸膜的通透性增加所致（渗出性 PE，富含蛋白的液体）[16]。

Light 等的研究在 50 年后仍被作为区分渗出性和漏出性 PE 的标志性标准，具体如下：① PE 和血清蛋白（P）的比值（R）> 0.5；② PE 和血清的乳酸脱氢酶（LDH）比值 > 0.6；③ PE 的 LDH 浓度 > 血清上限的 2/3，这些都是渗出性 PE 的诊断标准[17]。此外，胸腔积液中的高血细胞比容值（至少占外周血的 50%）可以证实存在血胸。细胞计数限制了鉴别诊断，淋巴细胞的存在更常与癌症、结核和类风湿性 PE 有关，而中性粒细胞的存在通常标志着会存在肺炎旁 PE[18]。在使用胸部超声（TUS）检测 PE 时，大多数时候无法区分渗出液和漏出液。然而，通过 TUS 可以观察到一些特征，从而为诊断过程提供指导。

9.3 超声诊断标准

PE 超声检查是一种常规的影像学检查方法，多年来已得到广泛应用。TUS 非常适合用于观察胸腔内的积液（图 9.1）。然而，在过去的几年中，随着床旁肺部超声在重症监护和急诊中的现代化应用的出现，胸部超声（TUS）对胸腔积液（PE）的诊断和评估方式因更详细的体征和新的技术而变得更加丰富。PE 超声诊断的基本诊断标准应遵循首次床旁肺超声国际共识会议（ICC）的建议[19]。

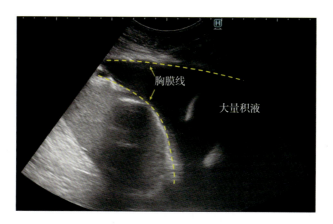

■ 图 9.1 无回声，胸腔积液

PE 检查技术：观察游离胸腔积液的最佳部位是在腋后线，膈肌上方。患者应采取仰卧位，初始评估时应将探头放置在与床面平行的外侧区域，以观察膈肌与胸廓之间的贴合情况。为了优化灵敏度，应特别注意将探头放置在积液受重力影响的区域，探头朝向上方（前侧），这样即使只有少量液体也可以观察到。当观察到膈肌贴合区域，但探头并未放置在足够下方的侧胸部时，可能会导致假阴性出现。当观察到所谓的"窗帘征"，即与膈和肝脏（左侧为脾脏）相对的肺部伪影超声图像的出现，像窗帘一样随呼吸动作同步移动时，可确认无积液存在。任何探头都可用于进行 PE 检查。当然，低频全景探头（微凸、相控阵、凸阵）比线阵高频探头更适用于该项检查。

诊断标准： ICC 文件明确解释了超声诊断 PE 的基本征象。主要征象是胸膜层之间出现间隙。第二个重要标准是观察到肺在该间隙内的正弦波样运动（正弦波征）。事实上，当被间隙隔开的壁层胸膜和脏层胸膜随着呼吸间歇性地相互靠近时，屏幕上就会出现正弦波样运动的图像，M 型超声可以清晰地显示和演示这种运动。如果能看到间隙，但没有正弦波样呼吸运动，则不能断定该间隙为液体。因此，要诊断 PE，必须同时具备这两个征象。

脊柱征： ICC 中未考虑该征象。然而，它可能对初学者有所帮助 [20]。当在使用低频全景探头做腹部检查时，可以看到椎体在图像底部显示为高回声或亮白色反射物，位于膈肌下方。在正常情况下，由于充气肺组织的遮挡，脊柱的图像在膈肌水平会突然消失。在 PE 存在的情况下，甚至在膈肌上方的胸腔内也能看到脊柱。因此，当探头放置在胸腔时出现典型的椎体图像是确认 PE 的间接标志。

误区： 一个常见的误区是在超声图像中再现反射在膈肌正上方胸腔内的肝脏回声，这种现象被称为镜像效应，是超声检查中常见的伪影。当探头放置在侧胸下部时，肝脏的镜像可能出现在右侧，低于肺正常幕状运动的下方，可能在非专家眼中可能会被误认为存在积液。在这种情况下，应特别注意在壁层胸膜的图像上部是否仍可看到胸膜层之间没有空隙，并且没有脊柱征，以安全排除 PE。此外，改变入射角可能有助于正确解读镜像效应。

鉴别诊断： 如上所述，鉴别诊断 PE 性质的主要原则是进行引流和分析引流液成分。不过，只要遵循一些基本规则，TUS 也能提供帮助。同样，这一规则在 ICC 文件中也有明确规定。有内部回声的 PE 提示为渗出或出血，尤其是在急性情况下。只有病程非常长的慢性漏出液偶尔会出现内部回声。当 PE 内部的回声图像非常复杂时，如出现多个分隔或颗粒状强回声漂浮，则可确诊为渗出液甚至凝血（图 9.2）。事实上，在无回声 PE 的情况下，无法得出任何结论，因为漏出液、渗出液和血液可能完全无回声，尤其是在急性期 [19, 21-23]。当然，与床旁即时超声的其他常见应用一样，结合所有临床信息和患者情况可能有助于解决疑难病例。

9.4   与其他影像学工具的比较

在重症监护病房中，由于存在许多可改变胸腔内部声波传播的因素（如机械通气、皮下气肿、不合作的患者、手术引流管的存在），因此在多项试验中，患者通过叩诊和听诊进行的体格检查与胸片（CXR）、TUS 和计算机断层扫描（CT）等成像模式相比，灵敏度和特异度较低 [1]。CT 成像评估是金标准。事实上，CT 对 PE 诊断的灵敏度远高于 CXR，接近但仍优于 TUS。然而，因为需要将患者转运到放射室并暴露于电离辐射中，使得 CT 的广泛应用受到了限制。因此，床旁检查的两个主要选择仍然是 CXR 和 TUS。然而，CXR 确认 PE 存在的最小征象（即半膈窦浑浊）需要至少200～500ml的积液量才能被观察到。此外，ICU患者中，由于可能存在肺不张和多为仰卧位时的前后位视图，导致图像质量较差，从而进一步降低了灵敏度。2008年，Rocco等发表了一项试验，比较了床旁CXR和TUS对创伤患者PE的诊断效果。他们发现TUS比CXR更准确[24]。另一项研究比较了TUS和床旁CXR对ICU患者的诊断准确性，结果显示TUS的灵敏度、特异性和准确度均为100%，而CXR的相应值分别为65%、81%和69%[25]。其他研究也证实了TUS的优越性[26]。基于现有证据和专家讨论，首个关于即时肺部超声的ICC指出，TUS比仰卧位CXR更能准确检测胸腔积液[19]。

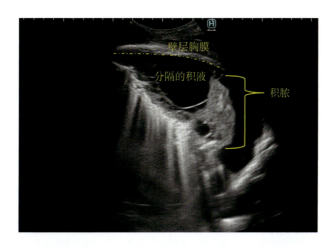

■ 图9.2 胸腔积液伴有多个分隔和脓胸

9.5 液体容量评估

在临床实践中，对PE进行定量分析并不是很常见的需求。但有时，由于内部规程或特定条件的限制，临床上需要对轻度、中度和重度PE进行半定量分析。定性定量可基于简单的目测方法，当然，不同操作人员的目测结果差异很大。不过，也可以使用TUS进行更精确的体积量化。为此，有许多公式可以估算胸腔积液的体积。所有公式的共同点是测量被渗出物分开的两个胸膜之间的距离[27, 28]。Vignon等测量了肺尖和肺底的最大垂直胸膜间距离（肺与后胸壁之间的距离），并将最大距离与引流量进行了比较[29]。Roch等使用了肺与膈肌、肺与后胸壁底部、肺与后胸壁第五肋间隙处测量的3个距离的平均值[30]。Balik等测量了呼气末肺底部的最大胸膜间距（D），并使用公式：体积（ml）= 16 × D（mm）[31]。Usta等测量了心脏手术后自主呼吸患者坐位时膈肌中间高度与脏层胸膜之间的最大距离[32]。最后，Remérand等确定了仰卧位患者胸腔积液可见的肋间下间隙和肋间上间隙，并在患者皮肤上画出这两点之间的距离，以确定胸腔积液椎旁长度（LUS）[33]。在TUS的中点手动勾绘胸腔积液的横截面积（AUS）。通过将LUS乘以AUS获得PE的体积。所有这些作者都发现他们的公式和测量结果与引流出的PE体积之间有很好的相关性，但是没有一种公式优于其他公式。然而，在一些研究中，患者处于机械通气的情况下；而在其他研究中，TUS是在患者进行自主呼吸时进行的，患者仰卧时躯干轻度抬高15°；在进一步的研究中，患者处于半卧位（即头部和躯干成

40° ～ 45° 角）。由于液体遵循重力定律，壁层和脏层胸膜之间的最大距离（直径）可能会受到患者体位的影响，并且在患者直立时会被高估[34]。因此，在关于该领域的文献中，没有统一的研究标准。总的来说，Balik 公式：$V（ml）= 20 \times Sep（mm）$，因其简单易行而广受欢迎（图 9.3）。因此，通过壁层和脏层胸膜之间的简单距离就可以粗略估计 PE 的体积。例如，直径为 2cm 预测体积约为 400ml，3cm 约为 600ml，4cm 约为 800ml。

我们也需要强调一下 Balik 公式的一些局限性，对于左侧胸腔，我们建议是通过将胸膜间距离乘以 15 来估计 PE，因为心脏占据了一定体积，这种现象被称为"水中石效应"[35]。此外，在某些情况下该公式会高估积液量，如身材高大、胸围较大的男性、200ml 以下的小量积液以及 1000ml 以上的大量积液。该公式的平均误差为 158 ～ 160ml。事实上，需要对 TUS 评估 PE 容量的方法进行标准化。利用现代软件测量 PE 体积的 CT 容量扫描研究是金标准[36]。

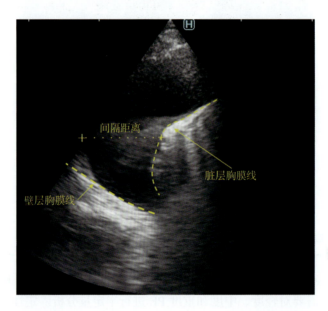

■ 图 9.3   超声技术和 Baliks 公式——V（ml）=20×Sep（mm），用于测量胸壁到肺实质的胸腔积液（虚线）

9.6   临床症状和转归

在重症监护室的大多数患者中，PE 并不会表现出特殊症状。PE 经常通过胸部 X 线检查被偶然发现，这种检查通常是为其他原因进行的，例如常规的气管插管或中心静脉导管的术后评估。在未插管的患者中，PE 最常见的症状是呼吸困难，常伴有呼吸衰竭和急性胸痛。PE 所致后果的严重程度与基础疾病的发展、积液量的多少及其病因有关。通常情况下，少量 PE 的耐受性良好。中量 PE 的影响取决于患者的年龄、临床状况和基础病理。此外，积液量增长的速度也会影响症状。缓慢增加的 PE 会给呼吸系统留出适应的时间，患者可以很好地耐受较大的 PE 量[3]。事实上，胸腔内中量或大量 PE 的快速增加会减少肺的总容积，患者的耐受性较差。一般认为，> 500ml 的 PE 会明显恶化呼吸力学、气体交换和血流动力学状态，并与 ICU 的高死亡率相关[1]。

积液量和气体交换方式的改变可能是决定是否进行胸腔引流的最重要因素。对于少量PE，应将引流的益处（如确诊）与并发症（主要是气胸和血气胸）的风险结合起来考虑。同时，对入院时引起急性和严重呼吸症状的中量和大量PE进行引流可能改善患者的临床状况，改善气体交换情况，并在一些患者中减少气管插管的需求[37]。Vetrugno等研究了超声引导下放置小口径胸膜引流管对改善患者呼吸气体交换的效果，PaO_2/FiO_2比值的改善证明了这一点。然而，这种治疗方法与机械通气撤机后自主呼吸的维持无关，支持了PE不应被视为管理决策中唯一应考虑的参数这一概念[35, 38]。然而，同样重要的是要考虑到大量PE会扩张胸廓，从而使吸气肌长度-张力曲线转向不利状态，导致呼吸困难[37]。Klecka等报道了一例病例，其中一名患者在胸腔穿刺术后呼吸困难有所缓解，尽管受累侧肺已无血液灌注[39]。

9.7 超声引导胸腔穿刺术和胸腔引流

英国胸科学会在2010年发布的《胸膜疾病指南》建议，在胸腔穿刺或放置胸管时使用TUS，以提高操作的安全性，特别是在机械通气的ICU患者和少而局限性积液的情况下[40]。传统上，大口径胸管（24～32F）已用于PE引流，但最近，使用改良的Seldinger技术的小口径管（＜14F）已证明与大口径设备一样有效，而且相关并发症较少。两种引流管都可以连接到水封装置上，并可以留在原位，直到肺部复张且并完全排出PE。通常建议维持-10～-20cm/H_2O的负压以保持引流。不过，应避免早期应用负压吸引，因为这会增加再次发生肺水肿的风险。

超声可以帮助我们确定拔管的时机。近年来，全球趋势是越来越多地使用小口径胸腔引流管。这是有道理的，因为与小口径导管相关的严重并发症风险很低，损伤发生率约为0.2%，错位率为0.6%[40]。小导管有几个优点：它们更容易插入，操作过程中疼痛较轻，一旦置入后耐受性较好，与置入相关的并发症发生率较低。一项分析胸腔引流管并发症的研究显示，大口径导管和小口径导管的损伤发生率分别为1.4%和0.2%，移位发生率分别为6.5%和0.6%，而脓胸发生率分别为1.4%和0.2%[41]。应鼓励使用适当的人体模型开展培训计划，向住院医师和临床医师传授如何使用TUS指导胸膜腔手术。

9.8 胸腔积液引流术流程

（a）大口径引流术：可通过TUS选择最佳穿刺部位，然后在皮肤上做标记。在这种情况下，应特别注意避免患者在操作后有任何移动，以保持TUS获得的解剖参考。在不使用TUS的情况下，通常会沿着腋中线、以乳头为轴线的第5或第6肋间隙作为解剖标记。穿刺针应插入肋骨正上方，以避免损伤下缘下方的肋间血管和神经。采取40°～45°的半卧位，用手术刀进行开放式切口，使用局部麻醉进行无痛操作。然后，用镊子钝性剥离深层组织，用手指或在止血钳的帮助下导入引流管。由于有可能伤及胸腔内结构，因此插入时应注意力度。最后，进行缝合和敷料包扎，以固定管道。管道将连接到单向引流系统上，该系统只允许空气和液体从胸膜腔流出，以实现肺复张。

（b）Seldinger技术和小口径引流：可以应用Balik公式预估积液量。患者取仰卧位，躯干抬高 15°，然后进行测量。当患者血流动力学稳定且无需使用大剂量胺类药物时，测量后将患者转至 40°～ 45° 的半仰卧位。这种体位可增加安全操作空间，因为积液会随着重力下移，肺组织上移。将患者同侧的手臂抬高至脑后，以方便进入安全三角区。安全三角区的边界是胸大肌外侧缘、背阔肌外侧缘和乳头水平第 5 肋间隙的连线（图 9.4）。英国胸科协会推荐该区域作为最佳穿刺点 [40]。

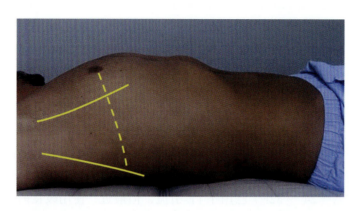

▣ 图 9.4　以胸大肌外侧缘、背阔肌外侧缘和乳头水平第五肋间隙为边界的安全三角区

通过 TUS 扫描该区域时，操作者可以观察到膈肌、肺、胸腔积液和腹内器官。当然，应注意使用局部麻醉剂进行无痛操作，并穿戴无菌医疗防护用品和皮肤消毒剂预防感染。超声可用于选择穿刺部位和标记皮肤（超声辅助手术），或用于实时观察和引导穿刺针（超声引导手术）。后一种方法在技术上更加困难，但也更加安全 [42]。低频（3.5 ～ 5MHz）超声探头（凸阵或相控阵探头）可促进胸部、膈肌和上腹部的全景扫查。如果选择实时引导，最好在第二步使用高频（7 ～ 15MHz）超声探头（线阵探头），以获得肋骨和肋间隙分辨率更高的成像。探头应在两肋之间横向扫描。必须仔细设计穿刺部位和进针轨迹，尤其要注意到达胸腔积液所需的深度，避免伤及肺部。只有在直视针尖的情况下才能缓慢推进穿刺针。用注射器抽吸液体，确认位置和深度正确。此时，插入导丝。在进行扩张和导管插入之前，使用 TUS 确定导丝的最终位置非常有用。对于有凝血功能障碍、血小板计数＜ 50 000/µl、肺大疱和胸膜粘连的患者应特别谨慎。

并发症：在操作过程中，有可能伤及肺、心脏、肝和其他器官。文献指出的主要并发症有出血、气胸和感染。手术结束后，操作者应按照 ICC 建议的标准进行完整的双侧 TUS 扫描，以排除气胸 [43]。TUS 可排除气胸，灵敏度为 75%，特异度为 93%，诊断准确度为 92%，而 CXR 显示出类似的特异度，但灵敏度要低得多 [43]。

在大量胸腔积液（PE）引流过程中，需要注意避免复张性肺水肿（REE）的发生。这是在操作过程中继发的单侧肺水肿。这种情况的发病机制尚不完全清楚。据推测，肺实质快速复张导致受损的肺血管通透性增加、缺血肺再灌注产生的氧自由基的存在、静脉回流改善导致的肺静水压增加，以及压力引起的肺泡毛细血管破坏和淋巴清除功能异常，是导致受累肺发生水肿的病因级联反应 [44]。Mokotedi 推测，REE 可能是由于 PE 引流后胸膜和胸腔内压力降低，左心室后负荷增加，从而对左心室功能产生负面影响，尤其是在原有收缩功能中度受损的情况下[44]。REE 的主要危险因素包括：①年轻患者；②大量胸腔引流（＞3L）或高负压吸引（超过 –20cm H$_2$O）；③肺塌陷超过 7 天。由于 REE 的确切病因尚不清楚，且大量 PE 被认为是其诱发因素，因此大多数作者建议每次引流量不超过 1 ～ 1.5L，并使用胸腔测压装置。然而，据报道 REE 的发生率为 0.2% ～ 14%，而且似乎并不总是与引流的液体总量有关[40]。

> **临床要点**
>
> — 胸腔积液在重症监护病房（ICU）患者中出现的频率低于预期，但仍然经常遇到。
> — 对胸腔积液的检查和应用 Light 标准是区分漏出液和渗出液的标志性方法。
> — 在诊断 PE 方面，TUS 比仰卧位 CXR 更为准确。
> — Balik 公式基于 TUS 测量的被液体分隔的两层胸膜之间的距离，是最常用的方法之一，可简单评估胸腔积液量。
> — 胸腔积液量评估和气体交换的变化是决定引流的最重要方面。然而，引流少量胸腔积液可能对完成诊断过程非常重要。
> — 建议使用 TUS 进行胸腔穿刺术和放置胸管，因为它能提高 ICU 机械通气患者进行有创操作的安全性。
> — 使用改良 Seldinger 技术的小口径导管与大口径导管一样有效地引流 PE，而且并发症较少。

参考文献

1. Vetrugno L, Brogi E, Gargani L, Bignami E, Barbariol F, Marra A, Forfori F. Thoracic ultrasound for pleural effusion in the intensive care unit: a narrative review from diagnosis to treatment. Crit Care. 2017;21:325.

2. R. Krishna and M. Rudrappa, Pleural effusion., StatPearls, 2021.

3. Vetrugno L, Bignami E, Orso D, Vargas M, Guadagnin GM, Saglietti F, Servillo G, Volpicelli G, Navalesi P, Bove T. Utility of pleural effusion drainage in the ICU: an updated systematic review and META-analysis. J Crit Care. 2019;52:22–32.

4. Angus DC, Barnato AE, Eaton TL, Yealy DM. A randomized trial of protocol-based care for early septic shock. N Engl J Med. 2014:1683–93.

5. Peake S, Delaney A, Bailey M, Williams P. Goal-directed resuscitation for patients with early septic shock. N Engl J Med. 2014:1496–506.

6. Mouncey PR, Osborn TM, Power GS, Singer M. Trial of early, goal-directed resuscitation for septic shock. N Engl J Med. 2015;372:1301–11.

7. Fysh ET, Smallbone P, Mattock N, Gary Lee YC. Clinically significant pleural effusion in intensive care: a prospective multicenter cohort study. Crit Care Explor. 2020;2:e0070.

8. Vieillard-Baron A, Millington SJ, Sanfilippo F, Chew FN. A decade of progress in critical care echocardiography: a narrative review. Intensive Care Med. 2019;45:770–88.

9. Papanikolaou J, Makris D, Saranteas T, Zakynthinos E. New insights into weaning from mechanical ventilation: left ventricular diastolic dysfunction is a key player. Intensive Care Med. 2011;37:1976–85.

10. Feihl F, Broccard A. Interactions between respiration and systemic hemodynamics. Part II: practical implications

in critical care. Intensive Care Med. 2008;35(2):198–205.

11. Teboul J-L, Xavier M, Richard C. Weaning failure of cardiac origin: recent advances. Crit Care. 2010;14(2):211.

12. Vetrugno L, Brussa A, Guadagnin GM, Bove T. Mechanical ventilation weaning issues can be counted on the fingers of just one hand.," The Ultrasoung journal, vol. 12; 2020.

13. Cilloniz C, Ferrer M, Liapikou A, Torres A. Acute respiratory distress syndrome in mechanically ventilated patients with community-acquired pneumonia. Eur Repirat J. 2018;51(3):51.

14. E. Shebl and M. Paul, "Parapneumonic pleural effusions and empyema Thoracis.," StatPearls, 2022.

15. Volpicelli G, Gargani L, Perlini S, Vetrugno G. Lung ultrasound for the early diagnosis of COVID-19 pneumonia: an international multicenter study. Intensive Care Med. 2021;47(4):444–54.

16. H. P. D'Agostino and M. A. Edens, "Physiology, pleural fluid.," StatsPearls, 2021.

17. Light RW, Macgregor MI, Luchsinger PC, Ball WC. Pleural effusion. Ann Intern Med. 1972;77(4):507–13.

18. Porcel MJ. Diagnostic approach to pleural effusion in adults. Am Fam Physician. 2006;73(7):1211–20.

19. Volpicelli G, Elbarbary M, International Liaison Committee on Lung Ultrasound (ILC-LUS) for the International Consensus Conference on Lung Ultrasound (ICC-LUS). International evidence-based recommendations for point-of-care lung ultrasound. Intensive Care Med. 2012;38:577–91.

20. Dickman E, Terentiev V, Likourezos A, Derman A, Haines L. Extension of the thoracic spine sign: a new sonographic marker of pleural effusion. J Ultrasound Med. 2015;34(9):1555–61.https://doi.org/10.7863/ultra.15.14.06013.

21. Yang PC, Luh KT, Chang DB, Kuo SH. Value of sonography in determining the nature of pleural effusion: analysis of 320 cases. Am J Roetengenol. 1992;1(159):29–33.

22. Sajadiejh H, Afzali F, Sajadieh V, Sajadieh A. Ultrasound as an alternative to aspiration for determining the nature of pleural effusion, especially in older people. A N Y Accad Sci. 2004;1019:585–92.

23. Qureshi NR, Rahman NM, Gleeson FV. Thoracic ultrasound in the diagnosis of malignant pleural effusion. Thorax. 2009;64(2):139–43.

24. Rocco M, Carbone I, Morelli A, Pietropaoli P. Diagnostic accuracy of bedside ultrasonography in the ICU: feasibility of detecting pulmonary effusion and lung contusion in patients on respiratory support after severe blunt thoracic trauma. Acta Anaesthesiol Scand. 2008;6(52):776–84.

25. Xirouchaki N, Magkanas E, Vaporidis K, Georgopoulos D. Lung ultrasound in critically ill patients: comparison with bedside chest radiography. Intensive Care Med. 2011;37:1488.

26. Seyyed Hossein OH, Adimi I, Vahdati SS, Khiavi RS. Ultrasonographic diagnosis of suspected Hemopneumothorax in trauma patients. Trauma Mon. 2014;19(4):e17498.

27. Mattison LE, Coppage L, Alderman D, Herlong JO, Sahn SA. Pleural effusions in the medical ICU: prevalence, causes, and clinical implications. Chest. 1997;111:1018–23.

28. Fartoukh M, Azoulay E, Galliot R, Schlemmer B. Clinically documented pleural effusions in medical ICU patients: how useful is routine thoracentesis? Chest. 2002;121(1):178–84.

29. Vignon P, Chastagner C, Berkane V, Gastinne H. Quantitative assessment of pleural effusion in critically ill patients by means of ultrasonography. Crit Care Med. 2005;33:1757–63.

30. Roch A, Bojan M, Michelet P, Auffray J. Usefulness of ultrasonography in predicting pleural effusions > 500mL in patients receiving mechanical ventilation. Chest. 2005;127:224–32.

31. Balik M, Plasil P, Waldauf P, Pachl J. Ultrasound estimation of volume of pleural fluid in mechanically ventilated patients. Intensive Care Med. 2006;2(32):318.

32. Usta E, Mustafi M, Ziemer G. Ultrasound estimation of volume of postoperative pleural effusion in cardiac surgery patients. Interact Cardiovasc Thorac Surg. 2010;2(10):204–7.

33. Remerand F, Dellamonica J, Mao Z, Rouby JJ. Multiplane ultrasound approach to quantify pleural effusion at the bedside. Intensive Care Med. 2010;4(36):656–64.

34. Vetrugno L, Bove T. Lung ultrasound estimation of pleural effusion fluid and the importance of patient position.," Ann Intensive Care, vol. 8; 2018. p. 125.

35. Vetrugno L, Volpicelli G, Guadagnin GM, Bove T. Assessment of pleural effusion and small pleural drain insertion by resident doctors in an intensive care unit: an observational study. Clin Med Insights Circ Respir Pulm Med. 2019;13:1–10.

36. Moy MP, Levsky JM, Berko NS, Haramati LB. A new, simple method for estimating pleural effusion size on CT scans. Chest. 2013;4(143):1054–9.

37. Estenne M, Yernault J-C, De Troyer A. Mechanism of relief of dyspnea after thoracocentesis in. Am J Med. 1983;74(5):813–9.

38. Chiao D, Hanley M, Olazagasti JM. CT volumetric analysis of pleural effusions: a comparison with thoracentesis volumes. Acad Radiol. 2015;22(9):1122–7.

39. Klecka EM, Maldonado F. Symptom relief after large-volume thoracentesis in the absence of lung perfusion. Chest. 2014;5(145):1141–3.

40. Havelock T, Teoh R, Laws D, BTS Pleural Disease Guideline Group. Pleural procedures and thoracic ultrasound: British Thoracic Society pleural disease guideline 2010. Thorax. 2010;2:61–76.

41. Mehra S, Heraganahally S, Sajkov D, Bowden J. The effectiveness of small-bore intercostal catheters versus large-bore chest tubes in the management of pleural disease with the systematic review of literature. Lung India. 2020;3(37):198–203.

42. Vetrugno L, Guadagnin GM, Orso D, Bove T. An easier and safe affair, pleural drainage with ultrasound in critical patient: a technical note. Crit Ultrasound J. 2018;10:10–8.

43. Lichtenstein D, Goldstein I, Mourgeon E, Rouby J-J. Comparative diagnostic performances of auscultation, chest radiography, and lung ultrasonography in acute respiratory distress syndrome. Anesthesiology. 2004;100:9–15.

44. Mkotedi CM, Balik M. Is the mechanism of re-expansion pulmonary oedema in a heart-lung interaction? BMJ Case Rep. 2017;2017:bcr2017219340.

第 10 章
气道超声检查技术在重症科的应用

Ashraf Al-Tayar，*Serene SP Ho and Adrian Wong*

目 录

🎓**学习目标**

－使用超声识别气道解剖结构。

－预测困难气道。

－识别环甲膜（CTM），以便进行环甲膜切开术。

－确认气管插管成功 / 排除气管插管误入食管的情况。

－掌握超声引导下经皮扩张气管切开术。

10.1　引言

气道管理困难与急性患者发病和死亡风险增加有关[1]。床旁超声已成为许多重症监护室的常见措施；其在气道管理的许多方面都是一种有价值的工具，包括[2]：在选择性插管时识别解剖标志；为选择性气管切开提供指导，实时识别气管插管 / 食管插管，预测气管插管导管 / 气管切开管的最佳尺寸，以及识别声带麻痹。最近，欧洲危重症医学会（ESICM）的 CCUS 工作组[3]确定了两种适用于重症医生的主要气道超声应用（以及其他更高级的技能）：确认气管插管导管的位置以及在气管切开术前识别潜在困难气道患者的重要气道标志。这里将提到的常见解剖标志包括甲状软骨、环状软骨、环甲膜（CTM）、气管软骨和食管（图 10.1）。

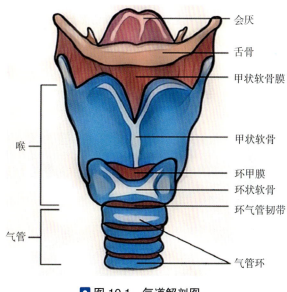

🔷**图 10.1　气道解剖图**

10.2　超声探头选择

高频线阵探头和低频曲阵探头均可用于评估气道，不过，线阵探头（具有高分辨率和低穿透性）可能更适用于浅表结构，如软骨结构、带状肌、甲状腺以及颈部前方的血管[2]。探头可在横切面（图 10.2）、纵切面（图 10.3）和中线两侧（旁矢状面）扫查。在颈部轻微伸展的情况下，也可以将探头放置在胸骨上切迹的正上方，并向头侧倾斜。

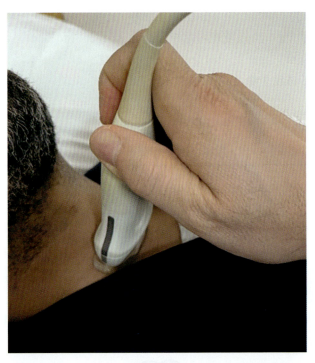

■ 图 10.2　在胸骨上切迹上方的横切面上使用线阵探头

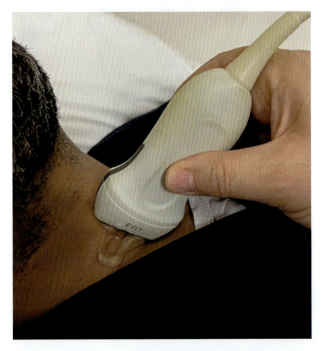

■ 图 10.3　纵切面 / 矢状面的线阵探头

10.3　聚焦气道超声解剖学

气道管理的相关解剖标志见图 10.1。

软骨结构呈低回声，除非有钙化改变（表现为回声灶）；软骨结构的后方以气体 – 黏膜界面（AMI）为边界，AMI 表现为一条高回声线［横向（图 10.4）和纵向（图 10.5 和 10.80）］。

甲状软骨呈三角形或倒"V"形，当探头从胸骨上切迹向头侧移动时可以看到。声带结构（真声带、假声带和杓状软骨）通过甲状软骨呈倒"V"形（图 10.6）。气管插管后，甲状软骨和声带的三角形外观可能会消失（图 10.7）。

当探头向尾部移动时，环状软骨在横切面上呈低回声弓形。将探头旋转到纵切面可观察到气道软骨结构和膜（图 10.3）。环甲膜（CTM）形成一条高回声带，连接甲状软骨下侧和环状软骨上侧，后方为气体 – 黏膜界面的反射伪影（图 10.5 和 10.8）。在这一平面上，环状软骨形成一个巨大的低回声标志，可用于识别气管环的起点（图 10.8）。

气管由环状软骨下方的六个软骨环组成，被皮肤、皮下脂肪和带状肌覆盖。甲状腺峡部覆盖在第二和第三气管环上。气管环在横切面上显示为低回声的倒"U"形结构（图 10.9），如果纵向扫描则显示为串珠状（图 10.8）。气管环的后方因腔内气体造成的伪影而模糊不清。

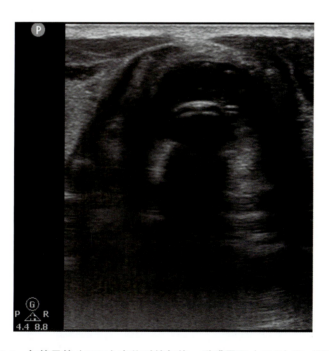

■ 图 10.4　气管导管（ETT）在位时的气体 – 黏膜界面（AMI）和"双轨征"

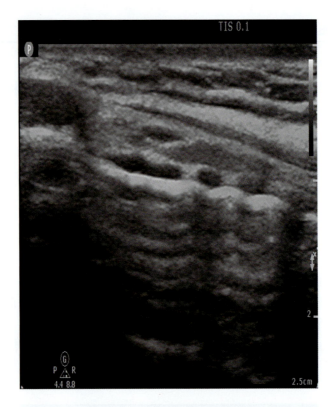

图 10.5　气道软骨纵切面结构

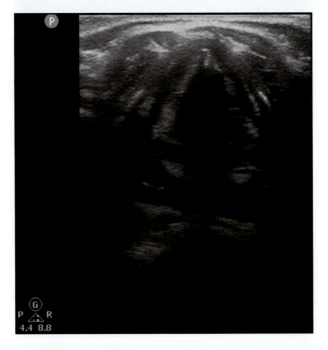

图 10.6　甲状软骨和声带呈正常的倒 "V" 形

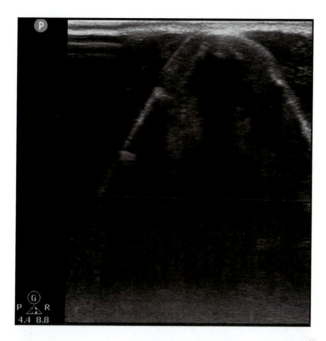

■ 图 10.7　插管后甲状软骨和声带倒置"V"形消失，也称为"子弹"征。甲状软骨回声增强是由于钙化所致

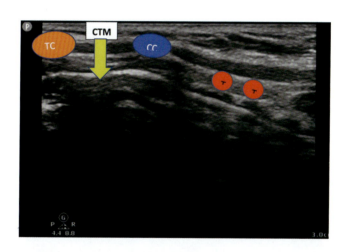

■ 图 10.8　气道的矢状面（纵向）视图。TC：甲状软骨（橙色）；CC：环状软骨（蓝色）；CTM：环甲膜（白色）；T：气管软骨环（红色）

　　虽然食管不是气道结构，但在气道管理中识别食管非常重要，哪怕只是为了排除错误的食管插管。食管位于气管的两侧，当头部以 45° 角向对侧旋转时（图 10.10 和图 10.11），探头横向位于胸骨上切迹处，可观察到特征性的"牛眼征"。

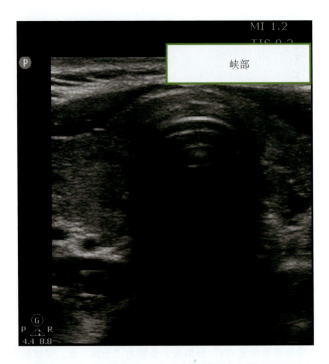

■ 图 10.9　在横切面上，甲状腺覆盖在气管软骨环上

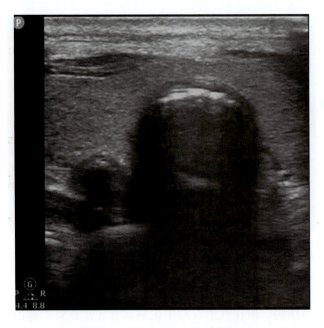

■ 图 10.10　食管位于气管的侧面

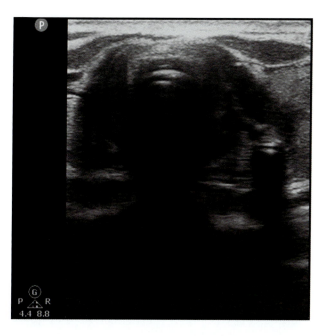

■ 图 10.11　气管和食管中都可见"双轨征"，表明气管插管（ETT）和鼻胃管在位

10.4　气道超声在 ICU 中的基本应用

表 10.1 总结了气道超声在 ICU 实践中的常见应用。

■ 表 10.1　气道超声在 ICU 的应用

应用	简要说明
插管前评估	– 通过识别甲状软骨、环状软骨和气管环来明确气道解剖结构 – 识别环甲膜（CTM），以备紧急环甲膜切开术 – 识别可能存在困难气道的患者
插管期间和插管后	– 可视化观察气管插管（ETT）从声带之间进入气管的过程 – 排除食管插管 – 确认气管插管尖端位于隆突上方
超声引导经皮扩张气管切开术（PDT）	– 确定进针的理想位置 – 识别预期的疑难病例，如甲状腺肿大 – 定位需要避开的血管 – 手术后排除气胸

10.4.1　插管前评估

据报道，ICU 中插管困难的病例高达 13%[4]，而最常用的 Mallampati 评分在预测重症患者困难插管方面的灵敏度仅为 53%，而在肥胖和颈部解剖异常的患者中情况可能更糟[5]。气道超声上的一些软组织深度测量值可预测插管困难，例如，在综合 ICU 和创伤患者中，皮肤 – 舌骨深度为 1.51cm 与插管困难有关[6]；皮肤 – 声带深度为 1.75cm 和皮肤 – 甲状舌骨膜深度＞2.8cm 的患者也存在这种情况[6-8]。创伤患者的气道超声可以帮助识别气管损伤和气管旁血肿，但在紧急情况下不能延误插管时机[9]。

　　超声可通过测量环状软骨在横切面上的内径来诊断声门下狭窄（图 10.12）。这可以指导选择气管导管（ETT）尺寸，特别是在儿科患者[10]。研究发现，这种方法比基于年龄的计算更准确，并且与 CT/MRI 评估相当。

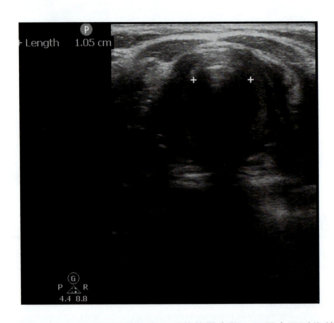

■ 图 10.12　环状软骨。"+"符号之间的距离为环状软骨内径，可用来预测儿科患者 ETT 的大小

10.4.2　确认气管内插管 / 排除误插入食管的情况

　　ETT 误插入食管有时会发生在少数急诊插管中（约占 3.3%），可能增加患者的发病率和死亡率[11]。传统确认 ETT 位置的方法包括直接观察 ETT 管从声带之间通过、ETT 内有雾气以及胸部听诊时有相应的空气进入，但这些方法都不完全可靠[12]。定量和定性二氧化碳监测在某些情况下也可能产生误导，尤其是在预先使用面罩通气、摄入碳酸物质以及低或无心输出量（如肺栓塞和心脏骤停）的情况下。

　　此外，它们需要至少 5 个呼吸周期才能确定，这可能导致严重的胃胀气和相关并发症[13, 14]。根据最近的几项 Meta 分析，超声在确认 ETT 位置方面更为可靠，具有极佳的敏感性和特异度[15]；然而，在大多数发达国家，呼气末二氧化碳监测仍是确认 ETT 位置的公认金标准。超声的诊断准确性不受 ETT 大小的影响。此外，确认所需时间为 12 ～ 14 秒[15]，这项技能的学习曲线较短[16]。与听诊和气管插管相比，在急诊快速插管过程中，气道超声能更快更有效地确认气管插管位置[9]。

　　研究表明，线阵探头和曲阵探头没有区别[2, 15]，但通常推荐使用线阵探头，因为其分辨率高，在颈前部有限的空间内占用空间较小。

10.4.2.1　气道超声中的体征

将探头横向置于胸骨上切迹上方，可识别气管和食管。ETT 位置可在插管过程中（动态）或之后（静态）进行检查。研究表明，这两种技术之间没有差异，不过静态技术在插管过程中不会对颈部施加压力，是在没有操作员进行实时超声情况下的唯一选择[17, 18]。可以使用多种方法在超声上确认气管插管。ET 管进入气管时可见飘动的高回声伪影（"暴风雪征"）。气管内气管插管的位置可通过气管内存在两个高回声伪影（"双轨征"，图 10.4 和 10.11）来确认，代表气体 – 黏膜界面和气管导管；在食管插管时，"双轨征"将出现在食管中（图 10.11）。气管插管会使声带和甲状软骨的倒 "V" 形变为圆形（"子弹征"）[17]（图 10.7）。

■ 表 10.2　确认气管插管的超声征象

超声征象	描述
暴风雪征	气管插管通过声带进入气管，提示气管插管动态确认，小心翼翼地来回移动 ETT 会产生一个飘动的高回声伪影
双轨征（图 10.4 和 10.11）	两个气管高回声阴影代表（气体 – 黏膜界面）AMI 和（气管内插管）ETT
子弹征（图 10.7）	气管插管到位后，甲状软骨和声带的倒 "V" 形会转变为圆形 / 子弹头形状

10.4.3　评估 ETT 深度

右主支气管插管是一种已知的并发症，发生率约为 8%[19]，如果不及时纠正，可能导致缺氧、对侧肺不张和气压伤。超声在确认气管插管尖端位于隆突上方的位置方面比听诊更准确[20]，并且可能与胸部 X 线（CXR）相当[21]，而在重症监护室进行 CXR 检查和解读平均需要 20 分钟。

双侧胸膜线滑动的存在可作为气管插管和插管位置正确的间接标志。在左肺搏动（由于心脏运动的传导）存在的情况下，左侧胸膜滑动消失提示左肺塌陷，提示右主支气管插管。同样，在逐渐拔出 ETT 时，左侧胸膜线滑动的重新出现和左肺搏动的消失是良好 ETT 位置的标志，并且超声评估已被发现比听诊和二氧化碳监测图的效果更快、更准确[22, 23]。

10.4.4　环甲膜（CTM）的识别及引导环甲膜切开术

在"无法插管，无法通气"的紧急情况下，环甲膜切开术可能会挽救生命。传统的 CTM 识别标志技术在只有 36% 的病例中被发现是成功的，在肥胖和 (或) 颈部解剖结构变异的患者中甚至更低[24, 25]。气道超声将 CTM 识别成功率提高了 5 倍，即使在复杂病例中，环甲膜切开术的成功率也提高了（体表标志法为 8%，超声技术为 81%[26-28]）。

上文已经描述了使用超声进行环甲膜（CTM）识别的方法（见图 10.8）。而环甲膜切开术的超声引导可以是动态，也可以是静态的。动态引导的成功率（87%）高于传统标志法

（58%）[29]。

10.4.5　经皮扩张气管切开术（PDT）

气道切开术是 ICU 中的常用方法，通常优于外科开放式气管切开术。与支气管镜相比，气道超声有几个优点，包括可以看到气管环、气管前壁和管腔。评估皮肤与气管的距离可指导穿刺套管的选择（最大限度地降低气管后壁损伤的风险）和气管切开导管的尺寸。使用彩色多普勒可突出显示术区周围的所有血管，例如高位的无名动脉，从而降低气管切开期间和（或）之后发生严重出血的风险[30]。通过避免位置过低选择合适的气管切开部位也可以降低周围血管损伤和随后出血的风险。气道超声不会导致高碳酸血症或低氧血症，而在支气管镜引导过程中，高碳酸血症或低氧血症可能会因漏气和 PEEP 丧失而发生[31]。

通过气道超声可以及早识别需要外科处理的病例，例如甲状腺肿大[15]。在一项前瞻性系列研究中，对 72 例病例同时使用超声和支气管镜，近 1/4 的病例改变了穿刺部位，其中一例病例在 PDT 前通过超声识别出甲状腺肿和丰富的血管，因此转诊进行外科气管切开术[32]。随机对照试验表明，与解剖标志技术相比，动态超声引导可显著提高 PDT 的首次通过率和穿刺准确性，同时降低术后并发症发生率[29]。

10.5　超声引导下的气管切开（PDT）技术

将无菌线阵探头横向放置在胸骨上切迹处，可以观察气管环。彩色多普勒用于识别切口部位附近的血管[33, 34]。旋转探头可看到第 1 至第 4 气管环的矢状面，即在作为气体 – 黏膜界面 AMI 上方有一排低回声区（见图 10.5 和 10.8）。

通过将探头在第 1 气管环(T1)或第 2 气管环(T2)上向尾侧移动，确定甲状软骨和环状软骨。将导引套管紧贴横向定位探头中点的尾部插入，以便进入 T1–T2 或 T2–T3 间隙。推进套管尖端时，可以通过软组织移动和气管的回声变动来观察其进入气管的过程，同时操作人员能感受到相应的"松动"感。针、导线、扩张器及气管切开管均可顺利插入目标的软骨间隙内。

气管切开后，超声可用于检查双侧胸膜线滑动情况，其存在可排除可能出现的气胸并发症（见肺、气胸章节）。

10.6　培训

文献中关于气道超声（airway US）培训存在显著差异。例如，探索其用于实时识别气管 / 食管插管的研究报告的培训情况各不相同，有的是先进行 30 分钟的讲座后再进行一次操作实践，有的则是先进行长达三个月的超声培训，而且超声辅助插管所需的最低实践经验要求也不尽相同[17]。此外，在床旁超声检查方面的既往经验可能会影响这些研究中的培训要求，但相关情况并未得到一致的报道。在最近一项针对没有超声检查经验的军事飞行医护学员的尸体检查中，经过短时间的技术培训后，学员对气管插管误入食管的识别准确率仅为中等水平，这明显低于其他先前有超声检查经验的人员的研究结果。

局限性

- 皮下气肿可能会严重限制解剖结构的观察。
- 如果无法识别颈段食管，气道超声就无法用于识别气管插管误入食管的情况；气管和 ETT 中的空气伪影会妨碍食管的可视化。
- 大直径的鼻胃管可能会与 ETT 的超声特征相似。
- 无法显示选择性插管。

临床要点

- 气道超声是 CCUS 技能组合的一部分，可为实践者带来益处；目前还没有共识支持将气道超声作为重症医生的必备基本技能。
- 可以使用超声确认 ETT 的位置和深度。
- 与包括支气管镜在内的传统技术相比，使用超声引导 PDT 有很多优势。

参考文献

1. Brown CA, Bair AE, Pallin DJ, et al. Techniques, success, and adverse events of emergency department adult intubations. Ann Emerg Med. 2015;65:363–70.
2. You-Ten KE, Siddiqui N, Teoh WH, Kristensen MS. Point-of-care ultrasound (POCUS) of the upper airway. Can J Anaesth. 2018;65(4):473–84. https://doi.org/10.1007/s12630-018-1064-8.Epub 2018 Jan 18.
3. Robba C, Wong A, Al Poole D, Tayar A, et al. Basic ultrasound head-to-toe skills for intensivists in the general and neurointensive care unit population: consensus and expert recommendations of the European Society of Intensive Care Medicine. Intensive Care Med. 2021;47:1347–67.
4. Natt BS, Malo J, Hypes CD, Sakles JC, Mosier JM. Strategies to improve first attempt success at intubation in critically ill patients. Br J Anaesth. 2016;117(suppl_1):i60–8.
5. Green SM, Roback MK. Is the Mallampati score useful for emergency department airway management or procedural sedation? Ann Emerg Med. 2019;74(2):251–9.
6. Srinivasarangan M, Akkamahadevi P, Balkal VC, Javali RH. Diagnostic accuracy of ultrasound measurements of anterior neck soft tissue in determining a difficult airway. J Emerg Trauma Shock. 2021;14(1):33–7.
7. Wu J, Dong J, Ding Y, Zheng J. Role of anterior neck soft tissue quantifications by ultrasound in predicting difficult laryngoscopy. Med Sci Monit. 2014;20:2343–50.
8. Ezri T, Gewürtz G, Sessler DI, et al. Prediction of difficult laryngoscopy in obese patients by ultrasound quantification of anterior neck soft tissue. Anesthesia. 2003;58(11):1111–4.
9. Mishra PR, Bhoi S, Sinha TP. Integration of point-of-care ultrasound during rapid sequence intubation in trauma resuscitation. J Emerg Trauma Shock. 2018;11(2):92.
10. Pillai R, Kumaran S, Jeyaseelan L, George SP, Sahajanandan R. Usefulness of ultrasound-guided measurement of the minimal transverse diameter of subglottic airway in determining the endotracheal tube size in children with congenital heart disease: a prospective observational study. Ann Card Anaesth. 2018;21(4):382–7.
11. Clyburn P, Rosen M. Accidental esophageal intubation. Br J Anaesth. 1994;73:55–63.

12. Takeda T, Tanigawa K, Tanaka H, et al. The assessment of three methods to verify tracheal tube placement in the emergency setting. Resuscitation. 2003;56:153–7.

13. Tanigawa K, Takeda T, Goto E, et al. Accuracy and reliability of the self-inflating bulb to verify tracheal intubation in out-of-hospital cardiac arrest patients. Anesthesiology. 2000;93:1432–6.

14. Li J. Capnography alone is imperfect for endotracheal tube placement confirmation during emergency intubation. J Emerg Med. 2001;20(3):223–9.

15. Gobatto ALN, Besen BAMP, Tierno PFGMM, et al. Ultrasound-guided percutaneous dilational tracheostomy versus bronchoscopy-guided percutaneous dilational tracheostomy in critically ill patients (TRACHUS): a randomized no inferiority controlled trial. Intensive Care Med. 2016;42:342–51.

16. Chenkin J, McCartney CJ, Jelic T, et al. Defining the learning curve of point-of-care ultrasound for confirming endotracheal tube placement by emergency physicians. Crit Ultrasound J. 2015;7(1):14.

17. Gottlieb M, Nakitende D, Sundaram T, et al. Comparison of static versus dynamic ultrasound for the detection of endotracheal intubation. West J Emerg Med. 2018;19(2):412–6.

18. Gottlieb M, Holladay D, Burns KM, Nakitende D, Bailitz J. Ultrasound for airway management: an evidence-based review for the emergency clinician. Am J Emerg Med. 2020;38(5):1007–13.

19. Geisser W, Maybauer DM, Wolff H, Pfenninger E, Maybauer MO. Radiological validation of tracheal tube insertion depth in out-of-hospital and in-hospital emergency patients. Anesthesia. 2009;64(9):973–7.

20. Ramsingh D, Frank E, Haughton R, et al. Auscultation versus point-of-care ultrasound to determine endotracheal versus bronchial intubation: a diagnostic accuracy study. Anesthesiology. 2016;124(5):1012–20.

21. Butcher CH, Levitov A. A comparison of CXR versus a specific ultrasound protocol to ascertain endotracheal tube position after intubation in the ICU: a pilot study. Chest. 2009;136(4):69S.

22. Weaver B, Lyon M, Blaivas M. Confirmation of endotracheal tube placement after intubation using the ultrasound sliding lung sign. Acad Emerg Med. 2006;13(3):239–44.

23. Kerrey BT, Geis GL, Quinn AM, et al. A prospective comparison of diaphragmatic ultrasound and chest radiography to determine endotracheal tube position in a pediatric emergency department. Pediatrics. 2009;123(6):e1039–44.

24. Cook T, Woodall N, Frerk C. Major complications of airway management in the UK: results of the Fourth National Audit Project of the Royal College of Anaesthetists and the Difficult Airway Society. Part 1: anesthesia. Br J Anaesth. 2011;106(5):617–31.

25. Schaumann N, Lorenz V, Schellongowski P, et al. Evaluation of Seldinger technique emergency cricothyroidotomy versus standard surgical cricothyroidotomy in 200 cadavers. Anesthesiology. 2005;102:7–11.

26. Kristensen MS, Teoh WH, Rudolph SS. Ultrasonographic identification of the cricothyroid membrane: best evidence, techniques, and clinical impact. Br J Anaesth. 2016;117(1):39–48.

27. You-Ten KE, Desai D, Postonogova T, Siddiqui N. Accuracy of conventional digital palpation and ultrasound of the cricothyroid membrane in obese women in labour. Anaesthesia. 2015;70:1230–4.

28. Siddiqui N, Arzola C, Friedman Z, Guerina L, You-Ten KE. Ultrasound improves cricothyrotomy success in cadavers with poorly defined neck anatomy: a randomized control trial. Anesthesiology. 2015;123(5):1033–41.

29. Rudas M, Seppelt I, Herkes R, Hislop R, Rajbhandari D, Weisbrodt L. Traditional landmark versus ultrasound-guided tracheal puncture during percutaneous dilatational tracheostomy in adult intensive care patients: a randomized controlled trial. Crit Care. 2014;18(5):514. https://doi.org/10.1186/s13054-014-0514-0.

30. Hatfield A, Bodenham A. Portable ultrasonic scanning of the anterior neck before percutaneous dilatational tracheostomy. Anaesthesia. 1999;54:660–3.

31. Reilly PM, Sing RF, Giberson FA, Anderson HL, Rotondo MF, Tinkoff GH, Schwab CW. Hypercarbia

during tracheostomy: a comparison of percutaneous endoscopic, percutaneous Doppler, and standard surgical tracheostomy. Intensive Care Med. 1997;23:859–64.

32. Kollig E, Heydenreich U, Roetman B, Hopf F, Muhr G. Ultrasound and bronchoscopic controlled percutaneous tracheostomy on trauma ICU. Injury. 2000;31:663–8.

33. Chacko J, Nikahat J, Gagan B, et al. Real-time ultrasound-guided percutaneous dilatational tracheostomy. Intensive Care Med. 2012;38:920–1.

34. Sustić A, Zupan Z, Antoncić I. Ultrasound-guided percutaneous dilatational tracheostomy with laryngeal mask airway control in a morbidly obese patient. J Clin Anesth. 2004;16:121–3.

35. Hanlin ER, Zelenak J, Barakat M, Anderson KL. Airway ultrasound for the confirmation of endotracheal tube placement in cadavers by military flight medic trainees—a pilot study. Am J Emerg Med. 2018;36(9):1711–4. https://doi.org/10.1016/j.ajem.2018.01.074. Epub 2018 Feb 2

第 11 章
呼吸肌的超声评估

Annemijn H. Jonkman，*Nuttapol Rittayamai*，*Annia Schreiber*，
Laurent Brochard，*Alberto Goffi*

目　录

🎓 **学习目标**

－描述呼吸肌（膈肌和膈外呼吸肌）的超声评估方法。

－阐述呼吸肌超声在临床和研究中的应用。

－识别呼吸肌超声的局限性和常见误区。

－介绍呼吸肌超声的新兴应用，并探讨其未来发展方向。

11.1　引言

为维持肺泡通气而紧密协作的各种肌肉通常被称为"呼吸肌"。这些呼吸肌的功能障碍在机械通气的重症患者中极为常见（超过 60% 的患者[1]），常常使得患者难以摆脱对呼吸机的依赖[2, 3]。呼吸肌功能障碍与不良的临床结局有关，包括重症监护室（ICU）住院时间延长、并发症风险升高和死亡率升高[1, 3, 4]。虽然多种因素会导致重症患者呼吸肌功能受损，但机械通气本身也可能造成对患者呼吸功能的损伤。过度通气支持可能导致呼吸驱动力降低和肌肉活动减少，进而引发肌肉萎缩和呼吸收缩特性的改变[5-9]。相反，而呼吸机辅助不足或呼吸驱动力过强导致的过度呼吸可能会造成膈肌损伤[10, 11]，但后者仍缺乏有力的临床证据。

监测呼吸肌的功能对于限制机械通气对呼吸肌的负面影响至关重要[12, 13]。超声在这方面的应用相对较新，但由于其非侵入性、实时可视化、学习曲线相对较快以及床旁可用性等特点，在重症监护病房（ICU）中越来越受欢迎。通过超声检查呼吸肌可以：①发现原有的或在机械通气过程中出现的呼吸肌功能障碍；②量化患者用力时肌肉的激活程度；③帮助识别有脱机失败风险的患者[14]。膈肌超声已经成为一种在床旁广泛使用的成熟工具，其技术和可重复性已经在健康受试者、门诊患者和危重患者中得到了广泛的验证。相比之下，膈外吸气和呼气肌肉的超声检查仍处于起步阶段，主要用作研究工具。

在本章中，我们将提供呼吸肌超声原理及其临床应用的全面概述。同时，我们也将指出其主要误区和局限性，并展望这一领域的未来发展方向。

11.2　呼吸肌的解剖

呼吸肌是一种骨骼肌，其主要任务是有规律地牵动胸壁，以实现有效的肺泡通气和气体交换[15, 16]。胸壁由两个腔室组成，即胸腔与腹腔，这两个腔室的肌肉在呼吸过程中扮演着不同的角色[17]。这两个腔室在结构上呈并行排列，因此肺的充气 / 放气可通过胸廓或腹腔或两个腔室同时发生的容积变化来实现。主要的吸气肌是膈肌，其次是肋间外肌和胸骨旁肋间肌；辅助吸气肌肉则包括斜角肌、胸锁乳突肌、胸大肌和胸小肌、前锯肌、上后锯肌、肩胛提肌和斜方肌。呼气肌则包括腹壁肌肉（腹外斜肌和腹内斜肌、腹横肌和腹直肌）、肋间内肌和三角肌。膈肌是主要的吸气肌，而辅助吸气肌则在呼吸负荷大或膈肌容量小的情况下被激活[18]。在正常情况下，呼气是被动的，不需要呼气肌参与。然而，当吸气肌承受的（相对）负荷显著增加时（例如在运动期间、吸气肌肉容量低或存在内源性呼气末正压），呼气肌经常被激活[16-19]，在需要强制呼气的情况下也是如此，例如咳嗽。此外，呼气肌通过以下方式参与呼吸：① 作为膈肌收缩的支点（肋间肌和腹肌）；② 稳定胸廓，防止其在膈肌收缩期间向内塌陷（肋间肌）；③通过防止腹腔内容物尾向移动，维持膈肌的功能性穹隆形态（腹肌）。

11.2.1　膈肌

膈肌是一种薄的肌腱结构，其肌纤维从中央腱结构（中央腱）向三个方向辐射延伸，分别是：位于胸骨剑突（胸骨部分）、下 6 肋内表面和上缘（肋骨部分）以及第 1 至第 3 腰椎和腱性弓状韧带（胸骨或椎骨部分）[17, 20]。从功能角度来看，胸骨和肋骨参与不同的过程，肋骨纤维参与呼吸，而胸骨纤维则参与防止胃食管反流[20]。肋骨纤维自肋骨附着点沿头颅 - 背侧方向斜行，直接贴近下肋骨的内侧（"贴合区"）。在静息状态（即在功能残气量）时，"贴合区"占据了膈肌表面（占总表面积的 60%～65%）和肋骨表面（占 25%～40%）的很大一部分[21]。这种独特的解剖结构可以被形象地描述为一个椭圆圆柱体（贴合区）与穹顶（主要是中央腱）的组合（图 11.1a）。在吸气期间，肌纤维的收缩导致贴合的膈肌在头尾向缩短，随后膈肌穹顶部相对于肋骨附着点下移。基本上，膈肌可以被想象为一个活塞，它不仅推动胸膜腔在其头尾轴向上扩张，还能使腹腔内脏移位。此外，肋骨纤维由于其下 6 肋骨上的附着点，使得肋骨在膈肌收缩时向上提起并向外旋转[22]。

11.2.2　肋间肌

肋间肌是占据每个肋间隙的两层薄薄的肌肉（图 11.1b）。
- 肋间外肌（即较表层的肌肉）：从上肋骨的结节处斜向尾部伸展至下肋骨的软骨肋骨交界处（即纤维从尾部向腹部延伸）；
- 肋间内肌（即更深的一层）：从上肋骨的软骨 - 胸骨交界处斜向延伸至下肋骨的结节附近（即纤维沿尾背方向走行）。
- 由于这些不同的解剖插入点，肋间只在胸部的外侧部分包含两层肌肉，而在前部和背部只有一层肌肉。特别是在胸骨和软骨肋骨交界处之间的腹侧，只有肋间内肌存在，而肋间外肌则被纤维肌腱膜（前肋间膜）取代。这一水平的肋间内肌被称为"胸骨旁肋间肌"，在功能上起着吸气肌的作用。

肋间肌对肋骨的影响相当复杂，即使在今天也没有完全阐明。关于更全面的描述，我们可以参考之前发表的相关综述[15-17, 21, 23-25]。为简单起见，我们可以将胸骨旁肋间肌和肋间外肌视为吸气肌，而肋间内肌则具有呼气功能。

11.2.3　腹壁肌肉

腹壁的四块肌肉作为呼气肌参与呼气运动：腹直肌（腹部内侧肌）、腹外斜肌和腹内斜肌、腹横肌（后三者统称为腹部外侧肌）（图 11.1c）。这些肌肉的收缩：① 将腹壁向内牵拉，导致膈肌向胸腔内上方移动；②将下肋骨向尾侧牵拉，导致胸廓塌陷[17]。腹直肌在主动呼气时参与最少，主要维持躯干的稳定性。

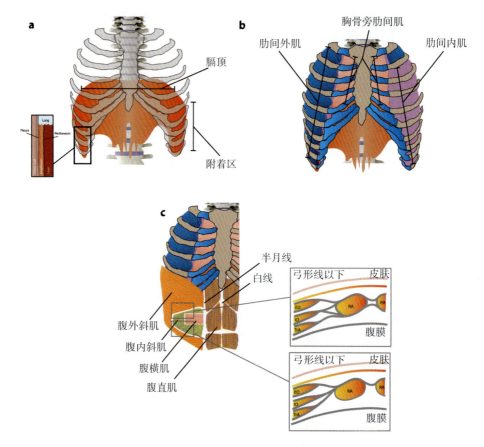

图 11.1 （a）膈肌及其附着区示意图；（b）肋间肌示意图；（c）腹部呼气肌示意图

— 腹直肌是位于中线两侧的成对长形肌肉，从胸骨和第5至第7肋软骨垂直延伸至耻骨。它的主要功能是非呼吸性的胸椎和腰椎屈曲。白线是分隔左右腹直肌的中线纤维结构。半月线是沿着腹直肌外侧边界的垂直弯曲肌腱结构；在其水平上，腹外侧肌肉的肌腱与腹直肌鞘相交，腹直肌鞘环绕（弧形线以上）或覆盖（弧形线以下）腹直肌。

— 腹斜肌位于腹直肌的外侧。腹外斜肌是腹侧肌肉中最浅表、最大的一块。它起源于下8肋，覆盖下肋和肋间肌；其纤维向尾部延伸，止于髂嵴、腹股沟韧带和白线。腹内斜肌位于腹外斜肌的深部。它起源于髂嵴的腹股沟韧带，止于后3肋骨软骨的前外侧和白线。

— 腹横肌是腹侧肌中最深的一块。它起源于下6肋的内表面、腰筋膜、髂嵴和腹股沟韧带，向内侧延伸到直肌鞘。

11.3 膈肌超声

超声可用于评估膈肌的肌肉结构、活动度、活动性和功能。膈肌的常见超声评估方法有：①膈肌偏移；②膈肌厚度；③膈肌增厚分数。最近发表了一份关于这些测量技术的共识声明[26]。

11.3.1　膈肌偏移

11.3.1.1　图像获取和参数

使用低频（2～5MHz）相控阵（心脏）或凸阵（腹部）探头可以测量膈肌偏移。最好采用肋下方法，患者应采取仰卧或半卧位。在评估膈肌偏移时，不应使用任何呼吸机支持（T 管试验或尽可能低的 CPAP 水平），因为呼吸机充气提供的正压也会导致膈肌尾部移位，而这种移位无法与患者真正呼吸努力造成的移位区分开来。此外，PEEP 水平应在可行和安全的情况下尽可能低，因为 PEEP 会使膈肌位置更偏向尾侧，可能影响肌肉产生偏移的能力。超声可以同时显示两侧膈肌，但由于脾脏的声窗较差，左侧膈肌较难评估。

将超声探头放置在（右侧）肋骨下区域，即肋缘下方、腋前线和锁骨中线之间（图 11.2a）。为了使超声束垂直于右侧膈肌的穹隆后部，超声探头应尽可能向上、内侧和背侧倾斜。右侧膈肌被识别为一条与肝脏相连的明亮回声线（图 11.2b）。这条明亮的回声线是由膈肌周围的胸膜层和腹膜层产生；在这个深度和使用低频探头时，这两层不能清楚地分开，因此无法清楚地识别膈肌。

首先，使用 B 模式确定超声探头的最佳位置；然后，启动 M 模式，通过将 M 线垂直于膈肌并与膈肌的运动保持一致来测量膈肌的偏移[26]。当吸气时膈肌向尾部移动，高亮回声线即向探头方向移动。膈肌偏移可量化为呼吸时膈肌运动的幅度（呼气末和吸气末之间的垂直距离）。应调整超声波束的最大深度以获得最大偏移，并将扫描速度调整到尽可能低的速度，以便在同一超声波图像中至少捕捉到 3 次呼吸（图 11.2c）。由于呼吸间变异，因此应取 3～5 次呼吸的膈肌偏移的平均值。

当在肋下窗难以观察到膈肌时，在胸壁后外侧区域评估肝脏和脾脏的移动是一个很好的替代方法（图 11.2d）。这可以评估膈肌运动的方向，但不能量化（M 模式线不能与膈肌运动方向一致）。

11.3.1.2　解释

膈肌偏移可以在安静呼吸时测量——与潮式吸气努力有关，也可以在最大吸气努力时测量（深呼吸或嗅闻动作）——与膈肌功能有关（图 11.3a-c）。据报道，健康受试者在安静呼吸、深呼吸和自主嗅闻时右侧膈肌偏移的正常值分别为：男性（1.8±0.3）cm、（7.0±1.1）cm 和（2.9±0.6）cm；女性（1.6±0.3）cm、（5.7±1.0）cm 和（2.6±0.5）cm[27]。女性和男性正常横膈膜偏移的下限分别为：安静呼吸时 0.9cm 和 1cm，深呼吸时 3.7cm 和 4.7cm，嗅觉动作时 1.6cm 和 1.8cm[28]。

膈肌的运动范围可以在平静呼吸期间测量，这与潮气吸气努力相关；也可以在最大吸气努力期间测量（如深呼吸或嗅觉动作），这与膈肌功能相关（见图 11.3a-c）。健康受试者在平静呼吸、深呼吸和自主嗅觉期间右侧膈肌运动范围的正常值分别为（1.8±0.3）cm、（7.0±1.1）cm 和（2.9±0.6）cm（男性），以及（1.6±0.3）cm、（5.7±1.0）cm 和（2.6±0.5）cm（女性）[27]。正常膈肌运动的下限在平静呼吸期间为 0.9cm（女性）和 1.0cm（男性），在深呼吸期间为 3.7cm（女性）和 4.7cm（男性），在嗅闻动作期间为 1.6cm（女性）和 1.8cm（男性）[28]。

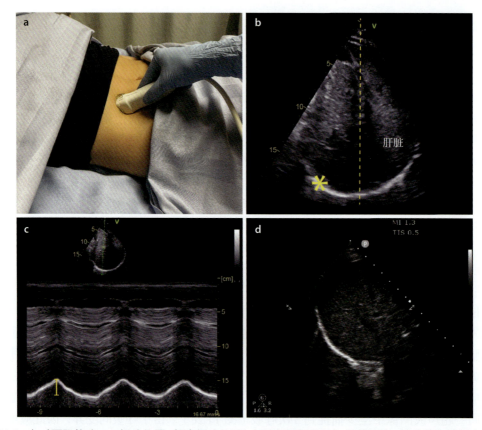

■ 图11.2　（a）膈肌偏移——探头位置。超声探头位于（右侧）肋骨下区域，肋缘下方，腋前线和锁骨中线之间。（b）膈肌偏移——二维超声图像。半膈被识别为一条高亮的回声线（＊），与肝脏相连。（c）膈肌偏移——超声M模式。M模式用于测量膈肌偏移，方法是将M线与膈肌垂直，并与膈肌的运动保持一致。当吸气时膈肌向尾部移动，明亮的回声线就会向探头移动。膈肌偏移被量化为呼吸时膈肌运动的幅度（呼气末和吸气末之间的垂直距离——黄线）。由于每次呼吸的差异，应取3～5次呼吸的膈肌偏移平均值。（d）膈肌偏移——后外侧法。当在肋下窗难以观察到膈肌时，在胸壁后外侧区域观察肝脏和脾脏的移动是一个不错的选择。这可以评估膈肌运动的方向，但不能量化（M模式线不能与膈肌运动方向一致）

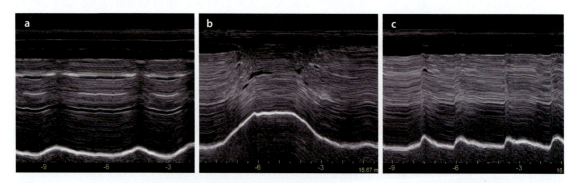

■ 图11.3　可以在安静呼吸时测量膈肌偏移（图a），这是一种与潮式吸气努力相关的测量方法；也可以在最大吸气努力时测量膈肌偏移，即深呼吸（图b）或嗅觉动作（图c），这是一种与膈肌功能相关的测量方法。据报道，健康受试者在安静呼吸、深呼吸和自主嗅觉时的右横膈肌偏移正常值分别为：男性（1.8±0.3）cm、（7.0±1.1）cm和（2.9±0.6）cm，女性（1.6±0.3）cm、（5.7±1.0）cm和（2.6±0.5）cm[27]

在重症患者中，安静呼吸时膈肌偏移＜ 1.1cm[27] 和最大吸气时膈肌偏移＜ 2.5cm[29] 已被用于诊断膈肌功能障碍。此外，反常运动（即在吸气期间膈肌向头侧移位）提示膈肌严重麻痹。此外，测量自主呼吸试验期间的膈肌运动范围已被证明可以预测脱机结果 [30, 31]。尽管评估左侧膈肌的运动范围更具挑战性，但建议比较两侧以寻找对称性并识别单侧膈肌无力或麻痹。

11.3.2　膈肌厚度和增厚分数

11.3.2.1　图像获取和参数

膈肌厚度可以通过肋间方法在附着区（即膈肌附着在胸腔的位置）测量，通常在第 8 至第 10 肋间隙之间和腋前线至中线处。患者应处于仰卧或半卧位（见图 11.4a）。与膈肌运动范围的评估不同，膈肌厚度可以在机械通气辅助下和在自主呼吸期间测量。附着区的膈肌是一个非常薄且浅表的结构，因此需要高频线阵探头（10 ～ 15MHz）进行识别。膈肌被识别为三层结构，位于顶胸膜和腹膜之间的低回声结构，深度为 2 ～ 4cm（见图 11.4b）。通常在低回声结构的中间识别出第三条明亮的回声线，对应膈肌的纤维层。为了评估膈肌厚度，可以使用 B 模式或 M 模式通过将探头垂直于膈肌来测量厚度[26]。膈肌厚度的测量是在呼气末（基线厚度）和吸气末的两个高亮回声线之间的距离（见图 11.4c）；根据最近的共识文件[26]，胸膜和腹膜不应包括在测量中。由于呼吸间存在变异性，通常取 3 ～ 5 次膈肌厚度平均值。

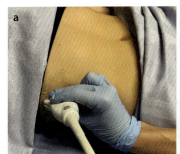 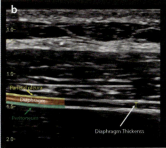 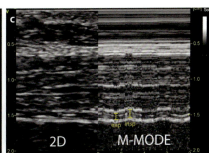

■ 图 11.4　（a）膈肌厚度和增厚分数——探头位置。测量膈肌厚度时，患者应采取仰卧或半卧位，可从肋间入路，通常位于第 8 至第 10 肋间、腋中线前方的膈肌贴合区进行。（b）膈肌厚度和增厚分数——超声 2D。附着区的膈肌非常薄且表浅，因此需要使用高频线阵探头（10 ～ 15MHz）进行识别。膈肌被确定为三层结构，其低回声结构位于壁层胸膜和腹膜之间，距离皮肤 1 ～ 4cm 深。（c）膈肌厚度和增厚分数——超声 M 模式。膈肌厚度是指呼气末（基线厚度）和吸气末两条高亮回声线之间的距离；胸膜和腹膜不应包括在测量范围内。由于每次呼吸的差异，通常取 3 ～ 5 次呼吸的膈肌厚度平均值

在吸气期间，由于膈肌收缩和主动肌纤维缩短，膈肌厚度增加。呼吸周期中厚度增加的百分比可以用膈肌增厚分数（TFdi）表示，公式为：

$$增厚分数（TFdi）= \frac{吸气末厚度（Tei）- 呼气末厚度（Tee）}{呼气末厚度（Tee）} \times 100\%$$

11.3.2.2　解读

在健康受试者和危重患者身上使用超声测量膈肌厚度是准确且可重复的[32-34]。在尸体上用尺子直接测量的结果与此有很高的相关性[35]。据报道，呼气末（功能残余量）膈肌厚度的正常值为 2.2 ～ 3.3mm，呼气末正常膈肌厚度的下限为 1.5mm[32, 36]；然而，这些值应谨慎解释，因为早期的研究通常没有报告测量厚度时是否包括筋膜边界——这可能会导致轻微高估肌肉的真实厚度。例如，最近一项针对健康志愿者的研究表明，在腋中线测量的呼气末膈肌厚度的中值为 1.27mm[37]。膈肌厚度主要反映肌肉的宏观结构和营养状态，不同个体、性别和年龄的膈肌厚度差异很大，但都处于正常范围内[14]。因此，仅根据绝对厚度与某些报告的标准值进行比较来定义功能障碍在临床上可能并不实用。监测机械通气过程中膈肌厚度的变化有助于检测膈肌萎缩，并推断功能变化。文献[3, 26]中使用的临界值是厚度从基线下降 > 10%。此外，厚度的左右比值 < 0.5 或 > 1.6 应视为异常[14]。

膈肌增厚分数可在安静呼吸时（图 11.5a）和最大吸气时测量。平静呼吸时，膈肌增厚分数（TFdi）反映了膈肌的收缩活动，一些研究显示其与吸气努力相关[38, 39]。但是，在健康志愿者和重症患者中，TFdi 的单个值与跨膈压的相关性很差[40]。相反，在深呼吸或嗅觉动作等最大吸气用力时测量膈肌增厚分数与膈肌功能有关（图 11.5b）。健康受试者在平静呼吸时的正常膈肌增厚分数分别为男性 32% ± 15%，女性 35% ± 16%；在深呼吸时分别为男性 106% ± 34%，女性 116% ± 40%[41]。TFdi 小于 20% 通常被用作检测膈肌功能障碍的临界值[42]，并应在最大呼吸努力期间进行评估。实际上，健康成年人在平静呼吸期间也有 TFdi 值在 20% ～ 30% 的报道[3, 43]。辅助呼吸期间的低 TFdi 可能反映了肌肉在没有功能降低的情况下所做的最小呼吸努力。在辅助通气的患者中，这可能是由于呼吸机过度辅助引起的。因此，建议降低呼吸机吸气支持（同时密切监测其他呼吸参数），并观察 TFdi 是否有所增加。

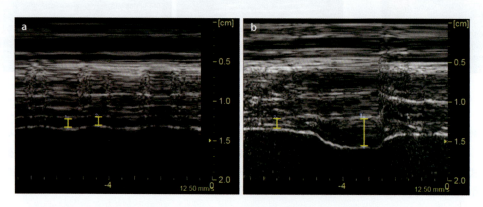

◼ 图 11.5　膈肌增厚分数可在安静呼吸时（图 a）和最大吸气努力时（如深呼吸）（图 b）测量。据报道，在健康受试者中，安静呼吸时膈肌正常增厚率男性为 32% ± 15%，女性为 35% ± 16%；深呼吸时膈肌正常增厚率男性为 106% ± 34%，女性为 116% ± 40%[41]

在机械通气患者中，膈肌增厚分数可用于评估膈肌功能障碍[44]；自主呼吸试验期间的膈肌增厚分数测量已被用来预测脱机结果，阈值为 30% ～ 36%[45, 46]。膈肌超声在这些临床场景中的具体应用将在下文详细讨论。

11.4　膈外肌超声

11.4.1　胸骨旁肋间肌超声检查

11.4.1.1　图像获取和参数

通过在第 2 和第 3 肋间水平放置线阵高频（10 ～ 15MHz）探头，并从胸骨外侧 3 ～ 5cm 处沿头尾方向定位，可以观察到胸骨旁肋间肌[14, 47, 48]。患者应采取仰卧或半坐位（图 11.6a）。在 B 型模式下，肌肉显示为覆盖有筋膜的双凹形结构，位于两根肋骨之间（图 11.6b）。胸骨旁肋间肌下方可见胸膜线。

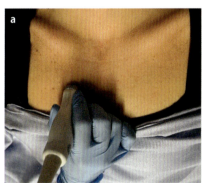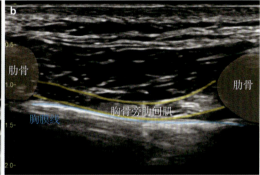

■ 图 11.6　（a）胸骨旁肋间肌——探头定位。将线阵高频（10 ～ 15MHz）探头置于第 2 和第 3 肋间隙水平，并在距胸骨侧方 3 ～ 5cm 处沿头尾方向定位，可观察到胸骨旁肋间肌。患者应采取仰卧或半坐位。（b）胸骨旁肋间肌——二维超声图像。在 B 模式超声中，该肌肉可被识别为位于两根肋骨之间的双凹肌肉结构，并被筋膜覆盖。胸骨旁肋间肌下方可见胸膜线

在 B 型模式和 M 型模式下均可测量肌肉厚度，标尺应放置在筋膜内部高回声边界内。类似于膈肌，通过测量呼气末（Tee）和吸气末（Tei）的厚度，可以计算肋间肌增厚分数（TFic）：TFic=［（Tei-Tee）/Tee］× 100%。建议取至少 3 ～ 5 次呼吸的平均值以减少变异性。

11.4.1.2　解读

在健康志愿者的正常静息呼吸期间，TFic 的报告值为 3%（四分位间距，2% ～ 5%），而在 ICU 患者中，无膈肌功能障碍（n=21）和有膈肌功能障碍（n=33）的 TFic 分别为 5%（38%）和 17%（10% ～ 25%）[48]。在健康志愿者中，厚度和 TFic 测量的可重复性分别报告为一般、优秀和良好。同一报告[48]中，16 名接受辅助呼吸的患者中，当呼吸机辅助水平增加时，TFic 呈逐渐下降趋势［Spearman P=-0.61（5% CI，-0.74 ～ -0.44）；$P < 0.001$］。因此，膈肌功能障碍患者较高的 TFic 可能表明膈肌外吸气肌存在代偿机制[18]，有报告称 TFic 与膈肌产生压力的能力呈负相关关系［Spearman P=-0.79（95% CI，-0.87 ～ -0.66）；$P < 0.001$］[48]，也说明了这一点。根据这一推理，TFic 及其与膈肌增厚分数（TFdi）的比值是预测拔管失败的指标（AUROC 为 0.81）[51]。

11.4.2   腹壁肌超声检查

11.4.2.1   图像获取和参数

进行腹壁肌的超声检查时，患者应处于仰卧位并使用线阵高频（10 ～ 15MHz）探头[14, 52, 53]。操作者不应用探头对皮肤施加任何压力，以防腹壁受压改变呼气肌肉的形状 / 厚度。使用 B 型模式将探头横向放置在腋前线、最后一根肋骨和髂嵴之间的中间位置时，可以最好地观察到腹外斜肌（EO）、腹内斜肌（IO）和腹横肌（TrA）（图 11.7）。为了获得最佳方向，建议首先观察腹直肌（RA）。将探头放置在脐上方 2 ～ 3cm 处（以确定白线），然后将探头从该中线向外滑动 2 ～ 3cm 即可对腹直肌进行成像。探头应沿头尾方向移动，以获得最大的 RA 肌肉厚度。随后，缓慢向侧方滑动探头，即可看到半月线。这是一条厚厚的回声筋膜，与 RA 肌肉的外侧和斜方肌的内侧相融合，这样就可以确定 EO、IO 和 TrA 肌肉是平行分布的三个肌肉层[14]。

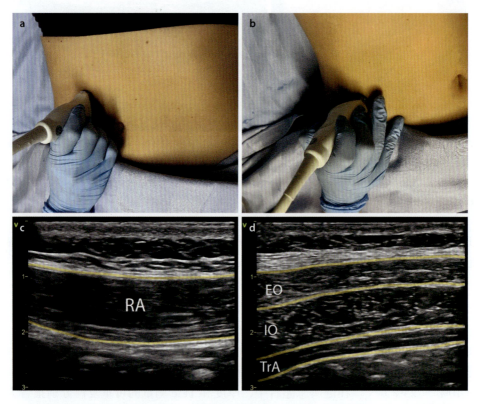

🔵 图 11.7   呼气性腹部肌肉。图像采集时，患者应取仰卧位，并使用线阵高频（10 ～ 15MHz）探头。操作员不应用探头对皮肤施加任何压力，以防腹壁受压改变呼气肌的形状 / 厚度。为获得最佳定位，建议首先观察腹直肌（RA）。将探头置于脐上方 2 ～ 3cm 处（以确定白线），然后将探头从该中线向外滑动 2 ～ 3cm，即可对腹直肌进行成像（图 a）。探头应沿头尾方向移动，以获得最大的 RA 肌肉厚度（图 c）。然后，缓慢向侧方滑动探头，以观察半月线。这是一条厚厚的回声筋膜，与 RA 肌肉的外侧和斜方肌的内侧相融合。将探头横向放置在腋前线最后一根肋骨和髂嵴之间的中间位置时，可以最好地观察到腹外斜肌（EO）、腹内斜肌（IO）和腹横肌（TrA）（图 b）。它们被识别为平行排列的三个肌肉层（图 d）

使用 M 型模式成像或呼吸周期的 B 模式帧 / 视频，将标尺置于每个筋膜的内缘，即可测量吸气末（Tei）和呼气末（Tee）的厚度。同样，建议测量 3 ～ 5 次不同呼吸的平均值。也有研究使用从下部 TrA 筋膜到上部 EO 筋膜的侧向呼气肌肉的总厚度，但应注意这包括环绕 IO 肌肉的筋膜[53-55]。在主动呼气过程中，腹壁肌增厚分数（TFab）可通过以下公式确定：TFab=[（Tee – Tei）/Tei] × 100%。需要注意的是，与膈肌和胸骨旁肋间肌不同，TFab 测量的是呼气时厚度的增加，而 Tei 为静息时的厚度。

11.4.2.2 *解释*

据报道，在机械通气患者中，厚度[53] 和 TFab[56] 测量的重现性分别为优和中等。之前已经报告了呼气肌肉的正常值[14]。通常，RA 肌肉是最厚的结构，其次是 IO、EO 和 TrA 肌肉[57]。77 名重症监护病房患者在机械通气的第一周内出现了腹壁外侧肌肉总厚度的变化；22% 的患者出现了肌肉萎缩，原因是肌肉组织的损失，而 12% 的患者出现了肌肉厚度的增加，原因是 IO 肌肉周围的椎间筋膜厚度增加[53]。后者强调了在跟踪任何呼吸肌厚度随时间的变化时不包括筋膜的重要性。

解释 TFab 比较复杂，因为与膈肌和胸骨旁肋间肌相比，呼气肌有更多的自由度：一层肌肉的主动收缩可能会直接影响相邻肌层的位置和厚度[52]。因此，建议将 TFab 作为筛选参数，用于识别辅助机械通气时呼气肌的活跃程度，直到有更多临床数据可用于解释绝对值。在自主呼吸试验失败的患者中，咳嗽时测量的 TrA、IO 和 RA 肌肉的联合 TFab 与脱机尝试后重新插管或重新连接呼吸机的风险增加有关（增厚分数每降低 10%，OR 2.1；95% CI：1.1 ～ 4.4）[56]。

11.5 临床应用

11.5.1 识别膈肌功能障碍

膈肌功能障碍在机械通气的患者中非常普遍，它与较差的预后有关，包括拔管失败、机械通气时间延长以及较高的院内死亡率和 1 年死亡率[1, 3, 30, 58, 59]。从生理学角度来看，膈肌功能障碍可定义为其产生压力的能力下降。临床实践和研究中使用了不同的方法来评估和监测膈肌功能，包括膈肌电图（通过体表或经食管途径）、最大吸气时（最大跨膈压，Pdi，max）或膈神经超极限双侧磁刺激（Pdi，twitch）时测量食管压（Pes）和胃内压（Pga），并由此得出跨膈压——Pdi[60]。膈神经磁刺激（Ptr，stim）过程中气管压力的变化可作为 Pdi，twitch 的微创替代方法。虽然膈神经磁刺激被认为是 ICU 膈肌功能评估的参考方法，但这种技术并不普及，而且需要很高的专业技术。肌电图也有类似的考虑因素，此外，肌电图也存在患者间高变异性，且正常值尚未明确[61]。

与这些复杂的方法不同，超声被认为是一种很有前景的诊断技术，可以无创、快速地评估膈肌功能[6, 30, 44, 45]。

使用膈肌超声诊断膈肌麻痹的早期报告可追溯至 20 世纪 80 年代末[62]，在过去 20 年中，众多研究已报告超声在评估膈肌功能方面的优势，特别是在 ICU 环境中。

与 $P_{di, max}$ 或 $P_{di, twitch}$ 测量类似，与安静呼吸时进行的测量相比，在最大吸气努力时进行的超声测量（尾部位移 / 外展或吸气增厚）理论上可以更正确、更准确地反映膈肌功能[63]。然而，在激发最大呼吸努力（尤其是重症监护室患者）和估计是否达到真正的最大呼吸努力时，仍存在潜在的变异性问题。此外，通过最大增厚分数评估膈肌功能障碍时应考虑的临界值仍存在争议[63]。最后，由于文献中提供了一些根据非最大呼吸努力时的测量结果来评估或定义膈肌功能障碍的案例，因此这些文献的异质性很强。膈肌功能障碍通常与厚度减小、静息时的偏移和增厚分数减小有关。然而，这些结果不应被视为功能障碍的同义词，也不应被用于诊断功能障碍；相反，静息时的超声（厚度和增厚分数）应被视为筛查膈肌功能障碍的有用工具，而在最大呼吸努力时进行的超声检查和更具侵入性的技术应被用于进一步的定量分析。

11.5.1.1 膈肌功能障碍中的膈肌偏移

膈肌偏移测量可筛查功能障碍。吸气时的反常运动（如向上移位）提示严重 / 完全性麻痹。在单侧麻痹的情况下，未受影响的半侧膈肌可能会表现出较大的向下偏移，作为产生足够潮气量的代偿机制；因此，始终需要关注左右膈肌偏移的对称性。不同研究使用吸气时膈肌向下位移来确定膈肌功能障碍的临界值[58, 64-67]。在接受心脏手术并在术后需要长时间机械通气的患者中，Lerolle 等为了找到诊断膈肌功能障碍的定量临界值，使用了 Pdi 作为参考方法[64]。最大吸气努力时的偏移量（称为 Best E）与 Gilbert 指数（ρ =0.64，P=0.001）显著相关，该指数是反映膈肌对吸气努力的贡献（根据 ΔPga/ΔPdi 的比值计算）。Best E ＜ 25mm 是预测严重膈肌功能障碍准确度最高的临界点。

还有一些研究[65, 66, 68]先验地定义了膈肌功能障碍和（或）麻痹的存在，主要依据是之前在健康受试者中进行的生理研究中描述的偏移下限[28]，在评估方式（M 型模式、B 型模式、两者兼有）、呼吸类型（最大吸气努力时或静息时）、观察到的患病率以及与预后的相关性方面差异较小[69]。Valette 等在因病因不明的急性呼吸衰竭而住院的 ICU 患者中，将无辅助深呼吸时 M 型模式偏移＜ 10mm 定义为存在膈肌功能障碍，并报告，与临床和影像学标准相比，超声检测（任一侧）膈肌功能障碍的能力更强[65]。Mariani 等选择了相同的临界值来定义膈肌功能障碍，但评估是在安静呼吸时进行的，且同时采用了 M 型模式和 B 型模式[66]。

其他研究基于半定量评估来定义膈肌功能。研究发现，婴儿在平静呼吸时（患者断开呼吸机后进行评估）的膈肌移动度分级（正常、运动减弱、运动迟缓和矛盾运动）在诊断异常膈肌运动（透视检测）方面具有很高的灵敏度和特异度[69, 70]。但是，没有提供明确的临界值来区分运动减弱和运动障碍，也没有提供识别矛盾运动或正常运动的标准。

11.5.1.2 膈肌功能障碍中的增厚分数

膈肌厚度和增厚分数的测量也已被提出用于评估膈肌功能。Gottesman 等[42]在可能存在膈肌功能障碍的患者中，无论是基于诱发症状的存在还是放射学显示膈肌抬高，报告了膈肌增厚分数（TFdi）和厚度的显著降低（–8% ± 13%，范围为 –35% ～ 5% vs. 65% ± 26%，范围为 28% ～ 96%，P ＜ 0.001）和厚度［（1.7 ± 0.2）mm，范围为 1.3 ～ 1.9mm vs.（2.7 ± 0.5）mm，范围为 2.0 ～ 3.9mm，P ＜ 0.01）。在少数病例中，TFdi 被报告为负值（吸气时厚度减少），反映出吸气时膈肌可能被动拉伸[42]。

最近，作为膈肌功能标志的 TFdi 与 $P_{tr, stim}$ 的关系得到了评估。TFdi 能够可靠地识别压力支持通气时的膈肌功能障碍（定义为 Ptr, stim < 11cm H_2O）（AUCROC 0.91，95%CI 0.85 ~ 0.97，P < 0.001），但不能识别开始机械通气时的膈肌功能障碍。TFdi 值 < 29%（自助法 95%CI 25% ~ 30%）可区分膈肌功能障碍，灵敏度为 85%，特异度为 88%[1]。在无辅助自主呼吸过程中也发现了 TFdi 和 $P_{tr, stim}$ 之间的相关性[58]。相反，无论通气模式如何，膈肌的厚度和压力产生能力似乎并不相关[1]。

在 TFdi 降低的情况下同时评估膈肌外的呼吸肌活动可以辅助诊断膈肌功能障碍。与无膈肌功能障碍的患者相比，有膈肌功能障碍（定义为 Gilbert 指数为负）的插管重症患者的 TFdi 更低（13.2% ± 9.2% vs. 33.6% ± 18.2%），胸骨旁肋间肌的 TF 更高（12.7% ± 9.1% vs. 2.1% ± 1.7%）。这一结果表明，在膈肌功能障碍和呼吸工作量增加的情况下膈肌外的呼吸肌被征用[71]。Dres 等最近的一项研究[48]也发现，膈肌功能障碍患者与无膈肌功能障碍患者相比，胸骨旁肋间肌的增厚分数增加（17% vs. 5%，P < 0.0001）。

11.5.2　脱机结果预测

事实证明，关注脱机时膈肌功能对预测脱机结果尤为重要。最近发表了两项关于该主题的系统综述和荟萃分析[72, 73]。第一项研究包括 19 项研究（1071 名患者），结果表明 TFdi 始终是脱机结果的良好预测指标（AUC 0.87）；而膈肌偏移的准确性较低，且不同研究之间存在高度异质性[73]。最近的一项研究在定性分析中纳入了 28 项研究，其中 16 项纳入了定量分析（816 名患者）[72]。当 TFdi 和膈肌偏移减少时，TFdi 和膈肌偏移都能准确预测脱机失败；但是，超声检查结果正常并不能排除随后的脱机失败（TFdi 和偏移的集合灵敏度分别为 0.70 和 0.71；集合特异度分别为 0.84 和 0.80）。TFdi 临界值为 20% ~ 36%，最一致的值为 30% ~ 35%[45, 74-76]；偏移阈值均为 1 ~ 2cm[30, 75-77]。各研究在患者选择、脱机成功（脱机失败）的定义、呼吸机设置、超声测量的时间和体位等方面存在很大差异，这影响了膈肌超声作为脱机结果单一预测指标准确性的最终结论。

为了预测拔管后 48 小时以上的成功自主呼吸，Spadaro 等在 T 管 SBT 期间将膈肌偏移评估与浅快呼吸指数[78]相结合（由此得出的 D-RSBI 是由呼吸频率与膈肌偏移之间的比率得出的），结果显示后一种指数与标准 RSBI 相比具有更强的区别能力（AUROC D-RSBI 0.89 vs. RSBI 0.72，P=0.006）。最近，另一项研究整合了膈肌偏移和吸气时间评估[67]；然而，与单独的膈肌偏移相比，由此得出的膈肌收缩速度对拔管结果的预测能力更弱。同一作者建议在辅助／控制通气期间和 SBT 期间连续评估膈肌偏移，结果发现在两种情况下保持一致偏移的能力比在 SBT 期间单独测量偏移更能预测拔管成功率。

与大多数研究和两项荟萃分析的总体结果不同的是，一项针对有再次插管风险的患者（年龄 > 65 岁、通气时间 > 7 天或患有潜在的心脏或呼吸系统疾病）并在脱机试验成功后拔管的大型多中心试验[79]显示，最终拔管失败的患者和拔管成功的患者之间的 TFdi 没有显著差异（P=0.67），膈肌偏移也是如此。在多变量逻辑回归分析中，唯一与拔管成功独立相关的变量是呼吸治疗师临床评估的有效咳嗽。

与 Vivier 的多中心试验[79]一致，最近的一项双中心研究显示，咳嗽功能减弱（通过声像图评估为咳嗽时腹内斜肌、腹横肌和腹直肌 TF 的总和，称为咳嗽 TFabs）与通过 SBT 的患者拔管后失败的风险增加有关（咳嗽 TFabs 每下降 10%，拔管失败的 OR 为 2.1 [95% CI 1.1 ～ 4.4]）[56]。咳嗽 TFabs 的区别能力优于 SBT 期间测量的 TFdi［AUC ROC 82%（95% CI，59 ～ 100）］vs.70%（95% CI，49 ～ 91），$P < 0.001$］[56]。

11.5.2.1 综合方法

鉴于脱机失败的病理生理学是多因素的，在尝试提高预测脱机结果的准确性，有人提出了同时超声评估膈外呼吸肌 [48]，以及其他结合超声、临床和实验室测量的综合方法 [14, 47, 80]。

Dres 等的研究中胸骨旁肋间肌的高 TF［17% (10% ～ 25%)］以及 TFdi 的降低［19%（16% ～ 23%）vs. 39%（34% ～ 44%）］与膈肌功能障碍和 SBT 失败的可能性较高有关 [47]。更具体地说，胸骨旁肋间肌 TF > 10% 可预测脱机失败。最终通过 SBT 的受试者显示的胸骨旁肋间肌增厚值非常低，与静息状态下的健康受试者类似［5%（3% ～ 8%)］。在 Formenti 等最近发表的综述中，针对首次 SBT 未通过的患者提出了一个实用的流程图，其中包括同时对膈肌和胸骨旁肋间肌进行超声评估 [47]。TFdi > 20% 且胸骨旁肋间肌的 TF < 10% 被认为是 SBT 成功的提示性指标，并建议与脱机结果的其他预测参数（包括 $P_{0.1}$、RSBI、用力肺活量和气体交换）相结合，以指导脱机阶段和肌肉负荷的潜在优化。

Mayo 等之前 [80] 和 Tuinman 最近以更标准的方式提出了脱机过程中的整体超声方法。特别是 ABCDE 方法 [14]，指的是对不同器官的评估，每个器官都与脱机过程的结果有关，每个器官都用一个字母表示：（A）通气评分和胸腔积液 [81]，包括肺部和胸膜腔的评估；（B）膈肌以下，评估是否存在腹水和可能影响呼吸力学的腹部异常；（C）心脏；（D）膈肌；（E）膈肌外呼吸肌，包括胸骨旁肋间肌和腹肌。这种方法的初步结果既不确定也不乐观，在临床实践中尚需要进一步评估 [82]。

11.5.3 呼吸努力程度评估

根据膈肌收缩可反映膈肌做功大小的假设，一些研究使用参考方法评估了膈肌超声作为机械通气患者呼吸做功指标的性能，以评价其准确性 [34, 38, 64, 83]。对 12 名拔管后需要无创通气的患者进行了初步的生理学研究 [38]，随着压力支持水平的增加，膈肌压力 – 时间乘积（PTPdi）和厚度 – 时间乘积（TFdi）均呈下降趋势。TFdi 与 PTPdi/ 呼吸（ρ =0.74，$P < 0.001$）显著相关，其次与 PTPdi/ 分钟（ρ =0.52，$P < 0.001$）相关，但与呼出潮气量无相关性（正如所料，这也取决于呼吸机提供的支持）。几年后，在手术后插管的患者中发现了一致的结果，食管压力 – 时间乘积（PTPes）和 PTPdi 均与 TFdi 显著相关。然而，Poulard 等最近的研究表明在 14 名健康志愿者和 25 名重症监护室患者中 TFdi 与跨膈压的关系很弱，因此不应被用来量化其功能 [40]。同样，在机械通气过程中进行评估时也没有发现肌肉力量与膈肌偏移之间存在相关性，这证实了膈肌偏移的实用性很低 [83]。

在将 TFdi 作为膈肌呼吸努力指标时，需要考虑以下几点：首先，膈肌增厚程度在相同吸气努力水平的个体间差异显著，这限制了该指标在不同个体间定量比较的实用性 [34]。尽管如此，TFdi 在个体内评估中仍具有价值。其次，如 Umbrello 等的研究所示，膈肌功能障碍可能限制了 TFdi 作为患者呼吸努力指标的应用 [7]。即使整体吸气努力（PTPes）增加，功能失调的膈肌也可能无法相应增加其 TF。在这种情况下，同时评估胸骨旁肋间肌的 TF 可能有助于识别这些病例。

11.5.4　神经肌肉疾病中的肌肉超声检查

除了标准化程度较高的传统技术［如最大吸气压力（MIP）、用力肺活量（FVC）、经鼻吸气压和峰值咳嗽流速测定］外，膈肌超声已成为评估和监测神经肌肉疾病患者呼吸肌力量的无创工具。无论是运动神经受损（如肌萎缩侧索硬化症、吉兰 – 巴雷综合征、危重症神经病变）、神经肌肉接头病变（如重症肌无力），还是肌肉本身受损［如晚发性庞贝病（LOPD）、斯坦纳特病、杜氏肌营养不良症］，无论病变进展速度和肌肉受损程度如何，呼吸肌无力都是神经肌肉疾病（NMDs）的共同特征。在这种情况下，超声波可用于描述呼吸肌的特征，从而早期发现膈肌无力（可能早期识别出最终需要机械通气的亚群）、肌肉宏观结构的进行性变化以及收缩活动随时间和体位的变化。超声检查的优势在于即使患者因严重肌肉损害、呼吸困难或面部肌肉无力而无法进行肺功能测试时也能进行评估。此外，对于年龄较小而无法进行其他检测的患者，如杜氏肌营养不良症或脊髓性肌肉萎缩症患者，超声检查也是一个可行的选项。

在肌萎缩性脊髓侧索硬化症（ALS）患者中，与年龄匹配的健康对照组相比，膈肌厚度和 TF 均有所下降[85, 86]，延髓或脊髓起病的患者之间没有差异[87]。研究还发现完全吸气时的膈肌厚度与膈神经电刺激引起的运动反应幅度相关（$r=0.60$，$P < 0.001$）[87]。研究发现呼气末厚度、最大呼吸努力时厚度以及二者的比值与肺活量（以预测值百分比表示）显著相关[85, 86]。这一点尤其重要，因为 ALS 患者呼吸机支持指征通常基于受损的肺功能测试[88]。此外，研究发现最大 TFdi 和呼气末厚度与临床评分相关，尤其是在延髓起病患者中，这可能预测疾病的进展[89]。在一个小型病例系列中，Yoshioka 等描述了在平静呼吸和最大吸气努力之间膈肌偏移没有变化，深吸气时也没有增厚，提示膈肌受损严重[84]。

在杜氏肌营养不良的儿童中，尽管功能残气量时膈肌厚度较大，但最大吸气努力时 TFdi 较健康对照组减少[90, 91]。膈肌厚度的增加与该类肌营养不良患者早期在其他肌肉区描述的"假性肥大"一致。随着疾病的进展和年龄的增长，平静呼吸时膈肌的最小和最大厚度及其比率均有所下降[90]。在主要由杜氏肌营养不良患者组成的神经肌肉疾病患者队列中，与健康对照组相比，深呼吸和嗅觉动作时的偏移幅度以及嗅觉动作时组织多普勒成像的偏移速度均有所下降[92]。据报道，预测用力肺活量 < 60%（用曲线下面积表示）的能力，嗅觉时右侧膈肌偏移和嗅觉时组织多普勒成像的右侧膈肌峰值速度分别为 0.93（$P < 0.0001$）和 0.86（$P < 0.001$）。磁共振（MRI）研究发现，随着年龄的增长膈肌的脂肪浸润逐渐增加，这与膈肌偏移量的减少相吻合[93]。由于呼气肌，尤其是腹内斜肌的脂肪比例升高[94]，因此可以推测，咳嗽时腹肌功能超声测量参数的累积评估（咳嗽 TFabs）可能是监测这些患者长期咳嗽效果的合适工具[56]。

晚期庞贝氏症患者的膈肌偏移、厚度和 TF 与年龄和性别匹配的健康对照组相比也有类似的超声改变[95]。静态和动态磁共振成像研究也显示肋间肌萎缩（与膈肌和腹肌相比）不太明显，胸廓扩张（与腹肌相比）增加[96]。因此，在肺功能检查仍相对正常的情况下，评估胸骨旁肋间肌的 TF（连同 TFdi）对这些患者检测膈肌功能障碍尤为有用[7]。

据报道，脑卒中患者偏瘫侧的膈肌偏移明显减弱[97]。慢性脑卒中患者患侧的膈肌也较薄[98]。有趣的是，与健康受试者相比，右侧偏瘫患者的双侧膈肌活动均有所减弱[97]。

11.5.5　患者 – 呼吸机不同步的评估

超声评估膈肌是一种有用的无创工具，可用于检测不同类型的患者 – 呼吸机不同步现象[14]。食管压力和 M 型超声膈肌位移描记之间的一致性为其使用提供了依据[99]。最近发表的一项针对接受无创通气的健康受试者的研究表明，与流量 / 压力描记图评估相比，膈肌偏移度和增厚分数在检测自动触发和延迟循环方面具有更高的性能[100]。然而，这需要与呼吸机波形精准同步。此外，还需要更多的研究来更好地验证该技术及其在检测不同步方面的应用。

在呼吸机没有送气的情况下，可观察到膈肌增厚和（或）轻微的移位，从而检测到无效的努力。超声波描记的特点是在呼吸机送气和未送气时膈肌都会增厚；而较大的偏移（在呼吸机触发送气时）和较小的偏移（当努力未送气，呼吸机未送气时）交替出现[99]。在自动触发的情况下，由于患者没有主动触发呼吸机，因此不会出现明显的增厚，但由于呼吸机送气，仍可看到微小的（被动）位移。双重触发可表现为膈肌增厚（反映吸气努力），超过了呼吸机提供的第一次呼吸持续时间。因此，在同样的增厚（和同样的呼吸努力）过程中，呼吸机会进行第二次连续呼吸。在两次呼吸过程中可以明显看到一次偏移[99]。延迟触发的特点是膈肌增厚，随后呼吸机提供的气道压力上升，膈肌偏移相应增加；延迟循环的特点是膈肌增厚结束后压力持续较长时间。在反向触发的第一次强制呼吸期间不会看到增厚，而接下来的触发呼吸期间增厚就会显现出来。被动移位（由机械充气诱发）之后会出现主动膈肌偏移（由前一次强制呼吸触发），有时融合在同一个膈肌运动中，但具有不同的位移陡度。

11.6　注意事项和局限性

虽然呼吸肌超声检查具有临床实用性、操作简便、无辐射等优点，但也存在一些局限性：

- 尽管膈肌超声显示出良好的观察者内和观察者间的可重复性，但该技术在很大程度上依赖于操作者。在培训期间需要适当的监督，特别是在练习膈肌厚度测量时。最近的专家共识文件建议在临床实践中独立使用之前至少进行 40 次监督检查[26]。
- 测量最大吸气时膈肌偏移和增厚分数需要患者的配合，这对于配合度较差或机械通气的患者来说具有挑战性。
- 在机械通气的患者中，膈肌偏移受正压通气的影响。被动通气期间，由于膈肌不收缩，膈肌偏移完全取决于潮气量；而在辅助机械通气（如压力支持通气）期间，膈肌偏移是患者吸气努力和机械呼吸机产生的正压影响的总和。此外，PEEP 可降低膈肌的静息位置，减少膈肌偏移[101]。
- 机械通气患者的膈肌厚度和增厚分数也受多种因素影响。例如，肺容量与膈肌厚度之间存在密切关系[35]。PEEP 引起的肺容积变化对膈肌的几何形状和膈肌静息位置有很大影响；这些变化导致肌肉纤维缩短，从而增加膈肌厚度[101]。压力支持水平的升高也可能抑制患者的吸气努力，从而导致膈肌增厚分数降低。此外，危重患者的全身性炎症反应和液体潴留可能会由于膈肌水肿性变化导致膈肌厚度假性增加。

11.7　新兴和未来发展趋势

过去十年间，市场上出现了大量新型超声技术，最重要的发展是量化组织功能特性和弹性特性的先进超声技术。本节中我们将讨论应变成像/斑点追踪、剪切波弹性成像、组织多普勒成像和膈肌超声回声评估的潜在作用（目前尚无将这些技术应用于其他呼吸肌的研究报道）。与膈肌评估相关的这些技术均未应用于临床，因此只能在研究方案中加以考虑。超声领域的其他新兴发展包括人工智能图像处理技术以及可穿戴（和三维）超声系统的使用，但这些内容超出了本章的讨论范围。

11.7.1　组织多普勒成像

组织多普勒成像是一种可以量化二维运动结构速度的技术。与所有多普勒成像模式一样，组织多普勒成像也取决于组织与超声波束之间的角度。理论上，组织多普勒成像可以叠加在B型超声膈肌活动图像上可用于量化膈肌动力学。在重症患者中此技术可用于评估静息和应激状态下的局部膈肌收缩功能以及测量膈肌的松弛速度。最近有研究提出使用组织多普勒成像来评估健康志愿者和 ICU 患者脱机试验期间的膈肌运动和功能[102]，发现脱机失败患者的膈肌收缩和松弛速度高于成功患者。另一项研究也发现，与成功拔管的患者相比，拔管失败的患者（拔管后 48 小时）自主呼吸试验结束时的膈肌激活程度更高[103]。这些研究结果需要在更大规模的多中心研究中得到验证。由于超声设置（例如增益、平滑）和探头位置直接影响速度曲线，进而影响组织多普勒成像衍生参数，因此在临床常规使用前需要进一步标准化该技术[104]。

11.7.2　应变成像

应变成像技术被广泛应用于心脏成像，最近对该技术用于膈肌评估进行了初步研究。应变成像基于对声学斑点随时间变化的追踪。这些在传统超声图像中看似噪点，实际上是量化组织双向运动、速度和变形的极好特征。与组织多普勒成像不同，应变成像不受超声波束和组织运动之间角度的影响。Oppersma 等证明，健康受试者的应变和应变率与跨膈压力高度相关[105]。此外，两个研究小组[106, 107]开发了一种斑点追踪方法，用于评估膈肌在两个方向上的真实位移，这种方法不受成像平面影响，与 M 型超声沿单线测量的膈肌运动相比，能更精准地反映实际位移情况。

11.7.3　剪切波弹性成像

除了功能性成像，量化组织的弹性特性也可提供额外的诊断工具。剪切波弹性成像技术可以量化组织的弹性模量。剪切波由聚焦超声波束产生的声辐射力生成，并垂直于超声波束传播。测量剪切波速度（v）可以量化与之直接相关的剪切模量（即，$SM = \rho v^2$，其中 ρ 是组织的密度）。剪切模量越高，表明组织越硬。将此技术应用于膈肌可能具有临床重要性，因为肌肉硬度的变化可能反映由于纤维化或损伤等原因引起的肌肉生理学变化。最近在健康对照组和 ICU 患者中描述了使用超声评估膈肌剪切模量的可靠性[108]。但需要注意的是，在膈肌这样的薄肌中可靠地测量剪切波速度是具有挑战性，数值会受到探头位置、肺容积、呼吸周期内的测量时机以及膈肌内高回声腱膜层的影响[109]。Bachasson 及其同事[110]最近将该技术初步应用为评估膈肌收缩活动的潜在无创工具；他们在健康志愿者中证明吸气努力过程中膈肌硬度的变化反映了跨膈压的变化。在 ICU 患者中进行的一项试点研究也报告了跨膈压和膈肌剪切模量变化之间的相关性；然而，只有一小部分（8/25）患者存在中等程度的相关性[111]。与在吸气努力期间的应用不同，机械通气过程中终末呼气时测量膈肌剪切模量，可以为膈肌肌肉质量的结构变化提供重要临床信息。这是一个重要的研究新领域，因其可以通过无创方式，评估由危重病和机械通气引起的膈肌功能障碍的进展。Aarab 及其同事[112]最近在 102 名患者中证明在有创机械通气的第 1 周内发生了膈肌剪切模量的变化：51% 的患者剪切模量增加，41% 的患者减少，8% 的患者没有变化。在同时发生膈肌厚度变化的情况下，这些发现的解释是复杂的，但它们明确表明了组织质量发生了变化，并促进了未来研究的设计。

11.7.4　回声

超声回声强度（也称为回声密度或超声强度）的评估可对肌肉质量进行量化。通常认为较低的回声强度值（例如，图像上较暗的像素）表示良好的肌肉质量。Coiffard 等报告，与健康受试者相比，机械通气患者的膈肌回声强度中位数更高[113]。然而，超声设置的变化直接影响图像的灰度值，从而影响回声强度结果，因此，这种技术的标准化是一个关键问题。此外，最近有研究表明，即使被检测者为健康志愿者，在使用标准化超声回声评估方案时，年龄、性别和体重指数等人口统计学因素也会影响回声强度值[114]。这强调了在解释危重患者检测结果前，需要建立适当的匹配对照组。

> **总结**
>
> 由于超声波具有无创、实时可视、学习曲线快和床边可用等特点，因此在重症监护病房中越来越流行使用超声波来评估和监测呼吸肌。现有多种超声技术可用于评估膈肌（活动度和厚度 / 增厚分数）及膈外呼吸肌（胸骨旁肋间肌和腹部呼气肌）的结构、活动和功能。呼吸肌超声有助于发现呼吸肌功能障碍，量化患者呼吸努力时的肌肉激活程度，并可辅助识别脱机失败风险患者，以及评估患者与呼吸机不同步的情况。目前还需要更多的证据来支持其在重症监护病房的广泛应用，尤其是在膈外呼吸肌方面。

临床要点

- 为维持肺泡通气而紧密协作的各种肌肉通常被称为 "呼吸肌"。这些呼吸肌功能障碍在机械通气的重症患者中很常见，与不良临床结果相关，包括 ICU 停留时间延长、并发症风险升高和死亡率增加。
- 胸壁由肋骨和腹部两个部分组成，机械上并行排列，肺的充气 / 放气可通过胸腔或腹腔或两个腔室同时发生的容积变化来实现。主要吸气肌包括膈肌、肋间外肌和胸骨旁肋间肌；呼气肌则包括肋间内肌和腹壁肌（腹直肌、腹外斜肌、腹内斜肌和腹横肌）。
- 监测呼吸肌功能对于减轻机械通气对呼吸肌造成的不利影响至关重要。超声技术因其无创性、实时性、学习快速和床旁可用性，在 ICU 中的应用日益增多。

- 膈肌超声已成为床旁评估的成熟工具，其技术及其可重复性已在健康受试者、门诊及危重患者中得到广泛验证。而膈外吸气肌和呼气肌的超声技术仍处于早期阶段，主要作为研究工具。

- 呼吸肌超声检查有以下临床功能：①发现预先存在或在机械通气期间发生的呼吸肌功能障碍；②量化患者呼吸努力时的肌肉激活程度；③辅助识别脱机失败风险患者；④帮助评估神经肌肉疾病患者；⑤提供患者－呼吸机不同步信息。

- 膈肌的常规超声评估包括：①膈肌偏移；②膈肌厚度；③膈肌增厚分数（TFdi）。膈肌厚度主要反映肌肉的宏观结构和营养状态，不同个体、性别和年龄的膈肌厚度差异很大。机械通气过程中膈肌厚度的监测有助于发现膈肌萎缩并推断功能变化。膈肌偏移和增厚分数（TFdi）可在安静和最大吸气努力期间测量，在平静呼吸期间，它们与吸气努力有关，而在最大吸气努力期间，它们与膈肌功能有关。

- 胸骨旁肋间肌的超声评估包括：①肋间肌厚度；②肋间肌增厚分数（TFic）。膈肌功能障碍患者中较高的 TFic 可能提示膈外吸气肌的补偿机制被激活。

- 腹部肌肉的超声评估包括：①腹壁肌厚度；②腹壁肌增厚分数（TFab）。由于腹部肌肉相比膈肌和胸骨旁肋间肌有更多的自由度，TFab 的解释较为复杂，目前被视为识别主动呼气肌肉活动的筛选参数。

- 结合超声对膈肌和膈外呼吸肌的评估，以及其他超声检查、临床和实验室指标，可以作为提高脱机评估准确性的方法。

- 虽然呼吸肌肉超声检查在临床上非常有用、易于操作且无辐射，但也存在一些局限性和注意事项（如操作者依赖性、学习曲线、患者个体特征和合作能力、正压通气和 PEEP 的影响、全身炎症反应以及液体潴留）。

参考文献

1. Dres M, Dube BP, Mayaux J, Delemazure J, Reuter D, Brochard L, et al. Coexistence and impact of limb muscle and diaphragm weakness at time of liberation from mechanical ventilation in medical intensive care unit patients. Am J Respir Crit Care Med. 2017;195(1):57–66.

2. Dres M, Demoule A. Diaphragm dysfunction during weaning from mechanical ventilation: an underestimated phenomenon with clinical implications. Crit Care. 2018;22(1):73.

3. Goligher EC, Dres M, Fan E, Rubenfeld GD, Scales DC, Herridge MS, et al. Mechanical ventilation-induced diaphragm atrophy strongly impacts clinical outcomes. Am J Respir Crit Care Med. 2018;197(2):204–13.

4. Adler D, Dupuis-Lozeron E, Richard JC, Janssens JP, Brochard L. Does inspiratory muscle dysfunction predict readmission after intensive care unit discharge? Am J Respir Crit Care Med. 2014;190(3):347–50.

5. Jaber S, Petrof BJ, Jung B, Chanques G, Berthet JP, Rabuel C, et al. Rapidly progressive diaphragmatic weakness and injury during mechanical ventilation in humans. Am J Respir Crit Care Med. 2011;183(3):364–71.

6. Goligher EC, Fan E, Herridge MS, Murray A, Vorona S, Brace D, et al. Evolution of diaphragm thickness during mechanical ventilation: impact of inspiratory effort. Am J Respir Crit Care Med. 2015;192(9):1080–8.

7. Hussain SNA, Mofarrahi M, Sigala I, Kim HC, Vassilakopoulos T, Maltais F, et al. Mechanical ventilation–

induced diaphragm disuse in humans triggers autophagy. Am J Respir Crit Care Med. 2010;182(11):1377–86.

8. Hooijman PE, Beishuizen A, Witt CC, de Waard MC, Girbes ARJ, Spoelstra-de Man AME, et al. Diaphragm muscle fiber weakness and ubiquitin–proteasome activation in critically ill patients. Am J Respir Crit Care Med. 2015;191(10):1126–38.

9. Levine S, Budak MT, Sonnad S, Shrager JB. Rapid disuse atrophy of diaphragm fibers in mechanically ventilated humans. N Engl J Med. 2008;9:1327.

10. Orozco-Levi M, Lloreta J, Minguella J, Serrano S, Broquetas JM, Gea J. Injury of the human diaphragm associated with exertion and chronic obstructive pulmonary disease. Am J Respir Crit Care Med. 2001;164(9):1734–9.

11. Ebihara S, Hussain SNA, Danialou G, Cho WK, Gottfried SB, Petrof BJ. Mechanical ventilation protects against diaphragm injury in sepsis: interaction of oxidative and mechanical stresses. Am J Respir Crit Care Med. 2002;165(2):221–8.

12. Goligher EC, Dres M, Patel BK, Sahetya SK, Beitler JR, Telias I, et al. Lung and diaphragm-protective ventilation. Am J Respir Crit Care Med. 2020;202(7):950–61.

13. Goligher EC. Clinical strategies for implementing lung and diaphragm-protective ventilation: avoiding insufficient and excessive effort. Intensive Care Med. 2020;46:2314–26.

14. Tuinman PR, Jonkman AH, Dres M, Shi ZH, Goligher EC, Goffi A, et al. Respiratory muscle ultrasonography: methodology, basic and advanced principles and clinical applications in ICU and ED patients—a narrative review. Intensive Care Med. 2020;46(4):594–605.

15. De Troyer A, Estenne M. Functional anatomy of the respiratory muscles. Clin Chest Med. 1988;9(2):175–93.

16. Derenne JP, Macklem PT, Roussos C. The respiratory muscles: mechanics, control, and pathophysiology. Am Rev Respir Dis. 1978;118(1):119–33.

17. Ratnovsky A, Elad D, Halpern P. Mechanics of respiratory muscles. Respir Physiol Neurobiol. 2008;163(1–3):82–9.

18. Parthasarathy S, Jubran A, Laghi F, Tobin MJ. Sternomastoid, rib cage, and expiratory muscle activity during weaning failure. J Appl Physiol. 2007;103:140–7.

19. Doorduin J. Respiratory muscle effort during expiration in successful and failed weaning from mechanical ventilation. Anesthesiology. 2018;129(3):490–501.

20. Bordoni B, Zanier E. Anatomic connections of the diaphragm: influence of respiration on the body system. J Multidiscip Healthc. 2013;6:281–91.

21. De Troyer A, Boriek AM. Mechanics of the respiratory muscles. Compr Physiol. 2011;1(3):1273–300.

22. DeTroyer A. The respiratory muscles. In: Crystal RG, editor. The lung: scientific foundation. Philadelphia: Lippincott Raven; 1997. p. 1203–15.

23. Derenne JP, Macklem PT, Roussos C. The respiratory muscles: mechanics, control, and pathophysiology. Part 2. Am Rev Respir Dis. 1978;118(2):373–90.

24. Derenne JP, Macklem PT, Roussos C. The respiratory muscles: mechanics, control, and pathophysiology. Part III. Am Rev Respir Dis. 1978;118(3):581–601.

25. De Troyer A, Kirkwood PA, Wilson TA. Respiratory action of the intercostal muscles. Physiol Rev. 2005;85(2):717–56.

26. Haaksma ME, Smit JM, Boussuges A, Demoule A, Dres M, Ferrari G, et al. EXpert consensus On Diaphragm UltraSonography in the critically ill (EXODUS): a Delphi consensus statement on the measurement of diaphragm ultrasound-derived parameters in a critical care setting. Crit Care. 2022;26(1):99.

27. Mariani LF, Bedel J, Gros A, Lerolle N, Milojevic K, Laurent V, et al. Ultrasonography for screening and follow-up of diaphragmatic dysfunction in the ICU: a pilot study. J Intensive Care Med. 2016;31(5):338–43.

28. Boussuges A, Gole Y, Blanc P. Diaphragmatic motion studied by m-mode ultrasonography: methods, reproducibility, and normal values. Chest. 2009;135(2):391–400.

29. Lerolle N, Guérot E, Dimassi S, Zegdi R, Faisy C, Fagon JY, et al. Ultrasonographic diagnostic criterion for severe diaphragmatic dysfunction after cardiac surgery. Chest. 2009;135(2):401–7.

30. Kim WY, Suh HJ, Hong SB, Koh Y, Lim CM. Diaphragm dysfunction assessed by ultrasonography: influence on weaning from mechanical ventilation. Crit Care Med. 2011;39(12):2627–30.

31. Jiang JR, Tsai TH, Jerng JS, Yu CJ, Wu HD, Yang PC. Ultrasonographic evaluation of liver/spleen movements and extubation outcome. Chest. 2004;126(1):179–85.

32. Boon AJ, Harper CJ, Ghahfarokhi LS, Strommen JA, Watson JC, Sorenson EJ. Two-dimensional ultrasound imaging of the diaphragm: quantitative values in normal subjects. Muscle Nerve. 2013;47(6):884–9.

33. Baldwin CE, Paratz JD, Bersten AD. Diaphragm and peripheral muscle thickness on ultrasound: intra-rater reliability and variability of a methodology using non-standard recumbent positions. Respirology. 2011;16(7):1136–43.

34. Goligher EC, Laghi F, Detsky ME, Farias P, Murray A, Brace D, et al. Measuring diaphragm thickness with ultrasound in mechanically ventilated patients: feasibility, reproducibility and validity. Intensive Care Med. 2015;41(4):642–9.

35. Cohn D, Benditt JO, Eveloff S, McCool FD. Diaphragm thickening during inspiration. J Appl Physiol (1985). 1997;83(1):291–296.

36. Wait JL, Nahormek PA, Yost WT, Rochester DP. Diaphragmatic thickness-lung volume relationship in vivo. J Appl Physiol (1985). 1989;67(4):1560–1568.

37. Haaksma ME, van Tienhoven AJ, Smit JM, HeldewegmlA, Lissenberg-Witte BI, Wennen M, et al. Anatomical variation in diaphragm thickness assessed with ultrasound in healthy volunteers. Ultrasound Med Biol. 2022;48(9):1833–9.

38. Vivier E, Mekontso Dessap A, Dimassi S, Vargas F, Lyazidi A, Thille AW, et al. Diaphragm ultrasonography to estimate the work of breathing during non-invasive ventilation. Intensive Care Med. 2012;38(5):796–803.

39. Umbrello M, Formenti P, Longhi D, Galimberti A, Piva I, Pezzi A, et al. Diaphragm ultrasound as indicator of respiratory effort in critically ill patients undergoing assisted mechanical ventilation: a pilot clinical study. Crit Care. 2015;19:161.

40. Poulard T, Bachasson D, Fossé Q, Niérat MC, Hogrel JY, Demoule A, et al. Poor correlation between diaphragm thickening fraction and transdiaphragmatic pressure in mechanically ventilated patients and healthy subjects. Anesthesiology. 2022;136(1):162–75.

41. Boussuges A, Rives S, Finance J, Chaumet G, Vallée N, Risso JJ, et al. Ultrasound assessment of diaphragm thickness and thickening: reference values and limits of normality when in a seated position. Front Med (Lausanne). 2021;8:742703.

42. Gottesman E, McCool FD. Ultrasound evaluation of the paralyzed diaphragm. Am J Respir Crit Care Med. 1997;155(5):1570–4.

43. Harper CJ, Shahgholi L, Cieslak K, Hellyer NJ, Strommen JA, Boon AJ. Variability in diaphragm motion during Normal breathing, assessed with B-mode ultrasound. J Orthop Sports Phys Ther. 2013;43(12):927–31.

44. Dubé BP, Dres M, Mayaux J, Demiri S, Similowski T, Demoule A. Ultrasound evaluation of diaphragm function in mechanically ventilated patients: comparison to phrenic stimulation and prognostic implications. Thorax. 2017;72(9):811–8.

45. DiNino E, Gartman EJ, Sethi JM, McCool FD. Diaphragm ultrasound as a predictor of successful extubation from mechanical ventilation. Thorax. 2014;69(5):423–7.

46. Ferrari G, De Filippi G, Elia F, Panero F, Volpicelli G, Aprà F. Diaphragm ultrasound as a new index of discontinuation from mechanical ventilation. Crit Ultrasound J. 2014;6(1):8.

47. Formenti P, Umbrello M, Dres M, Chiumello D. Ultrasonographic assessment of parasternal intercostal muscles during mechanical ventilation. Ann Intensive Care. 2020;10(1):120.

48. Dres M, Dubé BP, Goligher E, Vorona S, Demiri S, Morawiec E, et al. Usefulness of parasternal intercostal muscle ultrasound during weaning from mechanical ventilation. Anesthesiology. 2020;132(5):1114–25.

49. Wallbridge P, Parry SM, Das S, Law C, Hammerschlag G, Irving L, et al. Parasternal intercostal muscle ultrasound in chronic obstructive pulmonary disease correlates with spirometric severity. Sci Rep. 2018;8(1):15274.

50. Yoshida R, Tomita K, Kawamura K, Nozaki T, Setaka Y, Monma M, et al. Measurement of intercostal muscle thickness with ultrasound imaging during maximal breathing. J Phys Ther Sci. 2019;31(4):340–3.

51. Dres M, Similowski T, Goligher EC, Pham T, Sergenyuk L, Telias I, et al. Dyspnoea and respiratory muscle ultrasound to predict extubation failure. Eur Respir J. 2021;58(5):2100002.

52. Shi ZH, Jonkman A, de Vries H, Jansen D, Ottenheijm C, Girbes A, et al. Expiratory muscle dysfunction in critically ill patients: towards improved understanding. Intensive Care Med. 2019;45(8):1061–71.

53. Shi ZH, de Vries H, de Grooth HJ, Jonkman AH, Zhang Y, Haaksma M, et al. Changes in respiratory muscle thickness during mechanical ventilation: focus on expiratory muscles. Anesthesiology. 2021;134:748–59.

54. Jonkman AH, Frenzel T, McCaughey EJ, McLachlan AJ, Boswell-Ruys CL, Collins DW, et al. Breath-synchronized electrical stimulation of the expiratory muscles in mechanically ventilated patients: a randomized controlled feasibility study and pooled analysis. Crit Care. 2020;24(1). http://www.scopus.com/inward/record.url?scp=85094661914&partnerID=8YFLogxK.

55. McCaughey EJ, Jonkman AH, Boswell-Ruys CL, McBain RA, Bye EA, Hudson AL, et al.Abdominal functional electrical stimulation to assist ventilator weaning in critical illness: a double-blinded,randomised, sham-controlled pilot study. Crit Care. 2019;23(1):261.

56. Schreiber AF, Bertoni M, Coiffard B, Fard S, Wong J, Reid WD, et al. Abdominal muscle use during spontaneous breathing and cough in patients who are mechanically ventilated. Chest. 2021;160(4):1316–25.

57. Tahan N, Khademi-Kalantari K, Mohseni-Bandpei MA, Mikaili S, Baghban AA, Jaberzadeh S. Measurement of superficial and deep abdominal muscle thickness: an ultrasonography study. J Physiol Anthropol. 2016;35(1):17.

58. Jung B, Moury PH, Mahul M, de Jong A, Prades A. Diaphragmatic dysfunction in patients with ICU-acquired weakness and its impact on extubation failure. Intensive Care Med. 2016;42(5):853–61.

59. Medrinal C, Prieur G, Frenoy É, Robledo Quesada A, Poncet A, Bonnevie T, et al. Respiratory weakness after mechanical ventilation is associated with one-year mortality—a prospective study. Crit Care. 2016;20(1):1–7.

60. Gibson GJ, Whitelaw W, Siafakas N, Supinski GS, Fitting JW, Bellemare F, et al. ATS/ERS statement on respiratory muscle testing. Am J Respir Crit Care Med. 2002;166(4):518–624.

61. Dres M, Demoule A. Monitoring diaphragm function in the ICU. Curr Opin Crit Care. 2020;26(1):18–25.

62. Wait JL, Nahormek PA, Yost WT, Rochester DP. Diaphragmatic thickness-lung volume relationship in vivo. J Appl Physiol. 1989;67(4):1560–8.

63. Haaksma ME, Smit JM, Boussuges A, Demoule A, Dres M, Ferrari G, et al. EXpert consensus On Diaphragm UltraSonography in the critically ill (EXODUS): a Delphi consensus statement on the measurement of diaphragm ultrasound-derived parameters in a critical care setting. Crit Care. 2022;26(1):1–9.

64. Lerolle N, Guerot E, Dimassi S, Zegdi R, Faisy C, Fagon JY, et al. Ultrasonographic diagnostic criterion for severe diaphragmatic dysfunction after cardiac surgery. Chest. 2009;135(2):401–7.

65. Valette X, Seguin A, Daubin C, Brunet J, Sauneuf B, Terzi N, et al. Diaphragmatic dysfunction at admission in intensive care unit: the value of diaphragmatic ultrasonography. Intensive Care Med. 2015;41(3):557–9.

66. Mariani LF, Bedel J, Gros A, Lerolle N, et al. Ultrasonography for screening and follow-up of diaphragmatic dysfunction in the ICU: a pilot study. J Intensive Care Med. 2016;31(5):338–43.

67. Palkar A, Narasimhan M, Greenberg H, Singh K, Koenig S, Mayo P, et al. Diaphragm excursion-time index: a new parameter using ultrasonography to predict extubation outcome. Chest. 2018.;Accepted f;153:1213.

68. Kim SH, Na S, Choi JS, Na SH, Shin S, Koh SO. An evaluation of diaphragmatic movement by M-mode sonography as a predictor of pulmonary dysfunction after upper abdominal surgery. Anesth Analg. 2010;110(5):1349–54.

69. Zambon M, Greco M, Bocchino S, Cabrini L, Beccaria PF, Zangrillo A. Assessment of diaphragmatic dysfunction in the critically ill patient with ultrasound: a systematic review. Intensive Care Med. 2017;43(1):29–38.

70. Sanchez De Toledo J, Munoz R, Landsittel D, Shiderly D, Yoshida M, Komarlu R, et al. Diagnosis of abnormal diaphragm motion after cardiothoracic surgery: ultrasound performed by a cardiac intensivist vs. fluoroscopy. Congenit Heart Dis. 2010;5(6):565–72.

71. Umbrello M, Formenti P, Lusardi AC, Guanziroli M, Caccioppola A, Coppola S, et al. Oesophageal pressure and respiratory muscle ultrasonographic measurements indicate inspiratory effort during pressure support ventilation. Br J Anaesth. 2020;125(1):e148–57.

72. Le Neindre A, Philippart F, Luperto M, Wormser J, Morel-Sapene J, Aho SL, et al. Diagnostic accuracy of diaphragm ultrasound to predict weaning outcome: a systematic review and meta-analysis. Int J Nurs Stud. 2021;117:103890.

73. Llamas-Álvarez AM, Tenza-Lozano EM, Latour-Pérez J. Diaphragm and lung ultrasound to predict weaning outcome: systematic review and meta-analysis. Chest. 2017;152(6):1140–50.

74. Abdelwahed WM, Abd Elghafar MS, Amr YM, Alsherif SE, din I, Eltomey MA. Prospective study: diaphragmatic thickness as a predictor index for weaning from mechanical ventilation. J Crit Care. 2019;52:10–5.

75. Ali ER, Mohamad AM. Diaphragm ultrasound as a new functional and morphological index of outcome, prognosis and discontinuation from mechanical ventilation in critically ill patients and evaluating the possible protective indices against VIDD. Egypt J Chest Dis Tuberc. 2017;66(2):339–51.

76. Baess A, Abdallah T, Emara D, Hassan M. Diaphragmatic ultrasound as a predictor of successful extubation from mechanical ventilation: thickness, displacement, or both? Egypt J Bronchol. 2016;10(2):162.

77. Farghaly S, Hasan AA. Australian critical care diaphragm ultrasound as a new method to predict extubation outcome in mechanically ventilated patients. Aust Crit Care. 2017;30(1):37–43.

78. Spadaro S, Grasso S, Mauri T, Dalla Corte F, Alvisi V, Ragazzi R, et al. Can diaphragmatic ultrasonography performed during the T-tube trial predict weaning failure? The role of diaphragmatic rapid shallow breathing index. Crit Care. 2016;20:305.

79. Vivier E, Muller M, Putegnat JB, Steyer J, Barrau S, Boissier F, et al. Inability of diaphragm ultrasound to predict extubation failure a multicenter study. Chest. 2019;155:1131–9.

80. Mayo P, Volpicelli G, Lerolle N, Schreiber A, Doelken P, Vieillard-Baron A. Ultrasonography evaluation during the weaning process: the heart, the diaphragm, the pleura and the lung. Intensive Care Med. 2016;42:1107.

81. Soummer A, Perbet S, Brisson H, Arbelot C, Constantin JM, Lu Q, et al. Ultrasound assessment of lung aeration loss during a successful weaning trial predicts postextubation distress. Crit Care Med. 2012;40(7):2064–72.

82. Haaksma ME, Smit JM, HeldewegmlA, Nooitgedacht JS, Atmowihardjo LN, Jonkman AH, et al. Holistic ultrasound to predict extubation failure in clinical practice. Respir Care. 2021;66(6):994–1003.

83. Umbrello M, Formenti P, Longhi D, Galimberti A, Piva I, Pezzi A, et al. Diaphragm ultrasound as indicator of respiratory effort in critically ill patients undergoing assisted mechanical ventilation: a pilot clinical study. Crit Care. 2015;19(1):1–10.

84. Yoshioka Y, Ohwada A, Sekiya M, Takahashi F, Ueki J, Fukuchi Y. Ultrasonographic evaluation of the diaphragm in patients with amyotrophic lateral sclerosis. Respirology. 2007;12(2):304–7.

85. Hiwatani Y, Sakata M, Miwa H. Ultrasonography of the diaphragm in amyotrophic lateral sclerosis: clinical significance in assessment of respiratory functions. Amyotrophic Lateral Scler Frontotemporal Degener. 2013;14(2):127–31.

86. Fantini R, Mandrioli J, Zona S, Antenora F, Iattoni A, Monelli M, et al. Ultrasound assessment of diaphragmatic function in patients with amyotrophic lateral sclerosis. Respirology. 2016;21(5):932–8.

87. Pinto S, Alves P, Pimentel B, Swash M, de Carvalho M. Ultrasound for assessment of diaphragm in ALS. Clin Neurophysiol. 2016;127(1):892.

88. Miller RG, Jackson CE, Kasarskis EJ, England JD, Forshew D, Johnston W, et al. Practice parameter update: the care of the patient with amyotrophic lateral sclerosis: drug, nutritional, and respiratory therapies (an evidence-based review). Neurology. 2016;73(15):1218–26.

89. Sartucci F, Pelagatti A, Santin M, Bocci T, Dolciotti C, Bongioanni P. Diaphragm ultrasonography in amyotrophic lateral sclerosis: a diagnostic tool to assess ventilatory dysfunction and disease severity. Neurol Sci. 2019;40(10):2065–71.

90. Laviola M, Priori R, D'Angelo MG, Aliverti A. Assessment of diaphragmatic thickness by ultrasonography in Duchenne muscular dystrophy (DMD) patients. PLoS One. 2018;13(7):e0200582.

91. De Bruin PF, Ueki J, Bush A, Khan Y, Watson A, Pride NB. Diaphragm thickness and inspiratory strength in patients with Duchenne muscular dystrophy. Thorax. 1997;52:472–5.

92. Fayssoil A, Nguyen LS, Ogna A, Stojkovic T, Meng P, Mompoint D, et al. Diaphragm sniff ultrasound: normal values, relationship with sniff nasal pressure and accuracy for predicting respiratory involvement in patients with neuromuscular disorders. PLoS One. 2019;14(4):1–17.

93. Pennati F, Arrigoni F, LoMauro A, Gandossini S, Russo A, D'Angelo MG, et al. Diaphragm involvement in Duchenne muscular dystrophy (DMD): an MRI study. J Magn Reson Imaging. 2020;51(2):461–71.

94. Barnard AM, Lott DJ, Batra A, Triplett WT, Forbes SC, Riehl SL, et al. Imaging respiratory muscle quality and function in Duchenne muscular dystrophy. J Neurol. 2019;266(11):2752–63.

95. Ruggeri P, Lo Monaco L, Musumeci O, Tavilla G, Gaeta M, Caramori G, et al. Ultrasound assessment of diaphragm function in patients with late-onset Pompe disease. Neurol Sci. 2020;41(8):2175–84.

96. Gaeta M, Barca E, Ruggeri P, Minutoli F, Rodolico C, Mazziotti S, et al. Late-onset Pompe disease (LOPD): correlations between respiratory muscles CT and MRI features and pulmonary function. Mol Genet Metab. 2013;110(3):290–6.

97. Jung KJ, Park JY, Hwang DW, Kim JH, Kim JH. Ultrasonographic diaphragmatic motion analysis and its correlation with pulmonary function in hemiplegic stroke patients. Ann Rehabil Med. 2014;38(1):29–37.

98. Kim MK, Lee KB, Cho J, Lee WH. Diaphragm thickness and inspiratory muscle functions in chronic stroke patients. Med Sci Monit. 2017;23:1247–53.

99. Soilemezi E, Vasileiou M, Spyridonidou C, Tsagourias M, Matamis D. Understanding patient-ventilator asynchrony using diaphragmatic ultrasonography. Am J Respir Crit Care Med. 2019;200(4):E27–8.

100. Vivier E, Haudebourg AF, Le Corvoisier P, Mekontso Dessap A, Carteaux G. Diagnostic accuracy of diaphragm ultrasound in detecting and characterizing patient-ventilator asynchronies during noninvasive ventilation. Anesthesiology. 2020;6:1494–502.

101. Jansen D, Jonkman AH, de Vries HJ, Wennen M, Elshof J, Hoofs MA, et al. Positive end-expiratory pressure affects geometry and function of the human diaphragm. J Appl Physiol (1985). 2021;131(4):1328–1339.

102. Soilemezi E, Savvidou S, Sotiriou P, Smyrniotis D, Tsagourias M, Matamis D. Tissue doppler imaging of the

diaphragm in healthy subjects and critically ill patients. Am J Respir Crit Care Med. 2020;202(7):1005–12.

103. Cammarota G, Boniolo E, Santangelo E, De Vita N, Verdina F, Crudo S, et al. Diaphragmatic kinetics assessment by tissue Doppler imaging and Extubation outcome. Respir Care. 2021;66(6):983–93.

104. Jonkman AH, Wennen M, Sklar MC, de Korte C, Tuinman PR. Tissue Doppler imaging of the diaphragm. Am J Respir Crit Care Med. 2020;202(12):1741–2.

105. Oppersma E, Hatam N, Doorduin J, van der Hoeven JG, Marx G, Goetzenich A, et al. Functional assessment of the diaphragm by speckle tracking ultrasound during inspiratory loading. J Appl Physiol. 2017;123(5):1063–70.

106. Goutman SA, Hamilton JD, Swihart B, Foerster B, Feldman EL, Rubin JM. Speckle tracking as a method to measure hemidiaphragm excursion. Muscle Nerve. 2017;55(1):125–7.

107. Ye X, Liu Z, Ma Y, Song Y, Hu L, Luo J, et al. A novel normalized cross-correlation speckle-tracking ultrasound algorithm for the evaluation of diaphragm deformation. Front Med. 2021;8:612933.

108. Flatres A, Aarab Y, Nougaret S, Garnier F, Larcher R, Amalric M, et al. Real-time shear wave ultrasound elastography: a new tool for the evaluation of diaphragm and limb muscle stiffness in critically ill patients. Crit Care. 2020;24(1):34.

109. Jonkman AH, de Korte CL. Shear wave Elastography of the diaphragm: good vibrations? Am J Respir Crit Care Med. 2021;204(7):748–50.

110. Bachasson D, Dres M, Niérat MC, Gennisson JL, Hogrel JY, Doorduin J, et al. Diaphragm shear modulus reflects transdiaphragmatic pressure during isovolumetric inspiratory efforts and ventilation against inspiratory loading. J Appl Physiol. 2019;126(3):699–707.

111. Fossé Q, Poulard T, Niérat MC, Virolle S, Morawiec E, Hogrel JY, et al. Ultrasound shear wave elastography for assessing diaphragm function in mechanically ventilated patients: a breath-by-breath analysis. Crit Care. 2020;24(1):669.

112. Aarab Y, Flatres A, Garnier F, Capdevila M. Shear wave elastography, a new tool for diaphragmatic qualitative assessment. A translational study. Am J Respir Crit Care Med. 2021;204:797.

113. Coiffard B, Riegler S, Sklar MC, Dres M, Vorona S, Reid WD, et al. Diaphragm echodensity in mechanically ventilated patients: a description of technique and outcomes. Crit Care. 2021;25(1):64.

114. van Doorn JLM, Wijntjes J, Saris CGJ, Ottenheijm CAC, van Alfen N, Doorduin J. Association of diaphragm thickness and echogenicity with age, sex, and body mass index in healthy subjects. Muscle Nerve. 2022;66(2):197–202.

第 4 部分
腹部超声

目　录

第 12 章
主动脉综合征的临床初筛或疑似诊断

Federico Dazzi，Francesco Corradi，Erika Taddei，Giada Cucciolini and Francesco Forfori

目 录

🎓**学习目标**

－了解正常主动脉解剖。
－进行超声检查以检测主动脉瘤。
－超声在主动脉综合征中的应用范围：
- 腹主动脉瘤（AAA）。
- 腹主动脉瘤（AAA）破裂。
- 急性主动脉夹层（AAD）。
- 外伤性主动脉损伤和医源性主动脉损伤。

12.1　正常主动脉解剖

主动脉在解剖学上分为胸主动脉和腹主动脉两部分，每部分又细分为三个部分。

胸主动脉，从 T3 到 T12 脊柱水平，在膈肌之上，可细分为：

- **升主动脉**：从胸骨角到 T4 ～ T5。
- **主动脉弓**：从 T4 ～ T5 到 T3，然后下降到 T4。
- **降主动脉**：从 T4 ～ T5 到 T12，在穿过膈肌主动脉裂孔后变为腹主动脉。

经胸超声心动图（TTE）可以通过左胸骨旁切面观察升主动脉，通过胸骨上切面观察主动脉弓，通过心脏心尖切面观察降主动脉。

腹主动脉（AA），从 T12 到 L4 脊柱水平，在膈肌之下，可细分为：

- **近端腹主动脉**：从膈肌，腹腔干到肠系膜上动脉（SMA）。
- **中段腹主动脉**：从 SMA 到肾动脉水平。
- **远端腹主动脉**：从肾动脉水平到髂动脉分叉。

近端和中段腹主动脉也称为肾上腹主动脉，远端腹主动脉称为肾下腹主动脉。

12.2　如何通过超声评估腹主动脉

12.2.1　患者体位

通常患者在仰卧位下进行检查，头部抬高约 30°。

12.2.2　超声设备设置

在进行腹主动脉的超声检查时，应该使用 2.5 ～ 3.5MHz 的探头，以保持足够的分辨率和穿透力。

为了准确显示，腹部超声预设条件必须将初始深度设置为 10 ～ 15cm。B 型模式成像用于获取主动脉测量数据，如主动脉直径。彩色多普勒成像可能有助于识别髂总动脉并评估管腔通畅性或显示壁内血栓（图 12.1）。可同时采集心电图以区分收缩期和舒张期。

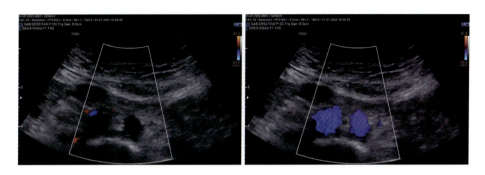

◼ 图 12.1　彩色多普勒成像有助于识别髂总动脉并评估管腔通畅性或显示是否存在附壁血栓

12.2.3　超声图像扫描

通过使用凸阵探头（2.5 ～ 5MHz），超声可以在横断面、矢状面和冠状面上观察腹主动脉。

将探头放置在剑突下方，稍偏向中线左侧，探头指示器指向患者右侧（"9 点钟"）位置，即可获得主动脉近端的横断面扫查图像。深度必须调整到屏幕底部可见高回声的椎体及其后方衰减的声影。为了获得最佳的横断面和准确的后续测量数据，探头必须与腹壁保持垂直。

将横断面的探头旋转 90° 可获得矢状面，此时探头指示器指向 12 点钟位置。

将探头放置在患者右侧（图 12.2），探头指示器指向患者头部，放置在右侧腋中线第 10 ～ 11 肋间隙，即可获得冠状位切面[1, 2]。

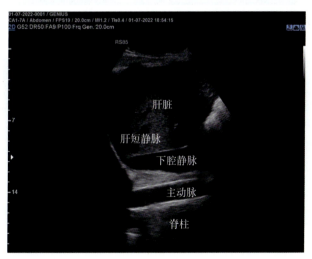

◼ 图 12.2　患者右侧的冠状面扫描可获得主动脉在脊柱上方和下腔静脉下方的长轴切面

12.2.4　超声检查

腹主动脉近端评估的目的如下：

- 区分主动脉和下腔静脉（IVC）。
- 观察腹腔干、肠系膜上动脉和肾动脉。
- 测量主动脉直径。

12.2.4.1　主动脉和下腔静脉的鉴别

在横断面扫查时，主动脉呈现为在椎体上方、略偏向屏幕中线右侧（患者的左侧）的厚壁、低回声、搏动的圆形结构（图12.3）。下腔静脉不像主动脉那样呈圆形，位于屏幕中线左侧（患者的右侧）；在吸气时通常可以发生塌陷。腹主动脉中段的下界为肾动脉的起始段处，可以在脐周附近区域扫查到（图12.4）。此时，主动脉的走行更加表浅，可能需要减少探测的深度以更好地显示。

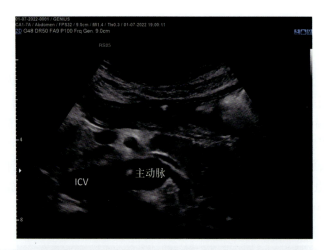

■ 图12.3　在横断面中，主动脉呈现为脊柱前方的圆形无回声区，而下腔静脉（IVC）位于脊柱右侧

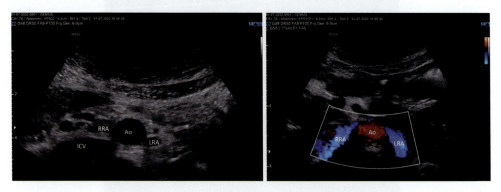

■ 图12.4　在脐部附近，可以观察到肾动脉从主动脉发出。Ao：主动脉；LRA：左肾动脉；RRA：右肾动脉；IVC：下腔静脉

在矢状面扫查中，主动脉显示为管状无回声结构，位于脊柱前方，与IVC相比略微偏向中线左侧（图12.5）。由于正常的腰椎前凸，主动脉近端比远端更靠后方（图12.6）。此时它与进入右心房的下腔静脉较容易区分。

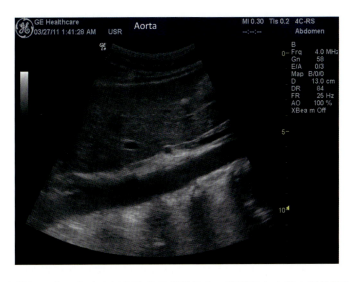

■ 图 12.5　在纵切面中，主动脉呈现为位于脊柱前方、稍微偏向中线左侧的管状无回声结构

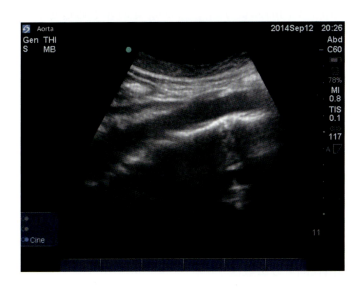

■ 图 12.6　由于正常的腰椎前凸，主动脉的近端部分比远端部分更靠后

12.2.4.2　识别腹腔干、肠系膜上动脉和肾动脉

从主动脉发出的腹腔干在横断面面上显示为主动脉前表面上的"裂缝"样的缺损。在纵断面上，可以看到它从主动脉的前表面向前或稍微向头部延伸。腹腔干最先发出，然后肠系膜上动脉（SMA）发出，走行与主动脉近似平行。

从主动脉前表面发出的肠系膜上动脉在横断面上显示为主动脉前方的无回声区。在纵断面上，可以看到 SMA 从主动脉的前表面发出并向下延伸，SMA 的平均直径为 7mm。

肾动脉（RA）位于 SMA 远端 1～3cm 处，在横断面上很容易观察到。右肾动脉沿椎体前方、IVC 后方走行。左肾动脉起源于主动脉左侧的后方，平行于脊柱，向下走行。

12.2.4.3　主动脉直径的测量

最大直径是定义腹主动脉瘤（AAA）和预测其破裂风险的重要参数。在临床实践中，测量过程主要分为四个步骤：扫查切面、轴位选择、标尺放置和选择最大直径处进行测量。

腹主动脉直径的测量是通过在选定的主动脉切面上沿预定义的轴定位两个卡尺来进行的。

— 在横断面上，分别沿着纵轴和横轴测量前后径和左右径。

— 在纵切面上，只测量前后径。

对于超声测量来说，标尺的位置是另一个需要讨论的问题，位置的选择取决于超声仪器对于 AAA 壁的成像分辨率。目前超声测量主动脉直径的三种最常用的方式是：

— 内对内（ITI），标尺放置在主动脉壁的内膜层。

— 外对外（OTO），标尺放置在主动脉壁的外膜层。

— 前缘对前缘（LELE），标尺放置在主动脉前壁的外膜层和后壁的内膜层。

一些临床试验使用了不同的测量方法 [3-5]。Long 等回顾了通过超声（US）或计算机断层扫描（CT）测量 AAA 最大径的方法，发现测量的临床环境不同，定义和做法也大相径庭。他们的结论是，各种方法之间的比较是非常困难的，应该推荐一种标准化的方法 [6]。在一项前瞻性研究中，Harthsorne 等报告了 ITI 的观察者间差异为 0.3cm，OTO 为 0.42cm；ITI 的观察者内差异为 0.16cm，OTO 为 0.20cm。对于直径大于 5cm 的 AAA，ITI 的重复性明显优于 OTO（0.14 *vs.* 0.21；$P=0.016$）[7]。在 127 名小 AAA 患者中，Gurtelschmid 等评估了使用 ITI、OTO 或 LELE 方法在轴向平面上测量的最大前后径。虽然 LELE 是可重复性最高的方法，但所有的方法都显示出了高度的差异性。Singhl 等的特罗姆瑟研究旨在评估不同超声技师（不同超声技师在同一场合）和同一超声技师（同一超声技师在两个不同场合）在测量期开始和结束时对于主动脉测量的差异性。在测量期开始和结束时，对于前后平面主动脉的最大直径，82% 的病例中观察者内绝对差异为 2mm 或更小，93% 的病例中差异为 3mm 或更小，97% 的病例中差异为 4mm 或更小。观察者间差异通常较小且无统计学意义 [4]。因此，尚不清楚在不同的临床环境中哪种主动脉内径测量方法最佳 [9]。

测量过程的最后一步是确定选择哪个值来作为最大径。在大多数研究中，都测量了多个直径，然后选择其中的最大直径；这可以是获得的最大值，也可以是几个测量值的平均值，或是在预定义轴（最常见的是前后轴）上获得的直径 [6]。在 Beales 等的综述中，9 项研究中有 6 项研究的前后径的观察者内重复性低于英国和北美 AAA 筛查项目认为可接受的 5mm 水平。在 9 项研究中有 5 项研究的前后径的观察者间重复性低于 5mm 的水平。不过，作者未能对某一方法在测量 AAA 直径中的优越性得出明确结论 [10]。Bredahl 等提出了一种有效的 ECG 门控方法，用于 US 测量 AAA，结果显示重复性在 3mm 以内，并建议在收缩期峰值时，从 AA 前壁的外膜层到 AA 后壁的外膜层进行测量 [11]。

由于患者可能随后同时接受超声和 CT 检查，因此应记录并验证其直径测量值之间的一致性，以便在临床实践中使用。Sprouse 等 [12] 回顾性研究了一个同时具有 CT 和 US 测量数据的患者队列，发现两种影像技术的测量结果之间存在显著差异，这可能由不同的原因所导致。

首先，CT 测量通常包括 AAA 壁的整个厚度，而 US 测量则不包括。其次，CT 获得的最大直径通常定义为 AAA 在任意方向上的最大横截面直径，而 US 获得的直径则定义为最大的前后或横向直径。因此，CT 和 US 测量的直径并不相同。最后，如果动脉瘤有一定角度，横断面的 CT 切片可能代表 AAA 的斜切，从而导致高估其直径。正如 Lederle 等 [13] 建议，US 测量受偏转角度的影响较小，因为 US 探头可以定位以获得 AAA 的真实横截面或正交视图，在这种情况下，直径测量会更准确。

另一个重要问题是，如果不是由影像科医生进行超声检查，其诊断的准确性如何。超声越来越多地被临床医生用来识别 AAA；在 ICU 和急诊，如果出现不明原因的休克、腹痛，或者是触诊到搏动性肿块以及可能存在血栓时，筛查从上腹到中腹的腹主动脉被认为是一项基本技能 [14]。在一项系统性回顾和荟萃分析中，Concannon 等比较了非影像科医生进行的超声检查与影像科医生进行的"金标准"主动脉成像（US、CT、MRI、血管造影）在诊断 AAA 疾病方面的准确性。尽管非影像科医生的 US 培训和经验水平差异很大，但他们发现非影像科医生利用 US 诊断 AAA 时的灵敏度和特异度是令人满意的 [15]。这说明了在 ICU 环境中掌握从头到脚超声检查基本技能的必要性，包括用于检测急性主动脉综合征 [14]。

12.2.4.4　局限性

对于某些类型的患者来说，使用超声检查腹主动脉有一定的局限性。首先，迂曲的主动脉可能不容易被超声探头观察和追踪，从而导致测量结果不准确。患者自身的情况，如肥胖和肠道气体的干扰，可能无法提供足够的可视窗口进行观察。其次，局限于髂血管或肾动脉的主动脉分支动脉瘤可能无法通过超声观察到。第三，在矢状面上，由于圆柱体切线效应，超声可能会低估主动脉的直径，不能测量到准确值。如果超声波束偏离中心位置，那么测量到的直径也不会是最大值。最后，即便超声可以准确检测主动脉的直径，也无法判断其是否存在破裂。

12.3　超声在急性主动脉综合征中的应用

在这一部分，我们将讨论超声在 ICU 和急诊环境中最常见的主动脉综合征识别中的应用价值。

12.3.1　腹主动脉瘤

腹主动脉瘤是腹主动脉的节段性全层扩张，超过正常血管直径的 50%。通常，直径超过 3.0cm 被认为是诊断动脉瘤的阈值。腹主动脉瘤风险因素包括年龄＞ 65 岁、男性和家族史；吸烟是最大的风险因素。动脉瘤通常在破裂前没有症状。最敏感的腹主动脉瘤破裂预测指标是其内径大小。破裂通常是致命的，死亡率为 85% ～ 90%。在送往医院的患者中，只有 50% ～ 70% 能够存活 [16]。

腹主动脉瘤可以根据其与肾动脉的关系进行分类 [17]。然而，利用超声显示肾动脉并不容易，操作者需要接受过专业训练；肾动脉位于肠系膜动脉分支远端 1 ～ 3cm 处，可以在横断平面上轻松定位。

腹部彩色多普勒超声是筛查和监测腹主动脉瘤的一线成像工具，具有很高的诊断准确性。腹部超声检查在筛查和监测腹主动脉瘤方面的作用得到了大量科学文献的支持 [5, 17-20]。Ferket 等发表的一项回顾性研究，一致认为腹部超声是现有条件下的主要筛查方式 [21]。超声在腹主动脉术后检测中也起着重要作用 [9]，但在急诊和重症监护环境中的作用仍有争议。

腹主动脉瘤患者到急诊科就诊时临床表现多种多样，症状主要是由动脉瘤破裂或快速扩张引起的。在第一种情况下，患者可能会出现明显的低血压，伴或不伴有休克，并有强烈的腹痛，放射到不同部位（腿、胸部、生殖器、腰侧或腹股沟）。只有 50% 的病例会出现低血压、背痛和搏动性腹部肿块的典型三联征 [22]。然而，来到急诊科的患者最常见的是在腹膜后区域发生动脉瘤囊后破裂，而腹膜腔内动脉瘤囊前部破裂通常才是致命的。腹膜后破裂出血可能被限制在腹膜间隙内；由此产生的填塞效应将限制出血的程度，患者的血压可能是正常的 [1]。此外，动脉瘤（尤其是较大的动脉瘤）可能会压迫周围的腹部结构，导致恶心、呕吐、肾积水和尿潴留。

延误诊断腹主动脉瘤可能是致命的，而早期识别和手术干预可以降低发病率和死亡率。体格检查在筛查腹主动脉瘤方面显然并不可靠，灵敏度为 68%，特异度为 75%[23]。即使在患者腹围较小的情况下，体格检查的准确性随着腹主动脉瘤大小的增加而提高，但仍不令人满意。在这种情况下，腹部超声检查因其诊断准确性高（96.3% 的灵敏度和 100% 的特异度）而在检测腹主动脉直径异常方面发挥着重要作用，即便是仅受过有限培训的急诊医生也能做到这一点 [24, 25]。

Reed 和 Cheung 在一项急诊科回顾性研究中发现，接受急诊超声检查患者的诊断时间（51 分钟）比未接受急诊超声检查的患者（111 分钟）更短，尽管这一差异未达到统计学显著性。不过，他们并未发现存活率或重症监护室住院时间有所改善 [26]。

在急诊科就诊的具有腹主动脉瘤特征症状（腹痛、侧腰痛、背痛或其他特征性体征和症状）的患者中，超声显示出 100% 的灵敏度、98% 的特异度、93% 的阳性预测值和 100% 的阴性预测值 [27]，可以用于确定是否需要紧急 CT 和（或）血管外科会诊。在急诊科就诊的具有典型腹主动脉综合征症状的患者中，超声的预期征象是腹主动脉扩张（直径 > 3cm 或增加超过 50%）或主动脉局部扩张。

应观察和测量从剑突到髂血管分叉处的整个主动脉的最大直径。由于 95% 的腹主动脉瘤都发生在肾动脉下段，因此检查整个主动脉直至分叉处至关重要。在腹膜内破裂的患者中，可以在莫里森（Mirroson）囊、脾肾隐窝或道格拉斯窝看到液体。超声对腹膜后出血不敏感，因此不能用于检测是否存在腹膜后破裂 [1]。有时，壁内血栓会以某种形式的回声出现在主动脉腔内（图 12.7）。

12.3.2 腹主动脉瘤破裂

动脉瘤大小是最有意义的预测腹主动脉瘤破裂的指标。根据拉普拉斯定律，动脉瘤越大，扩张速率越高。直径 <5.5cm 的动脉瘤每年破裂的风险为 1% 或更低，而直径 > 5.5cm 的动脉瘤每年破裂的风险会显著增加 [16]。在一个由 2257 名已知腹主动脉瘤患者所组成的队列中，动脉瘤破裂的风险因素与女性、较大的初始动脉瘤直径、较低的第一秒用力呼气容积（FEV1）、当前吸烟、较高的平均血压有独立且显著的相关性 [28]。

　　腹部超声无法可靠地检测腹膜后出血，而 CT 因其在检测腹主动脉瘤和腹膜后出血方面具有更高的诊断准确性而成为诊断的金标准。对比剂的外渗可最终确认破裂及其具体位置[29]。尽管 CT 是诊断腹主动脉瘤破裂的金标准，但它耗时较长，而且往往需要将患者转移出急诊室。

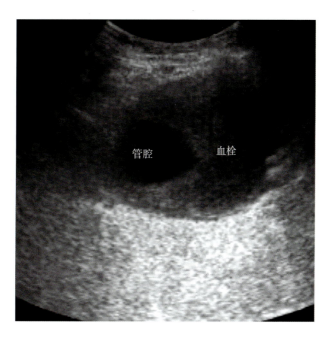

◘ 图 12.7 横断面扫查显示主动脉腔内的附壁血栓，表现为等回声团块

12.3.2.1 动脉瘤破裂的超声特征

　　提示腹主动脉瘤破裂的超声声像图特点（图 12.8）[30, 31]：

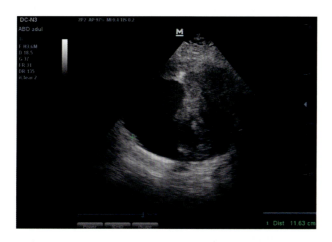

◘ 图 12.8 腹主动脉横断面超声图像显示腹主动脉瘤破裂特征性表现：动脉瘤形状不规则，血栓回声不均匀，腔内血栓连续性中断，局部管壁连续性中断

- 腹主动脉瘤形态异常（动脉瘤形状明显不规则）。
- 腔内不均匀性血栓（管腔周围不均匀性血栓回声）。
- 腔内血栓中断（管腔周围血栓在管壁 – 血栓界面处的明显局部中断）。
- 血栓漂浮层（血栓一端附着在一侧，另一端则漂浮在另一侧）。
- 局部管壁中断（动脉瘤外壁明显连续性中断）。
- 腹主动脉旁低回声灶（紧邻动脉瘤壁的一小块低回声区，另一侧被回声不均匀的血肿所环绕）。
- 腹膜后血肿（紧贴腹主动脉瘤的腹膜后区域内出现液体或类似肿块的充填物）。
- 腹腔积血（腹膜腔内存在游离液体）。

12.3.3　急性主动脉夹层

主动脉夹层是指由于壁内出血导致中层结构破坏，从而使得主动脉壁各层分离，随后形成相互之间有或无连通的真假两腔。在大多数情况下，内膜撕裂是起始因素，导致血液在中膜内的剥离平面中蔓延[32]。该过程可能会导致两种情况：一是外膜破裂并引发主动脉破裂，二是血液通过第二个内膜撕裂点重新进入主动脉腔。

主动脉夹层可以根据 Stanford 分类（A 型或 B 型）或 De Backey 分类进行分类；临床实践中最常用的是前者。在 Stanford 分类中，A 型包含涉及升主动脉，不论起始部位的夹层，而 B 型则包含所有不涉及升主动脉的夹层。

主动脉夹层的年发病率为每年每 10 万人中 0.5 ～ 2.95 例，急性期的死亡率非常高（48 小时死亡率接近 50%）[33]。症状和临床表现可能因分类（Stanford A 型或 B 型）的不同和涉及的范围而异。胸痛是急性主动脉夹层最常见的症状，突然发作的剧烈胸痛和（或）背痛是最典型的表现。疼痛可以是尖锐的、撕裂样的、刀割样的，但通常不同于其他原因引起的胸痛。Stanford A 型夹层可能表现为心包压塞、心肌梗死、充血性心力衰竭或脑缺血相关症状[33, 34]。

体格检查可为主动脉夹层的存在和起源提供重要线索，但临床体征如腕动脉搏动缺失或双侧不对称仅出现在 20% ～ 30% 的急性主动脉夹层患者中[35]。主动脉夹层的临床表现多种多样，因此需要快速使用相关仪器进行检查来确诊或排除。

经胸超声心动图（TTE）和经食管超声心动图（TEE）在胸主动脉评估中的作用已被广泛研究[35-38]。在大型国际主动脉夹层研究项目（IRAD）中，最初的诊断步骤是采用经胸超声心动图（TTE）和经食管超声心动图（TEE）[34]。超声心动图，主要是 TTE，可以在普通病房或医院的任何其他部门（急诊科、重症监护室、手术室）床旁进行；这对于病情不稳定的患者特别有利，因为不需要转移患者。TEE 尽管被认为是诊断主动脉夹层的辅助技术，但它是一项半侵入性检查，通常需要镇静辅助；此外，与 TTE 相比，TEE 要求操作者拥有更多的知识和经验，以及接受过更专业的培训[38]。

TTE 可以对多个主动脉节段进行充分评估，特别是主动脉根部和近端升主动脉，并且在大多数情况下可以评估主动脉弓、近端降主动脉和腹主动脉。应该使用所有扫查平面，包括左侧和右侧胸骨旁长轴切面、胸骨上切面（图 12.9）、两腔心切面、剑突下切面以及在患者左侧第 10 ～ 11 肋间隙处的冠状切面扫查图（图 12.10）[38, 39]。但是，TTE 在诊断主动脉夹层方面有一定局限性。检测升主动脉夹层的灵敏度为 70% ～ 90%，而在降主动脉夹层中的仅为 30% ～ 50%[39]。然而，最近的研究表明，谐波成像和使用对比增强技术可以改善 TTE 在诊断主动脉夹层方面的敏感性和特异性[40]。CT 加 TTE 是诊断急性主动脉综合征（AAS）及其并发症的最佳组合，并可以对 AAS 的形态学和血流动力学进行评估和适当管理[41]。

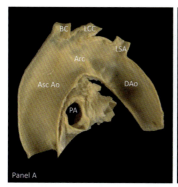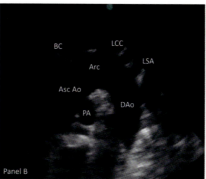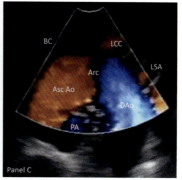

▣ 图 12.9　经胸超声心动图，通过胸骨上扫查显示近端升主动脉、主动脉弓和近端降主动脉。肺动脉（PA）；升主动脉（Asc Ao）；主动脉弓（Arch）；降主动脉（DAo）；左锁骨下动脉（LSA）；左颈总动脉（LCC）；无名动脉（BC）。图 a：解剖剖面图；图 b：B 型超声声像图；图 c：彩色多普勒超声声像图

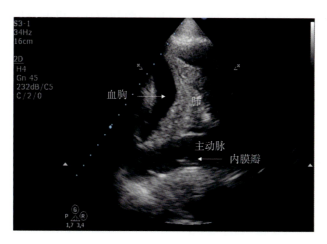

▣ 图 12.10　在患者左侧腋中线大约第 10 至 11 肋间隙处，胸主动脉降部的冠状扫查，显示主动脉夹层，内膜瓣显示为线样高回声，漂浮在主动脉管腔内，同时伴有血胸

　　由于 TTE 的阴性预测值较低，所以不能排除夹层的可能性，如果 TTE 检查结果为阴性，则需要进一步检查[39]。在胸壁结构异常、肋间隙狭窄、肥胖、肺气肿和使用机械通气的患者中，TTE 的价值有限[39]。对于急性胸痛的患者，进行 TTE 检查时需要特别注意是否存在主动脉根部扩张、主动脉瓣关闭不全或心包积液，因为这些发现提示可能存在急性主动脉综合征。如果不能直接观察到夹层，则必须使用其他成像技术。

　　上述的局限影响了诊断的准确性，但通过经食管超声心动图（TEE）可以克服[42]。TEE 可以用于急诊室甚至手术室中的急性主动脉夹层的诊断，具有很高的准确性。最重要的扫查

切面包括升主动脉、主动脉根部和主动脉瓣的高位经食管长轴（120°～150°）和短轴（30°～60°）切面。由于右支气管和气管（盲点）的阻挡，升主动脉远端的一小段（就在无名动脉之前）无法看到。降主动脉可以在短轴（0°）和长轴（90°）切面中轻松观察到[39]。

经典主动脉夹层的诊断基于存在将主动脉分为真腔和假腔的内膜瓣。如果假腔内充满血栓，内膜瓣的中心移位、钙化或内膜层分离可视为主动脉夹层的明确征象。真腔和假腔的鉴别基于 M 型、二维和多普勒超声征象。真腔的鉴别标准如下：

- 大小：真腔 ＜ 假腔
- 搏动性：收缩期扩张和舒张期塌陷
- 血流方向：收缩期前向血流
- 血流沟通：收缩期从真腔到假腔的流动

假腔内的血流信号代表存在沟通的迹象，而多个横切面扫查未显示血流信号则代表没有沟通[41]。当在假腔或偶尔在真腔中看到一个与主动脉壁分开的团块时，就可以诊断为血栓。由于血栓的形成取决于血流流速，因此可对其进行分级，以评估沟通程度[42]。

12.3.4　外伤性主动脉损伤（TAI）

钝性胸主动脉损伤会危及生命，如果不及时诊断和治疗，可能会造成严重后果。胸主动脉自发破裂可导致左侧血气胸（图 12.10）和（或）心包积液，从而导致心包压塞，我们可以通过创伤扩展超声重点评估（e-FAST）[43, 44]进行检查和监测。然而，e-FAST 的特异性较低，且可能是疾病进展的晚期表现。在完成初期稳定治疗阶段后，可以通过超声彩色多普勒在 ICU 床边非侵入性地监测内脏灌注和复苏情况[45-50]。

对于无法转移至放射科进行 CT 检查的不稳定多发性创伤患者，经食道超声心动图是诊断创伤性主动脉破裂的有效方法。事实上，TEE 还可以检测出内膜缺失、主动脉瓣关闭不全、壁内血肿或自发破裂的相关迹象[51]。

> **临床要点**
>
> - 急诊床旁超声可以用于检测有症状患者是否存在腹主动脉瘤。
> - 临床怀疑腹主动脉瘤时，建议首先进行腹部超声检查。
> - 腹部超声在检测腹膜后出血方面的诊断准确率较低。
> - 计算机断层扫描是诊断急性主动脉综合征的金标准。
> - 经胸超声心动图的阴性预测值较低，无法排除急性主动脉夹层。
> - 怀疑急性主动脉夹层时可以在急诊室或手术室使用经食管超声心动图进行检查。

参考文献

1. Barkin AZ, Rosen CL. Ultrasound detection of abdominal aortic aneurysm. Emerg Med Clin North Am.

2004;22:675–82.

2. Watson JDB, Gifford SM, Bandyk DF. Aortic aneurysm screening using duplex ultrasound: choosing wisely who to examine. Semin Vasc Surg. 2020;33:54–9.

3. The U.K. Small Aneurysm Trial: design, methods and progress. The UK Small Aneurysm Trial participants. Eur J Vasc Endovasc Surg. 1995;9:42–48.

4. Singh K, Bønaa KH, Solberg S, Sørlie DG, Bjørk L. Intra- and interobserver variability in ultrasound measurements of abdominal aortic diameter. The Tromsø study. Eur J Vasc Endovasc Surg. 1998;15:497–504.

5. Ashton HA, Buxton MJ, Day NE, Kim LG, Marteau TM, Scott RP, Thompson SG, Walker NM, Multicentre Aneurysm Screening Study Group. The Multicentre Aneurysm Screening Study (MASS) into the effect of abdominal aortic aneurysm screening on mortality in men: a randomised controlled trial. Lancet. 2002;360:1531–9.

6. Long A, Rouet L, Lindholt JS, Allaire E. Measuring the maximum diameter of native abdominal aortic aneurysms: review and critical analysis. Eur J Vasc Endovasc Surg. 2012;43:515–24.

7. Hartshorne TC, McCollum CN, Earnshaw JJ, Morris J, Nasim A. Ultrasound measurement of aortic diameter in a national screening programme. Eur J Vasc Endovasc Surg. 2011;42:195–9.

8. Gürtelschmid M, Björck M, Wanhainen A. Comparison of three ultrasound methods of measuring the diameter of the abdominal aorta. Br J Surg. 2014;101:633–6.

9. Moll FL, Powell JT, Fraedrich G, et al. Management of abdominal aortic aneurysms clinical practice guidelines of the European society for vascular surgery. Eur J Vasc Endovasc Surg. 2011;41(Suppl 1):S1–S58.

10. Beales L, Wolstenhulme S, Evans JA, West R, Scott DJA. Reproducibility of ultrasound measurement of the abdominal aorta. Br J Surg. 2011;98:1517–25.

11. Bredahl K, Eldrup N, Meyer C, Eiberg JE, Sillesen H. Reproducibility of ECG-gated ultrasound diameter assessment of small abdominal aortic aneurysms. Eur J Vasc Endovasc Surg. 2013;45:235–40.

12. Sprouse LR, Meier GH, Lesar CJ, Demasi RJ, Sood J, Parent FN, Marcinzyck MJ, Gayle RG. Comparison of abdominal aortic aneurysm diameter measurements obtained with ultrasound and computed tomography: is there a difference? J Vasc Surg. 2003;38:466–71; discussion 471–472.

13. Lederle FA, Wilson SE, Johnson GR, Reinke DB, Littooy FN, Acher CW, Messina LM, Ballard DJ, Ansel HJ. Variability in measurement of abdominal aortic aneurysms. Abdominal Aortic Aneurysm Detection and Management Veterans Administration Cooperative Study Group. J Vasc Surg. 1995;21:945–52.

14. Robba C, Wong A, Poole D, et al. Basic ultrasound head-to-toe skills for intensivists in the general and neuro intensive care unit population: consensus and expert recommendations of the European Society of Intensive Care Medicine. Intensive Care Med. 2021;47:1347–67.

15. Concannon E, McHugh S, Healy DA, Kavanagh E, Burke P, Clarke Moloney M, Walsh SR. Diagnostic accuracy of non-radiologist performed ultrasound for abdominal aortic aneurysm: systematic review and meta-analysis. Int J Clin Pract. 2014;68:1122–9.

16. Kent KC. Clinical practice. Abdominal aortic aneurysms. N Engl J Med. 2014;371:2101–8.

17. Wanhainen A, Verzini F, Van Herzeele I, et al. Editor's choice—European Society for Vascular Surgery (ESVS) 2019 clinical practice guidelines on the Management of Abdominal Aorto-iliac Artery Aneurysms. Eur J Vasc Endovasc Surg. 2019;57:8–93.

18. Chaikof EL, Dalman RL, Eskandari MK, et al. The Society for Vascular Surgery practice guidelines on the care of patients with an abdominal aortic aneurysm. J Vasc Surg. 2018;67:2–77.e2.

19. Guirguis-Blake JM, Beil TL, Senger CA, Coppola EL. Primary care screening for abdominal aortic aneurysm: updated evidence report and systematic review for the US Preventive Services Task Force. JAMA. 2019;322:2219–

38.

20. Sprynger M, Willems M, Van Damme H, Drieghe B, Wautrecht JC, Moonen M. Screening program of abdominal aortic aneurysm. Angiology. 2019;70:407–13.

21. Ferket BS, Grootenboer N, Colkesen EB, Visser JJ, van Sambeek MRHM, Spronk S, Steyerberg EW, Hunink MGM. Systematic review of guidelines on abdominal aortic aneurysm screening. J Vasc Surg. 2012;55:1296–304.

22. Rohrer MJ, Cutler BS, Wheeler HB. Long-term survival and quality of life following ruptured abdominal aortic aneurysm. Arch Surg. 1988;123:1213–7.

23. Fink HA, Lederle FA, Roth CS, Bowles CA, Nelson DB, Haas MA. The accuracy of physical examination to detect abdominal aortic aneurysm. Arch Intern Med. 2000;160:833–6.

24. Kuhn M, Bonnin RL, Davey MJ, Rowland JL, Langlois SL. Emergency department ultrasound scanning for abdominal aortic aneurysm: accessible, accurate, and advantageous. Ann Emerg Med. 2000;36:219–23.

25. Dent B, Kendall RJ, Boyle AA, Atkinson PRT. Emergency ultrasound of the abdominal aorta by UK emergency physicians: a prospective cohort study. Emerg Med J. 2007;24:547–9.

26. Reed MJ, Cheung L-T. Emergency department led emergency ultrasound may improve the time to diagnosis in patients presenting with a ruptured abdominal aortic aneurysm. Eur J Emerg Med. 2014;21:272–5.

27. Tayal VS, Graf CD, Gibbs MA. Prospective study of accuracy and outcome of emergency ultrasound for abdominal aortic aneurysm over two years. Acad Emerg Med. 2003;10:867–71.

28. Brown LC, Powell JT. Risk factors for aneurysm rupture in patients kept under ultrasound surveillance. UK small aneurysm trial participants. Ann Surg. 1999;230:289–96; discussion 296–297.

29. Rakita D, Newatia A, Hines JJ, Siegel DN, Friedman B. Spectrum of CT findings in rupture and impending rupture of abdominal aortic aneurysms. Radiographics. 2007;27:497–507.

30. Catalano O, Siani A. Ruptured abdominal aortic aneurysm: categorization of sonographic findings and report of 3 new signs. J Ultrasound Med. 2005;24:1077–83.

31. Diaz O, Eilbert W. Ruptured abdominal aortic aneurysm identified on point-of-care ultrasound in the emergency department. Int J Emerg Med. 2020;13:25.

32. Erbel R, Aboyans V, Boileau C, et al. 2014 ESC guidelines on the diagnosis and treatment of aortic diseases. Kardiol Pol. 2014;72:1169–252.

33. Alli O, Jacobs L, Amanullah AM. Acute aortic syndromes: pathophysiology and management. Rev Cardiovasc Med. 2008;9:111–24.

34. Hagan PG, Nienaber CA, Isselbacher EM, et al. The International Registry of Acute Aortic Dissection (IRAD): new insights into an old disease. JAMA. 2000;283:897–903.

35. Erbel R, Alfonso F, Boileau C, et al. Diagnosis and management of aortic dissection. Eur Heart J. 2001;22:1642–81.

36. Liu F, Huang L. Usefulness of ultrasound in the management of aortic dissection. Rev Cardiovasc Med. 2018;19:103–9.

37. Shiga T, Wajima Z, Apfel CC, Inoue T, Ohe Y. Diagnostic accuracy of transesophageal echocardiography, helical computed tomography, and magnetic resonance imaging for suspected thoracic aortic dissection: systematic review and meta-analysis. Arch Intern Med. 2006;166:1350–6.

38. Evangelista A, Maldonado G, Gruosso D, Gutiérrez L, Granato C, Villalva N, Galian L, González-Alujas T, Teixido G, Rodríguez-Palomares J. The current role of echocardiography in acute aortic syndrome. Echo Res Pract. 2019;6:R53–63.

39. Evangelista A, Flachskampf FA, Erbel R, et al. Echocardiography in aortic diseases: EAE recommendations for clinical practice. Eur J Echocardiogr. 2010;11:645–58.

40. Evangelista A, Avegliano G, Aguilar R, Cuellar H, Igual A, González-Alujas T, Rodríguez-Palomares J, Mahia P, García-Dorado D. Impact of contrast-enhanced echocardiography on the diagnostic algorithm of acute aortic dissection. Eur Heart J. 2010;31:472–9.

41. Evangelista A, Carro A, Moral S, Teixido-Tura G, Rodríguez-Palomares JF, Cuéllar H, García-Dorado D. Imaging modalities for the early diagnosis of acute aortic syndrome. Nat Rev Cardiol. 2013;10:477–86.

42. Erbel R, Oelert H, Meyer J, Puth M, Mohr-Katoly S, Hausmann D, Daniel W, Maffei S, Caruso A, Covino FE. Effect of medical and surgical therapy on aortic dissection evaluated by transesophageal echocardiography. Implications for prognosis and therapy. The European Cooperative Study Group on Echocardiography. Circulation. 1993;87:1604–15.

43. Pelosi P, Corradi F. Ultrasonography in the intensive care unit: looking at the world through colored glasses. Anesthesiology. 2012;117:696–8.

44. Vezzani A, Manca T, Brusasco C, Santori G, Valentino M, Nicolini F, Molardi A, Gherli T, Corradi F. Diagnostic value of chest ultrasound after cardiac surgery: a comparison with chest X-ray and auscultation. J Cardiothorac Vasc Anesth. 2014;28:1527–32.

45. Corradi F, Brusasco C, Via G, Tavazzi G, Forfori F. Renal Doppler-based assessment of regional organ perfusion in the critically ill patient. Shock. 2021;55:842–3.

46. Corradi F, Via G, Tavazzi G. What's new in ultrasound-based assessment of organ perfusion in the critically ill: expanding the bedside clinical monitoring window for hypoperfusion in shock. Intensive Care Med. 2020;46:775–9.

47. Brusasco C, Tavazzi G, Robba C, Santori G, Vezzani A, Manca T, Corradi F. Splenic Doppler resistive index variation mirrors cardiac responsiveness and systemic hemodynamics upon fluid challenge resuscitation in postoperative mechanically ventilated patients. Biomed Res Int. 2018;2018:1978968.

48. Corradi F, Brusasco C, Vezzani A, Palermo S, Altomonte F, Moscatelli P, Pelosi P. Hemorrhagic shock in polytrauma patients: early detection with renal Doppler resistive index measurements. Radiology. 2011;260:112–8.

49. Corradi F, Brusasco C, Garlaschi A, Santori G, Vezzani A, Moscatelli P, Pelosi P. Splenic Doppler resistive index for early detection of occult hemorrhagic shock after polytrauma in adult patients. Shock. 2012;38:466–73.

50. Corradi F, Brusasco C, Paparo F, et al. Renal Doppler resistive index as a marker of oxygen supply and demand mismatch in postoperative cardiac surgery patients. Biomed Res Int. 2015;2015:763940.

51. Mouawad NJ, Paulisin J, Hofmeister S, Thomas MB. Blunt thoracic aortic injury—concepts and management. J Cardiothorac Surg. 2020;15:62.

第 13 章
肾脏和泌尿系统的超声评估

Adrian Wong and Serene SP Ho

目 录

- 识别肾脏、输尿管和膀胱的正常超声图像。
- 测量肾脏的大小，包括皮质厚度。
- 测量膀胱的大小。
- 识别慢性肾脏病的超声图像。
- 识别轻度、中度和重度肾积水。
- 描述肾囊肿的超声图像。
- 识别结石和肾输尿管梗阻的超声图像。

13.1　引言

评估肾脏系统有几种成像方法可供选择，每种方法都有优点和缺点。现阶段，超声检查仍然是最广泛使用的成像方式。超声检查安全、方便且价格低廉，与普通 X 线片、CT 和 MRI 相比，特别是在紧急情况下具有许多实用优势。最主要的是，超声是一种床旁检查，不会干扰患者的治疗；无电离辐射的特性允许必要时进行重复检查以监测病情进展。实际上，一些国际指南都推荐急性肾损伤和慢性肾损伤急性加重时首选进行泌尿系统超声检查[1, 2, 3]。

对重症监护病房（ICU）患者进行规范的泌尿系统超声检查虽然有其必要性，但实施起来可能既耗时又复杂。重症监护医生以及其他非放射科医师已制定了相关超声检查指南和规范了相应能力要求，以完善其检查流程并改善患者护理质量；现在，接受过床旁即时超声（POCUS）培训的重症监护医师也能进行肾脏系统超声检查。超声检查的目的不是对整个肾脏系统进行一般性检查，而是针对性地进行扫查以解决特定问题。在急性肾损伤（AKI）中，这些问题通常包括:

- 肾脏结构是否正常？患者是单肾还是双肾？
- 是否存在需要紧急干预的泌尿系统梗阻？是否可以确定梗阻的水平或原因？
- 泌尿系统内是否有其他明显异常？

超出 POCUS 检查范围的偶然发现，必须转诊作进一步检查。

尽管在大多数 AKI 患者中，泌尿系统超声检查通常是正常的，但早期发现异常可以改善临床预后，包括死亡率。超声检查可以迅速发现泌尿系统梗阻并提示梗阻的水平和（或）可能的原因，及时干预可能显著改善肾功能。它还可以识别孤立肾 / 单侧功能肾脏 / 慢性肾功能障碍的患者，对这些患者进行干预可能不会改善预后，但可以指导持续管理和预后评估。在进行肾脏系统干预（例如肾盂造瘘术 / 输尿管支架）后，重复进行超声检查可以确认泌尿系统梗阻已解除，并监测随后的变化。对于之前未确诊的 AKI 患者，也可记录其肾脏基线测量值。

13.2　基本声像图表现

肾脏位于腹膜后区域，形状通常为豆状；右侧肾脏位置稍低于左侧。

　　超声图像上，正常肾脏可以分为肾实质和肾窦两个部分。肾实质包括外层皮质（轮廓光滑，相较于肝脏稍显低回声）和回声较低的肾髓质锥体。高回声的肾窦包含肾盏、肾盂、脂肪和主要肾内血管（图 13.1）。

　　正常的肾集合系统在扩张分离之前是不可见的。输尿管在肾盂输尿管连接处（PUJ）和插入膀胱后基底处可见中线旁的小突起。双侧输尿管喷射可间歇性引起膀胱内湍流，此为正常输尿管蠕动现象（通过色彩多普勒超声可清晰显示）。

　　膀胱可以通过长轴和短轴切面进行检查。膀胱壁为高回声；明确这一点对于区分膀胱内的尿液和盆腔内的游离液体至关重要。可以通过测量膀胱尺寸来估算尿液量，尽管在 ICU 环境中，由于导尿管的存在，膀胱通常处于排空状态（图 13.2）。

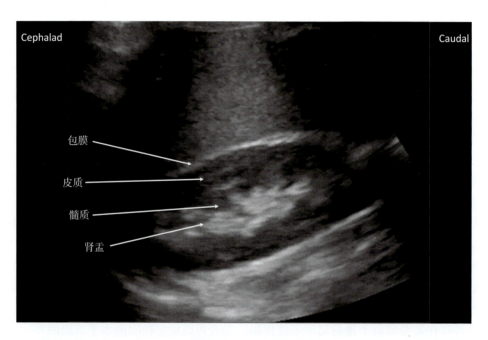

图 13.1　正常肾脏

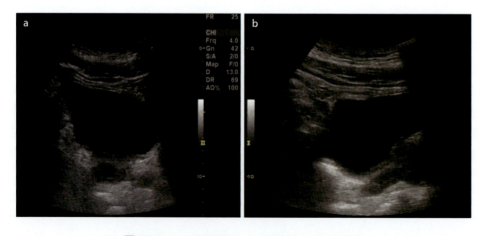

图 13.2　正常膀胱。（a）短轴；（b）长轴

13.3　肾脏大小和对称性

正常成人肾脏头尾长度存在性别差异，男性 10 ～ 14cm，女性 9 ～ 13cm[4]。左肾通常比右肾长 0.5cm。对于身高处于极端值（过高或过矮）的患者，与对侧肾脏进行对称性比较有重要价值。肾脏横径测量（通常为 5 ～ 6cm）很少在 ICU 环境中使用。

肾长径减少：超声可能检测到之前未诊断的慢性肾病（CKD）。慢性肾病患者的肾脏长度和皮质厚度（＜ 6mm）减少[6]。肾皮质通常回声增强，平滑的肾轮廓消失，肾脏锥体的可见度降低。可能存在囊肿。这些异常随着 CKD 的严重程度增加而更加明显。

肾长径增加：在没有流出道梗阻的情况下，肾脏增大的原因包括自身病变，如急性肾小管坏死（ATN）、急性间质性肾炎（药物反应/自身免疫性疾病）、肾静脉血栓和浸润性病变，如淋巴瘤、结节病和淀粉样病变（通常需要活检来鉴别）。移行细胞癌在浸润生长过程中可能引起不同程度的尿路梗阻。在上述情况下，肾脏可能增大且回声增强，尽管它们通常看起来是正常的；另一方面，肾长径的价值仅在有基线测量比较时显现出来。

在单侧肾发育不全、单侧肾萎缩或因肾切除而只有单侧功能性肾脏的患者中，通常功能性肾脏会出现代偿性肥大。

多囊肾（常染色体显性）患者会可见肾脏显著增大伴结构异常。常染色体显性遗传病通常在 30 岁左右发病，虽然可能自发发病，但大多数病例都有已知的家族史。

肾皮质厚度是从髓质锥体底部到肾外缘距离[7]。正常的皮质厚度为 7 ～ 10mm，在肾两极略有增加。肾皮质厚度有助于区分 AKI 和慢性肾功能不全，后者通常会有皮质变薄。

年龄相关的变化：随着正常的衰老，肾窦脂肪会有增加，肾长径、皮质厚度和肾小球滤过率（GFR）会逐渐下降[8, 9]；正常的功能下降不应被视为 CKD。同样，肾脏老化也与肾功能储备减少和肾损伤及其后遗症的易感性增加相关，因此，衰老肾脏的出现或许应该提醒人们，轻微肾损伤可能会给老年人带来严重后果。其他与年龄有关的变化包括肾囊肿和局灶性瘢痕的数量和大小的增加。

肾脏回声的感知受观察者差异的影响，因此应通过与邻近器官的比较来进行评估。右肾皮质的回声应不高于肝脏；左肾皮质的回声应低于脾脏[10]。如果肝脏正常，而右肾回声增强（与肝脏相比），则可能表明存在潜在的肾脏异常，例如肾小球肾炎、药物性肾损伤或慢性肾脏疾病。另外，在肝脏回声普遍降低的情况下，这种表现也可能表示右肾相对正常，例如在急性肝炎或弥漫性恶性肝浸润的情况下。相关的临床背景对于解释这些发现很重要。

13.4　血管特征

肾脏动脉阻力指数（RI）是指肾脏内部动脉的超声指数，定义为（收缩期峰值速度 – 舒张末期速度）/收缩期峰值速度。RI 被认为是中心血流动力学特征（心脏/主动脉）而不是肾脏固有特性的反映[11, 12]（图 13.3）。

它是肾脏相关血管疾病的非特异性预后指标。正常范围是 0.50 ～ 0.70。肾脏中高 RI 值（＞ 0.8）的出现与肾功能障碍和心血管不良事件的出现存在相关[13]。移植肾脏患者中的高 RI 值（＞ 0.8）与异体移植失败和死亡风险增加存在相关。虽然一些研究发现 RI 与肾脏功能异常的程度

（通过血清肌酐测量）之间关系不大，但也有其他研究表明，CKD 患者 RI ＞ 0.70 与 2 年和 4 年随访时的肾功能恶化密切相关[16, 17]。

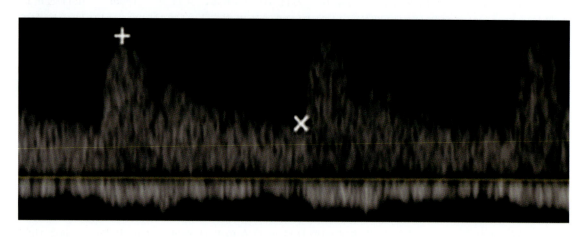

◖ 图 13.3　肾脏阻力指数

13.5　常见异常

13.5.1　肾盂积水

肾盂积水表现为从肾盂和肾盏起始的分支相连的无回声区域。随着病情加重，正常的肾盂肾盏正常形态消失，肾皮质变薄；积水肾脏看起来比正常肾脏大。肾盂积水的分级通常是主观的。在梗阻性肾盂积水中，梗阻可能发生在 PUJ、尿道、膀胱或尿道。梗阻可以是内部的，如肿块、血块、结石、狭窄，也可以是外部的，如来自腹膜后肿块或腹膜后纤维化的压迫。仅有肾盂积水而输尿管正常提示 PUJ 梗阻。超过 PUJ 处，输尿管宽度＞ 3mm 被认为是异常的（输尿管积水）。膀胱输尿管连接处（VUJ）的输尿管扩张提示 VUJ 或膀胱阻塞。超声可能能够确定潜在的病因。肾结石表现为强回声病变，伴有后方声影。在存在肾绞痛、尿崩症、盆腔肿瘤或手术以及膀胱出口梗阻等危险因素的 AKI 患者中，肾积水的发生率明显增加。相比之下，在没有上述危险因素的 AKI 患者中，肾积水只占少数[18]（图 13.4）。

13.5.1.1　肾盂积水分级

肾盂积水有几种分级系统，观察者内部和观察者之间的可靠性各不相同[19]。下面展示了由胎儿泌尿学会（SFU）开发的最常用的分级系统。

- 0 级 – 无扩张
- 1 级（轻度）
  - 仅肾盂扩张（也可能发生在肾外盂）
  - 无实质萎缩

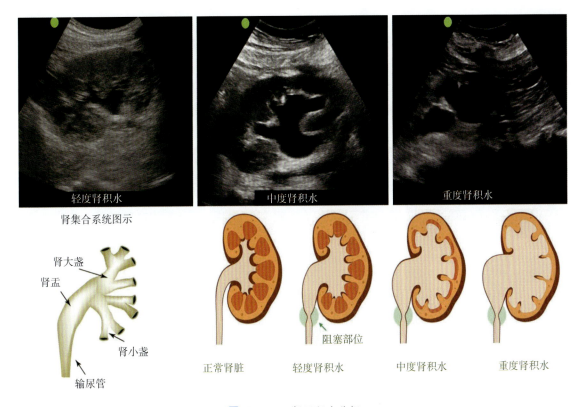

肾集合系统图示

肾大盏

肾盂

肾小盏

输尿管

阻塞部位

正常肾脏　　　轻度肾积水　　　中度肾积水　　　重度肾积水

◉ 图 13.4　肾盂积水分级

- 2 级（轻度）
  - 肾盂（轻度）和肾盏扩张（肾盂肾盏形态正常）
  - 无实质萎缩
- 3 级（中度）
  - 肾盂和所有肾盏中度扩张
  - 肾穹窿变钝，肾乳头变平
  - 可能出现轻度皮质变薄
- 4 级（重度）
  - 肾盂和肾盏严重扩张
  - 肾盂与肾盏之间的边界消失
  - 皮质变薄

13.5.2　囊肿 / 脓肿

软组织肿块或囊性病变可导致正常肾脏结构变形。

肾囊肿很常见，通常是良性的。单纯囊肿（圆形、薄壁和无回声）不需要进一步评估。复杂囊肿表现出令人担忧的相关特征，如不规则囊壁、内部回声的变化和分隔的出现，特别是具有血管性的较厚分隔。短条状薄壁钙化不需要过于担忧，粗大钙化的出现也不应该视为正常表现。复杂性囊肿需要进一步鉴别诊断。囊肿内任何明显的软组织成分都需要及时转诊行 CT 检查。

肾脓肿可以表现为肾实质内清晰的低回声区。在彩色多普勒上不会显示任何血流信号，与集合系统没有明显连接。

肾周积液可能存在于急性肾盂肾炎中，尽管它们可能由各种其他原因引起；经超声引导的抽吸将有助于区分尿液、血液、脓液、淋巴液、渗出液或漏出液 [20]。

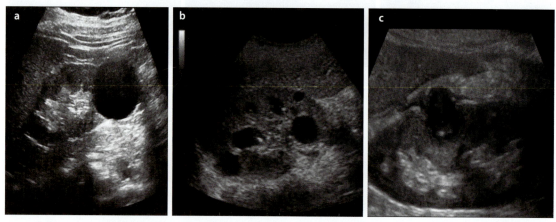

◼ 图 13.5　（a）简单孤立性肾囊肿。（b）多囊肾病。（c）肾脓肿

13.6　移植肾超声检查

肾移植患者是一类特殊人群，值得单独提及。这些患者都曾接受过重大手术，目的是治愈肾衰竭，其肾功能完全依赖于移植的肾脏。肾移植患者术后被送入 ICU，一般情况下，他们将在术后 24 ～ 48 小时内由超声医生进行移植肾评估 [21]。那些手术经历更为复杂的患者可能早在术中或术后早期就已接受过超声评估。

基线超声是一项详细的检查，用于记录肾脏大小、回声、集合系统、肾周积液的情况，移植肾的血流情况得到具体评估和量化。这些指标将作为未来床旁监测的基准数据，也适用于发现需要干预的早期并发症。

在活体移植中，移植肾应立即开始发挥作用。尸体供体移植中，尿液可能会延迟 / 缓慢产生，但不应出现突然的无尿——这可能表明存在血管问题，例如血管扭曲 / 血栓形成、输尿管梗阻和尿液渗漏。移植患者在数小时内可能会出现无尿、疼痛 / 触痛 / 肿胀和发热等令人担忧的症状，这些症状可能早于血清学指标异常。

与 POCUS 医生涉及的相关疾病包括肾梗死、肾静脉血栓形成、尿路梗阻（轻度扩张可接受——这是由于去神经化引起的肌张力丧失和单一功能肾增加的血流引起的），以及由血液 / 尿液 / 感染性原因引起的移植肾周围积液，可导致移植肾受压。

13.7　结论

超声已成为评估急性或慢性肾损伤患者的首选成像方式。当前从事 POCUS 的重症医师的指南和规范往往侧重于临床实践，重点强调解剖学评估，如是否存在肾盂积水。

然而，一个新兴领域正在发展——将包括肾血管在内的多血管多普勒技术作为 ICU 血流动力学管理的一部分。这与单独评估肾脏血流灌注有所不同，意味着通过使用超声对危重病患者进行全面评估的转变。

 总结　本章描述了重症患者肾脏成像时的一些关键要点。在关注解剖学评估的同时，应该认识到彩色多普勒技术正在逐步发展，它将成为血流动力学评估的重要组成部分。

临床要点

超声是评估患者出现肾脏损伤的首选影像手段。

致谢　感谢 Serene Ho 博士对本章内容的校对和语言编辑。

参考文献

1. Acute kidney injury: prevention, detection and management. 2019. https://www.nice. org. uk/guidance/ng148/chapter/Recommendations.

2. KDIGO. KDIGO Clinical practice guideline for acute kidney injury. Kidney Int. 2012;2(Supp 1). 3. American College of Radiology (ACR) Appropriateness Criteria. http://www.acr.org/Quality-Safety/Appropriateness-Criteria.

4. Knipe A, Hacking C, Hacking C, et al. Kidneys. Radiopedia. 2013; https://doi.org/10.53347/rID-25813.

5. Moell H. Size of normal kidneys. Acta Radiol. 1956;46(5):640–5.

6. Beland M, Walle N, Machan J, et al. Renal cortical thickness measured at ultrasound: is it better than renal length as an indicator of renal function in chronic kidney disease? AJR Am J Roentgenol. 2010;195:W146–9.

7. Moghazi S, Jones E, Schroepple J, et al. Correlation of renal histopathology with sonographic findings. Kidney Int. 2005;67:1515–20.

8. Emamian S, Nielsen J, Pedersen L, et al. Kidney dimensions at sonography: correlation with age, sex and habitus in 665 adult volunteers. AJR Am J Roentgenol. 1993;160:83–6.

9. Wang X, Vrtiska T, Avula R, et al. Age, kidney function and risk factors associate differently with cortical and medullary volumes of the kidney. Kidney Int. 2014;85:677–85.

10. Faubel S, Patel N, Lockhart M, et al. Renal relevant radiology: use of ultrasonography in patients with AKI. Clin J Am Soc Nephrol. 2014;9(2):382–94.

11. Naesens M, Heylen L, Lerut E, et al. Intrarenal resistive index after renal transplantation. NEJM. 2013;369(19):1797–806.

12. O'Neill WC. Renal resistive index: a case of mistaken identity. Hypertension. 2014;64(5):915–7.

13. Pearce J, Craven T, Edwards M, et al. Associations between renal duplex parameters and adverse cardiovascular events in the elderly: a prospective cohort study. Am J Kidney Dis. 2010;55(2):281–90.

14. Radermacher J, Mengel M, Ellis S, et al. The renal arterial resistance index and allograft survival. NEJM.

2003;349(2):115–24.

15. Tublin M, Bude R, Platt J. The resistive index in renal doppler sonography: where do we stand? AJR Am J Roentgenol. 2003;180:885–92.

16. Sugiura T, Wada A. Resistive index predicts renal prognosis in chronic kidney disease. Nephrol Dial Transplant. 2009;24:2780–5.

17. Sugiura T, Wada A. Resistive index predicts renal prognosis in chronic kidney disease: results of a 4-year follow up. Clin Exp Nephrol. 2011;15:114–20.

18. Tummalapalli S, Zech J, Cho H, et al. Risk stratification for hydronephrosis in the evaluation of acute kidney injury: a cross-sectional analysis. BMJ Open. 2021;11(8):e046761.

19. Onen A. Grading of hydronephrosis: an ongoing challenge. Front Pediatr. 2020;8:458. https://doi.org/10.3389/fped.2020.00458.

20. Tsao T, Liang K, Huang H, et al. Sonography of perinephric fluid collections: a pictorial essay. J Clin Ultrasound. 2019;47:150–60.

21. Kolofousi C, Stefanidis K, Cokkinos D, et al. Ultrasonographic features of renal transplants and their complications: an imaging review. ISRN Radiol. 2013;2013:480862. https://doi.org/10.5402/2013/480862.

第 14 章
创伤性急腹症的超声评估

Kelvin Wong，*Dae Hyeon Kim* 和 *Mangala Narasimhan*

目 录

🎓 **学习目标**

- 学习腹部超声检查探头的选择技巧以及如何正确握持探头以优化腹部成像质量。
- 了解腹部超声的局限性，患者自身因素如肥胖、腹部气体以及腹部敷料可能影响图像的显示。
- 了解 FAST 检查的组成部分以及操作方法。
- 了解 FAST 检查的局限性，以及如何寻找其他关键征象。

14.1　引言

　　腹部病变在重症监护室很常见。患者的临床表现、病情管理或病情恶化通常会让医生将腹部相关病变列为鉴别诊断之一。通常，影像学检查对于优化临床决策和治疗方案是必不可少的。对于重症患者来说，时间和便捷性至关重要，这使得床旁超声检查成为重症监护医师极其重要和常用的工具。本章回顾了重症监护超声检查中一个重要且经常被忽视和未充分利用的方面：创伤性急腹症的评估。

14.2　设备和用品

　　重症监护医生最常使用相控阵探头（1.0～5.0MHz）和线阵探头（3.0～12.0MHz）。低频相控阵探头在重症监护病房中用途广泛，是肺部和心脏超声检查的首选工具。其出色的穿透力也使其适合用于腹部超声检查。一个设备齐全的重症监护病房可能还会有一个曲阵/凸阵探头（1.0～5.0MHz），它提供了相同的穿透力，但同时具备更大的远场视野以便更好地检查。大多数重症监护病房都会有便携式手持设备或笔记本式设备。现在，这些设备的图像分辨率已达到评估急性腹部病变的要求。

14.3　检查基础/患者和探头位置

　　在进行腹部超声检查时，患者处于仰卧位或头低足高位。这一操作规范源自创伤超声重点评估（FAST）检查方案，稍后将详细讨论。FAST 方案起源于对腹部游离液体的快速床边无创评估，游离液体的存在表明可能存在创伤。仰卧患者体位对游离液体的检测具有高灵敏度，通过将患者置于头低足高体位可进一步提高灵敏度。

　　应将超声波设置为预设的"腹部"，并设置适当的深度和增益。低频探头（相控阵或曲阵/凸阵探头）通常保持在纵向平面上，探头的指示器位于头侧方向。但是，当针对特定器官和结构进行检查时，需调整方位，分别获取各结构自身的横切面和纵切面图像。

14.4　局限性

　　应牢记超声的固有局限性。超声影像在某些患者群中可能显示不够理想。如疾病性肥胖、体毛过多、患者躁动、腹部敷料遮挡、大量肠气和皮下气肿都会影响检查。超声对实体脏器损伤、肠穿孔和腹膜后间隙的评估也受到限制。在这些情况下，其他影像手段如 CT 成像可能更为合适。

14.5　FAST 检查

在回顾创伤性急腹症的超声评估之前，首先要回顾 FAST 检查。FAST 检查最早出现于 1996 年，最初指的是"创伤患者腹部超声检查"。它制订了一套标准的超声检查流程，用于评估创伤患者。后来，为了扩大其应用范围，将其更名为"创伤超声重点评估"。随着时间的推移，为了扩大适用范围，进行了多次修改和迭代。扩展的 FAST 检查（EFAST）包括气胸的超声评估，最近还提出了 r-EFAST，也包括对腹膜后间隙的重点评估[1]。

标准 FAST 检查的评估顺序为：
1. 心包；
2. 右侧胁腹；
3. 左侧胁腹；
4. 盆腔；
5. 胸部（在 EFAST 中）。

FAST 检查目前已扩展至腹部以外，但它为了解如何进行创伤性急腹症超声检查以及如何对其进行解释提供了一个良好的框架。本讨论将涉及 FAST 的腹部组成部分（右侧腰、左侧腰、盆腔），而心包和胸部超声将在本书的不同章节中进行讨论。

14.5.1　右侧胁腹部

超声探头应放置在剑突水平的右腋中线处。按照惯例，探头的指示标记朝头部方向。为了获得右侧半膈、肝脏、右肾和肝肾隐窝（莫里森囊）的冠状位视图，探头应稍微向后偏移。探头可以向前后呈"扇形"移动，以找到任何潜在的积液（图 14.1）。

14.5.2　左侧胁腹部

左侧腰的成像技术与右侧类似，只是探头放置在左侧腋中线与剑突同一水平处。这样就能获得左侧半膈、脾脏、左肾和脾肾隐窝的冠状视图（图 14.2）。

14.5.3　盆腔

探头放置在耻骨联合的上方中线。使用探头朝头部方向定位可获得长轴视图。将探头定位到患者右侧可获得短轴视图。应调整深度以查找膀胱（男性的直肠膀胱陷凹和女性的子宫膀胱陷凹）和女性子宫后方（道格拉斯窝）深处内的积液。同时，积液也可以在膀胱壁的侧面找到（图 14.3）。

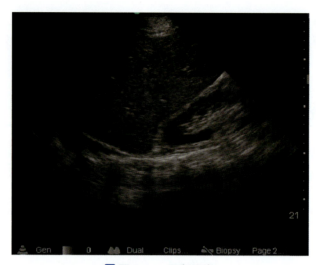

● 图 14.1　肝肾隐窝

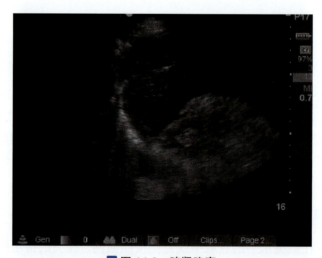

● 图 14.2　脾肾隐窝

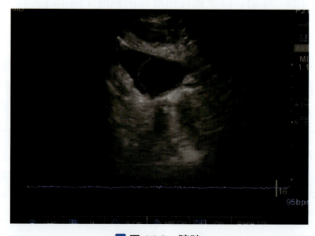

● 图 14.3　膀胱

14.5.4　积液定位

FAST 检查的主要目的是检测腹腔或胸腔内的游离液体和心包积液，所有这些都表明创伤可能是由出血或肠内容物引起的。FAST 检查对创伤性游离液体的检测灵敏度范围为 46% ～ 88%，特异度范围为 74% ～ 100%[2-5]。事实证明，FAST 可以检测到小于 100ml 的游离液体 [6]。

游离液体会积聚在身体最受重力影响的空间中，在腹部也是如此。重要的是要意识到，最依赖重力的空间会随着患者体位的改变而改变。在仰卧位患者身上，最受重力影响的区域是盆腔，游离液体检测的阈值最低。然而，由于膀胱是评估盆腔空间的声像图窗口，空膀胱可能会限制对该区域游离液体的评估。

同样重要的是了解正常的腹部解剖结构以及这对游离液体流动的影响。例如，膈结肠韧带是一个强大的腹膜褶皱，从解剖学上的结肠脾曲一直延伸到膈肌。膈结肠韧带的存在阻止了液体通过左侧结肠周围沟从腹膜上部流向腹膜下部，从而确保两个区域之间的液体流动只能通过右侧进行。反之亦然。

这就是右上腹（RUQ）的解剖学基础，更具体地说，肝脏尾部边缘周围的结肠旁沟区域是游离液体检测的次敏感区域 [7]。如果重点放在右上腹部，则头低足高位已被证明可降低游离液体的检测阈值，从大约 700ml 降至 400ml[8]。

14.5.5　液体特征

在超声上，单纯性腹腔积液会呈现黑色或无回声的外观。检查中单纯性腹腔积液更可能是由预先存在的非创伤性病因引起的，如肝硬化、心力衰竭和终末期肾病。腹腔积液中存在回声成分提示可能是创伤、出血或感染所致的渗出性病变（图 14.4）。

"浮游生物征"指的是在无回声中出现点状的内部回声。"红细胞压积征"指的是随着深度增加而出现的分层回声。重要的是要认识到，血液的超声特征会随着时间的推移而改变。新鲜血液在早期会呈现相对均匀的无回声，随着血块开始形成，异质性和回声程度增加。隔膜的存在也表明是渗出性过程，可能见于肠穿孔。

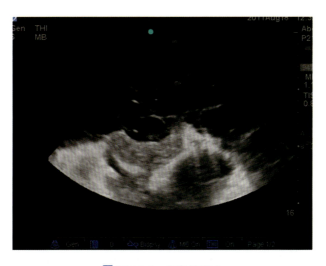

■ 图 14.4　复杂性腹水

14.5.6　FAST 的局限性

FAST 的一个主要局限性是其灵敏度不稳定和可能存在假阴性。正如前面提到的，低于检测阈值（100～200ml）的少量游离液体可能会被漏检。研究还显示，假阴性率为 2%～17%。

重要的是要意识到，游离积液并不是腹部创伤的唯一表现形式。在对创伤性腹部进行完整评估时，经验丰富的检查者应该能够识别或发现以下表现。

14.6　腹腔积气

肠穿孔和内脏穿孔时可能出现气腹。虽然 CT 成像对这一发现最敏感，但超声已被证明是一种合适的即时筛查工具。研究表明其灵敏度为 92%，与普通 X 线的灵敏度不相上下[9-11]。

可以使用相控阵探头或凸阵探头进行气腹评估。不过，较高频率的线阵探头可以提供更好的分辨率，因为受检区域的深度相对较浅。

在正常的腹部超声成像中，壁层腹膜显示为离散、薄、光滑、单一的回声线。在腹腔积气中，气体以反重力的方式积聚在壁层腹膜下方。这导致空气 – 软组织界面反射更强，增加了超声波的散射，从而增强了壁层腹膜的回声 / 厚度。随着大量气体的堆积，还可能出现混响伪影。这类似于肺部超声检查中著名的"A 线"。

一个常见的陷阱是将肠腔内气体错认为腹腔积气，反之亦然。通过观察气体的移动（或其声影）以及同时进行的肠道蠕动，可以确定为肠腔内气体。将床头向上抬高 10°～20° 从仰卧位可以提高相关结果的特异度。这种简单的操作可以促使任何积聚的空气移动到肝脏和腹壁之间的肝前间隙，因为这里通常没有肠祥的干扰[12]。

14.7　血管损伤

14.7.1　创伤性主动脉损伤

非穿透性创伤后的主动脉损伤可能危及生命，死亡率较高。这些损伤大多涉及胸主动脉，胸主动脉受累的发生率约为腹主动脉的 15 倍[13, 14]。造成这种情况的部分原因是剪切力对胸主动脉的影响更大。腹主动脉是升主动脉和相对固定的降主动脉之间的过渡区。此外，腹主动脉位于腹膜后位置，受到前腹壁、内脏器官、脊椎和椎旁肌肉组织的缓冲，可以得到更好的保护。

然而，腹部钝性主动脉损伤仍然是经验丰富的检查者应该能够识别的损伤，因为在尸检中，致命性钝性创伤的发生率已被证实为 12%～15%[13]。损伤最常见的原因是机动车事故，其他病因包括腹部重击、矿难事故、高空坠落和爆炸。

14.7.2　盆腔血管损伤

骨盆骨折和移位骨折的患者可能发生髂动脉和髂静脉等重要盆腔血管损伤。系统性回顾显示，与盆腔内出血相关的死亡率高达 25%，早期死亡原因主要是无法控制的出血[13]。尽管计算机断层扫描血管造影仍然是腹部血管损伤的最敏感的初筛成像方法，但对于被认为病情不稳定无法转运进行计算机断层扫描或者在床边偶然发现的患者，超声仍可发挥重要作用。

如果临床需要，腹盆腔血管的超声评估很容易纳入到腹部检查中。检查从近端腹主动脉开始，在腹中线上用相控阵探头或凸阵探头进行。通过对探头施加适当的压力来压缩腹腔内气体并减少穿透深度，用以改善图像质量。确定腹主动脉后，将探头沿髂动脉走行方向延腹股沟韧带远端进行移动，分叉点一般位于脐部。

可以通过在横断面和纵断面上应用彩色多普勒成像来检查腹腔动脉。正常动脉表现为管状结构，管腔内呈现无回声。使用高频超声，动脉壁的三层结构在声像图上是不同的，表现为两个高回声层，中间为低回声层。

腹主动脉的直径通常小于 3cm，逐渐变细直至分叉为髂动脉。

在动脉夹层中，内膜瓣表现为管腔内出现的高回声线状结构，并伴有起伏运动。另外，动脉壁可能出现明显扩张。彩色多普勒可能显示出一个或两个管腔内的血流。如果在两个腔内都检测到血流，它们可能是双向或单向性的，颜色强度不同表明速度不同。管腔内也可能看到血栓和不均质回声物质（图 14.5）。

外伤后也可能出现假性动脉瘤，本质上是内部血管破裂所形成的包裹，通常为搏动性无回声囊性病变，回声多变，这取决于是否存在潜在的腔内血栓以及血栓形成的时间。彩色多普勒的显著特征是"阴阳"征，指假性动脉瘤内双向、湍急、漩涡状的血流模式。

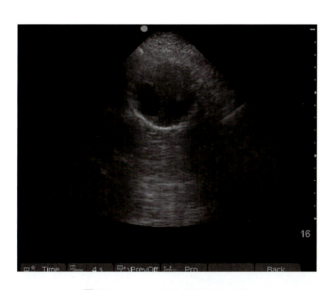

■ 图 14.5　主动脉夹层伴有血栓

超声检查显示血管破裂或渗漏，表现为腹腔游离液体，随着时间推移呈现出回声不断增强和异质性增加的特点。

14.8　腹腔间室综合征

腹部创伤的一种令人恐惧且具有潜在破坏性的并发症是腹腔间室综合征（ACS），即腹腔内高压（IAH）伴器官功能障碍。腹腔内高压定义为腹腔内压力（IAP）在 12 ~ 20mmHg 之间，而腹腔间室综合征指的是腹腔内压力＞ 20mmHg，伴有新的器官功能障碍。病因 / 危险因素包括创伤后进行积极的液体复苏、腹膜内出血、腹主动脉瘤破裂、骨盆骨折伴有出血，以及各种非创伤性病变，如急性胰腺炎。

在世界腹腔间室综合征学会（WSACS）发布的最新腹腔间室综合征管理指南中，腹部超声仅用于评估可能需要排除的任何潜在占位性病变。然而，它在诊断和治疗中的潜在作用更大[15]。

虽然 WSACS 推荐的测量腹腔内压的黄金标准是从膀胱进行测量，但该方法存在一定的缺陷。该方法需要定期向膀胱内注入盐水，这会增加感染风险。在某些患者（如神经源性膀胱或泌尿系统创伤患者）中，该方法可能不是一个可靠的测量方法。

无创测量的肾阻力指数（RRI）已被证明与腹腔内压力显著相关。可以利用相控阵或凸阵探头运用脉冲多普勒评估肾内动脉，根据测量的收缩期峰值速度和舒张末期峰值速度，然后根据以下公式来计算阻力指数（RRI）：（收缩期峰值速度 – 舒张末期峰值速度）/收缩期峰值速度。阻力指数的正常范围为 0.5 ~ 0.7，数值越大与腹腔内高压的关联性也越大。如果临床上怀疑存在腹腔内高压，可以利用腹部超声检查进行筛查，同时也可用于间歇监测以确定临床进展或对干预措施的效果[16]。

此外，在存在明显积液的腹腔内高压 / 腹腔间室综合征患者中，超声可应用于引导治疗性和诊断性腹腔穿刺。进行腹腔穿刺时，可以使用彩色多普勒技术来识别进针路径上的重要血管，以避免术后发生腹腔积血等并发症[16]。

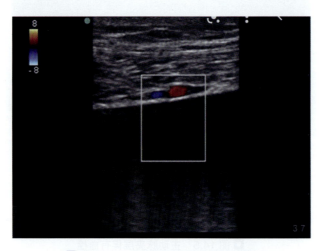

■ 图 14.6　多普勒引导下的腹水穿刺

┃临床要点┃

- 使用正确的设备和技术进行腹部检查。
- FAST 检查包括心包、左右侧胁腹部、盆腔的图像，EFAST 检查中还包括胸部的图像。
- 区分单纯性腹腔积液和复杂性腹腔积液的特征至关重要。
- 应该利用超声判断腹水穿刺的安全部位，并检查穿刺路径上是否存在重要血管。

参考文献

1. Vázquez Martínez JL, Quiñones Coneo KL, Villegas TV, Sánchez Porras M, Macarrón CP, Pérez AC, et al. Applicability of a modified EFAST protocol (r-EFAST) to evaluate hemodynamically unstable patients after percutaneous cardiac intervention. Crit Ultrasound J. 2017;9(1):12.

2. Kumar S, Bansal VK, Muduly DK, Sharma P, Misra MC, Chumber S, et al. Accuracy of focused assessment with sonography for trauma (FAST) in blunt trauma abdomen-a prospective study. Indian J Surg. 2015;77(Suppl 2):393–7.

3. Levitov A, Slonim AD, Mayo PH. Critical care ultrasonography. 2nd ed. New York: McGraw-Hill Education Medical; 2014.

4. Lichtenstein D. General ultrasound in the critically ill. Berlin: Springer; 2005. ix, 199 p

5. Lichtenstein DA. Whole-body ultrasound in the ICU. A visual approach to the critically ill. Bull Acad Natl Med. 2007;191(3):495–516; discussion –7.

6. Von Kuenssberg JD, Stiller G, Wagner D. Sensitivity in detecting free intraperitoneal fluid with the pelvic views of the FAST exam. Am J Emerg Med. 2003;21(6):476–8.

7. Lobo V, Hunter-Behrend M, Cullnan E, Higbee R, Phillips C, Williams S, et al. Caudal edge of the liver in the right upper quadrant (RUQ) view is the most sensitive area for free fluid on the FAST exam. West J Emerg Med. 2017;18(2):270–80.

8. Abrams BJ, Sukumvanich P, Seibel R, Moscati R, Jehle D. Ultrasound for the detection of intraperitoneal fluid: the role of Trendelenburg positioning. Am J Emerg Med. 1999;17(2):117–20.

9. Asrani A. Sonographic diagnosis of pneumoperitoneum using the 'enhancement of the peritoneal stripe sign'. A prospective study. Emerg Radiol. 2007;14(1):29–39.

10. Nazerian P, Tozzetti C, Vanni S, Bartolucci M, Gualtieri S, Trausi F, et al. Accuracy of abdominal ultrasound for the diagnosis of pneumoperitoneum in patients with acute abdominal pain: a pilot study. Crit Ultrasound J. 2015;7(1):15.

11. Romero JA, Castaño N. Ultrasonography is superior to plain radiography in the diagnosis of pneumoperitoneum (Br J Surg 2002; 89: 351–4). Br J Surg. 2002;89(9):1194–5; author reply 5.

12. Boniface KS, Calabrese KY. Intensive care ultrasound: IV. Abdominal ultrasound in critical care. Ann Am Thorac Soc. 2013;10(6):713–24.

13. Genovese EA, Fonio P, Floridi C, Macchi M, Maccaferri A, Ianora AA, et al. Abdominal vascular emergencies: US and CT assessment. Crit Ultrasound J. 2013;5(Suppl 1):S10.

14. Naude GP, Back M, Perry MO, Bongard FS. Blunt disruption of the abdominal aorta: report of a case and review of the literature. J Vasc Surg. 1997;25(5):931–5.

15. Kirkpatrick AW, Sugrue M, McKee JL, Pereira BM, Roberts DJ, De Waele JJ, et al. Update from the Abdominal Compartment Society (WSACS) on intra-abdominal hypertension and abdominal compartment syndrome: past, present, and future beyond Banff 2017. Anaesthesiol Intensive Ther. 2017;49(2):83–7.

16. Smereczyński A, Kołaczyk K, Bernatowicz E. Ultrasonography in the diagnosis and monitoring of intra-abdominal hypertension and abdominal compartment syndrome: Ultrasonografia a nadciśnienie wewnątrzbrzuszne i zespół przedziału brzusznego. J Ultrason. 2020;20(82):e201–4.

第 15 章
非创伤性急腹症的超声评估

Martina Fregonese，*Beatrice Vigna*，*Edoardo De Robertis* 和 *Gianmaria Cammarota*

目　录

- 列举腹部超声评估相对于其他影像学方法（如 CT、MRI 和传统 X 线检查）的优势和局限性。
- 讨论腹部和盆腔超声检查的技术应用。
- 概述通过超声检查鉴别急性腹痛原因的不同系统方法。
- 描述各腹部超声切面的生理性和病理性发现。
- 通过 "ALFA 或 BETA" 指出急性非创伤性腹痛的主要原因。

15.1　引言

急腹症的定义为突然而严重的腹部疼痛，常伴有腹部压痛、腹肌紧张和腹壁僵硬[1]。同时可能存在胃肠道或全身症状，如发热、恶心、呕吐、腹泻和低血压。急腹症包括一系列常需紧急外科治疗的疾病[2]。因此，迅速而准确的诊断对医师至关重要，尽管这可能对临床医师带来挑战。详尽的病史采集、体格检查以及实验室结果对指导医生确定可能的诊断至关重要。然而，相关临床症状和实验室检查结果的低特异度以及非典型临床表现，常使急腹症的诊断更为复杂[3, 4]。因此，影像技术如常规超声和计算机断层扫描（CT）通常被用于加速诊断过程和临床决策[5-9]。在各种不同的影像学方法中，CT 和（或）磁共振成像（MRI）扫描被广泛认为是检测急腹症病因的金标准，因为它们具有很高的诊断准确性[10, 11]。然而，这两种技术都有一定的缺点，CT 对患者有辐射，MRI 需要较长的图像获取时间和患者可能产生幽闭恐惧感，以及使用 MRI 和 CT 对比剂可能有引起过敏反应并发症的潜在风险[12]。

由于提供的信息有限，传统 X 线检查逐渐失去了其应用价值，仅在肠梗阻和穿孔的情况下作为一线检查发挥作用[13]。另一方面，超声正在成为一种广泛应用的工具，主要作为急诊情况下的一线评估手段[13-18]。

15.2　急诊情况下的腹部超声检查

15.2.1　优点和缺点

与 CT 相比，超声具有无创、无辐射、可在床边进行等优势。此外，如果在瘦小患者中使用，高频超声在器官与探头之间距离较近的情况下显示的空间分辨率甚至比 CT 扫描还高[19]。

超声在提供动态和实时检查方面也是独一无二的，在评估肠道蠕动性、血流流动性、组织的可压缩性或在超声引导下积液穿刺引流时非常实用。作为实时检查的另一个优势是可以实现患者 – 超声评估者直接互动，可将超声检查结果与最大压痛区或可触及肿块区精确关联起来。

然而，由于无法提供全景视图、操作者间水平的差异以及肠道气体和腹部脂肪所造成的影响，某些情况下，超声的应用受到了限制[20]。

综合考虑其优缺点，腹部超声仍然是一种有效的评估工具，尤其在急诊环境或无法接受

CT 扫描的重症患者中。最有效的诊断途径可能是在 US-CT 条件策略中，将超声作为第一成像工具。在这种策略中，将超声检查结果阳性并提示需要紧急手术的患者直接送往手术室，避免进行 CT 检查，而对于超声检查结果不确定或阴性的患者在临床病情稳定后再对其进行 CT 检查。研究证明这种策略与对所有患者立即进行 CT 检查一样有效，尽管可能存在更多的假阳性结果，但它减少了 CT 检查的次数，减少了辐射暴露和成本 [21, 22]。

15.2.2　腹部超声检查的技术应用

人类通常可以听到 20Hz 到 20kHz 频率的声波。超声波与可听声波的不同之处仅在于其更高的频率，因此被称为超声波（即 > 20kHz）。

诊断超声的频率通常为 1 ~ 20MHz [23]。凸阵（3.5 ~ 5.0MHz）和线阵（5.0 ~ 12.0MHz）探头最常用，频率取决于应用部位和患者的身体状况 [13]。由于肠壁的厚度通常小于 1mm，探头的频率必须至少为 5MHz，才能将肠壁很好地区分开 [24]。大多数中频范围的探头保持了分辨率和深度穿透之间的良好平衡，通常穿透深度为 8 ~ 10cm。尽管如此，也许仍然需要低频范围的探头来触及更深层的肠段，例如直肠和肥胖患者。也可以应用例如谐波成像等技术改善对肠壁的显示。

彩色或能量多普勒都可以用来评估肠壁血管情况，注意调整应用参数，以最大化检测肠壁低速血流的灵敏度。一般建议将色彩持久性设置为"中等"，采用最低的壁滤波器，并确保最低流速标尺尺度与较高的色彩灵敏度相结合，以便在无彩色多普勒信号外溢的情况下最大限度地观察到血管。从彩色多普勒图像中获得的信息是半定量的，建议根据每平方厘米检测到的血管数量对肠壁血管化进行分级 [22]。

对比增强超声（CEUS）在评估非创伤性腹部急症中扮演着越来越重要的角色。这种方法包括向血流中注入含气体的稳定微泡，通过显示小血管和微循环来增强解剖结构的清晰度；由于其高时间分辨率，检查者可以检测到对比剂在动脉期、静脉期和延迟期的动态变化。CEUS 用于深入分析梗死灶、脓肿和出血灶。这种应用的优点之一是，患者对常用的对比剂耐受性较好，即使在血流动力学不稳定、肾衰竭和其他急性情况下也能注射，无需禁食或进行初步实验室测试。缺点是目前针对 CEUS 的研究还不够多，其在急性腹痛中的临床适应证尚缺乏严格分类标准。因此，是否进行 CEUS 由超声医生决定，他们认为微泡可能有助于明确二维超声中的不明确或不确定的发现时，就会进行造影检查 [22, 28]。

15.2.3　扫查方法

检查急性腹痛患者最常用的超声技术是分级压迫法 [14]。通过这种技术，可以通过逐渐加压将脂肪和肠道移开或压平，从而显示深层结构，减少探头到目标结构的距离。此外，如果肠道不能被压缩，这种非压缩性本身就是炎症的标志 [13, 29]。为了避免引起疼痛，应慢慢而轻柔地施加压力，类似于经典的腹壁触诊 [19]。

另一种用于系统性研究小肠和大肠的技术是用探头沿腹部上下平行重叠的扫查，以检查整个肠道。这种技术被称为"割草法"，因为其上下移动类似于割草机的动作 [19, 30, 31]。

关于急性腹部超声评估方法的数据很少。我们在此提出两种不同的检查方法，分别是解剖学方法和病因学方法。

15.3　非创伤性急性腹痛：部位评估

15.3.1　上腹部（胃和胰腺）

将凸阵探头放置在剑突下，操作者可以观察到胃和胰腺的不同部位（头、体、尾、钩突）。

可以用超声评估胃壁厚度及其生理性 5 层结构。然而，这并不是评估病变最准确的技术，因为超声无法提供全景视图。因此，对于溃疡或穿孔等病变，经验不足的操作者常常难以识别。在急性腹痛的情况下，上腹部区域的超声扫查可能发现胃过度扩张，这往往是胃轻瘫或远端肠梗阻的迹象。在这个切面中，也可以探查胰腺以及腹腔内游离气体（IFA）和游离液体的存在，这两者是小肠穿孔的迹象[32-34]。在超声上，IFA 表现为腹膜的回声增强，伴随着特征性的彗星尾样的后方回声。与腔内肠道气体相比，腹腔内的游离气体分布会随着患者的体位移动而改变。在左侧体位时，游离气体将在肝脏和腹壁之间积聚，而在仰卧位时，中线处的空气回声会更强。怀疑 IFA 时，线性探头的使用可以提供更好的空间分辨率，也有助于在同一超声窗口中检测所谓的"肠点"，类似于气胸时的"肺点"，即同一超声窗口中同时存在腹壁滑动和腹壁麻痹[35]。根据不同研究，超声检测穿孔的灵敏度为 92%～95%，特异度为 53%～81.8%，总体准确率约为 88%[36, 37]。因此，超声可以作为排除肠道穿孔的有效诊断工具。

在消化性溃疡或十二指肠穿孔溃疡病例中，还可以在上腹膜腔超声扫描中可视化腹部游离液体[19]。然而，需要强调的是，用超声确定穿孔的原因和位置非常困难，怀疑胃肠穿孔时始终建议进行 CT 检查[4]。

由于其体积、腹膜后位置和回声特性，胰腺是最难用超声扫描的腹部器官之一，因此，必须使用邻近的血管标志来定位。在大多数患者中，可以通过肝左叶的声窗从剑突下前方很好地检测到胰腺体部[16, 38]。胰头位于下腔静脉的前方，而胰体位于脾静脉和门脉脾汇合部的前方。胰尾位于脾门处，在左肾的前方、脾静脉的下方（图 15.1）。胰腺的回声特性随着年龄增长是可变的，这取决于脂肪含量增加的多少。正常胰腺回声等于或高于正常肝脏回声[39]。胰头、体和尾增大（其厚度分别报告为大于或等于 3.0、2.5 和 2.0cm），以及回声降低或回声不均匀是急性胰腺炎的典型超声表现。绝大多数急性胰腺炎病例是由胆结石或饮酒过量引起的，因此，对于急性胰腺炎患者，同时检查胆结石和胆道梗阻是很重要的。

15.3.2　右上腹部（肝脏、胆囊、右肾）

在紧急情况下，超声是评估胆囊、胆道系统和肝脏的首选影像学方式[41]。可以使用两种窗口，肋间视图和右剑突下视图。通过这些声学窗口，可以评估右侧半肝、胆囊、右肾和肝肾间隙（莫里森窝）（图 15.2）。右剑突下视图是探查左侧半肝、胆囊、门静脉和下腔静脉的首选窗口（图 15.3 和 15.4）。

胆结石引起的疼痛，特别是急性胆囊炎，是表现为右上腹疼痛的最常见的疾病。其他右上腹疼痛的鉴别诊断包括各种类型的肝炎、肝脓肿，以及由于肝细胞腺瘤或肝细胞癌破裂引起的少见疾病。超声在评估胆囊方面发挥着重要作用，因为它是检测胆结石最敏感的方法之一，即使在肥胖患者中也是如此。超声侧重于胆囊炎的评估，报道的灵敏度约为 81%，特异度约为 83%[43, 44]。多种超声发现支持急性胆囊炎的诊断，包括胆囊结石，胆囊壁增厚（＞

3mm），胆囊增大（横向直径＞5cm），胆囊不可压缩，囊周积液，胆囊压痛，也称超声Murphy征[32]。但这些发现并不是急性胆囊炎的特异性特征，只有在适当的临床背景下出现，才会使诊断更加准确。在所有这些特征中，囊周积液通常提示胆囊炎迅速进展，因此需要更紧急的干预[23, 45]。

　　关于肝脏，超声评估应关注肝实质的大小和均匀性、是否存在游离液体以及门静脉的评估。急性肝炎，无论是感染性还是由于中毒引起，通常不会导致特征性超声改变。可能会出现肝大（在锁骨中线处直径＞15cm）和胆囊壁增厚，以及所说的"星空"现象，即在肝脏回声减弱的背景下出现相对高回声的门脉三联征。然而，这一征象显示出非常低的灵敏度和特异度，临床意义有限[46, 47]。

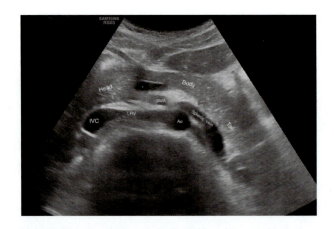

⚫ 图15.1　胰腺；上腹视图，横断面。在这个扫描中可见肝左叶（L）、胰腺的不同部位（头、体、尾）以及其血管解剖标志：主动脉（Ao）、下腔静脉（IVC）和左肾静脉汇合（LRV）、脾静脉（splenic vein）、肠系膜上动脉（SMA）及门脾会合处（*）

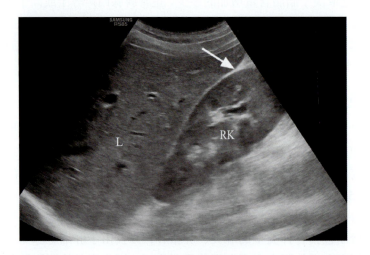

⚫ 图15.2　肝（L）、右肾（RK）和莫里森窝（箭头）。右肋间切面

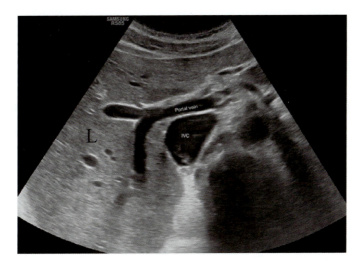

■ 图 15.3　门静脉。右肋间切面。在这个扫描中可见肝脏（L）、门静脉（PV，portal vein）和下腔静脉（IVC）

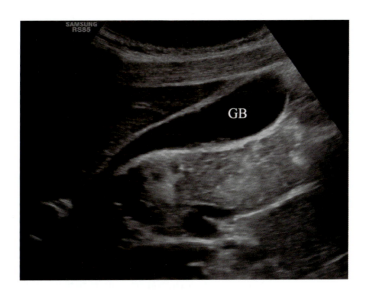

■ 图 15.4　胆囊部分扩张（GB）。右肋间视图

　　局灶性肝脏感染，包括肝脓肿，可以通过超声轻松诊断。肝脓肿通常表现为混合回声的复杂液体集合、厚壁囊性病变或具有液 – 液平面的囊肿。然而，需要注意的是，肝脓肿可能与实性肝肿块相似，因此通常建议使用 MRI 或 CT 进行更深入的检查。

　　在西方人群中，原发性或继发性肝肿瘤的包膜浸润或自发破裂虽然是急性腹痛的罕见原因，但在评估非创伤性腹腔出血的急性原因时仍需将其纳入鉴别诊断范畴。

　　急性门静脉血栓形成也是一种罕见的急性腹痛情况，除了肝硬化患者外，也可能出现在各种高凝状态下，如败血症、腹部感染、浸润性肿瘤和手术或创伤后门静脉局部损伤。超声是一种有效的工具，因为彩色多普勒诊断门静脉血栓形成的总体准确性很高，灵敏度和特异度约为 90%。假阴性非常罕见，阴性预测值接近 98%[48]。在灰阶超声上，门静脉血栓形成的

主要发现是静脉腔内不均质低回声血栓，但这必须始终结合彩色多普勒成像，可表现为血流信号消失或腔内彩色血流充盈缺损[49]。

在泌尿系统相关研究中，超声可以检测到可能与急性腹痛相关的异常，如肾积水、肾脓肿和气性肾盂肾炎。肾积水和积液是复杂性肾脏病变最常见的征象，重症监护和急诊医生应重点关注。对肾实质的超声评估需要扎实的专业知识，对新手来说可能很棘手。

肾结石并不总是能在超声上看到，但通常表现为具有后方声影的强回声点。当它们导致输尿管完全阻塞时，肾积水可以表现为肾盏和肾盂形状的无回声区[32]。通常，肾集合系统越扩张，越可能是由于阻塞越严重。然而，有时在轻度或无肾积水的情况下也能检测到阻塞。因此，在强烈怀疑肾梗阻的情况下，或者当超声无法轻松看到阻塞原因时，需要进行 CT 或 MRI 检查。

超声对急性肾盂肾炎的实质性变化不敏感。大多数患者的检查结果为"正常"，只有25% 的急性肾盂肾炎病例中会发现异常。因此，应该注意寻找与肾盂肾炎相关的并发症。这些包括由于肾盏周围破裂或脓肿引起的肾周积液、使用能量多普勒能观察到皮质血管区域减少，以及高度提示积气存在，如气性肾盂炎或肾盂肾炎[51]。

此外，肾脏或肾上腺的肿块或复杂囊肿通常是偶然发现的，如果出现并发症（坏死、出血或破裂），也可能伴有疼痛，但这些病变通常通过 CT 或 MRI 进行诊断，而不是使用超声[32]。

15.3.3　左上腹部（脾脏、膈下间隙、左肾）

左上腹急性疼痛最常见的原因是脾梗死或脾脓肿（例如，继发于脾脏的脓毒性栓子）。左肾病变也可能是这一区域急性疼痛的原因，检查重点应放在识别肾结石、肾积水或积液上。

一般可以通过高后侧肋间途径最佳观察脾脏，患者取仰卧位。通过倾斜探头，还可以评估左肾（图 15.5 和图 15.6）。脾梗死是栓塞现象或脾动脉、脾静脉及其分支的血栓形成的后果。其他脾梗死的病因包括明显的巨脾，导致脾血供增加，以及胰腺炎[52]。通常可见多发性脾梗死，它们表现为位于周围区域的楔形病变。脾脏的完全梗死更难检测，因为在超声评估中表现为均质性。然而，当存在脾实质结构的改变时，必须排除潜在的缺血性损伤。当脾脏过度活动（怀疑脾脏）且位置异常（通常位于下腹部）时，可以怀疑脾脏扭转是梗死的原因[53]。大多数脾脓肿是感染血行性播散引起的，主要见于免疫功能低下的患者和静脉吸毒者[42]。脾脓肿的超声特点与身体其他部位的常见脓肿相似，表现为实性肿块或积液[23]。虽然这种情况很罕见，但自发性脾破裂可能发生在因血液系统恶性肿瘤或病毒感染（如单核细胞增多症）导致脾肿大的患者中，这将导致腹腔内积血和左膈下间隙的游离液体，通常位于膈肌和脾脏之间[2]。

15.3.4　中腹部（主动脉）

主动脉的急性疾病，如夹层和动脉瘤破裂，是导致急性腹痛的致命原因，必须迅速确诊和治疗。超声通常在急诊室可快速评估，对主动脉疾病的灵敏度为 70% ~ 80%，特异度为100%；然而，其准确性取决于操作者的经验和患者体型等因素[54]。

主动脉在中腹部可见，稍微偏左于中线。当腹主动脉下部局部扩张大于 3cm 时，要考虑主动脉瘤的可能；前后径测量在矢状面和横断面两个视图获取（图 15.7）。

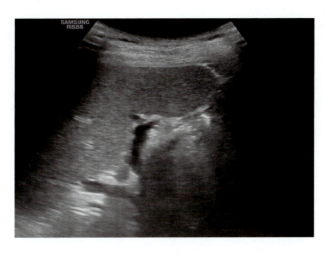

● 图 15.5　脾脏。左肋间窗，长轴方向

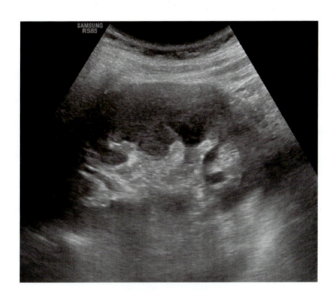

● 图 15.6　左肾。左肋间窗，长轴方向

在较大的动脉瘤中，常常存在附壁血栓。血栓内偶见新月形低回声区域，不应与夹层、破裂或即将破裂征象混淆。

关于主动脉夹层，通过灰阶扫查，优化声束垂直于内膜瓣可以评估内膜瓣。尽管伪影常常遮盖内膜瓣，但在彩色多普勒检查时，可能会在两个腔中看到不同的血流。应沿主动脉的整个腹部路径，从上腹部到髂动脉分叉处进行扫描。如果在存在血流动力学不稳定和腹腔内游离液体的情况下发现明显扩张，那么应立即诊断为急性主动脉瘤破裂。

15.3.5　下腹部（膀胱、子宫、卵巢、直肠膀胱陷凹 / 子宫直肠陷凹）

在盆腔研究中，主要结构（膀胱、子宫、附件）必须在横断面和矢状面上都能观察到（图15.8）。

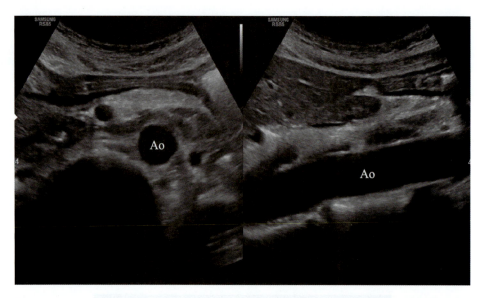

■ 图 15.7　主动脉（Ao）。左侧：中腹部，横断面，短轴。右侧：中腹部，矢状面，长轴

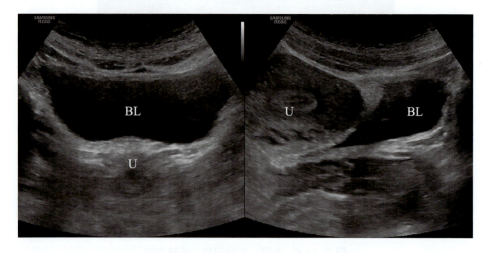

■ 图 15.8　膀胱。左侧：耻骨上窗，横断面，短轴。右侧：耻骨上窗，矢状面，长轴。在两种扫描中均见膀胱（BL）和子宫（U）

　　膀胱壁增厚是盆腔超声检查中最常见的异常；通常，对于充盈良好的膀胱，厚度上限为3mm，而对于充盈不良的膀胱，厚度上限为5mm。在大多数情况下，这种厚度增加是由膀胱出口梗阻引起的，但也必须考虑其他病因，如神经源性膀胱、膀胱炎、邻近组织炎症过程引起的水肿和肿瘤。

　　膀胱结石通常发生在膀胱出口梗阻的情况下。其成分与肾结石相似，通过声影和可活动性可以很容易地与其他异常区分开来。

　　在经腹部子宫检查中，充盈的膀胱有助于扫查盆腔结构，同时将充满气体的肠袢移出扫描窗口，可提高检查质量。准确识别膀胱非常重要，因为有时位于子宫和腹壁之间的中线囊肿可能会被误认为是膀胱。充盈的膀胱在中线矢状扫描中通常呈现出细长或梨形的外观，与

子宫有明显的后压迹，而卵巢囊性肿块则表现为更圆的轮廓[55]。此外，通过导尿管排空或充盈膀胱也有助于识别膀胱。

卵巢呈卵形或泪滴形。它们位于子宫的两侧，并位于髂内血管的前内侧。卵泡在卵巢中显示为圆形、薄壁无回声囊性结构，其识别有助于将卵巢与邻近结构如肠祥和子宫肿块区分开来[11]。值得指出的是，在排卵时，主卵泡排出的液体常常会导致盆腔内有少量游离液体。这在育龄女性中应视为正常生理现象。

在育龄女性中，如果出现急性腹痛和腹腔积血，应排除异位妊娠。如果在超声检查中发现妊娠囊，可以迅速诊断为异位妊娠；否则，应进行 CT 或 MRI 检查。

卵巢扭转会导致静脉和淋巴引流受阻，引起患侧卵巢肿大。超声检查中受损的卵巢被描述为异质性结构，同时也可能伴有水肿、出血、缺血或坏死。一个更具特异性但比较少见的征象是观察到扭转的蒂部，呈现为邻近卵巢扭曲延长的肿块，伴有多个同心圆带，形成靶形图像[23]。彩色多普勒识别系带中扭曲的血管被称为"漩涡征"[56, 57]。然而，卵巢血流的多普勒成像显示并不能排除卵巢扭转，因为在手术证实的卵巢扭转中，动脉和静脉血流也能被发现。此外，在正常卵巢中常常无法识别血流[58]，因此必须结合卵巢大小、形态表现和临床症状来解读多普勒的检查结果。

超声也可用于评估睾丸扭转，特别是在识别扭曲的精索和确定扭转方向，这可能有助于临床医生进行手动复位操作。彩色多普勒是一种有效的超声应用，通过比较正常和异常睾丸的血管情况来检测睾丸缺血：通常，扭转的睾丸显示无血流或血流显著减少。另一方面，灰阶扫描可能有助于确定扭转睾丸缺血损伤的严重程度：低回声或不均质回声提示睾丸可能已出现梗死和不可逆性损伤[59]。

15.3.6 右侧到左侧髂窝（阑尾、大肠和小肠）

下胃肠道的扫查必须采用系统的方法，从右髂窝或左髂窝开始。通常使用"割草"技术（在15.2.3 节中描述）。从右髂区开始，通常可以在髂腰肌上找到回盲瓣和末端回肠。这是开始扫描大肠和小肠的最佳位置[22]。分级压迫有助于将腔内气体移开，从而更好地观察深层结构。

阑尾炎是右下腹急性疼痛的主要原因。其他疾病包括克罗恩病急性发作、右侧结肠炎或憩室炎，以及女性的盆腔炎、卵巢囊肿及其并发症。

多项系统评价和荟萃分析表明，超声在检测急性阑尾炎方面非常准确，可作为评估因右髂窝急性疼痛入院患者的首选工具[60-63]。超声检查可以通过观察发炎的阑尾（90% 的病例成功）确认阑尾炎的诊断，或通过扫查正常阑尾（50% 的病例成功）或发现其他病变（20% 的病例可能）排除阑尾炎[19]。不过需要指出的是，经验不足的超声医生不易发现正常阑尾。因此，在超声未能明确评估阑尾的情况下（通常在肥胖和孕妇患者中出现这种情况），需要进行进一步的放射学检查，以明确诊断。

在超声图像中，发炎的阑尾通常表现为同心圆状、不可压缩的圆柱状结构，固定在最疼痛的位置。平均最大直径范围为 7～17mm。当阑尾炎症加剧时，附近的脂肪组织会肿胀，回声变得更高且不易压缩。由于腔内压力高并伴有缺血性坏死，阑尾壁的血管化要么显著增加，要么完全消失。然而，周围的脂肪组织中的血管总是会增加。如果在发炎的阑尾周围有大量游离液体，此为阑尾穿孔的超声征象。

结肠憩室病是一种常见的病理状况，主要在老年人和西方患者群体中诊断出来。憩室更常见于乙状结肠和左结肠，但右结肠和盲肠也可能受累。如果怀疑憩室炎，可以从最疼痛的部位或通过定位左髂动脉前方的乙状结肠开始扫描。

憩室炎的超声图像包括结肠壁增厚超过 5mm、周围脂肪组织高回声和探头压痛。有时在发炎的憩室中可以检测到腔内粪石。脓肿和进展中的蜂窝织炎也可以在超声图像上显示[12]。

其他以下腹痛为特征的情况包括肠道的炎症性疾病，超声检查中表现为肠壁的弥漫性和向心性增厚。常见原因包括憩室炎、克罗恩病、缺血、感染性结肠炎和溃疡性结肠炎。尽管超声发现通常没有特异性，但结合临床症状往往足以提示诊断。

肠梗阻及其并发症也可能是腹痛的常见原因。小肠梗阻通常是由于粘连，主要发生在有手术史的患者、疝气、阻塞性肿瘤、穿孔性阑尾炎、炎症性肠病和复杂性憩室炎患者中。大肠梗阻最常见的原因是结直肠癌，但憩室炎和乙状结肠或盲肠扭转也是重要的病因[2]。超声图像中，扩张的充满液体的蠕动肠袢是肠梗阻的特征性表现，也是提示需要进一步行 CT 检查的重要依据。

15.4　急性腹痛的病因分析法（ALFA 或 BETA）

在评估急性腹痛患者时，临床表现和疼痛部位应作为临床医生诊断过程中的重要依据。在这里，我们提供了一个记忆首字母缩略词"ALFA 或 BETA"，以加快处理急性腹痛的超声评估过程（表 15.1）。

■ 表 15.1　缩写 "ALFA Or BETA" 评估流程

缩写		对应疾病
A	Air（气体）	内脏穿孔
L	Lithiasis（结石）	肾结石 胆结石 膀胱结石
F	Fluid（液体）	腹腔积血 腹水 内脏穿孔
A	Aorta（主动脉）	主动脉瘤破裂 主动脉夹层
Or	Other inflammatory conditions（其他炎症性疾病）	肾炎 / 肾盂肾炎 炎症性肠病 感染性 / 中毒性结肠炎 胆囊炎 肝炎 胰腺炎 膀胱炎
B	Bowel（肠道）	肠梗阻

续表

缩写		对应疾病
E	Ectopic pregnancy（宫外孕）	异位妊娠
T	Torsion/tumor（扭转 / 肿瘤）	卵巢扭转 睾丸扭转 腹部肿块
A	Appendix（阑尾）	阑尾炎

>> **小贴士**

A，空气：如果存在重要的空气伪影，尤其当其随着患者活动而改变位置时，应高度怀疑气腹的存在，这是内脏穿孔的特征性表现。

L，结石（胆结石、肾结石和膀胱结石）：结石是急性腹痛最常见的原因之一，常与梗阻部位近端结构的炎症和扩张有关。

F，液体：应通过扩展的 FAST 检查寻找腹腔游离液体，这可能是快速检测腹腔积血或非创伤患者游离液体的方法。

A，主动脉（动脉瘤、夹层）：在怀疑腹主动脉瘤或夹层时，POCUS 可以快速识别需要及时干预的患者。

Or，其他炎症性疾病：胆囊炎、胰腺炎、肠炎、肝炎、肾盂肾炎）：超声是一种有用的工具，可以识别水肿和血管过度形成，这是炎症疾病中最常见的超声图像表现。

B，肠道：鉴于其独特的动态特征，超声是一种有效的一线工具，用于检查小肠和大肠的肠蠕动和各种阻塞性病变。

F，宫外孕：在生育期女性出现急性腹痛时，必须始终怀疑这种情况。

T，扭转（卵巢 / 睾丸）/ 肿瘤：性腺急性缺血性扭转或复杂性囊肿破裂可引起急腹症。字母 T 也可以代表"肿瘤"，虽然它不是急性病变，但可能继发感染或出血。

A，阑尾炎：右下腹急性腹痛最常见的原因，超声检查是经验丰富的操作者手中的一线诊断工具，具有良好的诊断敏感性和特异性。

| 临床要点 |

- POCUS 是一种极具影响力的工具，尤其在时间依赖性病变和急诊环境中。在急性腹痛的情况下，建议系统性地对腹部进行超声评估，并尽可能地在矢状面和横断面上扫查器官。
- 建议使用逐级加压技术，以获得更好的图像分辨率并定位腹部最大压痛点。
- 可以使用"ALFA Or BETA"首字母缩略词（A，空气；L，结石；F，液体；A，主动脉；Or，其他炎症性疾病；B，肠道；E，宫外孕；A，阑尾炎），以加快急性腹痛患者的超声评估过程。

参考文献

1. Patterson JW, Kashyap S, Dominique E. Acute abdomen. Treasure Island, FL: StatPearls Publishing LLC; 2022.

2. Heiken JP, Katz DS. Emergency radiology of the abdomen and pelvis: imaging of the nontraumatic and traumatic acute abdomen. Dis Abdomen Pelvis. 2014;2014–2017:3–20.

3. Kendall JL, Moreira MM. Evaluation of the adult with abdominal pain in the emergency department. Uptodate. com. 2022. https://www.uptodate.com/contents/evaluation-of-the-adult-with-abdominal-pain-in-the-emergency-department?search=acute-abdomen.Accessed 25 Jun 2022.

4. Gans SL, Pols MA, Stoker J, Boermeester MA. Guideline for the diagnostic pathway in patients with acute abdominal pain. Dig Surg. 2015;32:23–31.

5. Smyth L, Bendinelli C, Lee N, et al. WSES guidelines on blunt and penetrating bowel injury: diagnosis, investigations, and treatment. World J Emerg Surg. 2022;17:13.

6. National Insitute for Health and Care Excellence. Major trauma: assessment and initial management. Natl Clin Guidel Cent; 2016.

7. ACS TQIP. Best practices guidelines in imaging. Am Coll Surg. 2018:56–9.

8. Reimer RP, Heneweer C, Juchems M, Persigehl TT. Imaging in the acute abdomen – Part 1: Case examples of frequent organ-specific causes: liver, gallbladder, pancreas, spleen and vessels. Radiologe. 2021;61:497–510.

9. Reimer RP, Heneweer C, Juchems M, Persigehl TT. Imaging in the acute abdomen—Part 2: Case examples of frequent organ-specific causes: gastrointestinal tract and urogenital system. Radiologe. 2021;61:677–88.

10. De Muzio F, Cutolo C, Granata V, et al. CT study protocol optimization in acute non-traumatic abdominal settings. Eur Rev Med Pharmacol Sci. 2022;26:860–78.

11. Cartwright SL, Knudson MP. Diagnostic imaging of acute abdominal pain in adults. Am Fam Physician. 2015;91:452–9.

12. Gangadhar K, Kielar A, Dighe MK, O'Malley R, Wang C, Gross JA, Itani M, Lalwani N. Multimodality approach for imaging of non-traumatic acute abdominal emergencies. Abdom Radiol. 2016;41:136–48.

13. Stoker J, Van Randen A, Laméris W, Boermeester MA. Imaging patients with acute abdominal pain. Radiology. 2009;253:31–46.

14. Mazzei MA, Guerrini S, Cioffi Squitieri N, Cagini L, Macarini L, Coppolino F, Giganti M, Volterrani L. The role of US examination in the management of acute abdomen. Crit Ultrasound J. 2013;5(Suppl 1):S6.

15. Mosier JM, Stolz U, Milligan R, Roy-Chaudhury A, Lutrick K, Hypes CD, Billheimer D, Cairns CB. Impact of point-of-care ultrasound in the emergency department on care processes and outcomes in critically ill nontraumatic patients. Crit Care Explor. 2019;1:e0019.

16. Mattson B, Dulaimy K. The 4 quadrants: acute pathology in the abdomen and current imaging guidelines. Semin Ultrasound CT MRI. 2017;38:414–23.

17. Whitson MR, Mayo PH. Ultrasonography in the emergency department. Crit Care. 2016;20:227.

18. Berg I, Walpot K, Lamprecht H, Valois M, Lanctôt J-F, Srour N, van den Brand C. A systemic review on the diagnostic accuracy of point-of-care ultrasound in patients with undifferentiated shock in the emergency department. Cureus. 2022;14:e23188.

19. Puylaert J. Ultrasound in acute abdomen. 2007. https://radiologyassistant.nl/abdomen/acute-abdomen/role-of-ultrasound-in-acute-abdomen.Accessed 25 Jun 2022.

20. Van Randen A, Laméris W, Van Es HW, et al. A comparison of the accuracy of ultrasound and computed tomography in common diagnoses causing acute abdominal pain. Eur Radiol. 2011;21:1535–45.

21. de Burlet KJ, Ing AJ, Larsen PD, Dennett ER. Systematic review of diagnostic pathways for patients presenting with acute abdominal pain. Int J Qual Health Care. 2018;30:678–83.

22. Nylund K, Maconi G, Hollerweger A, et al. EFSUMB recommendations and guidelines for gastrointestinal ultrasound - Part 1: Examination techniques and normal findings (long version).Ultraschall Med. 2017;38:e1–e15.

23. Hertzberg BS, Middelton WD. ULTRASOUND: the requisites. 3rd ed. Philadelphia: Elsevier Inc.; 2016.

24. Hefny AF, Corr P, Abu-Zidan FM. The role of ultrasound in the management of intestinal obstruction. J Emerg Trauma Shock. 2012;5:84–6.

25. Wong A, Yusuf GT, MalbrainmlNG. Future developments in the imaging of the gastrointestinal tract: the role of ultrasound. Curr Opin Crit Care. 2021;27:147–56.

26. Trinci M, Ianniello S, Galluzzo M, Giangregorio C, Palliola R, Briganti V, Tursini S, Miele V. A rare case of accessory spleen torsion in a child diagnosed by ultrasound (US) and contrast-enhanced ultrasound (CEUS). J Ultrasound. 2019;22:99–102.

27. Cozzi D, Agostini S, Bertelli E, Galluzzo M, Papa E, Scevola G. Contrast-enhanced ultrasound (CEUS) in non-traumatic abdominal emergencies. Ultrasound Int Open. 2021;7:76–86.

28. Farina R, Catalano O, Stavolo C, Sandomenico F, Petrillo A, Romano L. Emergency radiology. Radiol Med. 2015;120:73–84.

29. Winnenden R, Mergentheim B, Ireland N, Sciences C, Specialties M, Universitario H, Peset D. EFSUMB position paper: recommendations for gastrointestinal ultrasound (GIUS) in acute appendicitis and diverticulitis EFSUMB-Positionspapier: Empfehlungen für den gastrointestinalen Ultraschall (GIUS) bei akuter Appendizitis und Divertikulitis. Utraschall Med. 2019;40:163.https://doi.org/10.1055/a-0824-6952.

30. Atkinson NSS, Bryant RV, Dong Y, et al. How to perform gastrointestinal ultrasound: anatomy and normal findings. World J Gastroenterol. 2017;23:6931–41.

31. Caton R, McCaffrey P, Zahn J, Colla J. Point of care ultrasound (POCUS) for small bowel obstruction in the ED. Emerg Med. 2018;50:1–4.

32. Testa A, Lauritano EC, Giannuzzi R, Pignataro G, Casagranda I, Gentiloni Silveri N. The role of emergency ultrasound in the diagnosis of acute non-traumatic epigastric pain. Intern Emerg Med. 2010;5:401–9.

33. Hefny AF, Abu-Zidan FM. Sonographic diagnosis of intraperitoneal free air. J Emerg Trauma Shock. 2011;4:511–3.

34. Hoffmann B, Nürnberg D, Westergaard MC. Focus on abnormal air: diagnostic ultrasonography for the acute abdomen. Eur J Emerg Med. 2012;19:284–91.

35. Taylor MA, Merritt CH, Riddle PJJ, DeGennaro CJ, Barron KR. Diagnosis at gut point: rapid identification of pneumoperitoneum via point-of-care ultrasound. Ultrasound J. 2020;12:52.

36. Chen S-C, Wang H-P, Chen W-J, Lin F-Y, Hsu C-Y, Chang K-J, Chen W-J. Selective use of ultrasonography for the detection of pneumoperitoneum. Acad Emerg Med. 2002;9:643–5.

37. Nazerian P, Tozzetti C, Vanni S, Bartolucci M, Gualtieri S, Trausi F, Vittorini M, Catini E, Cibinel GA, Grifoni S. Accuracy of abdominal ultrasound for the diagnosis of pneumoperitoneum in patients with acute abdominal pain: a pilot study. Crit Ultrasound J. 2015;7:15.

38. Türkvatan A, Erden A, Türkoğlu MA, Seçil M, Yener Ö. Imaging of acute pancreatitis and its complications. Part 1: Acute pancreatitis. Diagn Interv Imaging. 2015;96:151–60.

39. Pach R, Kulig P, Kołodziejczyk P, Szczepanik A. Ultrasonopraphy in the diagnosis of acute abdominal disorders. Pol Przegl Chir. 2012;84:590–600.

40. Mederos MA, Reber HA, Girgis MD. Acute pancreatitis: a review. JAMA. 2021;325:382–90.

41. Hanbidge AE, Buckler PM, O'Malley ME, Wilson SR. From the RSNA refresher courses: imaging evaluation for acute pain in the right upper quadrant. Radiographics. 2004;24:1117–35.

42. Heiken JP, Katz DS, Menu Y. Emergency radiology of the abdomen and pelvis: imaging of the non-traumatic and

traumatic acute abdomen. In: Hodler J, Kubik-Huch RA, von Schulthess GK, editors. Diseases of the abdomen and pelvis 2018–2021: diagnostic imaging. Cham: Springer; 2018. p. 123–43.

43. Kiewiet JJS, Leeuwenburgh MMN, Bipat S, Bossuyt PMM, Stoker J, Boermeester MA. A systematic review and meta-analysis of diagnostic performance of imaging in acute cholecystitis. Radiology. 2012;264:708–20.

44. Gallaher JR, Charles A. Acute cholecystitis: a review. JAMA. 2022;327:965–75.

45. Gupta P, Marodia Y, Bansal A, Kalra N, Kumar MP, Sharma V, Dutta U, Sandhu MS. Imaging-based algorithmic approach to gallbladder wall thickening. World J Gastroenterol. 2020;26:6163–81.

46. Needleman L, Kurtz AB, Rifkin MD, Cooper HS, Pasto ME, Goldberg BB. Sonography of diffuse benign liver disease: accuracy of pattern recognition and grading. AJR Am J Roentgenol. 1986;146:1011–5.

47. Tchelepi H, Ralls PW, Radin R, Grant E. Sonography of diffuse liver disease. J Ultrasound Med. 2002;21:1023–32.

48. Riva N, Ageno W. Clinical manifestations and imaging tools in the diagnosis of splanchnic and cerebral vein thromboses. Thromb Res. 2018;163:252–9.

49. Karaosmanoglu AD, Uysal A, Akata D, Ozmen MN, Karcaaltincaba M. Role of imaging in visceral vascular emergencies. Insights Imaging. 2020;11:112. https://doi.org/10.1186/s13244-020-00913-3.

50. Kameda T. Overview of point-of-care abdominal ultrasound in emergency and critical care. J Intensive Care. 2016;4:1–9.

51. Gaillard F, Bell D. Acute pyelonephritis. 2022. Radiopedia.org.

52. Chapman J, Helm TA, Kahwaji CI. Splenic infarcts. Treasure Island, FL: StatPearls; 2022.

53. Bough GM, Gargan KE, Cleeve SJ, Farrell S. Diagnosis, management and outcome of splenic torsion; a systematic review of published studies. Surgeon. 2021;20:e296. https://doi.org/10.1016/j.surge.2021.08.006.

54. Patel TV, Canario DAH, Isaacson AJ, Mauro DM. Vascular etiologies of the acute abdomen. Semin Roentgenol. 2020;55:417–26.

55. Zucchini S, Marra E. Diagnosis of emergencies/urgencies in gynecology and during the first trimester of pregnancy. J Ultrasound. 2014;17:41–6.

56. Vijayaraghavan SB. Sonographic whirlpool sign in ovarian torsion. J Ultrasound Med. 2004;23:1641–3.

57. Lee EJ, Kwon HC, Joo HJ, Suh JH, Fleischer AC. Diagnosis of ovarian torsion with color Doppler sonography: depiction of twisted vascular pedicle. J Ultrasound Med. 1998;17:83–9.

58. Yang H, Wang R, Zhao L, Ye J, Li N, Kong L. Diagnosis and analysis of transabdominal and intracavitary ultrasound in gynecological acute abdomen. Comput Math Methods Med. 2021;2021:9508838.

59. Al Ali M, Jabbour S, Alrajaby S. ACUTE ABDOMEN systemic sonographic approach to acute abdomen in emergency department: a case series. Ultrasound J. 2019;11:4–9.

60. Fu J, Zhou X, Chen L, Lu S. Abdominal ultrasound and its diagnostic accuracy in diagnosing acute appendicitis: a meta-analysis. Front Surg. 2021;8:707160.

61. Terasawa T, Blackmore CC, Bent S, Kohlwes RJ. Systematic review: computed tomography and ultrasonography to detect acute appendicitis in adults and adolescents. Ann Intern Med. 2004;141:537–46.

62. Téoule P, de Laffolie J, Rolle U, Reissfelder C. Acute appendicitis in childhood and adulthood. Dtsch Arztebl Int. 2020;117:764–74.

63. Benabbas R, Hanna M, Shah J, Sinert R. Diagnostic accuracy of history, physical examination, laboratory tests, and point-of-care ultrasound for pediatric acute appendicitis in the emergency department: a systematic review and meta-analysis. Acad Emerg Med. 2017;24:523–51.

第 5 部分
血管超声

目　录

第 16 章
超声引导下的穿刺置管

Michel Slama，*Yoann Zerbib*，*Clément Brault*，和 *Julien Maizel*

目 录

🎓**学习目标**

阅读本章后，读者应该：

- 了解超声引导下进行静脉和动脉置管是可行的。
- 熟悉成人和儿童患者超声引导下静脉和动脉置管的技术。
- 了解有关超声引导下置管的证据水平以及各种方法、并发症和技巧。

16.1　引言

在医学的许多领域，动脉和静脉导管的置入是一种常规操作。超声引导下的穿刺置管技术已成为金标准，目前已几乎被全球医学会和协会推荐使用。在本章中，我们将回顾不同血管类型和穿刺部位的选择，然后详细阐述床旁使用该技术的证据水平。

16.2　中心静脉

中心静脉导管（CVC）的置入是重症监护病房（ICU）和麻醉科的常规程序，CVC 对于输注药物和测量中心静脉压非常有价值。在欧洲和美国每年大约进行 600 万次中心静脉导管置入[1-4]。超声引导下的穿刺置管首次前瞻性研究是在心脏科和 ICU 进行的，主要针对颈内静脉（IJV）[5, 6]。随后，大量的研究文章、荟萃分析、综述、共识声明和指南都强调了超声引导的 CVC 置入的价值。

16.2.1　颈内静脉

16.2.1.1　技术（图 16.1，16.2，16.3 和 16.4）

传统上，颈静脉穿刺是使用体表标志进行的。置入的方向依据包括：①颈部基础解剖结构；②颈动脉触诊。尽管可以采用后入路或前入路，但解剖学评估得出的结论是，后入路优于前入路[7]。一项前瞻性临床研究显示，后入路与更高的导管置入成功率和更低的气胸发生率相关[8]，从而证实了一项较早的前瞻性研究结果[9]。在颈内静脉穿刺期间头部的位置也很重要。在一项比较头部侧转到一侧和中立位置的前瞻性研究中，后者与更高的失败率和并发症发生率相关[10]。然而，另一项研究认为，45°头部侧转和中立位置提供了相似的置入时间、成功率和并发症发生率[11]。使用超声分析头部侧转对颈内静脉位置的影响，发现静脉在前外侧段比在前段更常见，并且位置随着头部侧转而改变[12]。鉴于头部侧转的影响以及颈内静脉位置的不可预测性，最好在穿刺前检查颈内静脉位置和最佳头部位置，以提高成功率并避免误穿颈动脉和导致气胸等并发症。我们的前瞻性研究结果显示，13% 的左侧颈内静脉和 22% 的右侧颈内静脉存在管径过小（＜5mm）或血栓形成[13]。因此，在开始穿刺操作之前评估颈内静脉非常重要。对于管径过小的颈内静脉或在呼吸周期中颈内静脉腔径变化较大的情况，采用 5°

的 Trendelenburg 体位（头低脚高）可以增加静脉直径，从而方便进行穿刺[13, 14]。但当头低脚高位超过 5° 时，静脉管径不会再进一步增加[14]。应该优先选择右侧颈内静脉进行导管置入，因右侧较左侧颈内静脉粗，且能直达上腔静脉[13, 15]。

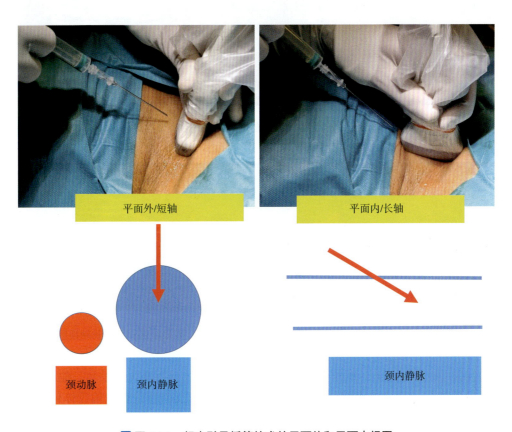

■ 图 16.1　超声引导插管技术的平面外和平面内视图

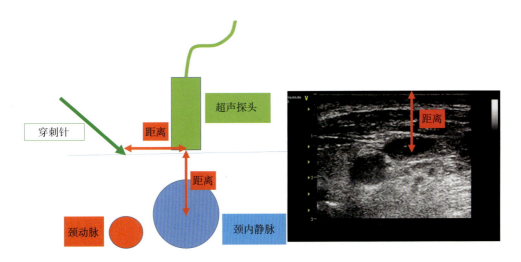

■ 图 16.2　皮肤穿刺点到探头中心的距离应等于探头中心到血管管腔中心的距离

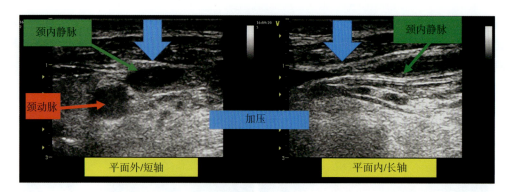

● 图 16.3　插管前必须压迫静脉（检查是否有血栓形成）

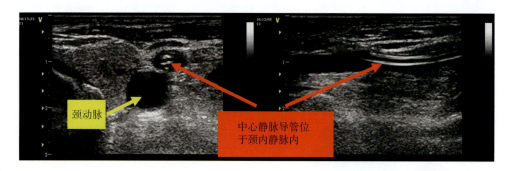

● 图 16.4　导管的位置可以通过超声检查确认。左：短轴视图；右：长轴视图

技术方面可以总结如下：操作者穿着手术衣、戴帽子、口罩和无菌手套。他 / 她使用超声检查最佳的颈静脉和最佳的头部位置，必要时将患者置于反向特伦德伦伯氏体位。在应用无菌巾之前清洁皮肤。然后注射 1% 利多卡因溶液。超声探头用无菌巾覆盖，获取二维图像，以识别颈动脉和颈内静脉的相对位置，评估静脉可压缩性、吸气时扩张度和动脉搏动特征。用无菌生理盐水擦拭皮肤，在无菌条件下将探头放置在甲状软骨上方，识别颈内静脉。将连接到 10ml 注射器的 19 号、10cm 针头穿过皮肤。穿刺针的放置和方向根据超声图像确定。穿刺针的推进过程受到实时监控，图像显示周围结构的压迫情况，直到血液（呈黑色）被吸入注射器[16]。Piton 等学者建议采用等腰三角形原理确定超声引导下的静脉穿刺点：将探头垂直于皮肤，穿刺针点与皮肤呈 45°，穿刺点与探头之间的距离应与皮肤表面与血管腔中心之间的距离相同。通常使用高频（血管）探头进行此过程，也可以使用较低频率的探头（会损失成像质量）。

16.2.1.2　证据水平

许多研究和荟萃分析已经证明，超声引导技术在穿刺颈内静脉时比体表标志方法更好[17]。一项 Cochrane 协作分析显示，超声引导技术具有以下优势：较低的全因并发症发生率［风险比（RR）0.29］，动脉误穿（RR：0.34）以及其他并发症（血栓形成、栓塞、血胸、气胸、皮下气肿和神经损伤；RR：0.34）风险降低，较短的成功插管时间，较少的成功置管尝试次数，较高的插管成功率（RR：1.12）和更高的首次尝试成功率（RR：1.57）有关。这项 Cochrane 协作组织分析及其他研究的结果构成了支持使用超声引导颈内静脉置管的证据。该领域所有国家和国际指南以及专家共识声明都证实了超声引导技术的高证据水平[18-25]。

　　超声引导下导管置入术可采用短、长、斜三种视图（图 16.1 至图 16.4）[26-32]。短轴（也称为平面外视图）是在已发表的研究中最常用的视图。它显然是安全的，成功率高，并发症发生率极低。然而，这种视图有一些缺点，因为操作者不能在一个平面上监控穿刺针的轨迹。相比之下，操作者可以同时通过肉眼观察到颈内静脉和颈动脉，因此可以知道穿刺针何时位于动脉上方。这种方法常用于后路入路的颈内静脉穿刺、低血容量患者在手术过程中静脉塌陷时，使用平面外视图进行后路穿刺的血肿发生率并不比其他视图高[26]。长轴视图（也称为平面内视图）可使操作者能够追踪穿刺针的轨迹，原则上有助于避免后壁穿孔。平面内视图的主要缺点是无法在同一屏幕上看到颈内静脉、穿刺针和颈动脉。斜轴视图可能结合了平面内和平面外的优点。然而，一项荟萃分析显示，没有任何一种扫描轴有独特、突出的特点，使其适合颈内静脉导管置管。因此，扫描轴的选择应考虑多种因素，如应用的容易程度、患者个体特征和临床医生的专业水平。

16.2.1.3　动态穿刺与静态穿刺

　　很少有研究将快速观察（静态）超声与基于标记的技术和动态超声引导技术进行比较[33]。快速观察超声使操作者能够检查颈内静脉位置并标记皮肤穿刺点，从而方便置管，但研究发现其在成功率和并发症率方面与体表标志方法相似，因此应该避免使用[33]。然而，正如上文提到的，快速观察超声可以用来在开始穿刺程序之前评估颈内静脉的位置和大小，并检查是否存在血栓。

16.2.1.4　儿童患者

　　目前针对儿童患者数据较少。超声引导似乎与较少的成功尝试次数和较低的并发症发生率有关，这一点在最近的一项荟萃分析中得到了证实[34]。

16.2.1.5　经验丰富的操作者与缺乏经验的操作者

　　无论是经验丰富的操作者还是经验不足的操作者，超声引导下的静脉插管都具有更高的成功率和更低的并发症发生率，因此建议系统性地使用这种技术[5,33]。

16.2.1.6　错位和并发症（见图 16.4）

　　在 Chui 等对 6875 例超声引导下插入 CVC 的患者进行的回顾性研究中，气胸和导管错位的总体发生率分别为 0.33%［95% 置信区间（CI）：0.22～0.5；n=23 例患者］和 1.91%（95% CI，1.61～2.26；n=131 例患者）[35]。穿刺部位是气胸和导管错位的主要决定因素，右颈内静脉的导管错位风险更高。Smit 等的荟萃分析[36]包括了 25 项研究，共有 2548 名患者和 2602 次 CVC 放置；误置或气胸的集合特异度为 98.9%［95% 置信区间（CI）：97.8%～99.5%］，灵敏度为 68.2%［95% 置信区间（CI）：54.4%～79.4%］。在 96.8% 的病例中，超声检查是可行的。CVC 错位和气胸的发生率分别为 6.8% 和 1.1%。Smit 等的荟萃分析考虑了各种诊断错位的方法。在向 CVC 的远端端口注入 10ml 生理盐水后，快速心房旋涡征（RASS，即在注射后 2 秒内通过上腔静脉进入右心房的湍流出现）是 CVC 定位正确与否的一个非常准确的指标 [37, 38]。

关于气胸，超声是比胸部 X 线更好的诊断技术，其特点是缺少胸膜滑动征和肺点征。相反，胸膜滑动征的存在排除了气胸的诊断 [39, 40]。此外，使用超声可以在 2 ～ 3 分钟内诊断出错位和气胸，而胸部 X 线通常需要 30 分钟以上。

经食管超声心动图（TEE）也可以用来评估机械通气患者颈内静脉中 CVC 末端的正确位置，但很少单独用于此适应证。

16.2.2　锁骨下静脉

锁骨下静脉通常是 ICU 患者中心静脉导管（CVC）穿刺的首选途径，因其院内感染发生率较低 [20]。然而，锁骨下静脉穿刺时气胸发生率较高，且不推荐用于慢性肾衰竭高风险患者。

16.2.2.1　技术方面

探头放置在锁骨下位置，较少选择更外侧的腋下位置进行扫描。穿刺在平面内视图下进行监测。穿刺针与皮肤呈 45°，然后在超声引导下朝向对侧肩部进针。穿刺点位置可以更偏向外侧或更偏向内侧。但当探头位置过于侧向腋静脉时，针尖可能会穿刺到腋静脉而不是锁骨下静脉。

16.2.2.2　证据水平

在首批大型随机研究中（涉及 ICU 中的 463 名患者），Fragou 等 [41] 建议超声引导的锁骨下静脉穿刺优于体表标志的方法，应成为危重患者的首选方法。其他研究也证实了超声引导技术应被优先选择 [42, 43]。在 Cochrane 协作荟萃分析中，超声引导技术与较低的并发症率、较少的尝试次数和较少的动脉穿刺次数相关，并且具有更高的成功率和更高的首次尝试成功率 [44]。

锁骨下视角很容易观察到腋静脉，因此很少有研究对使用该视角进行超声引导置管评估 [45-47]。腋静脉可能是锁骨下静脉和 IJV 的替代选择，因为它位于胸腔外，距离胸膜间隙更远，患者感觉更舒适 [45]，而且成功率高，并发症发生率极低。可以采用远端或近端方法；Buzançais 等认为远端方法并不比近端方法差，尽管 Wang 等证明近端方法比远端方法更好 [46, 47]。

16.2.2.3　短轴视图与长轴视图

在进行锁骨下静脉穿刺时，可以使用短轴和长轴来观察。Vezzani 等在一项针对 190 名患者的前瞻性随机研究中发现，短轴视图与较短的平均置入时间、较高的成功率、较高的首次穿刺率以及较少的重定向和并发症有关 [43]。也有建议使用斜面视图，但没有关于该平面价值的公开数据 [48]。因此，任何视图都有可能被使用。然而，根据我们的经验，长轴视图更适合于监测置管情况。

16.2.2.4　头部和肩部的位置

同侧 30° 头部旋转、中立肩位和 Trendelenburg 体位（头低脚高）在肥胖参与者中显著增加了锁骨下静脉容积，应作为所有患者锁骨下静脉穿刺的标准体位[49]。

16.2.2.5　锁骨上与锁骨下路径

锁骨上和锁骨下路径都已被用于锁骨下静脉的置管[50-53]，并且在前瞻性研究中进行了评估。Kim 等[54]将 401 名患者随机分配至超声引导技术的锁骨上与锁骨下穿刺。锁骨上组的并发症和错位率较低。在另一项涉及 90 名患者的前瞻性研究中，Mageshwaran 等[50]证明锁骨上途径优于锁骨下途径。在对锁骨上入路研究数据的荟萃分析中，总体成功率为 79% ～ 100%，总体并发症率在 0 ～ 24.24%（平均值：4.27%）。最常见的并发症是误穿到动脉（1.39%），其次是导管错位（0.42%）[51]。Chen 等[52]证实了荟萃分析的结论，他们观察到锁骨上入路的失败和错位发生率较低。

16.2.2.6　CVC 尖端的位置

在右侧锁骨下静脉置管后，在大约 7% 的病例中观察到中心静脉导管错位。为避免错位，超声引导下的导管尖端导航有助于将导管引向下腔静脉。在一项锁骨下入路右侧锁骨下静脉置管的研究中，Adrian 等[54]证实了右锁骨上窝超声视图在实时确认和校正导丝位置方面的实用性。Tarbiat 等[55]证明，左锁骨下静脉应优于右静脉，因为前者与较低的错位率相关，同时成功率和并发症发生率相同。

16.2.2.7　儿童患者

儿童中心静脉置管具有挑战性；特别是在婴儿中更是如此。锁骨下静脉通常是首选部位，超声引导方法已成为 CVC 置管的标准[56-59]。建议采用锁骨下和锁骨上入路[56-59]。Pirrote 等[59]在对 25 名儿童（体重：2.2 ～ 27kg）的研究中使用锁骨上部位，并报告一次尝试后的成功率为 84%，两次尝试后为 100%。此外，超声能够诊断无症状的静脉血栓形成。在 Nardi 等[56]对锁骨下和锁骨上入路的比较中，后者的总体成功率和首次尝试成功率更高；仅报告了 5 例误穿动脉，没有气胸病例报告。Byon 等[57]证实了这些发现：使用锁骨上入路的导丝错位率较低。

16.2.3　股静脉

股动脉和股静脉经常重叠，这使得穿刺变得复杂。超声可以用来确定中心静脉穿刺的最佳位置。许多研究表明，超声引导下股静脉穿刺是有效、安全和准确的[60-65]。然而，与颈静脉或锁骨下静脉穿刺相比，股静脉穿刺的证据较少，ICU 中缺乏前瞻性随机研究。最近对心脏学和肾脏学领域研究的荟萃分析证实，超声引导技术对股静脉穿刺有价值[63]。

此外，发现超声引导技术应该被优先用于儿童患者的股静脉穿刺[66, 67]。在股静脉穿刺中，最常采用短轴视图。

16.2.4　外周静脉

外周静脉穿刺是最常见的临床操作之一。在 ICU、急诊科和病房环境中，外周静脉穿刺可能因多次在同一部位穿刺、低血容量（即扁平的外周静脉）、隐形静脉和许多其他情况而变得复杂。在这些情况下，超声可以帮助定位静脉，测量其直径（以便选择最合适的导管规格和长度），并插入导管 [68-73]。许多荟萃分析表明，超声引导可以增加困难置管患者外周插管成功的可能性 [68-73]。此外，超声引导技术与较少的穿刺次数、更短的静脉通路时间以及更高的患者满意度相关 [70]。最近，Mitchell 等 [73] 对 1350 名婴儿和较大儿童的 9 项研究进行了荟萃分析，得出结论认为，超声可提高儿科外周静脉导管插入术的首次尝试成功率和总体成功率。在对困难置管患者进行的亚组分析中，单个操作者使用动态、短轴超声技术的成功率很高。

16.3   动脉

16.3.1   桡动脉

在 ICU 中，桡动脉导管非常有助于有创动脉压力监测和血液采样。多项前瞻性随机研究对超声引导下的桡动脉插管进行了评估 [74-76]。Hansen 等的交叉研究表明，与传统触诊相比，超声引导动态针尖定位技术与较少的皮肤穿刺口、导管（40 个，与触诊的 46 个相比；P=0.025）和定位尝试有关。使用动态针尖定位技术组的首次尝试成功率明显更高。Gopalasingam 等也表明，使用超声技术与更高的首次尝试成功率和较少的皮肤穿刺口和针头缩回有关 [75]。在一项针对 260 名患者的随机研究中，Kiberenge 等发现，与触诊相比，麻醉住院医师和教员使用动态超声引导针尖定位技术的总体成功率和首次尝试成功率更高 [76]。在两项针对老年人的前瞻性研究中也发现了类似的结果 [77-79]。Cochrane 协作组对桡动脉导管术的荟萃分析得出结论，与触诊相比，实时 B 型超声引导可提高首次尝试成功率、总体成功率和成功时间。此外，与触诊相比，实时 B 型超声引导的主要血肿发生率可能更低 [80]。在超声引导穿刺中，斜面方向似乎很重要；例如，Min 等已经表明，在超声引导下进行桡动脉导管插入时，与斜面向上的方法相比，斜面向下的成功率更高，并发症发生率更低 [81]。手腕角度也似乎会影响桡动脉穿刺的成功率 [82-84]。在荟萃分析中，45° 手腕角度被发现有助于超声引导桡动脉穿刺，因此可以推荐 [83]。

16.3.1.1   斜轴、短轴和长轴视图

与其他血管一样，在超声引导的桡动脉穿刺中也使用了斜轴、短轴和长轴视图 [85-90]。这三种方法看起来效果相当，尽管证据水平非常弱。需要进行大型前瞻性研究以得出明确结论。

16.3.1.2   儿童患者

在儿童患者中，超声引导的桡动脉穿刺与更高的首次尝试和总成功率、更短的总体手术时间以及更低的血肿发生率相关。当前文献证据表明，超声引导应成为桡动脉穿刺的临床治疗标准 [91]。

16.3.2   股动脉

关于超声引导的股动脉插管的研究非常少。最近的荟萃分析包括了 5 项随机研究 [92]，发现超声引导与更低的并发症发生率相关——主要是由于局部血肿的发生率较低 [92]。最近一项

对 7 项研究的分析得出结论，与传统方法相比，超声引导的股动脉插管具有更低的入路相关并发症发生率和更高的成功率 [93]。

16.4　经外周置入中心静脉导管 （PICCs）

经外周置入中心静脉导管在肿瘤科（有时在 ICU）中经常很有用，但与静脉血栓形成的风险较高相关 [94]。在一项前瞻性研究中，使用 B 型超声进行 PICC 放置降低了并发症发生率、PICC 维护成本以及尖端错位的发生率，并提高了患者的舒适度 [95]。

16.5　导管感染和超声引导

超声引导是否会增加导管感染的风险还存在争议，目前还缺乏可靠的数据。在荟萃分析中，Buetti 等并未发现超声引导的动脉穿刺有更大的感染风险 [96]。相反，Buetti 等对 3 项随机研究的分析表明，超声引导的中心静脉导管（CVC）置管感染风险更高。我们的经验表明，这种风险并不异常高。无论如何，在使用超声引导技术时应始终采取预防措施以降低感染风险 [97]。

16.6　培训

尽管许多经验丰富的临床医生习惯于使用体表标志方法进行血管穿刺，但这一技术的培训和学习仍是一大挑战——特别是对于年轻的住院医师。学习计划应涵盖血管解剖学／生理学、超声设备、导管，以及使用基于体表标志和超声引导技术的穿刺原则。培训应该是基于知识的，包括基于视频的学习和使用解剖模型的动手模拟。监督下的临床培训也似乎是非常重要的组成部分。通过适当的培训，即使是新手操作者（例如，仅在 8 次操作后）也能迅速获得足够的技能 [98-100]。然后，应该进行监督下的超声穿刺；在操作过程中对受训者进行指导，以达到所需的最低技能水平和最低的并发症发生率。有研究表明，6 ～ 8 小时的理论教育、4 小时的非生物模型实操，再加上 6 个小时的健康志愿者实操培训，是超声检测正常血管的适当方法 [101, 102]。

16.7　护士

护士应该参与学习和培训计划，以便他们能够为困难置管的成人和儿童患者置入外周静脉导管。许多研究表明，护士可以迅速有效地使用超声引导，在进行了 10 例操作之后成功率非常高 [103, 104]。将来，护士可能会进行桡动脉和股动脉的穿刺，以提高护理质量——特别是当医生缺乏时间照顾患者时（例如，在急诊科或 ICU）。

> 📖 **总结**
>
> 　　在本章中，我们介绍了超声引导下的动脉和静脉置管技术，并回顾了相应的证据水平。超声引导技术被广泛认为是动静脉置管的金标准，具有更高的总体成功率和首次尝试成功率、更低的并发症发生率以及更高的患者舒适度。无论穿刺部位如何，短轴、长轴和斜轴视图在成功率和并发症率方面似乎相当。建议在成人和儿童患者的静脉和动脉置管中使用这些超声引导技术，且适用于所有解剖部位。所有住院医师都应该接受这些技术的培训，以便他们能够成为经验丰富的操作者。

16.8　结论

　　超声引导的动静脉置管已成为床边的金标准，应该始终使用。虽然平面外视图是所有部位中记录最好、使用最频繁的视图，但也可以使用平面内视图或斜视图。对于锁骨下置管，平面内视图似乎比平面外视图更好。

┃临床要点┃

- 超声引导下颈内静脉置管的成功率较高，并发症发生率较低；证据级别较高。
- 推荐使用超声引导的股静脉和锁骨下静脉穿刺，尽管证据级别远低于颈内静脉。
- 在儿童中，锁骨上入路的锁骨下静脉置管似乎比锁骨下入路更安全、更有效。
- 动脉插管可在超声引导下进行；这种技术的局部并发症发生率较低，成功率较高。
- 在急诊科和 ICU 中，外周静脉通路通常比较困难。使用超声引导可帮助护士和医生提高成功率。
- 在动脉和静脉置管时使用超声引导，首次尝试的成功率更高。
- 在超声引导下，可使用斜视图、短轴视图和长轴视图对动脉和静脉进行插管，这三种视图都没有明显的优越性。
- 使用超声引导的血管穿刺时，患者似乎更舒适。
- 应改进并更广泛地实施超声引导下导管置入术的学习和教学计划。
- 应将护士纳入超声引导下外周静脉置管的教学和培训计划。

❓ 思考题

1. 是否应始终使用超声引导技术进行颈内静脉（IJV）置管？
   - （a）是
   - （b）否
2. 超声引导中心静脉穿刺
   - （a）已知与机械并发症的低发生率相关
   - （b）已知与导管感染的低发生率相关
   - （c）应使用"静态"超声方法

（d）应使用"动态"超声方法

（e）置管前必须进行快速超声检查

（如果您愿意，可以给出多个答案）

3. 关于超声引导下插管的技术方面：

（a）静脉置管应首选高频探头

（b）必须将探头包裹在无菌塑料袋中

（c）无论穿刺部位如何，都应始终使用平面外视图

（d）对于颈内静脉穿刺，应优先使用平面外视图

（e）护士可以使用超声引导技术进行外周静脉穿刺

（如果您愿意，可以给出多个答案）

 答案

1. 是

2. a，d，e

3. a，b，d，e

参考文献

1. iData Research. U.S. market for vascular access devices and accessories. Vancouver: iData Research; 2008.

2. Millennium Research Group. U.S. markets for vascular access devices. Toronto: Millennium Research Group; 2009.

3. Calvert N, Hind D, McWilliams RG, Thomas SM, Beverley C, Davidson A. The effectiveness and cost-effectiveness of ultrasound locating devices for central venous access: a systematic review and economic evaluation. Health Technol Assess. 2003;7(12):1–84.

4. Food and Drug Administration. Precautions necessary with central venous catheters. FDA Drug Bull. 1989:15–6.

5. Slama M, Novara A, Safavian A, Ossart M, Safar M, Fagon JY. Improvement of internal jugular vein cannulation using an ultrasound-guided technique. Intensive Care Med. 1997;23(8):916–9.

6. Denys BG, Uretsky BF, Reddy PS. Ultrasound-assisted cannulation of the internal jugular vein. A prospective comparison to the external landmark-guided technique. Circulation. 1993;87(5):1557–62.

7. Stern W, Sauer W, Dauber W. Complications of central venous catheterization from an anatomical point of view. Acta Anat (Basel). 1990;138(2):137–43.

8. Lamkinsi T, Kettani A, Belkhadir Z, Tadili J, Benjelloun MY, Mosadik A, et al. Internal jugular venous cannulation: what is the best approach? Ann Fr Anesth Reanim. 2012;31:512–6.

9. Chudhari LS, Karmarkar US, Dixit RT, Sonia K. Comparison of two different approaches for internal jugular vein cannulation in surgical patients. J Postgrad Med. 1998;44:57–62.

10. Apiliogullari B, Kara I, Apiliogullari S, Arun O, Saltali A, Celik JB. Is a neutral head position as effective as head rotation during landmark-guided internal jugular vein cannulation? Results of a randomized controlled clinical trial. J Cardiothorac Vasc Anesth. 2012;26(6):985–8.

11. Lamperti M, Subert M, Cortellazzi P, Vailati D, Borrelli P, Montomoli C, D'Onofrio G, Caldiroli D. Is a neutral head position safer than 45-degree neck rotation during ultrasound-guided internal jugular vein cannulation? Results of a randomized controlled clinical trial. Anesth Analg. 2012;114(4):777–84.

12. Maecken T, Marcon C, Bomas S, Zenz M, Grau T. Relationship of the internal jugular vein to the common carotid artery: implications for ultrasound-guided vascular access. Eur J Anaesthesiol. 2011;28(5):351–5.

13. Samy Modeliar S, Sevestre MA, de Cagny B, Slama M. Ultrasound evaluation of central veins in the intensive care unit: effects of dynamic manoeuvres. Intensive Care Med. 2008;34(2):333–8.

14. Garcia-Leal M, Guzman-Lopez S, Verdines-Perez AM, de Leon-Gutierrez H, Fernandez-Rodarte BA, Alvarez-Villalobos NA, Martinez-Garza JH, Quiroga-Garza A, Elizondo-Omaña RE. Trendelenburg position for internal jugular vein catheterization: a systematic review and meta-analysis. J Vasc Access. 2021;24:11297298211031339.

15. Jeon JC, Choi WI, Lee JH, Lee SH. Anatomical morphology analysis of internal jugular veins and factors affecting internal jugular vein size. Medicina (Kaunas). 2020;56(3):135.

16. Piton G, Capellier G, Winiszewski H. Ultrasound-guided vessel puncture: calling for Pythagoras' help. Crit Care. 2018;22:292.

17. Brass P, Hellmich M, Kolodziej L, Schick G, Smith AF. Ultrasound guidance versus anatomical landmarks for internal jugular vein catheterization. Cochrane Database Syst Rev. 2015;1(1):CD006962.

18. Franco-Sadud R, Schnobrich D, Mathews BK, Candotti C, Abdel-Ghani S, Perez MG, Rodgers SC, Mader MJ, Haro EK, Dancel R, Cho J, Grikis L, Lucas BP, SHM point-of-care ultrasound task force, Soni NJ. Recommendations on the use of ultrasound guidance for central and peripheral vascular access in adults: a position statement of the Society of Hospital Medicine. J Hosp Med. 2019;14:E1–E22.

19. Saugel B, Scheeren TWL, Teboul JL. Ultrasound-guided central venous catheter placement: a structured review and recommendations for clinical practice. Crit Care. 2017;21(1):225.

20. Timsit JF, Baleine J, Bernard L, Calvino-Gunther S, Darmon M, Dellamonica J, Desruennes E, Leone M, Lepape A, Leroy O, Lucet JC, Merchaoui Z, Mimoz O, Misset B, Parienti JJ, Quenot JP, Roch A, Schmidt M, Slama M, Souweine B, Zahar JR, Zingg W, Bodet-Contentin L, Maxime V. Expert consensus-based clinical practice guidelines management of intravascular catheters in the intensive care unit. Ann Intensive Care. 2020;10(1):118.

21. Leibowitz A, Oren-Grinberg A, Matyal R. Ultrasound guidance for central venous access: current evidence and clinical recommendations. J Intensive Care Med. 2020;35(3):303–21.

22. Schmidt GA, Blaivas M, Conrad SA, Corradi F, Koenig S, Lamperti M, Saugel B, Schummer W, Slama M. Ultrasound-guided vascular access in critical illness. Intensive Care Med. 2019;45(4):434–46.

23. Lamperti M, Bodenham AR, Pittiruti M, Blaivas M, Augoustides JG, Elbarbary M, Pirotte T, Karakitsos D, Ledonne J, Doniger S, Scoppettuolo G, Feller-Kopman D, Schummer W, Biffi R, Desruennes E, Melniker LA, Verghese ST. International evidence-based recommendations on ultrasound-guided vascular access. Intensive Care Med. 2012;38(7):1105–17.

24. Javeri Y, Jagathkar G, Dixit S, Chaudhary D, Zirpe KG, Mehta Y, Govil D, Mishra RC, Samavedam S, Pandit RA, Savio RD, Clerk AM, Srinivasan S, Juneja D, Ray S, Sahoo TK, Jakkinaboina S, Jampala N, Jain R. Indian Society of Critical Care Medicine position statement for central venous catheterization and management 2020. Indian J Crit Care Med. 2020;24(Suppl 1):S6–S30.

25. Robba C, Wong A, Poole D, Al Tayar A, Arntfield RT, Chew MS, Corradi F, Douflé G, Goffi A, Lamperti M, Mayo P, Messina A, Mongodi S, Narasimhan M, Puppo C, Sarwal A, Slama M, Taccone FS, Vignon P, Vieillard-Baron A, European Society of Intensive Care Medicine task force for critical care ultrasonography. Basic ultrasound head-to-toe skills for intensivists in the general and neuro intensive care unit population: consensus and expert recommendations of the European Society of Intensive Care Medicine. Intensive Care Med. 2021;47(12):1347–67.

26. Maizel J, Ammirati C, Slama M. Posterior vessel wall penetration by needles during internal jugular vein central catheter placement using ultrasound guidance: is that a real danger? Crit Care Med. 2010;38(2):735–6; author reply 736–7.

27. Maitra S, Bhattacharjee S, Baidya DK. Comparison of long-, short-, and oblique-axis approaches for ultrasound-guided internal jugular vein cannulation: a network meta-analysis. J Vasc Access. 2020;21(2):204–9.

28. Miao S, Wang X, Zou L, Zhao Y, Wang G, Liu Y, Liu S. Safety and efficacy of the oblique-axis plane in ultrasound-guided internal jugular vein puncture: a meta-analysis. J Int Med Res. 2018;46(7):2587–94.

29. Baidya DK, Chandralekha DV, Pandey R, Goswami D, Maitra S. Comparative sonoanatomy of classic "short axis" probe position with a novel "medial-oblique" probe position for ultrasound-246 guided internal jugular vein cannulation: a crossover study. J Emerg Med. 2015;48(5):590–6.https://doi.org/10.1016/j.jemermed.2014.07.062. Epub 2015 Jan 24

30. Vogel JA, Haukoos JS, Erickson CL, Liao MM, Theoret J, Sanz GE, Kendall J. Is long-axis view superior to short-axis view in ultrasound-guided central venous catheterization? Crit Care Med. 2015;43(4):832–9.

31. Dilisio R, Mittnacht AJ. The "medial-oblique" approach to ultrasound-guided central venous cannulation—maximize the view, minimize the risk. J Cardiothorac Vasc Anesth. 2012;26(6):982–4.

32. Chen JY, Wang LK, Lin YT, Lan KM, Loh EW, Chen CH, Tam KW. Comparing short-, long-, and oblique-axis approaches to ultrasound-guided internal jugular venous catheterization: a meta-analysis of randomized controlled trials. J Trauma Acute Care Surg. 2019;86(3):516–23.

33. Airapetian N, Maizel J, Langelle F, Modeliar SS, Karakitsos D, Dupont H, Slama M. Ultrasound-guided central venous cannulation is superior to quick-look ultrasound and landmark methods among inexperienced operators: a prospective randomized study. Intensive Care Med. 2013;39(11):1938–44.

34. Lau CS, Chamberlain RS. Ultrasound-guided central venous catheter placement increases success rates in pediatric patients: a meta-analysis. Pediatr Res. 2016;80(2):178–84.

35. Chui J, Saeed R, Jakobowski L, Wang W, Eldeyasty B, Zhu F, Fochesato L, Lavi R, Bainbridge D. Is routine chest X-ray after ultrasound-guided central venous catheter insertion choosing wisely?: A population-based retrospective study of 6,875 patients. Chest. 2018;154(1):148–56.

36. Smit JM, Haaksma ME, Lim EHT, Steenvoorden TS, Blans MJ, Bosch FH, Petjak M, Vermin B, Touw HRW, Girbes ARJ, Heunks LMA, Tuinman PR. Ultrasound to detect central venous catheter placement associated complications: a multicenter diagnostic accuracy study. Anesthesiology. 2020;132(4):781–94.

37. Smit JM, Raadsen R, Blans MJ, Petjak M, Van de Ven PM, Tuinman PR. Bedside ultrasound to detect central venous catheter misplacement and associated iatrogenic complications: a systematic review and meta-analysis. Crit Care. 2018;22(1):65.

38. Korsten P, Mavropoulou E, Wienbeck S, Ellenberger D, Patschan D, Zeisberg M, Vasko R, Tampe B, Müller GA. The "rapid atrial swirl sign" for assessing central venous catheters: performance by medical residents after limited training. PLoS One. 2018;13(7):e0199345.

39. Ablordeppey EA, Drewry AM, Beyer AB, Theodoro DL, Fowler SA, Fuller BM, Carpenter CR. Diagnostic accuracy of central venous catheter confirmation by bedside ultrasound versus chest radiography in critically ill patients: a systematic review and meta-analysis. Crit Care Med. 2017;45(4):715–24.

40. Weekes AJ, Keller SM, Efune B, Ghali S, Runyon M. Prospective comparison of ultrasound and CXR for confirmation of central vascular catheter placement. Emerg Med J. 2016;33(3):176–80.

41. Fragou M, Gravvanis A, Dimitriou V, Papalois A, Kouraklis G, Karabinis A, Saranteas T, Poularas J, Papanikolaou J, Davlouros P, Labropoulos N, Karakitsos D. Real-time ultrasound-guided subclavian vein cannulation versus the landmark method in critical care patients: a prospective randomized study. Crit Care Med. 2011;39(7):1607–12.

42. Subramony R, Spann R, Medak A, Campbell C. Ultrasound-guided vs. landmark method for subclavian vein catheterization in an academic emergency department. J Emerg Med. 2022;62(6):760–8.

43. Vezzani A, Manca T, Brusasco C, Santori G, Cantadori L, Ramelli A, Gonzi G, Nicolini F, Gherli T, Corradi F.

A randomized clinical trial of ultrasound-guided infra-clavicular cannulation of the subclavian vein in cardiac surgical patients: short-axis versus long-axis approach. Intensive Care Med. 2017;43(11):1594–601.

44. Brass P, Hellmich M, Kolodziej L, Schick G, Smith AF. Ultrasound guidance versus anatomical landmarks for subclavian or femoral vein catheterization. Cochrane Database Syst Rev. 2015;1(1):CD011447.

45. Farina A, Coppola G, Bassanelli G, Bianchi A, Lenatti L, Ferri LA, Liccardo B, Spinelli E, Savonitto S, Mauri T. Ultrasound-guided central venous catheter placement through the axillary vein in cardiac critical care patients: safety and feasibility of a novel technique in a prospective observational study. Minerva Anestesiol. 2020;86(2):157–64.

46. Buzançais G, Roger C, Bastide S, Jeannes P, Lefrant JY, Muller L. Comparison of two ultrasound guided approaches for axillary vein catheterization: a randomized controlled non-inferiority trial. Br J Anaesth. 2016;116(2):215–22.

47. Wang HY, Sheng RM, Gao YD, Wang XM, Zhao WB. Ultrasound-guided proximal versus distal axillary vein puncture in elderly patients: a randomized controlled trial. J Vasc Access. 2020;21(6):854–60.

48. De Cassai A, Galligioni H. Subclavian oblique-axis catheterization technique. Crit Care. 2017;21(1):323.

49. Kim H, Chang JE, Won D, Lee JM, Kim TK, Min SW, Kim C, Hwang JY. Effect of head and shoulder positioning on the cross-sectional area of the subclavian vein in obese subjects. Am J Emerg Med. 2021;50:561–5.

50. Mageshwaran T, Singla D, Agarwal A, Kumar A, Tripathy DK, Agrawal S. Comparative efficacy of supraclavicular versus infraclavicular approach of subclavian vein cannulation under ultrasound guidance: a randomised clinical trial. Indian J Anaesth. 2021;65(Suppl 2):S69–73.

51. Nazir A, Niazi K, Zaidi SMJ, Ali M, Maqsood S, Malik J, Kaneez M, Mehmoodi A. Success rate and complications of the supraclavicular approach for central venous access: a systematic review. Cureus. 2022;14(4):e23781.

52. Chen Q, Long Q, Liang JQ, Tang TX, Yang B. Comparative evaluation of the clinical safety and efficiency of supraclavicular and infraclavicular approaches for subclavian venous catheterization in adults: a meta-analysis. Am J Emerg Med. 2020;38(7):1475–80.

53. Kim YJ, Ma S, Yoon HK, Lee HC, Park HP, Oh H. Supraclavicular versus infraclavicular approach for ultrasound-guided right subclavian venous catheterisation: a randomised controlled non-inferiority trial. Anaesthesia. 2022;77(1):59–65.

54. Adrian M, Kander T, Lundén R, Borgquist O. The right supraclavicular fossa ultrasound view for correct catheter tip positioning in right subclavian vein catheterisation: a prospective observational study. Anaesthesia. 2022;77(1):66–72.

55. Tarbiat M, Manafi B, Davoudi M, Totonchi Z. Comparison of the complications between left side and right side subclavian vein catheter placement in patients undergoing coronary artery bypass graft surgery. J Cardiovasc Thorac Res. 2014;6:147–51.

56. Nardi N, Wodey E, Laviolle B, De La Brière F, Delahaye S, Engrand C, Gauvrit C, Dessard S, Defontaine A, Ecoffey C. Effectiveness and complications of ultrasound-guided subclavian vein cannulation in children and neonates. Anaesth Crit Care Pain Med. 2016;35(3):209–13.

57. Byon HJ, Lee GW, Lee JH, Park YH, Kim HS, Kim CS, Kim JT. Comparison between ultrasound-guided supraclavicular and infraclavicular approaches for subclavian venous catheterization in children—a randomized trial. Br J Anaesth. 2013;111(5):788–92.

58. Rhondali O, Attof R, Combet S, Chassard D, de Queiroz Siqueira M. Ultrasound-guided subclavian 以 vein cannulation in infants: supraclavicular approach. Paediatr Anaesth. 2011;21(11):1136–41.

59. Pirotte T, Veyckemans F. Ultrasound-guided subclavian vein cannulation in infants and children: a novel approach. Br J Anaesth. 2007;98(4):509–14.

60. Hilty WM, Hudson PA, Levitt MA, Hall JB. Real-time ultrasound-guided femoral vein catheterization during cardiopulmonary resuscitation. Ann Emerg Med. 1997;29(3):331–6.

61. Sobolev M, Shiloh AL, Di Biase L, Slovut DP. Ultrasound-guided cannulation of the femoral vein in electrophysiological procedures: a systematic review and meta-analysis. Europace. 2017;19(5):850–5.

62. Yamagata K, Wichterle D, Roubícek T, Jarkovský P, Sato Y, Kogure T, Peichl P, Konecný P, Jansová H, Kucera P, Aldhoon B, Cihák R, Sugimura Y, Kautzner J. Ultrasound-guided versus conventional femoral venipuncture for catheter ablation of atrial fibrillation: a multicentre randomized efficacy and safety trial (ULTRA-FAST trial). Europace. 2018;20(7):1107–14.

63. Triantafyllou K, Karkos CD, Fragakis N, Antoniadis AP, Meletidou M, Vassilikos V. Ultrasound-guided versus anatomic landmark-guided vascular access in cardiac electrophysiology procedures: a systematic review and meta-analysis. Indian Pacing Electrophysiol J. 2022;22(3):145–53.

64. Lazaar S, Mazaud A, Delsuc C, Durand M, Delwarde B, Debord S, Hengy B, Marcotte G, Floccard B, Dailler F, Chirossel P, Bureau-Du-Colombier P, Berthiller J, Rimmelé T. Ultrasound guidance for urgent arterial and venous catheterisation: randomised controlled study. Br J Anaesth. 2021;127(6):871–8.

65. Sazdov D, Srceva MJ, Todorova ZN. Comparative analysis of ultrasound guided central venous catheterization compared to blind catheterization. Pril (Makedon Akad Nauk Umet Odd Med Nauki). 2017;38(2):107–14.

66. Tan Y, Liu L, Tu Z, Xu Y, Xie J, Ye P. Distal superficial femoral vein versus axillary vein central catheter placement under ultrasound guidance for neonates with difficult access: a randomized clinical trial. J Vasc Access. 2021;22(4):642–9.

67. Pietroboni PF, Carvajal CM, Zuleta YI, Ortiz PL, Lucero YC, Drago M, vonDessauer B. Landmark versus ultrasound-guided insertion of femoral venous catheters in the pediatric intensive care unit: an efficacy and safety comparison study. Med Intensiva (Engl Ed). 2020;44(2):96–100.

68. Stolz LA, Stolz U, Howe C, Farrell IJ, Adhikari S. Ultrasound-guided peripheral venous access: a meta-analysis and systematic review. J Vasc Access. 2015;16(4):321–6.

69. Egan G, Healy D, O'Neill H, Clarke-Moloney M, Grace PA, Walsh SR. Ultrasound guidance for difficult peripheral venous access: systematic review and meta-analysis. Emerg Med J. 2013;30(7):521–6.

70. van Loon FHJ, Buise MP, Claassen JJF, Dierick-van Daele ATM, Bouwman ARA. Comparison of ultrasound guidance with palpation and direct visualisation for peripheral vein cannulation in adult patients: a systematic review and meta-analysis. Br J Anaesth. 2018;121(2):358–66.

71. Gottlieb M, Sundaram T, Holladay D, Nakitende D. Ultrasound-guided peripheral intravenous line placement: a narrative review of evidence-based best practices. West J Emerg Med. 2017;18(6):1047–54.

72. Kleidon TM, Schults J, Paterson R, Rickard CM, Ullman AJ. Comparison of ultrasound-guided peripheral intravenous catheter insertion with landmark technique in paediatric patients: a systematic review and meta-analysis. J Paediatr Child Health. 2022;58(6):953–61.

73. Mitchell EO, Jones P, Snelling PJ. Ultrasound for pediatric peripheral intravenous catheter insertion: a systematic review. Pediatrics. 2022;149(5):e2021055523.

74. Hansen MA, Juhl-Olsen P, Thorn S, Frederiksen CA, Sloth E. Ultrasonography-guided radial artery catheterization is superior compared with the traditional palpation technique: a prospective, randomized, blinded, crossover study. Acta Anaesthesiol Scand. 2014;58(4):446–52.

75. Gopalasingam N, Hansen MA, Thorn S, Sloth E, Juhl-Olsen P. Ultrasound-guided radial artery catheterisation increases the success rate among anaesthesiology residents: a randomised study. J Vasc Access. 2017;18(6):546–51.

76. Kiberenge RK, Ueda K, Rosauer B. Ultrasound-guided dynamic needle tip positioning technique versus palpation

technique for radial arterial cannulation in adult surgical patients: a randomized controlled trial. Anesth Analg. 2018;126(1):120–6.

77. Shim JG, Cho EA, Gahng TR, Park J, Lee EK, Oh EJ, Ahn JH. Application of the dynamic needle tip positioning method for ultrasound-guided arterial catheterization in elderly patients: a randomized controlled trial. PLoS One. 2022;17(8):e0273563.

78. Kim SY, Kim KN, Jeong MA, Lee BS, Lim HJ. Ultrasound-guided dynamic needle tip positioning technique for radial artery cannulation in elderly patients: a prospective randomized controlled study. PLoS One. 2021;16(5):e0251712.

79. Araj FG, Pena J, Cox J. Aim for the bubbles: agitated saline injection as an adjunct technique to ultrasound-guided subclavian vein cannulation. J Invasive Cardiol. 2019;31(7):E232.

80. Flumignan RL, Trevisani VF, Lopes RD, Baptista-Silva JC, Flumignan CD, Nakano LC. Ultrasound guidance for arterial (other than femoral) catheterisation in adults. Cochrane Database Syst Rev. 2021;10(10):CD013585. https://doi.org/10.1002/14651858.CD013585.pub2.

81. Min SW, Cho HR, Jeon YT, Oh AY, Park HP, Yang CW, Choi WH, Kim BG. Effect of bevel direction on the success rate of ultrasound-guided radial arterial catheterization. BMC Anesthesiol. 2016;16(1):34.

82. Kucuk A, Yuce HH, Yalcin F, Boyacı FN, Yıldız S, Yalcin S. Forty-five degree wrist angulation is optimal for ultrasound guided long axis radial artery cannulation in patients over 60 years old: a randomized study. J Clin Monit Comput. 2014;28(6):567–72.

83. Melhuish TM, White LD. Optimal wrist positioning for radial arterial cannulation in adults: a systematic review and meta-analysis. Am J Emerg Med. 2016;34(12):2372–8.

84. Aydoğan H, Kucuk A, Boyacı FN, Yuce HH, Yalcin F, Altay N, Aydın MS, Buyukfırat E, Yalcin S. Optimal wrist position for long and short axis ultrasound guided radial artery cannulation. Clin Ter. 2013;164(4):e253–7.

85. Abdalla UEM, Elmaadawey A, Kandeel A. Oblique approach for ultrasound-guided radial artery catheterization vs transverse and longitudinal approaches, a randomized trial. J Clin Anesth. 2017;36:98–101.

86. Sethi S, Maitra S, Saini V, Samra T, Malhotra SK. Comparison of short-axis out-of-plane versus long-axis in-plane ultrasound-guided radial arterial cannulation in adult patients: a randomized controlled trial. J Anesth. 2017;31(1):89–94.

87. Berk D, Gurkan Y, Kus A, Ulugol H, Solak M, Toker K. Ultrasound-guided radial arterial cannulation: long axis/in-plane versus short axis/out-of-plane approaches? J Clin Monit Comput. 2013;27(3):319–24.

88. Quan Z, Tian M, Chi P, Cao Y, Li X, Peng K. Modified short-axis out-of-plane ultrasound versus conventional long-axis in-plane ultrasound to guide radial artery cannulation: a randomized controlled trial. Anesth Analg. 2014;119(1):163–9.

89. Wang HH, Wang JJ, Chen WT. Ultrasound-guided short-axis out-of-plane vs. long-axis in-plane technique for radial artery catheterization: an updated meta-analysis of randomized controlled trials. Eur Rev Med Pharmacol Sci. 2022;26(6):1914–22.

90. Breschan C, Graf G, Jost R, Stettner H, Feigl G, Goessler A, Neuwersch S, Koestenberger M, Likar R. Ultrasound-guided supraclavicular cannulation of the right brachiocephalic vein in small infants: a consecutive, prospective case series. Paediatr Anaesth. 2015;25(9):943–9.

91. Huang HP, Zhao WJ, Wen F, Li XY. Application of ultrasound-guided radial artery cannulation in paediatric patients: a systematic review and meta-analysis. Aust Crit Care. 2021;34(4):388–94.

92. Rashid MK, Sahami N, Singh K, Winter J, Sheth T, Jolly SS. Ultrasound guidance in femoral artery catheterization: a systematic review and a meta-analysis of randomized controlled trials. J Invasive Cardiol. 2019;31(7):E192–8.

93. Sorrentino S, Nguyen P, Salerno N, Polimeni A, Sabatino J, Makris A, Hennessy A, Giustino G, Spaccarotella C, Mongiardo A, De Rosa S, Juergens C, Indolfi C. Standard versus ultrasound-guided cannulation of the femoral artery in patients undergoing invasive procedures: a meta-analysis of randomized controlled trials. J Clin Med. 2020;9(3):677.

94. Li J, Fan YY, Xin MZ, Yan J, Hu W, Huang WH, Lin XL, Qin HY. A randomised, controlled trial comparing the long-term effects of peripherally inserted central catheter placement in chemotherapy patients using B-mode ultrasound with modified Seldinger technique versus blind puncture. Eur J Oncol Nurs. 2014;18(1):94–103.

95. Oleti T, Jeeva Sankar M, Thukral A, Sreenivas V, Gupta AK, Agarwal R, Deorari AK, Paul VK. Does ultrasound guidance for peripherally inserted central catheter (PICC) insertion reduce the incidence of tip malposition? - a randomized trial. J Perinatol. 2019;39(1):95–101.

96. Buetti N, Ruckly S, Lucet JC, Bouadma L, Schwebel C, Mimoz O, Timsit JF. Ultrasound guidance and risk for intravascular catheter-related infections among peripheral arterial catheters: a post-hoc analysis of two large randomized-controlled trials. Ann Intensive Care. 2020;10(1):89.

97. Buetti N, Mimoz O, Mermel L, Ruckly S, Mongardon N, Dupuis C, Mira JP, Lucet JC, Mégarbane B, Bailly S, Parienti JJ, Timsit JF. Ultrasound guidance and risk for central venous catheter-related infections in the intensive care unit: a post hoc analysis of individual data of 3 multicenter randomized trials. Clin Infect Dis. 2021;73(5):e1054–61.

98. Tokumine J, Matsushima H, Lefor AK, Igarashi H, Ono K. Ultrasound-guided subclavian venipuncture is more rapidly learned than the anatomic landmark technique in simulation training. J Vasc Access. 2015;16(2):144–7.

99. Maizel J, Guyomarc'h L, Henon P, Modeliar SS, de Cagny B, Choukroun G, Slama M. Residents learning ultrasound-guided catheterization are not sufficiently skilled to use landmarks. Crit Care. 2014;18(1):R36.

100. Moureau N, Lamperti M, Kelly LJ, Dawson R, Elbarbary M, van Boxtel AJ, Pittiruti M. Evidence-based consensus on the insertion of central venous access devices: definition of minimal requirements for training. Br J Anaesth. 2013;110:347–56.

101. Feller-Kopman D. Ultrasound guided internal jugular access: a proposed standardized approach and implications for training and practice. Chest. 2007;132:302–9.

102. Royal College of Radiologists RCR Board of the Faculty of Clinical Radiology. Ultrasound training recommendations for medical and surgical specialties. RCR. 2004. p 1–56. http://www.rcr. ac.uk/docs/radiology/pdf/ultrasound.pdf.

103. Blick C, Vinograd A, Chung J, Nguyen E, Abbadessa MKF, Gaines S, Chen A. Procedural competency for ultrasound-guided peripheral intravenous catheter insertion for nurses in a pediatric emergency department. J Vasc Access. 2021;22(2):232–7.

104. Edwards C, Jones J. Development and implementation of an ultrasound-guided peripheral intravenous catheter program for emergency nurses. J Emerg Nurs. 2018;44(1):33–6.

第 17 章
深静脉血栓形成

Massimo Lamperti，*Boris Tufegdzic* 和 *Amit Jain*

目 录

🎓学习目标

- 深静脉血栓形成（DVT）在重症患者中比在普通病房住院患者更常见。
- 导致深静脉血栓形成的因素有很多，我们将介绍血栓形成的病理生理学，如果不及时识别可能导致危及生命的情况。
- 我们还将介绍与导管相关的血栓形成，因为这是一种独特的情况，与中心静脉导管的存在有关，当患者长时间携带这些血管装置以及出现 DVT 的症状和体征时应考虑。
- 我们将介绍 DVT 的不同诊断工具，尤其是在重症监护病房床旁使用床旁超声对患者进行检查时，从头到脚都应使用加压超声。

17.1　引言

深静脉血栓形成（DVT）是一种静脉血栓栓塞性疾病，在危重症患者中约有 30% 未被明确诊断[1]。该疾病可能导致残疾，甚至在某些情况下危及生命，是可能发生的严重并发症之一。如果能在早期阶段确诊 DVT，本病完全可以预防和治疗，且不会引起严重的并发症。大多数重症监护病房（ICU）患者可能存在一个或多个 DVT 的风险因素。这些患者由于既存因素、血流动力学变化、治疗所需的侵入性操作和药物需求，血栓风险呈现动态变化特征。

尽管 DVT 最常发生在小腿和大腿的深静脉中，但也可能发生在上肢深静脉、内脏静脉，甚至上 / 下腔静脉[2]。大多数下肢 DVT 发生在腘静脉分叉以下的深静脉中（远端 DVT），可能由此扩展到近端静脉，随后脱落引起肺栓塞（PE）[3]。孤立的小腿 DVT 很少引起腿部症状，也很少引起临床上严重的 PE[4]。虽然临床上已做了大量工作来识别和计算深静脉血栓的风险，但有很大一部分（高达 20%）的 DVT 病例被认为是特发性的，没有明确的风险因素[5]。因此，DVT 的预测和预防存在困难。

上肢 DVT 占所有 DVT 病例的 10% 左右[6]，可分为原发性和继发性 DVT。原发性上肢 DVT，也称为 Paget-Schroetter 综合征，定义为在剧烈上肢活动后发生的腋静脉和锁骨下静脉血栓形成，是胸廓出口综合征的并发症，或在没有可识别的血栓形成风险因素的情况下自发性血栓形成。继发性上肢 DVT，占上肢 DVT 的 80%，与中心静脉导管、恶性肿瘤或导丝或其他装置的插入等因素有关[7]。

中心静脉导管（CVC）的放置已成为重症患者护理不可或缺的一部分，为这些患者提供了必要的静脉通路。遗憾的是，尽管它们对于监测和提供适当治疗至关重要，但它们的使用常常与或轻或重的并发症相关，导致住院时间延长，更有甚者会导致危及生命的并发症，甚至导致患者死亡。导管相关性深静脉血栓（CR-DVT）是继导管相关血流感染（CLABSI）之后，与中心静脉通路相关的第二大常见长期并发症，也是置管后最常见的主要机械并发症。CR-DVT 会导致患者症状加重，导管功能障碍，感染风险增加，长期中心静脉狭窄，以及医疗费用增加[8]。文献报道的 CR-DVT 发生率差异很大，发生率从 2% 到 67% 不等。这些差异可能与使用不同的检测方式、血栓定义不统一以及检查时机不同有关。大多数与导管相关的血栓发生在上半身，因为中心静脉导管最常被放置在上半身。据报道，在中心静脉导管患者中，无症状上肢静脉血栓形成发生率为 20% ～ 60%；有症状深静脉血栓形成发生率高达 30%。通过静脉造影检查出的与 CVC 相关的上肢深静脉血栓的发生率为 27% ～ 66%[9, 10]。

17.2　血栓形成的病理生理学

至今，Virchow 的三联症——血流改变、血管内皮损伤和凝血级联反应的紊乱，在理解血管内血栓形成和蔓延方面仍具有临床意义[11, 12]。

DVT 往往发生在血流减少或机械性改变的区域，如腿部深静脉瓣膜附近的静脉袋。虽然瓣膜有助于促进静脉循环中的血液流动，但它们也是潜在的静脉淤血部位。静脉淤血还与缺氧和血细胞比容增加有关，构成了潜在的高凝微环境[13]。普遍认为，静脉血栓形成涉及组织因子作为凝血反应的启动因子，但也似乎涉及 P 选择素——一种可以促进细胞间相互作用的黏附分子[14, 15]。

在 CR-DVT（导管相关性深静脉血栓形成）的情况下，除了血管损伤和静脉淤血外，导管本身在暴露于血液时也会成为血栓形成表面。所有导管在进入体内后，都会逐渐被血浆蛋白和纤维蛋白覆盖。纤维蛋白形成是一个自然过程，可能在置入装置后不久发生，也可能在静脉注射治疗期间随时发生。纤维蛋白在导管插入后几分钟内就开始在导管外表面形成一层，从导管入口处或导管尖端与静脉壁接触处开始[16]。导管周围的血流量最多可减少 60%，这种现象会导致细胞进一步黏附到导管和静脉壁上[17]。部分或全部静脉闭塞可能是导管血栓在接下来的几天内在纤维蛋白鞘上形成的结果（见图 17.1）。

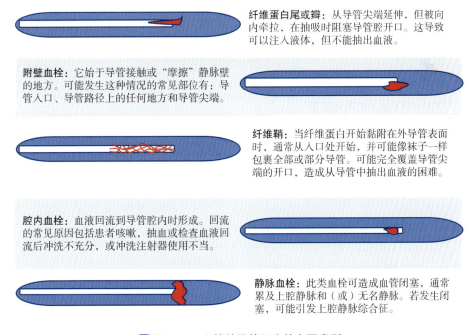

纤维蛋白尾或瓣：从导管尖端延伸，但被向内牵拉，在抽吸时阻塞导管腔开口。这导致可以注入液体，但不能抽出血液。

附壁血栓：它始于导管接触或"摩擦"静脉壁的地方。可能发生这种情况的常见部位有：导管入口、导管路径上的任何地方和导管尖端。

纤维鞘：当纤维蛋白开始黏附在外导管表面时，通常从入口处开始，并可能像袜子一样包裹全部或部分导管。可能完全覆盖导管尖端的开口，造成从导管中抽出血液的困难。

腔内血栓：血液回流到导管腔内时形成。回流的常见原因包括患者咳嗽，抽血或检查血液回流后冲洗不充分，或冲洗注射器使用不当。

静脉血栓：此类血栓可造成血管闭塞，通常累及上腔静脉和（或）无名静脉。若发生闭塞，可能引发上腔静脉综合征。

◘ 图 17.1　血栓性导管阻塞的主要类型

17.3 风险因素

了解 DVT 的风险因素对于最大限度加强对高风险患者的预防力度至关重要。与患者自身因素、导管特性或置管操作相关的风险因素总结在表 17.1 和表 17.2 中。

◘ 表 17.1 与患者自身因素相关的 DVT 风险因素

遗传因素	获得性因素
抗凝血酶缺乏 [18]	年龄＞65 岁 [19]
蛋白 S 缺乏 [18, 20]	恶性肿瘤 [21]
先天性异常纤维蛋白原血症 [18, 20]	化疗
V 因子 Leiden 突变 [18, 20]	系统性或导管相关感染
活化蛋白 C 抵抗（不伴 V 因子 Leiden 突变 [18, 20]）	既往静脉血栓栓塞 [22]
蛋白 C 缺乏 [18, 20]	糖尿病
凝血酶原基因突变 [18, 20]	肥胖
纤溶酶原缺乏 [18, 20]	妊娠
	活动受限
	手术类型（骨科患者风险最高）
	肠外营养 [23]
	雌激素替代疗法
	外伤

◘ 表 17.2 与 CR-DVT 相关的风险因素

与导管特性相关的	与置管操作相关的
导管直径	股静脉＞锁骨下静脉＞颈静脉 [24]
多腔＞单腔	左侧＞右侧 [25]
导管材料 [26]	
导管 / 静脉比率 1 ：3 [27, 28]	
导管尖端位置：上腔静脉近端＞下 1/3 的上腔静脉	
置管后时间	
PICC [29-34]	

17.4　DVT 的临床症状

DVT 的临床表现多种多样。大多数 DVT 是无症状的，这使得其被识别相当困难。有症状的 DVT/CR-DVT 可能导致手臂、腿部或颈部症状（肿胀、疼痛、触痛、红斑），血栓还可能向近端或远端延伸，引起脓毒性血栓性静脉炎、菌血症和败血症。通常，导管相关性 DVT 的首个临床表现是导管故障，其原因为中心静脉导管管腔内堵塞，或由于包裹导管的鞘膜阻塞了导管管腔尖端[35]。

17.5　深静脉血栓的诊断

准确诊断 DVT 非常重要，以防止可能致命的急性并发症（如肺栓塞）和远期并发症（如血栓后综合征）。

临床概率评分和 D- 二聚体检测是诊断下肢血栓形成时常用的安全诊断检测方法。关于这些诊断工具对上肢血栓形成的适用性，目前只有有限的数据。经过修改的 Wells 评分是最广泛使用和接受的评分系统，能够预测 DVT。基于 Wells 评分，患者可以被分为"深静脉血栓可能性小"和"深静脉血栓可能性大"组[36]。遗憾的是，Wells 评分对住院患者的作用较小[37]（表 17.3）。

▣ 表 17.3　Wells 评分：深静脉血栓和肺栓塞的临床概率

标准	分数
进展期癌症	+1
瘫痪、麻痹或近期石膏固定	+1
最近卧床（＞ 3 天）或过去 4 周内大手术	+1
深静脉系统的局部压痛	+1
整个肢体肿胀	+1
与无症状下肢相比，小腿肿胀超过 3cm	+1
既往记录的 DVT	+1
凹陷性水肿——有症状的下肢更严重	+1
扩张的侧支浅静脉（非静脉曲张）	+1
其他诊断可能或更可能	−2

可能发生 DVT：2 分或以上；不太可能发生 DVT：1 分或以下

由于单独的临床概率评分不能排除 DVT 的存在，它们应与 D- 二聚体检测一起使用，适当时还应进行影像学检查。更新的 NICE 指南（NG158）建议，对于评分为"可能"的患者，如果可以在 4 小时内获得结果，则应进行超声扫描。如果不能在 4 小时内进行超声扫描，则

应给予 *D*– 二聚体检测并服用 24 小时临时剂量的肠外抗凝剂，并在请求后 24 小时内进行腿部超声检查。任何超声检查阴性但 *D*– 二聚体检测阳性的患者应在 6 ～ 8 天后再次扫描 [38]。

　　D– 二聚体检测灵敏度很高，因此阴性结果基本上排除了血栓形成。然而，它的特异度较低，因此阳性结果可提示血栓形成，但不能排除其他潜在原因。0.5μg/ml 或更高的结果被认为是阳性的，需要通过静脉超声确认。临床上判断不可能患有深静脉血栓且 *D*– 二聚体检测呈阴性的患者可排除深静脉血栓 [39]。

　　DVT 的一般根据体征和症状不足以作出诊断。深静脉血栓的客观检测至关重要，因为仅靠临床评估并不可靠，而且误诊的后果十分严重。静脉超声检查是首选的影像学检查；然而，当静脉超声检查评估技术不足或不明确时，也可使用其他成像方法。这些影像技术包括造影剂静脉造影和 MRI 静脉造影。

17.6　静脉超声检查 / 多普勒超声

　　静脉超声被推荐为疑似急性 DVT 患者的标准影像学检查。不同的权威组织推荐了各种超声检查方案 [40]。然而，这些检查方案之间存在很大的差异和分歧；一些检查方案包括扫描整个下肢，而其他一些检查方案推荐只限于大腿和膝部的扫描，并辅以连续检测。有些方案仅使用灰阶超声，而其他方案则包括多普勒检查。对于疑似下肢深静脉血栓患者，常用的基于超声的方案有 [40]（图 17.2）：

- 双区域加压超声（2–CUS）：对股静脉（隐股交界处上下 1 ～ 2cm）和腘静脉（直至小腿静脉汇合处）进行的压迫超声检查。
- 扩展加压超声（ECUS）：从股总静脉到腘静脉直至小腿静脉汇合处的加压超声检查。

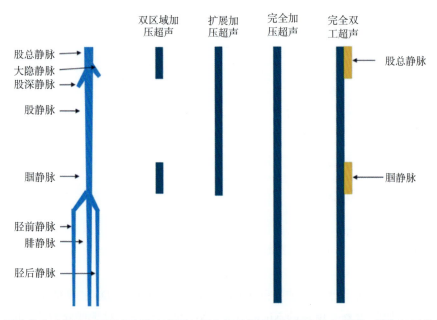

● 图 17.2　下肢静脉系统示意图及超声检查范围。绿色矩形代表压缩超声检查范围。橙色矩形代表双相多普

勒检查部位

- 完全加压超声（CCUS）：从股总静脉到踝部的加压超声。
- 完全双功超声（CDUS）：从股总静脉到踝部的加压超声（评估小腿的胫后静脉和腓静脉），对两侧的股总静脉（或髂静脉）和有症状侧的腘静脉进行彩色和频谱多普勒评估。

超声放射科医师协会专家小组推荐采用 CDUS 方案，而不是将有限或完全的单纯加压检查作为首选诊断技术。完整的方案通常由超声医师或血管医生执行，并由放射科医师读取。然而，在急诊科或非工作时间等情况下，如果 CDUS 无法在临床要求时间内完成，专家小组建议由合格的从业人员进行床旁即时超声检查，采用 ECUS 代替 2-CUS。

17.6.1　床旁即时超声

床旁超声在静脉血栓栓塞性疾病的诊断方法中可以发挥关键作用。随着许多急诊科和 ICU 中便携式超声设备的日益普及，越来越多的临床医生在床边进行静脉超声诊断。为了实现床旁超声检查的目的，我们建议由合格的医师采用 ECUS 代替 2-CUS。

虽然对除训练有素的超声技术人员外的其他人员诊断上肢深静脉血栓能力的准确性研究还不够深入，但有几项研究表明，训练有素的急诊室和重症监护医生可以对下肢深静脉血栓进行床旁即时超声检查，其灵敏度和特异度分别达到 95% 和 95%。推荐首选 ECUS 而非 2-CUS，因为 ECUS 可以检测到占下肢 DVT 5% ～ 7% 的孤立股静脉血栓。

以下患者应接受下肢 DVT 床旁超声评估：

- 有下肢 DVT 症状和体征的患者；
- 原因不明的低氧血症或休克的患者。

17.7　探头选择与技术注意事项

17.7.1　5.0 ～ 10.0MHz 线阵探头

通常，频率为 7.5MHz 的线阵探头足以成像大多数下肢血管。对于位置更深的血管，建议使用更低频率（1 ～ 5MHz）的凸阵探头。

17.7.2　成像技巧与检查流程

17.7.2.1　改善图像质量的基本超声设置

- **焦点区域：**焦点应调整并置于所成像血管的深度。此操作可以提高图像的横向分辨率。
- **彩色多普勒（Color Flow Doppler，CFD）：**彩色血流多普勒（CFD）可检测血流，因此有助于识别血管并将其与下肢的其他结构区分开来。CFD 对肥胖患者尤其有帮助，因为肥胖患者的成像更加困难，且对于较小的血管（如腘动脉）也有较好的成像效果。
- **时间增益补偿（Time Gain Compensation，TGC）：**可以调整以增加图像的远场增益。增益的调整应使图像的近场和远场亮度和分辨率一致。对于解剖结构复杂的肥胖患者，调整该补偿可能会有所帮助。
- **深度：** 一旦确定了适当的血管，就应调整深度。感兴趣的结构应占据屏幕的 3/4 左右。不适当的深度，无论是过浅还是过深，都可能导致血管识别错误。

17.7.2.2   正常下肢静脉解剖

下肢静脉系统分为深静脉和浅静脉。深静脉与动脉成对伴行。髂外静脉起源于下腔静脉（IVC），并向远端延伸至腹股沟韧带，成为股总静脉（cFV）。然后，股总静脉在内侧与大隐静脉（GSV）汇合。在此点远端 1～2cm 处，CFV 向侧面延伸出股深静脉（DFV）。CFV 再向远端延伸为股浅静脉（SFV），形成小腿的主要深静脉。因此，需要注意的是，股"浅"静脉是深静脉系统的一部分，只是比 DFV 更表浅。为了避免混淆，许多人已经开始简单地将 SFV 称为"股静脉"。DFV 通常能被追踪到一小段距离，然后就会潜入更深的地方，远离主静脉系统。SFV 沿着腿的前内侧向下运行，穿过内收肌管后方进入腘窝，成为腘静脉（pV）。在小腿近端，pV 分叉为小腿的胫前静脉、腓静脉和胫后静脉（图 17.2）。

17.7.2.3   正常上肢静脉解剖

头臂静脉分为颈静脉和锁骨下静脉。锁骨下静脉分叉为腋静脉、肱静脉和头静脉，头静脉是手臂和前臂中较大但较浅的静脉。腋静脉发出两支肱静脉，沿着肱动脉走行，然后变成另一个较大但较浅的静脉——贵要静脉，一直延伸到上臂和前臂。当肱静脉到达肘窝时，其分叉为桡静脉和尺静脉，它们成对沿着同名动脉穿过前臂前间隔。

17.7.2.4   评估下肢深静脉血栓时患者的体位

在评估股血管时，患者应处于仰卧位，下肢处于稍微外旋 20° 的蛙腿位。反特伦德伦伯体位可以更好地充盈静脉，提高超声可视化效果（见图 17.3a）。

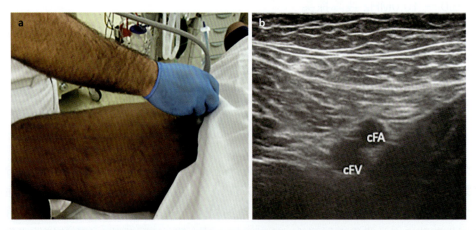

■ 图 17.3   （a）股总静脉加压检查时超声医师和患者的体位演示。患者腿部外旋，探头横向指向静脉。（b）下肢动静脉 B 型成像显示正常的股总静脉（cFV）和股总动脉（cFA）

评估胭血管时，患者可采取仰卧位，保持膝关节屈曲状态，也可要求患者俯卧。探头应横向放置在膝关节后部的胭窝处（图 17.4a）。

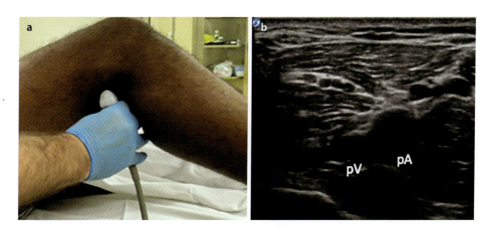

■ 图 17.4　（a）仰卧位患者胭静脉成像时超声医师和患者的体位演示。注意，将患者下肢抬高并轻微固定，同时将探头置于胭窝静脉后方并横向放置，并施加向上压力。（b）B 型超声显示正常胭静脉（pV）和胭动脉（pA）。注意观察静脉相对于动脉的走行位置

17.8　探头方向

下肢超声检查在横切面上进行，探头指示器指向患者右侧。从腹股沟韧带下方开始，以横向位置对血管进行成像。在此成像水平，应观察到股总静脉（cFV）位于股总动脉（cFA）内侧并与之相邻（图 17.3b）。从腿部高处的内侧可以看到大隐静脉（GSV）汇入 cFV。当探头向下滑动 1～2cm 时，可以看到 CFA 分叉为股浅动脉（SFA）和股深动脉（DFA）。当探头向腿部远端和内侧移动时，应能看到 SFV，直到它进入内收肌管为止。

胭窝区域也应该在患者膝后方用横切面进行检查。在这个视图中，屏幕上的胭静脉（pV）将位于胭动脉上方。请记住，pV 仍然深于动脉（即在仰卧位患者中更靠近床面）。传统上，胭静脉和胭动脉（pA）会形成一个"8"字形，胭静脉是"8"的上半部分（见图 17.4b）。

17.9　成像方案

通常情况下，用于诊断 DVT 的超声检查方案（如上节所述）主要基于两种方法：一种是使用 B 型（也称为 2D）成像直接观察感兴趣的静脉段。这种技术可通过超声探头对成像血管施加直接压迫力实时观察压力引起的相关静脉塌陷情况，通常被称为 CUS。另一种则涉及使用双功超声，将多普勒（彩色或频谱）添加到二维分析模式中，从而观察静脉内的血流情况。由于在定义这些技术时存在相当大的变化，本章我们遵循了欧洲心脏病学会主动脉和周围血管疾病以及肺循环和右心室功能工作组专家小组推荐的命名法[40]。

- 加压超声（CUS）：使用 B 型模式（也称为二维，2D）成像，可实时观察压力引起的相关静脉塌陷（图 17.5）。

- 双功超声：在二维成像基础上增加了多普勒（彩色或频谱），可显示静脉内的血流情况。彩色增益设置必须适当，以避免过度饱和而掩盖了小的腔内血栓或不完全血栓形成的区域。尽管双功现在通常是 CUS 的辅助方法，但双功超声这个术语经常被用来描述 DVT 超声，因其历史上曾是主要方法。
- 三功超声：包括二维超声、彩色多普勒和频谱多普勒。彩色多普勒可识别血管内的流动。流向探头的血流用红色表示，流出探头的血流用蓝色表示。

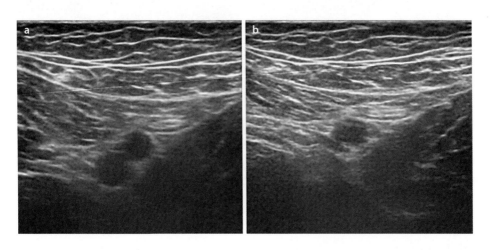

■ 图 17.5　用于排查下肢深静脉血栓形成的充分加压技术。（a）显示股总动脉（cFA）旁未受加压的股总静脉（cFV）。（b）显示股总动脉旁的 cVF 管腔被完全压闭，之前可见的无回声腔消失

　　在每次压缩前，应进行腔内回声的评估，尽管这些回声对血栓缺乏特异性。血栓也可能直接被观察到，比血管的其余部分高回声（亮）。长期（慢性）血栓通常比急性血栓回声更强。虽然急性血栓也可能表现为高回声，但大多数急性血栓是低回声，可能无法直接观察到。尽管如此，超声医师可能会遇到这样的情况，在没有加压时发现一个高回声且界限清晰的血栓。

　　然后，在横向轴上用换能器施加温和但有力的压力。压力必须足够以使血管完全塌陷。通畅的静脉是可以完全压缩的，可见的无回声腔应完全消失，表明对侧静脉壁已完全接触（见图 17.5b）。使用这种技术时，无法完全压缩静脉腔是诊断 DVT 的主要标准（图 17.6 和 17.7）。所施加的压力必须低于使动脉塌陷所需的压力；因此，只需看到邻近动脉有轻微的塌陷即可。如果在这个压力下静脉不能塌陷，则存在静脉血栓。适当的压力很重要，因为急性血栓具有果冻状稠度，可能经常会被部分压缩。过大的压力有时会压缩动脉，特别是在血容量不足的患者中，而压力不足可能导致错误的结论，即静脉不可压缩。通过部分加压静脉并观察搏动，或使用彩色多普勒来区分静脉与动脉。超声医师必须确保探头横向于血管，并在静脉上方直接向下施压。如果探头角度或位置不正确，有时压力会直接作用于静脉旁边，或者静脉无意中从检查窗口滑出，导致假阳性结果。

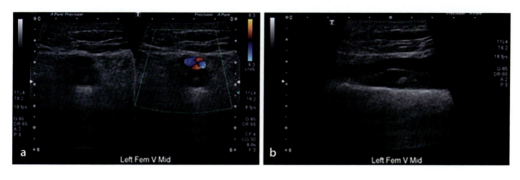

◘ 图 17.6　短轴（a）、长轴（b）视图中左股静脉中段（Left Fem V Mid）的深静脉血栓形成

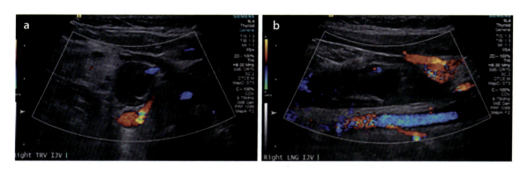

◘ 图 17.7　短轴（a）、长轴（b）视图中右颈内静脉的深静脉血栓形成

　　ECUS 检查包括在从腹股沟的髂静脉到远端腘窝的整个近端静脉系统上，每 1～2cm 执行一次顺序加压。有限的或"2-CUS"检查仅包括在两个主要静脉汇合处进行加压（图 17.1）。虽然大多数血栓会在 cFV、近端 SFV 或 pV 中被识别，但一些研究表明，局限性检查的灵敏度略低。

17.9.1　股总静脉

　　检查开始时，探头应位于腹股沟韧带下方、股动脉内侧的 cFV 起始处的横轴上。应执行顺序加压，每次加压前向远端和内侧推进 2cm，然后进行下一次加压。在腹股沟韧带下方不远处，应能观察到 GSV 在内侧汇入 cFV。必须检查 GSV 的近端部分，因为该处的血栓很有可能延伸至 cFV，应予以治疗。沿着 cFV 向远端走行，其分叉为股深静脉和股浅静脉，也称为股静脉（是深静脉而不是浅静脉）。检查者应继续沿着 cFV 向远端移动，沿途进行加压，直至腘窝。

17.9.2　腘静脉

　　理想情况下，患者应该处于俯卧位，但大多数重症患者不一定能做到这一点。在这些患者中，患者的膝关节应屈曲 45°，或者患者被置于侧卧位。成对的腘动脉和静脉位于中心位置（图 17.5）（如果能看见相关较小血管，通常表示探头在腘窝处的放置位置过低）。加压操作应依次进行，直至压迫到腘静脉（PV）分叉为三条小腿静脉的稍远端平面。

17.9.3　股浅静脉

如前所述，如果上述两处技术的检查结果为阴性，则接下来将检查股浅静脉（SFV）的长度，直至其在内收肌管内无法显示。

17.9.4　重要的连接点

应在以下连接点记录或打印图像：
- cFV 近端至 GSV 段
- cFV–GSV 汇合处
- cFV–DFV 汇合处
- pV 中段
- pV– 小腿静脉分叉处（三分叉）
- SFV 近端
- SFV 中段
- SFV 远端

17.10　病理性超声表现

17.10.1　急性 DVT

无法完全压缩静脉腔意味着存在血栓。急性 DVT 有时表现为腔内高回声结构，甚至在进行压缩之前就能被识别。更常见的情况是，急性血栓呈低回声表现，有时只是部分可压缩，因此可能不易被识别。

17.10.2　慢性 DVT

慢性血栓由于其回声特性，在压缩前更容易被识别。慢性血栓有时可以复通，在其中央有血流通过信号。此外，慢性 DVT 周围的血管壁可能因瘢痕组织而增厚，这也可以帮助超声医师将它们与急性血栓区分开来。在这种情况下，如果有以前的超声检查结果，可以帮助进行对比。

17.10.3　浅表血栓

在检查下肢时，有时会在浅表血管中发现血栓。这些浅表血管无动脉伴行。鉴别浅表血栓和 DVT 非常重要，因二者的治疗方案在大多数情况下是不同的。

17.11　技术技巧

17.11.1　患者体型

肥胖通常会给超声检查带来困难。使用探头施加强的压力可以改善对深层血管的成像。

此外，为了增强从深层结构返回的信号，可能需要通过调节 TGC 来增加远端增益。在对肥胖患者进行检查时，应优化体位。通常，反特伦德伦伯体位不仅更容易被肥胖患者接受，而且可以增加静脉血管的血流。在检查腘窝时，可尝试让患者处于俯卧位。

17.11.2　急性与慢性血栓

急性和慢性 DVT 的鉴别可能很困难。DVT 的超声表现随时间变化，与之前的超声结果进行比较通常会有所帮助。值得注意的是，血栓在形成过程中回声信号会逐渐增强，血栓形成区域的静脉壁会变厚、回声变强、抗压。

17.11.3　内部回声

在低流量状态下，如低血压或低血容量的 ICU 患者，静脉内可能会经常观察到内部回声（"烟雾"）。"烟雾"状回声更容易在大静脉中看到（如上肢的颈内静脉和锁骨下静脉，以及下肢的股总静脉、深静脉、近端浅静脉和大隐静脉），不应与真正的血栓混淆。

17.11.4　将其他结构误认为血管或血栓

半固态结构，如淋巴结或肌肉带，很容易与静脉血栓混淆。超声医师应格外小心，不要将这些结构误认为血管。淋巴结通常表现为中心高回声、边缘低回声。肌肉带是圆形的，界限分明，内部有线性回声。密切观察血管，如识别伴行动脉，可以帮助区分。对关注的结构进行远端扫描也会有所帮助，因为血管会继续存在，而淋巴结会消失。

其他充满液体的结构，如脓肿、单纯软组织囊肿或膝后 Baker 囊肿，都可能与充血血管相似。在这些情况下使用彩色多普勒通常是有用的：血管会显示彩色血流信号，但其他充满液体的结构则不会。这些结构也不会像静脉血管壁那样容易被压缩，因此对可疑结构施加压力有助于鉴别。

17.11.5　重复静脉系统变异

重复静脉系统变异的存在可能会使粗心的超声医师错过血栓形成的部分。大的侧支系统可能会被误认为是通畅的静脉段，而血栓却存在于深部静脉中。可以通过扫描对侧肢体进行比较以及参考之前的结果（如果有的话）来避免这种情况。

17.11.6　内收肌间隙

当（浅）股静脉穿过内收肌间隙时，其被纤维组织包围，导致直接加压困难，可能造成血栓的假阳性解读。要解决这一问题，可将探头置于下肢前内侧加压静脉，并用另一只手在腘窝处施加对抗压力。

17.11.7　局限性检查的处理

由于床旁超声检查的局限性较大，通常不包括小腿静脉，对于症状持续存在或高预测概率的患者，应在 3 ～ 7 天内再次进行超声检查，以避免遗漏可能向上蔓延的小腿静脉血栓。

17.11.8　其他检查障碍

局部压痛、遮盖性敷料、水肿、烧伤区域和局部近期手术的存在，可能使检查难以进行，甚至完全无法完成。

17.11.9　床旁静脉超声在临床诊疗中的整合应用

基于对有症状的门诊患者的大量研究证据，超声检查是目前诊断下肢 DVT 的主要手段。

尽管有研究表明，在无症状的高风险住院患者人群中，超声检查的灵敏度显著降低，但由于其准确性、无创性、操作简便、可用性、低成本以及可以无限制重复进行等优势，在急性疾病患者中，它仍然是首选的检查方法。当在足够压力下静脉未出现塌陷时，可以确诊 DVT。评估静脉血流模式可以帮助确诊，但应该质疑频谱或彩色多普勒信号分析孤立异常的意义，并考虑替代的诊断方法（静脉造影、CT 静脉造影、MR 静脉造影）。彩色多普勒检查和增加血流的手法有助于识别实时超声造影难以观察到的静脉段，但并不能提高诊断准确性。

经过适当培训的临床医生可以使用 CUS 技术进行床旁超声检查，诊断 LEDVT，其敏感性和特异性与放射学检查相似。这种"床旁即时超声"检查的好处是，它避免了患者转运、静脉通道建立和其他影像检查固有的辐射暴露。需要进一步的研究来更好地确定超声在 ICU 人群中的诊断准确性，以及在这些高危患者中临床医生床边检查的诊断准确性。

17.12　"从头到脚"床旁即时超声检查（POCUS）在 DVT/CR-DVT 诊断中的应用

案例场景：一位 76 岁的患者因尿脓毒症和急性呼吸衰竭被收治到 ICU。她的既往史包括高血压、糖尿病、慢性肾衰竭（未透析）和最近诊断的胆管癌。在 ICU 住院期间，她需要置入中心静脉导管并接受广谱抗生素治疗。入院后第 14 天，负责照顾她的护士在早晨护理时，在她翻身后呼叫求助；患者的氧合开始恶化，经面罩吸氧（氧浓度 50%）下血氧饱和度（SpO_2）下降至 80%，并出现心动过速、呼吸急促和意识模糊。

这可能是具有多种 DVT 风险因素患者的典型症状，而中心静脉导管的存在可能是 CR-DVT 的潜在诱因之一。

在我们的 POCUS 中应该有一个系统的方法，可以让我们快速诊断 DVT 最可能发生的部位是否存在血栓。

我们建议采取以下循序渐进的方法：

1. 考虑患者的既往病史和风险因素。
2. 如果 Wells 评分 ≥ 2 分，请准备静脉 POCUS。
3. 使用低频率（2 ～ 10MHz）的线阵超声探头，以便您可以探测更深的血管。如果您需要探测深度超过 8cm 的血管，请使用凸阵探头（2 ～ 5MHz）。

4. 采用足－头方向全下肢CDUS优先原则。如果在下肢未检测到血栓迹象，则检查任意上肢。从深层外周静脉（肱静脉和贵要静脉）和头静脉开始，向上检查腋窝区域；继续探查腋静脉的所有锁骨下静脉束直至锁骨下静脉，然后检查颈内静脉和颈外静脉。

5. 如果在静脉内检测到血栓，请执行CUS以评估静脉的完全塌陷性，如果静脉阻塞，请应用彩色多普勒功能和多普勒超声检查以评估静脉阻塞的程度。

6. 如果血栓形成与血管导管（外周或中心静脉）的存在有关，请扫描血管以评估与导管相关的静脉梗阻程度，并避免移除导管，以预防移除过程发生静脉栓塞。如果中心静脉导管放置时间较长（超过1个月），应考虑进行心脏超声检查，以排除导管尖端存在血栓的可能。

▌临床要点▌

- 深静脉血栓形成（DVT）在危重患者中并不罕见，但常未被诊断出来。患者入住ICU时，可能存在多种促进血栓形成的危险因素。
- 导管相关性血栓形成不仅与患者自身危险因素有关，还与静脉导管周围静脉血流动力学受损有关。
- 当出现DVT的临床表现时，应该随时对上下肢深部血管进行加压超声检查（CUS），以排除需要立即采取治疗策略的情况，避免出现危及生命的并发症。

总结 临床和亚临床DVT在危重患者中并不罕见。CUS是一种简单、快速、敏感性高的检查，可以早期排除疑似深静脉血栓，尤其是在已经出现其他临床或实验室指标已经提示DVT的情况下，以便在危及生命之前开始治疗。

参考文献

1. Attia J, Ray JG, Cook DJ, Douketis J, Ginsberg JS, Geerts WH. Deep vein thrombosis and its prevention in critically ill adults. Arch Intern Med. 2001;161(10):1268–79. https://doi.org/10.1001/archinte.161.10.1268.

2. Bevis PM, Smith FCT. Deep vein thrombosis. Surgery. 2016;34(4):159–64. https://doi.org/10.1016/j.mpsur.2016.02.001.

3. Kearon C. Natural history of venous thromboembolism. Circulation. 2003;107(23 Suppl 1):I22–30. https://doi.org/10.1161/01.CIR.0000078464.82671.78. PMID: 12814982

4. Wu AR, Garry J, Labropoulos N. Incidence of pulmonary embolism in patients with isolated calf deep vein thrombosis. J Vasc Surg Venous Lymphat Disord. 2017;5(2):274–9. https://doi.org/10.1016/j.jvsv.2016.09.005. Epub 2016 Dec 14. PMID: 28214497

5. Fleck D, Albadawi H, Shamoun F, Knuttinen G, Naidu S, Oklu R. Catheter-directed thrombolysis of deep vein thrombosis: literature review and practice considerations. Cardiovasc Diagn Ther. 2017;7(Suppl 3):S228–37.

https://doi.org/10.21037/cdt.2017.09.15. PMID: 29399526; PMCID: PMC5778526

6. Heil J, Miesbach W, Vogl T, Bechstein WO, Reinisch A. Deep vein thrombosis of the upper extremity. Dtsch Arztebl Int. 2017;114(14):244–9. https://doi.org/10.3238/arztebl.2017.0244.

7. Mai C, Hunt D. Upper-extremity deep venous thrombosis: a review. Am J Med. 2011;124(5):402–7. https://doi.org/10.1016/j.amjmed.2010.11.022. PMID: 21531227

8. Geerts W. Central venous catheter-related thrombosis. Am Soc Hematol Hematol. 2014;1:306–11.

9. Bates SM, Ginsberg JS. Clinical practice. Treatment of deep-vein thrombosis. N Engl J Med.2004;351(3):268–77. https://doi.org/10.1056/NEJMcp031676. PMID: 15254285

10. Olaf M, Cooney R. Deep venous thrombosis. Emerg Med Clin North Am. 2017;35(4):743–70.https://doi.org/10.1016/j.emc.2017.06.003. Epub 2017 Aug 23. PMID: 28987427

11. Hamer JD, Malone PC, Silver IA. The PO_2 in venous valve pockets: its possible bearing on thrombogenesis. Br J Surg. 1981;68(3):166–70. https://doi.org/10.1002/bjs.1800680308. PMID: 7470818

12. Esmon CT. Basic mechanisms and pathogenesis of venous thrombosis. Blood Rev. 2009;23(5):225–9. https://doi.org/10.1016/j.blre.2009.07.002. PMID: 19683659; PMCID: PMC2762278

13. Stone J, Hangge P, Albadawi H, et al. Deep vein thrombosis: pathogenesis, diagnosis, and medical management. Cardiovasc Diagn Ther. 2017;7(Suppl 3):S276–84. https://doi.org/10.21037/cdt.2017.09.01.

14. Ryder M. The role of biofilm in vascular catheter-related infections. N Dev Vasc Dis. 2001;2:15–25.

15. Nifong TP, McDevitt TJ. The effect of catheter to vein ratio on blood flow rates in a simulated model of peripherally inserted central venous catheters. Chest. 2011;140:48–53. www.cathmatters.com

16. Centers of Disease Control and Prevention (CDC). Data and statistics on venous thromboembolism. https://www.cdc.gov/ncbddd/dvt/data.html.

17. Verso M, Agnelli G. Venous thromboembolism associated with long-term use of central venous catheters in cancer patients. J Clin Oncol. 2003;21:3665–75.

18. De Cicco M, Matovic M, Balestreri L, De AV, Fracasso A, Morassut S, Coran F, Babare R, Buonadonna A, Testa V. Antithrombin III deficiency as a risk factor for catheter-related central vein thrombosis in cancer patients. Thromb Res. 1995;78:127–37.

19. Biffi R, Orsi F, Pozzi S, Pace U, Bonomo G, Monfardini L, Della Vigna P, Rotmensz N, Radice D, Zampino MG, Fazio N, de Braud F, Andreoni B, Goldhirsch A. Best choice of central venous insertion site for the prevention of catheter-related complications in adult patients who need cancer therapy: a randomized trial. Ann Oncol. 2009;20:935–40.

20. Beck C, Dubois J, Grignon A, Lacroix J, David M. Incidence and risk factors of catheter-related deep vein thrombosis in a pediatric intensive care unit: a prospective study. J Pediatr. 1998;133:237–41.

21. Timsit JF, Farkas JF, Boyer JM, Martin JB, Misset B, Renaud B, Carlet J. Central vein catheter-related thrombosis in intensive care. Chest. 1998;114:207–13.

22. Waheed SM, Kudaravalli P, Hotwagner DT. Deep vein thrombosis. In: StatPearls [Internet]. Treasure Island, FL: StatPearls Publishing; 2022. https://www.ncbi.nlm.nih.gov/books/NBK507708/.

23. Saber W, Moua T, Williams EC. Risk factors for catheter-related thrombosis (CRT) in cancer patients: a patient level data (IPD) meta-analysis of clinical trials and prospective studies. J Thromb Haemost. 2011;9:312–9.

24. Eastridge BJ, Lefor AT. Complications of indwelling venous access devices in cancer patients. J Clin Oncol. 1995;13:233–8.

25. Merrer J, De Jonghe B, Golliot F, Lefrant JY, Raffy B, Barre E, Rigaud JP, Casciani D, Misset B, Bosquet C, Outin H, Brun-Buisson C, Nitenberg G, for the French Catheter Study Group in Intensive Care. Complications of femoral and subclavian venous catheterization in critically ill patients. A randomized controlled trial. JAMA.

2001;286:700–7.

26. Dollery CM, Sullivan ID, Bauraind O, Bull C, Milla PJ. Thrombosis and embolism in long-term central venous access for parenteral nutrition. Lancet. 1994;344:1043–5.

27. Pottecher T, Forrler M, Picardat P, Krause D, Bellocq JP, Otteni JC. Thrombogenicity of central venous catheters: prospective study of polyethylene, silicone and polyurethane catheters with phlebography or post-mortem examination. Eur J Anaesthesiol. 1984;1:361–5.

28. Gorski LA, Hadaway L, Hagle ME, McGoldrick M, Orr M, Doellman D. Infusion nursing standards of practice. J Infus Nurs. 2016;39(1S):S1–S159.

29. Fletcher SJ, Bodenham AR. Safe placement of central venous catheters: where should the tip of the catheter lie? Br J Anaesth. 2000;85:188–91.

30. Chopra V, Anand S, Hickner A, Buist M, Rogers M, Saint S, Flanders S. Risk of venous thromboembolism associated with peripherally inserted central catheters: a systematic review and meta-analysis. JAMA. 2013;382:311–25.

31. Hoshal VL Jr. Total intravenous nutrition with peripherally inserted silicone elastomer central venous catheters. Arch Surg. 1975;110:644–6.

32. Chemaly RF, de Parres JB, Rehm SJ, et al. Venous thrombosis associated with peripherally inserted central catheters: a retrospective analysis of the Cleveland Clinic experience. Clin Infect Dis. 2002;34:1179–83.

33. Paauw JD, Borders H, Ingalls N. The incidence of PICC line-associated thrombosis with and without the use of prophylactic anticoagulants. J Parenter Enteral Nutr. 2008;32:443–7.

34. Liu Y, Gao Y, Wei L, Chen W, Ma X, Song L. Peripherally inserted central catheter thrombosis incidence and risk factors in cancer patients: a double-center prospective investigation. Ther Clin Risk Manag. 2015;11:153–60.

35. Van Rooden CJ, Tesselaar ME, Osanto S, et al. Deep vein thrombosis associated with central venous catheters–a review. J Thromb Haemost. 2005;3:2409–19.

36. Tapson VF. Acute pulmonary embolism. N Engl J Med. 2008;358(10):1037–52. https://doi. org/10.1056/NEJMra072753. PMID: 18322285

37. Stein PD, Terrinml, Hales CA, Palevsky HI, Saltzman HA, Thompson BT, Weg JG. Clinical, laboratory, roentgenographic, and electrocardiographic findings in patients with acute pulmonary embolism and no pre-existing cardiac or pulmonary disease. Chest. 1991;100(3):598–603. https://doi.org/10.1378/chest.100.3.598. PMID: 1909617

38. Owens CA, et al. Pulmonary embolism from upper extremity deep vein thrombosis and the role of superior vena cava filters: a review of the literature. JVIR. 2010;21:779–87.

39. National Institute for Health and Care Excellence, Venous thromboembolic diseases: diagnosis, management and thrombophilia testing, NICE guideline [NG158]. 2020. https://www.nice.org.uk/guidance/NG158.

40. Mazzolai L, Aboyans V, Ageno W, Agnelli G, Alatri A, Bauersachs R, Brekelmans MPA, Büller HR, Elias A, Farge D, Konstantinides S, Palareti G, Prandoni P, Righini M, Torbicki A, Vlachopoulos C, Brodmann M. Diagnosis and management of acute deep vein thrombosis: a joint consensus document from the European Society of Cardiology working groups of aorta and peripheral vascular diseases and pulmonary circulation and right ventricular function. Eur Heart J. 2018;39(47):4208–18. https://doi.org/10.1093/eurheartj/ehx003.

第 6 部分
颅脑超声

目 录

第 18 章
颅内病变的颅脑超声检查

Aarti Sarwal

目　录

📖 **学习目标**

- 对现有文献中关于颅脑超声在诊断重症监护相关颅内病变的可行性及其诊断准确性的批判性评估。
- 颅脑 B 型超声成像技术的获取方法及其优势和潜在问题。
- 概述在临床重症患者中，颅脑 B 型超声在诊断和监测中可能有用的临床指征，特别是在传统神经影像学方法受限的情况下。

18.1　引言

经颅超声检查，包括经颅多普勒（TCD）、经颅彩色编码超声（TCCS）以及脑超声或颅脑超声，能对脑实质和颅内血管进行二维成像。在所有经颅超声研究中，获取 B 型图像以识别中脑是血管超声检查前的第一步 [4]。由于 TCD 或 TCCS 本身就包含血管多普勒超声检查，而脑实质评估仅需要超声的 B 型图像，因此引入了"脑超声检查"或"颅脑超声"这一术语来区分这两种检查。当由床旁即时超声提供者而非训练有素的超声医师进行操作时，使用"颅脑即时医疗超声"（cPOCUS）或"神经 POCUS"这一术语。在过去的 40 年中，B 型头颅超声已在儿童和新生儿中通过经颅骨入路进行了应用，但在颅骨完整的年长儿童或成人中的临床应用是后来才发展起来的，因为随着年龄的增长，颞骨的增厚使得在成人中行超声检查更为困难 [3, 6]。在急诊和重症监护环境中，先进的血流动力学支持技术不断发展，因此有必要在难以转运的患者身上使用床旁即时工具，以进行传统的成像诊断 [7, 8]。有趣的是，颅脑超声的床旁即时应用正在被重新审视，以便在艰苦和资源有限的环境中进行临床应用 [5]。

最近发布的关于技能建议和能力要求的共识声明 [9] 以及欧洲神经超声和脑血流动力学学会委托的神经 - 床旁即时超声（POCUS）工作组报告，将颅脑超声定位为中高级技能，在进行脑实质性病变诊断时，该技能要求进行超过 > 100 次测量，并与 CT 扫描进行超过 20 次的对比。随着全身性 POCUS 的应用日益广泛，以及人们越来越认识到神经 POCUS 在急症管理中的作用，操作人员中的这一差距有望逐渐缩小。本章将讨论头颅超声在完整颅骨和手术颅骨缺损患者中的新兴临床应用。

18.1.1　图像获取

80%～90% 人群颞骨（声学窗口）足够薄，可以通过颞骨对脑实质结构进行高分辨率的 B 型超声成像（图 18.1）。10%～20% 的患者由于颅骨过厚导致超声穿透不足而无法进行诊断。

对于曾行开颅手术或颅骨切除术相关手术导致颅骨缺损的患者，B 型颅脑超声检查更为便利，此特定亚组的临床应用将在最后分别描述，以将其与颅骨完整患者的超声应用区分。

颅脑超声可使用 1～2MHz 的探头（超声探头、相控阵探头）置于颞骨处，获取大脑的 B 型或灰度图像。放置探头时，探头标记应朝前指向眼睛，在中脑水平获取大脑的轴向图像（图 18.1）。颞窗通常从耳屏延伸至外眼角，最常成功进行超声检查的位置在耳屏上方和前方。调整深度以显示对侧颅骨，这表明探头放置在颞窗上。调整探头方向，使沿中脑的融合线对齐，中脑在图像上表现为蝴蝶状结构，大脑脚指向屏幕左侧，上丘指向屏幕右侧（图 18.2、18.3）。最接近探头的凸面高回声信号表示颞骨的岩部和蝶骨的小翼，勾勒出中颅窝。探头的进一步移动可以观察到前方、后方和上方的结构。颅底的厚度通常会阻碍在中脑水平以下进行有意义的超声检查。

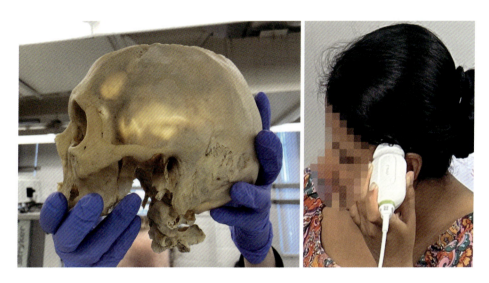

◼ 图 18.1　将颅骨对着光源可以显示颞窗的存在，在颅骨完整的条件下通过该声窗可对大脑进行超声检查

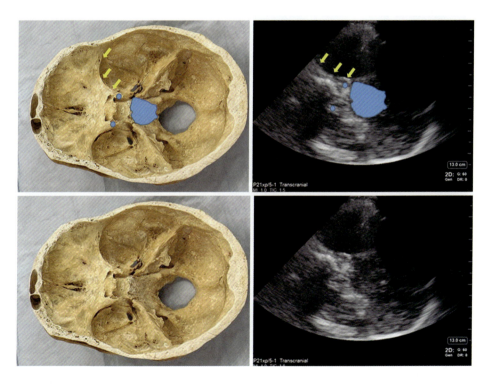

◼ 图 18.2　颅脑超声 B 型图像下颅骨的轴向切面及相应的关键解剖标志。在基底池水平可见蝶骨小翼（黄色箭头）、床突（蓝色圆点）和中脑（蓝色轮廓）

通过完整的颅骨进行脑部超声通常使用高机械指数（MI）和热指数（TI）的经颅多普勒（TCD）预设，以允许声波穿透颅骨。对颅骨缺损患者进行超声检查时，通常建议使用腹部预设模式来勾勒实质细节，此模式的机械指数和热指数较低。虽然腹部预设下的 B 模式成像可通过组织谐波使成像增强，但这种减少伪影的选项在多普勒应用时可以关闭。

18.1.2　B 型超声下的颅脑解剖

图 18.3 和 18.4 展示了涵盖大脑轴向切面的典型 B 型颅脑超声图像，展示了对侧颅骨、中脑和同侧凸面、中颅窝中勾勒出的骨性标志。由颞骨的岩部和蝶骨小翼产生的显著伪影会妨碍对同侧脑实质的有效评估。而对侧脑实质受此类伪影的影响较小，在 B 模式图像上可以更一致地进行评估。在 B 模式颅脑超声上清晰可见的骨性标志包括如下：

- 对侧颅骨，表现为边界相对清晰的高回声信号。
- 由颞骨的岩部和蝶骨小翼形成的同侧凸面。
- 颅骨前部 / 额骨。
- 眼眶轮廓。
- 颅骨后部 / 枕骨。
- 枕骨凸楔，指示横窦的位置。
- 鸡冠。
- 斜坡和前床突，勾勒垂体窝轮廓。

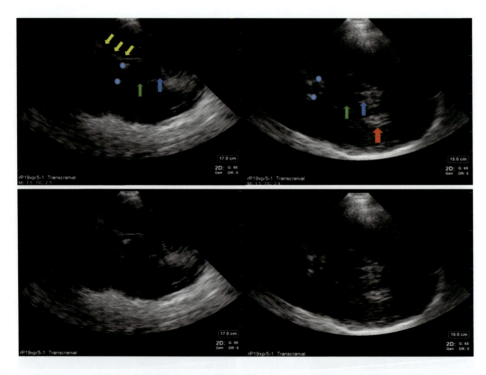

▶ 图 18.3　颅脑超声显示床突（蓝色圆点）、蝶骨翼（黄色箭头）、中脑（绿色箭头）和基底池（蓝色箭头）。颞角脉络丛呈现高回声信号（红色箭头）

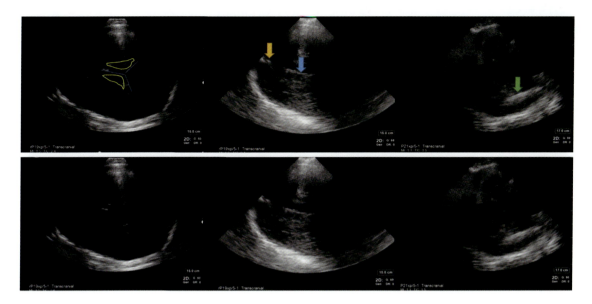

■ **图 18.4**　左侧图像显示侧脑室的外观，脑脊液呈无回声，室管膜（黄线）和脉络丛（蓝线）产生高回声信号。中间图像显示鸡冠（黄箭头）和大脑镰（蓝箭头），大脑镰产生声学增强伪影。右侧图像显示枕骨，其上的骨嵴（绿箭头）勾勒出横静脉窦轮廓

B 型颅脑超声中显示的其他可重现结构包括：

— 基底池中的蛛网膜呈现出中脑的低回声外观。

— 在中脑上方水平的中线两侧可见丘脑。

— 侧脑室呈低回声，由高回声的脉络丛形成 "Y" 形轮廓。脑脊液通常为低回声或无回声，室管膜或脉络丛形成较亮的边缘。中脑水平也可见颞角中钙化的脉络丛。

— 中脑内可见显示为高回声信号的脑导水管。

— 第三脑室在低回声中脑或周围低回声丘脑前方表现为两条高回声平行线。

— 大脑镰表现为高回声线性密度，勾勒出大脑中部结构。

— 松果体在中脑后方可见为高回声结构。

颅脑超声中的后向透射会产生若干伪影（图 18.5）。这些伪影大多呈几何形状，与标记近端起源的低回声信号的边界相吻合，并且当从不同角度扫描大脑时会消失。

这些包括：

— 颞骨岩部产生的声影。

— 声学增强产生的与中脑和小脑幕相关的阴影。

— 尤其在与床突相关处可见的振铃伪影。

在颅骨完整的患者中，使用常规的 B 型颅脑超声通常无法区分基底神经节中的大脑结构，无法区分脑实质中的白质和灰质。而有颅骨缺损或半颅骨切除术后的患者，其颅脑超声通常有显著的高分辨率图像。

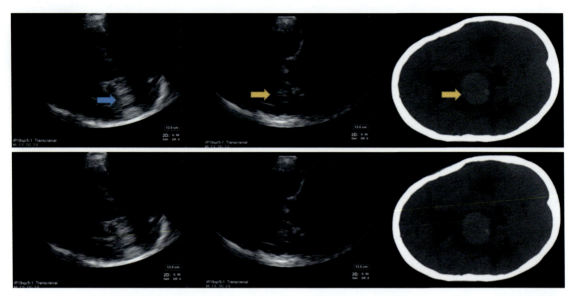

■ 图 18.5　左侧图像显示了大脑的轴向切面，其中由于后方透声效应，在中脑沿线区域出现了回声增强（蓝色箭头）。中间图像显示了位于中脑阴影旁的基底节肿瘤（黄色箭头）的典型外观，以及相应的计算机断层扫描图像（右侧图像）

18.2　脑实质病理学评估

过去曾对颅脑超声用于区分脑实质病变的应用进行过研究，但由于计算机断层扫描（CT）扫描更易获取，且分辨率更高、准确性更高，所以放弃了这一研究。随着重症监护和急性护理环境中患者病情的日益严重，人们对探索颅脑超声应用的兴趣逐渐兴起。目前大多数关于超声检测颅内病变准确性的研究都局限于小规模病例对照研究，迫切需要进行广泛的基于人群的盲法研究，以评估在社区环境中使用颅脑超声检测脑部异常的真正可行性。

18.2.1　缺血性卒中评估

虽然使用经颅多普勒评估大血管闭塞来评估缺血性卒中已得到探索，但目前的研究尚未发现缺血性卒中或细胞毒性水肿的任何可用于在床旁通过 B 型颅脑超声检测脑梗死的显著特征 [12, 14, 15]。广泛的白质疾病或脑白质疏松症以及血管源性脑水肿均可产生高回声信号 [16]。脑软化通常不会在超声波上显示明显的信号。

18.2.2　颅内出血

脑实质内出血可产生明显的高回声信号，因此可以通过超声检测脑出血（ICH，图18.6）。通过对侧半脑成像并调整探头方向以观察血肿的最大径线，最有助于检测脑出血。目前的研究表明，对于大小超过 1cm、局限于基底节和高顶点以下脑叶位置的幕上出血，基于超声波检测 ICH 是可行的。脑出血的高回声信号在 5 ～ 7 天后逐渐消失，在 2 ～ 4 周后与正常脑实质难以区分 [14, 16 - 32]。一些研究对幕上脑出血进行了超声容积测量，并表明颅脑超声得出的出血体积与 CT 扫描测量的 ICH 体积之间存在显著相关性 [22, 33]。虽然尚未进行广泛的验证研究，但也已努力通过超声灌注成像来提高出血及其体积的检测 [26]。出血产生的高回声信号的特征性表现已被用于评估缺血性卒中再灌注后的出血转化，但根据已知的出血转化定量分类来验证出血转化程度的研究尚未开展 [21, 34-36]。

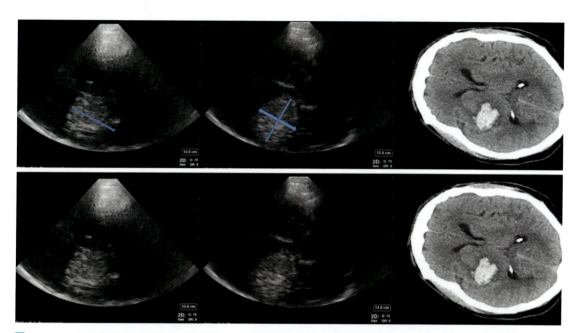

🔵 图 18.6　通过颞窗在颅脑超声的冠状面（左图）和轴面（中图）上显示的颅内出血外观，以获取出血的体积测量值。对应的计算机断层扫描图像显示在右图中

　　蛛网膜下腔出血通常会产生高回声信号，看起来类似于基底池中的高回声信号，因此无法通过超声明确诊断（图 18.3）。仅有一项研究报道了超声可显示蛛网膜下腔出血 [37]。脑室内出血更容易识别，在预期的无回声脑室位置有明显的高回声信号，其信号密度更接近颅骨密度，而不是密度较低的异常脉络丛 [37]。

　　对侧颅骨和内板的明显外观已被用于研究在探头放置的对侧使用颅脑超声诊断硬膜外和硬膜下血肿的可能性。超急性轴外颅内出血可表现为高回声信号，增加对侧颅骨的宽度，并使在正常颅骨中原本清晰可见的内板变得模糊不清 [19, 38, 39]。不同时期或有分隔的硬膜下出血可能难以通过超声诊断。

18.2.3　肿瘤

　　一系列研究使用 B 型颅脑超声对颅内肿瘤的诊断和随访进行了研究 [40-43]（图 18.5）。大多数研究仅限于胶质瘤和松果体囊肿的诊断 [44, 45]。有一些研究已经对在术中使用超声检测切除后的残留脑肿瘤进行了探索。有人探讨了术中超声检测脑弥漫性胶质瘤术后肿瘤残留的可靠性，但诊断的准确性受到之前的放射和手术治疗、手术伪影和肿瘤残留体积小的影响。

18.2.4　神经退行性疾病

　　众多研究评估了超声在威尔逊病、帕金森病、亨廷顿病和进行性核上性麻痹患者诊断中的应用[47-61]。尽管高分辨率颅脑超声能够检测到疾病过程中的经典基底神经节表现，但颅脑超声的灵敏度、特异度和准确度较低，且缺乏与急性护理/重症护理相关的由超声影响的表现，这阻碍了超声在这些疾病过程中的即时应用。

18.2.5　通过中线移位进行脑水肿评估

对急性脑损伤患者脑水肿进展的评估是即时超声最严格的临床应用之一，特别是对于颅内压高而无法平卧进行神经影像学检查的患者。有人尝试过直接显示颅骨或脑室积液或灰白去分化，但发现在 B 型头颅超声上没有明显的表现[37]。中线移位评估一直是脑水肿评估的可重复替代指标，超声上最常用于评估移位的中线结构是第三脑室[33, 62-65]（图 18.7）。使用 B 型颅脑超声获取大脑轴位图像时，第三脑室应清晰显示于图像中央区域。通常，使用从单侧的同一视角获取的图像来计算同侧颅骨与第三脑室之间的距离，然后计算第三脑室与对侧颅骨之间的距离。如果双侧颞窗都存在，有些人倾向于从两侧测量中线移位。当使用相同的中线结构作为参照时，使用超声对中线移位的评估结果与 CT 测量的中线移位值相关系数较高[64, 66-68]。松果体和透明隔也可用于中线移位的评估，但在颅脑超声文献中尚未有相关报道。

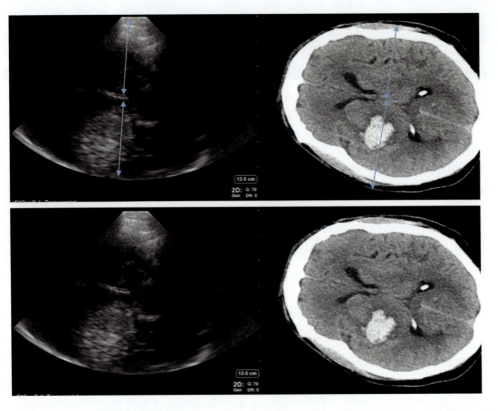

■ 图 18.7　颅脑超声经颞窗在轴位平面（左图）测量中线移位，在同一平面进行同侧和对侧测量。对应的计算机断层扫描图像显示在右图中

18.2.6　脑积水的评估

多项研究通过测量第三脑室和侧脑室的轴位径线，探索了使用颅脑超声检测脑积水的方法[3, 69, 70]（图 18.8）。虽然将单个脑室的大小与 CT 扫描相关联的研究早期显示出良好的结果，但由于在准确识别脑室结构方面存在挑战，以及缺乏经年龄验证的正常脑室大小临界值，无法对脑萎缩导致的脑室大小增加进行调整，因此尚未得到广泛应用[37, 71, 72]。此外，使用超声进行全面的脑室评估以准确检测脑积水技术尚不成熟。在接受外部脑室引流夹闭试验的出血后脑积水研究中，脑室大小与脑室引流夹闭试验的成功之间存在相关性[69]。这可能为在连续评估中使用超声心室大小而非绝对值提供了信号。颅内积气（又称气颅）通常在超声下不可见。

18.2.7　脑室外引流管的放置

带有针芯的 EVD 导管可被视为明显的几何结构，表现为高回声线（图 18.9）。报道显示，在颅骨切除术后的患者中，使用超声引导并确认外部脑室引流导管的放置[73, 74]。在导管置入过程中，通过从与置入部位相对的颞窗看到金属针芯，使颅脑超声检查成为可能。针芯拔出后，EVD 导管本身可能无法清晰可见。

颅骨切除术患者的临床应用多个系列研究描述了在使用经颅多普勒进行脑血流动力学监测之外，在半颅骨切除术患者中使用轴向和冠状面头颅超声[13, 75, 76]（图 18.10）。经颅预设具有较高的机械和热指数，有可能加热脑组织，因此对于颅骨缺损的患者成像，建议使用机械和热指数较低的腹部预设对颅骨缺损患者进行成像（图 18.10）。

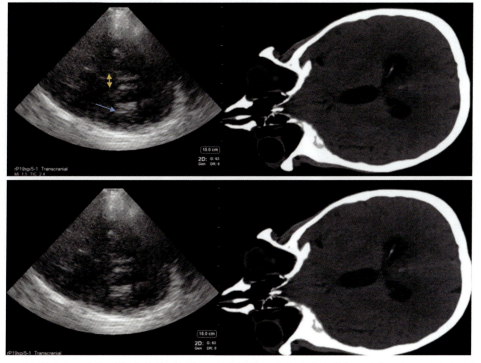

■ 图 18.8　左图显示了在颅脑超声的轴位切面上所见的第三脑室扩大（黄色双头箭头）。侧脑室颞角的脉络丛也可见为高回声信号（蓝色箭头）。右侧为对应的计算机断层扫描图像

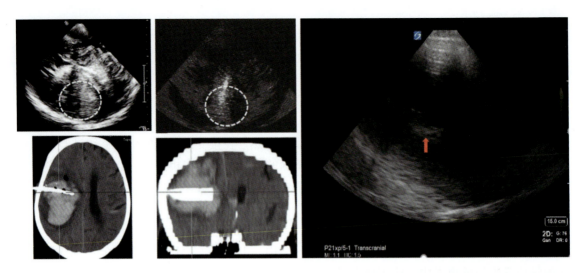

■ 图 18.9　右侧图片展示了 B 型颅脑超声显示右侧额叶脑室内的颅内血肿及外置脑室引流导管的位置（图像引自：Neisen et al. Front Neurol 2018；9；651，根据知识共享署名许可协议开放获取）。左侧图像显示了右侧额叶区域外置脑室引流管的颅脑超声表现

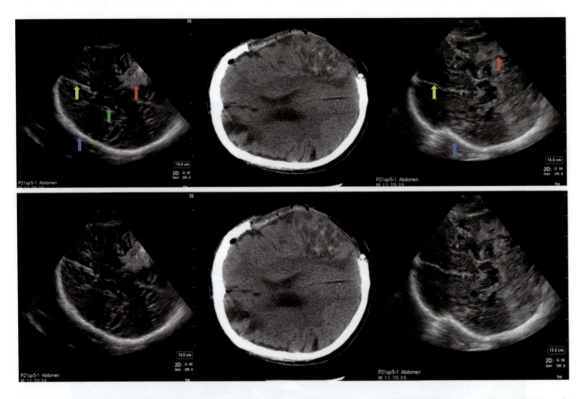

■ 图 18.10　一位半颅骨切除术患者在腹部预设下的 B 型颅脑超声。除了对侧颅骨外，大脑镰、侧脑室、中脑以及清除出血后的血管源性水肿都清晰可见。中间图像显示的是计算机断层扫描图像

　　这些研究描述了对额叶角大小、第三脑室大小、中线移位评估、大脑半球间积水的评估以及以基底池高回声信号消失为标志的钩回疝评估的连续监测 [77]。其他涉及去骨瓣减压术患

者的超声检查和术中超声检查的研究描述了超声在诊断细胞毒性水肿方面的应用，并将脑水肿定义为随着时间推移从中度高回声变为与周围脑实质等回声[78]。目前普遍认为，如果没有颅骨的限制（如颅骨缺损），对脑室大小进行测量时，冠状面比轴面更为精准。

> **┃临床要点┃**
>
> —　B 型颅脑超声是一种低风险的床旁诊断工具，可用于评估重症监护患者或在无法进行常规神经影像学检查的资源有限的环境中，对患者进行评估。
> —　对正常和异常脑部局部解剖的 B 型颅脑超声表现的进一步研究，将有助于简化未来测试 B 型颅脑超声在现场应用中的实用性的临床试验流程。

总结　　在常规神经影像学检查不可行的重症监护环境中，对于有颞窗或颅骨缺损的患者，颅脑超声有可能成为一种诊断工具，用于评估颅内病变以及脑水肿的替代指标。要将该技术广泛应用于临床，需要临床医生提高对 B 型超声颅脑局部解剖表现的认识并丰富相关知识。

参考文献

1. Walter U. Transcranial sonography of the cerebral parenchyma: update on clinically relevant applications. Pers Med. 2012;1(1):334–43.

2. Caricato A, Pitoni S, Montini L, Bocci MG, Annetta P, Antonelli M. Echography in brain imaging in intensive care unit: state of the art. World J Radiol. 2014;6(9):636–42.

3. Robba C, Goffi A, Geeraerts T, Cardim D, Via G, Czosnyka M, et al. Brain ultrasonography: methodology, basic and advanced principles and clinical applications. A narrative review. Intensive Care Med. 2019;45(7):913–27.

4. Kaps MN, Erwin S, Tibo G, Ralf WB, Giovanni M, Guenter S, et al. Consensus recommendations for transcranial color-coded duplex sonography for the assessment of intracranial arteries in clinical trials on acute stroke. 2009.

5. Valaikiene J, Schlachetzki F, Azevedo E, Kaps M, Lochner P, Katsanos AH, et al. Point-of-care ultrasound in neurology - report of the EAN SPN/ESNCH/ERcNsono Neuro-POCUS Working Group. Ultraschall Med. 2022;43(4):354–66.

6. Millet A, Evain JN, Desrumaux A, Francony G, Bouzat P, Mortamet G. Clinical applications of transcranial Doppler in non-trauma critically ill children: a scoping review. Childs Nerv Syst. 2021;37(9):2759–68.

7. Lau VI, Arntfield RT. Point-of-care transcranial Doppler by intensivists. Crit Ultrasound J. 2017;9(1):21.

8. Robba C, Wong A, Poole D, Al Tayar A, Arntfield RT, Chew MS, et al. Basic ultrasound head-to-toe skills for intensivists in the general and neuro intensive care unit population: consensus and expert recommendations of the European Society of Intensive Care Medicine. Intensive Care Med. 2021;47(12):1347–67.

9. Robba C, Poole D, Citerio G, Taccone FS, Rasulo FA. Brain ultrasonography consensus on skill recommendations and competence levels within the critical care setting. Neurocrit Care. 2020;32(2):502–11.

10. Marinoni M, Ginanneschi A, Forleo P, Amaducci L. Technical limits in transcranial Doppler recording: inadequate acoustic windows. Ultrasound Med Biol. 1997;23(8):1275–7.

11. Lin Y-P, Fu M-H, Tan T-Y. Factors associated with no or insufficient temporal bone window using transcranial

color-coded sonography. J Med Ultrasound. 2015;23(3):129–32.

12. Kapoor S, Offnick A, Allen B, Brown PA, Sachs JR, Gurcan MN, et al. Brain topography on adult ultrasound images: techniques, interpretation, and image library. J Neuroimaging. 2022;32:1013.

13. Sarwal A, Elder NM. Point-of-care cranial ultrasound in a hemicraniectomy patient. Clin Pract Cases Emerg Med. 2018;2(4):375–7.

14. Becker G, Winkler J, Hofmann E, Bogdahn U. Differentiation between ischemic and hemorrhagic stroke by transcranial color-coded real-time sonography. J Neuroimaging. 1993;3(1):41–7.

15. Antipova D, Eadie L, Macaden AS, Wilson P. Diagnostic value of transcranial ultrasonography for selecting subjects with large vessel occlusion: a systematic review. Ultrasound J. 2019;11(1):29.

16. Mäurer M, Shambal S, Berg D, Woydt M, Hofmann E, Georgiadis D, et al. Differentiation between intracerebral hemorrhage and ischemic stroke by transcranial color-coded duplex-sonography. Stroke. 1998;29(12):2563–7.

17. Camps-Renom P, Méndez J, Granell E, Casoni F, Prats-Sánchez L, Martínez-Domeño A, et al. Transcranial duplex sonography predicts outcome following an intracerebral hemorrhage. AJNR Am J Neuroradiol. 2017;38(8):1543–9.

18. Lindner A, Gahn G, Becker G. Transcranial duplex sonography of hyperacute intracerebral hemorrhages. J Neuroimaging. 1997;7(3):199–202.

19. Masaeli M, Chahardoli M, Azizi S, Shekarchi B, Sabzghabaei F, Shekar Riz Fomani N, et al. Point of care ultrasound in detection of brain hemorrhage and skull fracture following pediatric head trauma; a diagnostic accuracy study. Arch Acad Emerg Med. 2019;7(1):e53.

20. Matsumoto N, Kimura K, Iguchi Y, Aoki J. Evaluation of cerebral hemorrhage volume using transcranial color-coded duplex sonography. J Neuroimaging. 2011;21(4):355–8.

21. Niesen WD, Schläger A, Reinhard M, Fuhrer H. Transcranial sonography to differentiate primary intracerebral hemorrhage from cerebral infarction with hemorrhagic transformation. J Neuroimaging. 2018;28(4):370–3.

22. Niesen WD, Schlaeger A, Bardutzky J, Fuhrer H. Correct outcome prognostication via sonographic volumetry in supratentorial intracerebral hemorrhage. Front Neurol. 2019;10:492.

23. Ovesen C, Christensen AF, Krieger DW, Rosenbaum S, Havsteen I, Christensen H. Time course of early postadmission hematoma expansion in spontaneous intracerebral hemorrhage. Stroke. 2014;45(4):994–9.

24. Wang HS, Kuo MF, Huang SC, Chouml, Hung PC, Lin KL. Transcranial ultrasound diagnosis of intracranial lesions in children with headaches. Pediatr Neurol. 2002;26(1):43–6.

25. Woydt M, Greiner K, Perez J, Becker G, Krone A, Roosen K. Transcranial duplex-sonography in intracranial hemorrhage. Evaluation of transcranial duplex-sonography in the diagnosis of spontaneous and traumatic intracranial hemorrhage. Zentralbl Neurochir. 1996;57(3):129–35.

26. Kern R, Kablau M, Sallustio F, Fatar M, Stroick M, Hennerici MG, et al. Improved detection of intracerebral hemorrhage with transcranial ultrasound perfusion imaging. Cerebrovasc Dis (Basel, Switzerland). 2008;26(3):277–83.

27. Kukulska-Pawluczuk B, Książkiewicz B, Nowaczewska M. Imaging of spontaneous intracerebral hemorrhages by means of transcranial color-coded sonography. Eur J Radiol. 2012;81(6):1253–8.

28. Seidel G, Kaps M, Dorndorf W. Transcranial color-coded duplex sonography of intracerebral hematomas in adults. Stroke. 1993;24(10):1519–27.

29. Seidel G, Cangur H, Albers T, Meyer-Wiethe K. Transcranial sonographic monitoring of hemorrhagic transformation in patients with acute middle cerebral artery infarction. J Neuroimaging. 2005;15(4):326–30.

30. Seidel G, Cangür H, Albers T, Burgemeister A, Meyer-Wiethe K. Sonographic evaluation of hemorrhagic transformation and arterial recanalization in acute hemispheric ischemic stroke. Stroke. 2009;40(1):119–23.

31. Meyer-Wiethe K, Sallustio F, Kern R. Diagnosis of intracerebral hemorrhage with transcranial ultrasound. Cerebrovasc Dis (Basel, Switzerland). 2009;27(Suppl 2):40–7.

32. Seidel G, Kaps M, Gerriets T. Potential and limitations of transcranial color-coded sonography in stroke patients. Stroke. 1995;26(11):2061–6.

33. Tang SC, Huang SJ, Jeng JS, Yip PK. Third ventricle midline shift due to spontaneous supratentorial intracerebral hemorrhage evaluated by transcranial color-coded sonography. J Ultrasound Med. 2006;25(2):203–9.

34. Seidel G, Cangür H, Albers T, Burgemeister A, Meyer W. Sonographic evaluation of hemorrhagic transformation and arterial recanalization in acute hemispheric ischemic stroke. Stroke. 2009;40(1):119.

35. Seidel G, Cangür H, Albers T, Meyer W. Transcranial sonographic monitoring of hemorrhagic transformation in patients with acute middle cerebral artery infarction. J Neuroimaging. 2005;15(4):326.

36. Kummer RV, Broderick JP, Campbell BCV, Demchuk A, Goyal M, Hill MD, et al. The Heidelberg bleeding classification. Stroke. 2015;46(10):2981–6.

37. Becker G, Greiner K, Kaune B, Winkler J, Brawanski A, Warmuth-Metz M, et al. Diagnosis and monitoring of subarachnoid hemorrhage by transcranial color-coded real-time sonography. Neurosurgery. 1991;28(6):814–20.

38. Niesen WD, Rosenkranz M, Weiller C. Bedsided transcranial sonographic monitoring for expansion and progression of subdural hematoma compared to computed tomography. Front Neurol. 2018;9:374.

39. Niesen WD, Burkhardt D, Hoeltje J, Rosenkranz M, Weiller C, Sliwka U. Transcranial grey-scale sonography of subdural haematoma in adults. Ultraschall Med. 2006;27(3):251–5.

40. Becker G, Hofmann E, Woydt M, Hülsmann U, Maurer M, Lindner A, et al. Postoperative neuroimaging of high-grade gliomas: comparison of transcranial sonography, magnetic resonance imaging, and computed tomography. Neurosurgery. 1999;44(3):469–78.

41. Becker G, Krone A, Koulis D, Lindner A, Hofmann E, Roggendorf W, et al. Reliability of transcranial colour-coded real-time sonography in assessment of brain tumours: correlation of ultrasound, computed tomography and biopsy findings. Neuroradiology. 1994;36(8):585–90.

42. Becker G, Krone A, Schmitt K, Woydt M, Hofmann E, Lindner A, et al. Preoperative and postoperative follow-up in high-grade gliomas: comparison of transcranial color-coded real-time sonography and computed tomography findings. Ultrasound Med Biol. 1995;21(9):1123–35.

43. Meyer K, Seidel G, Knopp U. Transcranial sonography of brain tumors in the adult: an in vitro and in vivo study. J Neuroimaging. 2001;11(3):287–92.

44. Budisic M, Bosnjak J, Lovrencic-Huzjan A, Mikula I, Bedek D, Demarin V. Pineal gland cyst evaluated by transcranial sonography. Eur J Neurol. 2008;15(3):229–33.

45. Budisić M, Bosnjak J, Lovrencić-Huzjan A, Strineka M, Bene R, Azman D, et al. Transcranial sonography in the evaluation of pineal lesions: two-year follow up study. Acta Clin Croat. 2008;47(4):205–10.

46. Trevisi G, Barbone P, Treglia G, Mattoli MV, Mangiola A. Reliability of intraoperative ultrasound in detecting tumor residual after brain diffuse glioma surgery: a systematic review and meta-analysis. Neurosurg Rev. 2020;43(5):1221–33.

47. Alonso-Canovas A, Lopez-Sendon Moreno JL, Buisan J, Sainz de la Maza S, Costa-Frossard L, Garcia-Ribas G, et al. Does normal substantia nigra echogenicity make a difference in Parkinson's disease diagnosis? A real clinical practice follow-up study. J Neurol. 2018;265(10):2363–9.

48. Bártová P, Kraft O, Bernátek J, Havel M, Ressner P, Langová K, et al. Transcranial sonography and (123)I-FP-CIT single photon emission computed tomography in movement disorders. Ultrasound Med Biol. 2014;40(10):2365–71.

49. Bor-Seng-Shu E, Pedroso JL, Felicio AC, Ciampi de Andrade D, Teixeira MJ, Braga-Neto P, et al. Substantia nigra echogenicity and imaging of striatal dopamine transporters in Parkinson's disease: a cross-sectional study.

Parkinsonism Relat Disord. 2014;20(5):477–81.

50. Doepp F, Plotkin M, Siegel L, Kivi A, Gruber D, Lobsien E, et al. Brain parenchyma sonography and 123I-FP-CIT SPECT in Parkinson's disease and essential tremor. Mov Disord. 2008;23(3):405–10.

51. Gaenslen A, Unmuth B, Godau J, Liepelt I, Di Santo A, Schweitzer KJ, et al. The specificity and sensitivity of transcranial ultrasound in the differential diagnosis of Parkinson's disease: a prospective blinded study. Lancet Neurol. 2008;7(5):417–24.

52. Hagenah JM, König IR, Becker B, Hilker R, Kasten M, Hedrich K, et al. Substantia nigra hyperechogenicity correlates with clinical status and number of Parkin mutated alleles. J Neurol. 2007;254(10):1407–13.

53. Hellwig S, Reinhard M, Amtage F, Guschlbauer B, Buchert R, Tüscher O, et al. Transcranial sonography and [18F] fluorodeoxyglucose positron emission tomography for the differential diagnosis of parkinsonism: a head-to-head comparison. Eur J Neurol. 2014;21(6):860–6.

54. Li DH, Zhang LY, Hu YY, Jiang XF, Zhou HY, Yang Q, et al. Transcranial sonography of the substantia nigra and its correlation with DAT-SPECT in the diagnosis of Parkinson's disease. Parkinsonism Relat Disord. 2015;21(8):923–8.

55. Lobsien E, Schreiner S, Plotkin M, Kupsch A, Schreiber SJ, Doepp F. No correlation of substantia nigra echogenicity and nigrostriatal degradation in Parkinson's disease. Mov Disord. 2012;27(3):450–3.

56. Mašková J, Školoudík D, Burgetová A, Fiala O, Brůha R, Záhoráková D, et al. Comparison of transcranial sonography-magnetic resonance fusion imaging in Wilson's and early-onset Parkinson's diseases. Parkinsonism Relat Disord. 2016;28:87–93.

57. Schweitzer KJ, Hilker R, Walter U, Berg D. Substantia nigra hyperechogenicity as a marker of predisposition and slower progression in Parkinson's disease. Mov Disord. 2006;21(1):94–8.

58. Spiegel J, Hellwig D, Möllers MO, Behnke S, Jost W, Fassbender K, et al. Transcranial sonography and [123I]FP-CIT SPECT disclose complementary aspects of Parkinson's disease. Brain. 2006;129(Pt 5):1188–93.

59. Sprenger FS, Wurster I, Seppi K, Stockner H, Scherfler C, Sojer M, et al. Substantia nigra hyperechogenicity and Parkinson's disease risk in patients with essential tremor. Mov Disord. 2016;31(4):579–83.

60. Vlaar AM, de Nijs T, van Kroonenburgh MJ, Mess WH, Winogrodzka A, Tromp SC, et al. The predictive value of transcranial duplex sonography for the clinical diagnosis in undiagnosed parkinsonian syndromes: comparison with SPECT scans. BMC Neurol. 2008;8:42.

61. Weise D, Lorenz R, Schliesser M, Schirbel A, Reiners K, Classen J. Substantia nigra echogenicity: a structural correlate of functional impairment of the dopaminergic striatal projection in Parkinson's disease. Mov Disord. 2009;24(11):1669–75.

62. Seidel G, Gerriets T, Kaps M, Missler U. Dislocation of the third ventricle due to space-occupying stroke evaluated by transcranial duplex sonography. J Neuroimaging. 1996;6(4):227–30.

63. Gerriets T, Stolz E, König S, Babacan S, Fiss I, Jauss M, et al. Sonographic monitoring of midline shift in space-occupying stroke. Stroke. 2001;32(2):442–7.

64. Motuel J, Biette I, Srairi M, Mrozek S, Kurrek MM, Chaynes P, et al. Assessment of brain midline shift using sonography in neurosurgical ICU patients. Crit Care. 2014;18(6):676.

65. Siepen BM, Grubwinkler S, Wagner A, Gruber C, Dickopf A, Linker RA, et al. Neuromonitoring using neurosonography and pupillometry in a weaning and early neurorehabilitation unit. J Neuroimaging. 2020;30(5):631–9.

66. Stolz E, Gerriets T, Fiss I, Babacan SS, Seidel G, Kaps M. Comparison of transcranial color-coded duplex sonography and cranial CT measurements for determining third ventricle midline shift in space-occupying stroke. AJNR Am J Neuroradiol. 1999;20(8):1567–71.

67. Llompart Pou JA, Abadal Centellas JM, Palmer Sans M, Pérez Bárcena J, Casares Vivas M, Homar Ramírez J, et al. Monitoring midline shift by transcranial color-coded sonography in traumatic brain injury. A comparison with cranial computerized tomography. Intensive Care Med. 2004;30(8):1672–5.

68. Bertram M, Khoja W, Ringleb P, Schwab S. Transcranial colour-coded sonography for the bedside evaluation of mass effect after stroke. Eur J Neurol. 2000;7(6):639–46.

69. Kiphuth IC, Huttner HB, Struffert T, Schwab S, Köhrmann M. Sonographic monitoring of ventricle enlargement in posthemorrhagic hydrocephalus. Neurology. 2011;76(10):858–62.

70. Harrer JU, Tsivgoulis G. Transcranial sonography for monitoring hydrocephalus: an underestimated imaging modality. Neurology. 2011;76(10):852–3.

71. Müller M, Esser R, Kötter K, Voss J, Müller A, Stellmes P. Width of 3. Ventricle: reference values and clinical relevance in a cohort of patients with relapsing remitting multiple sclerosis. Open Neurol J. 2013;7:11–6.

72. Caricato A, Ioannoni E, Gelormini C. Is it really third ventricle? A pitfall in the diagnosis of hydrocephalus by brain ultrasound. Neurocrit Care. 2020;33(3):844–6.

73. Robba C, Simonassi F, Ball L, Pelosi P. Transcranial color-coded duplex sonography for bedside monitoring of central nervous system infection as a consequence of decompressive craniectomy after traumatic brain injury. Intensive Care Med. 2019;45(8):1143–4.

74. Niesen WD, Reinhard M, Gierthmuehlen M, Fuhrer H. Sonographic-assisted catheter-positioning in intracerebral hemorrhage. Front Neurol. 2018;9:651.

75. Srinivasan V, Smith M, Bonomo J. Bedside cranial ultrasonography in patients with hemicraniectomies: a novel window into pathology. Neurocrit Care. 2019;31(2):432–3.

76. Caricato A, Mignani V, Bocci MG, Pennisi MA, Sandroni C, Tersali A, et al. Usefulness of transcranial echography in patients with decompressive craniectomy: a comparison with computed tomography scan. Crit Care Med. 2012;40(6):1745–52.

77. Bendella H, Maegele M, Hartmann A, Spreer J, Rommel N, Lefering R, et al. Cerebral ventricular dimensions after decompressive craniectomy: a comparison between bedside sonographic duplex technique and cranial computed tomography. Neurocrit Care. 2017;26(3):321–9.

78. Ivanov M, Wilkins S, Poeata I, Brodbelt A. Intraoperative ultrasound in neurosurgery - a practicalguide. Br J Neurosurg. 2010;24(5):510–7.

第 19 章
脑部超声在评估颅内压增高中的应用

Corina Puppo

目 录

🎓学习目标

读完本章后，读者应该能够：

- 解释颅内高压（ICH）的病理生理学。
- 列举当颅内高压存在时经颅多普勒超声图像的变化。
- 描述在何种情况下患者的临床表现应提醒主管医生存在颅内高压的可能性。
- 列出可用于这些患者的不同超声方法，以排除或怀疑 ICH。
- 讨论哪些情况可能在超声上与颅内高压相似。

19.1 引言

严重头部创伤导致的死亡率和发病率与颅内压（ICP）升高密切相关。颅内压升高是原发性脑损伤的一种危及生命的并发症[1]。颅内高压（ICH）已被证明是创伤性脑损伤（TBI）后神经功能恶化和不良预后的最重要预测因素之一[2]。ICH 也可能在其他原因引起的脑损伤中发生，如出血性或缺血性脑卒中、感染、肿瘤和脑积水。颅内压升高的直接结果是脑灌注压（CPP）降低，这可能导致脑缺血或脑疝，有可能导致残疾和死亡率升高[3]。床旁临床检查可以早期发现可疑的颅内压升高，但其预测和（或）量化颅内压的能力较差[4]。当患者处于昏迷、镇静、瘫痪并插管状态时，临床检查在评估颅内压方面的局限性显著增加[5]。目前，脑室外引流（EVD）被认为是颅内压监测的金标准，且同时可以引流脑脊液（CSF）[6]。脑实质内微传感器也能提供准确的颅内压值，目前被视为标准治疗方法。然而，这两种技术都是通过侵入性技术实现定位，至少需要在颅骨上钻一个孔，因此可能引发一些并发症，如导管移位、出血、穿刺部位血肿、癫痫发作和感染[7]。此外，在一些患者中，由于存在出血倾向、血小板聚集或凝血障碍，很难甚至无法进行有创的颅内压监测。此外，可能难以找到能够放置传感器的临床专家，使用的材料可能并不总是可用，或者医学指征不明确。在这种情况下，一种简单、准确和无创的颅内压监测技术被称为神经重症监护的"圣杯"之一[3]。超声检查在床旁检测颅内高压方面已得到广泛研究。超声为医生提供了一种无创的方法，在重伤患者床边可广泛使用且易于操作。

超声方法可以探究颅内压升高的两种不同的脑内效应：生理性和解剖性改变。从生理性上讲，颅内压升高的血流动力学影响在于血管内血流的减少，特别是舒张期（这通过多普勒流速测量显示），而解剖性影响可以通过不同方式诊断，例如通过经颅彩色多普勒超声（TCCD）评估中线移位，评估血肿或脑积水，视神经鞘直径（ONSD）的增加，以及同时使用超声瞳孔测量法，其可以评估继发于全身性缺血或组织变形的瞳孔临床变化。

在本章中，我们将对用于无创性颅内高压评估的不同超声方法进行综述。

19.2 基于血流速度和搏动指数变化的经颅多普勒模型

在评估无创颅内压（nICP）时，研究最多的动脉是大脑中动脉（MCA）。通过经颞窗，

MCA 通常在距传感器 45 ~ 60mm 处被发现。也可以研究大脑后动脉（PCA）、大脑前动脉（ACA）、基底动脉（BA）和眼动脉（OA）。

在经颅多普勒（TCD）声像图中，速度频谱（谱中的每个点代表不同血液颗粒的速度）随时间变化而绘制。这些值是使用多普勒原理获得的。从这个频谱中，只提取瞬时最大速度。跟随瞬时最大速度的线称为包络线。从这个包络线中，可确定每个脉冲的三个主要值：收缩期峰值速度（PSV）、舒张末期血流速度（EDV）和平均速度（MFV）[8]。通过这些速度之间的关系获得的另一个重要值是搏动指数（PI）：

$$PI=（PSV – EDV）/MFV$$

正常的 PI 低于 1.0（老年患者为 1.20）[8]。图 19.1 显示了正常成人 MCA 的多普勒声像图。颅内压升高的影响导致 EDV 降低，这比 PSV 的变化更早发生，从而导致 PI 增加。然而，该参数的使用存在争议，因为该值不仅取决于阻力的变化（颅内压升高），还取决于脑灌注压（CPP）、动脉血压和二氧化碳分压（$PaCO_2$）的变化。PI 值为 2.13 应作为颅内高压的临界值，根据 Bellner 公式（见下文），会得出 ICP ≥ 22mmHg。

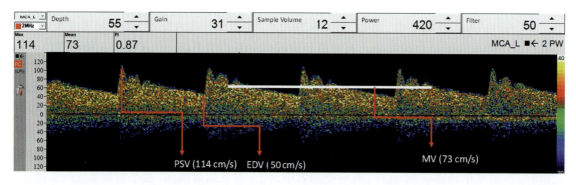

图 19.1　大脑中动脉的正常 TCD 声像图。PSV 为收缩期峰值速度，EDV 为舒张末期速度，MV 为平均速度，PI 为搏动指数。PSV：114cm/s，MFV：73cm/s，EDV：50cm/s，PI：0.87

更具体地说，颅内高压使血液难以在血管循环中流动。在这种情况下，心脏的反应是产生更有力的收缩，动脉压升高，并经常出现心动过缓，以抵消高颅内压。因此，TCD 波形最初将显示 PSV 增加和 EDV 降低。随着颅内压进一步升高，所有流速都会降低。此时，流速中受影响最大的成分将是 EDV，其次是 MFV，最后是 PSV（图 19.2）。如果这种情况恶化并且颅内压继续升高，CPP 继续降低，舒张期的血流消失（EDV=0）；之后，舒张期的血流逆转，随后在舒张期开始时仅看到少量顺行血流的小图像（收缩期尖峰）。反向血流、收缩期尖峰和无血流是被称为"脑循环停止"的三种模式。当在整个 Willis 环中同时发现这种模式，并在一致的临床情况下保持不变时，就可以支持脑死亡的诊断（图 19.3）[9]。

由于 PI 等于波幅除以其平均速度，随着颅内压的升高，PI 会增加，这是由于 PSV 和 EDV 之间的差异更大以及 MFV 的降低。PI 与 ICP 呈正相关：如果 ICP 增加，PI 将相应增加。然而，PI 增加并非颅内压升高所特有的表现。其他一些情况或药物也会增加 PI，而与 ICP 无关：例如，低碳酸血症（导致小阻力血管收缩）会减缓循环并降低 FV 速度，尤其是舒张期速度。吲哚美辛也有类似的效果。低血压（低于大脑自动调节的下限）也会增加 PI。PI 与 CPP 成反比，与 ABP 脉搏振幅成正比，与脑血管床顺应性、脑血管阻力和心率下降成非线性比例。然而，必须强调的是，在某些情况下，可能出现脑血管阻力（CVR）降低而 PI 增加，例如颅内高压的平台波中[10,11]。

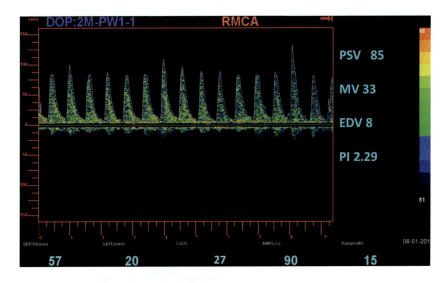

■ 图 19.2　一名 40 岁的患者在一次摩托车车祸中遭受严重创伤性脑损伤，声像图显示其患有颅内高压（ICH）。患者在重症监护病房，处于镇静和通气状态，格拉斯哥昏迷评分（GCS）为 3 分。瞳孔对称，血流动力学稳定。注意搏动指数（PI）增加，平均速度和舒张期速度降低，以及与正常声像图的形状不同，变为"尖峰状"。如果不存在其他可能诱发颅内高压的情况（严重过度通气、低血压），则该患者颅内压升高的可能性很高

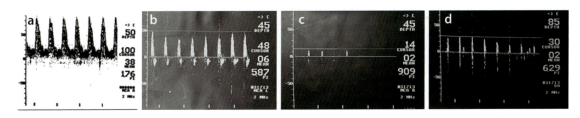

■ 图 19.3　一位 25 岁严重创伤性脑损伤患者的 TCD 声像图。在第一张声像图（图 a）中，可见高阻力模式；平均流速为 38cm/s，舒张末期流速为 20cm/s，IP 为 1.76。右侧的三张图像是 24 小时后记录的。它们显示了脑循环停止模式，图 b 中为回荡血流，图 c 和图 d 中为收缩期尖峰。难治性颅内高压导致脑循环停止和脑死亡

19.2.1　用于估计颅内压的经颅多普勒模型

这些模型可以大致分为：

（a）仅使用从血流速度（FV）波形获得的 TCD 数据的模型

（b）根据同时的 FV 和 ABP 波形数据同时计算的数值

（c）基于长期神经监测记录的日益复杂的模型（TCD 作为长期监测中的唯一参数或 TCD 整合多模态同时长期监测）

（a）仅使用从 FV 波获得的数据定义的值

- 基于 TCD 的模型（不需要多重神经监测，只需在患者床边使用具有良好声像图质量的 TCD 设备——双功或多普勒）：这些模型无需复杂的方法，仅使用 TCD 即可。该模型使用搏动指数（PI），但其精度存在波动。必须记住的是，PI 可能因其他因素（严重的动脉低血压、吲哚美辛、深度镇静、$PaCO_2$ 等）而改变。如果研究单个声像图，将获得单个无创颅内压（nICP）值，而不是连续曲线。nICP 也可以通过使用 TCD 对 FV 进行连续神经监测获得的连续值曲线来计算。在 Cardim 的综述中，分析了 22 篇使用 PI 的出版物的数据[11]。其中，显示精度更好的是 Bellner 的研究[12]。这项研究的结果表明，有创和无创 ICP 之间差异分布（布兰德 – 奥尔特曼图）的近似平均值为零，并且 95% 差异值处于 ±4.2mmHg 之间。然而，尚未有文献重复出这些结果。

　　Bellner 公式：nICP＝（11.1×PI）– 1.43（nICP：无创颅内压）

- TCD 持续监测（作为唯一方法）：通过 TCD 对脑血流速度（FV）进行连续神经监测，可以对速度波随时间的变化进行分析。需要强调的是，只有 TCD（而非基于 TCCD 的 TCD）可用于连续 FV 监测。TCD 监测探头明显比双功探头更轻更小（图 19.4）。

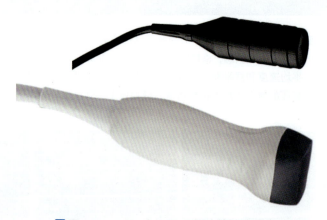

▣ 图 19.4　TCD 和 TCCD 探头的不同尺寸

TCD 监测探头可以通过环箍或固定头套固定，因此固定后移动和方向改变的风险降低。如果探头移动，入射角度会改变，因此测量的速度也会改变，导致错误的解读。连续 TCD 监测可以显示颅内高压波（例如，平台波）随时间的变化，其中舒张期和平均速度降低，搏动指数增加。如果 TCD FV 监测是多重神经监测工具（包括 ABP 和 ICP 的变化）的一部分，则可以看到 ICP 波，还可以观察到 FV 和 ABP 的同时变化（图 19.5）。

（b）根据同时的 FV 和 ABP 波形数据计算的值

在这个模型中，不需要连续神经监测，而只需要：

- 一台 TCD 设备——双功或多普勒——具有良好质量的声像图。
- 一个 ABP 监测器——有创或无创——显示连续的 ABP 波。
- 这些方法最初侧重于无创 CPP 的计算，其分两步。第一步，估计无创 CPP（nCPP）；第二步，计算无创 ICP（ICP＝ABP – CPP）。不同的研究人员以下述方式处理此问题：

－ Czosnyka 的模型基于这样一个理论，即：当 ICP 升高时，EDV 变化最大。研究数据显示，该模型估算的 nICP 误差范围如下：68% 的测量结果误差小于 10mmHg，39% 的测量结果误差小于 5mmHg。这些研究人员提出的公式是：

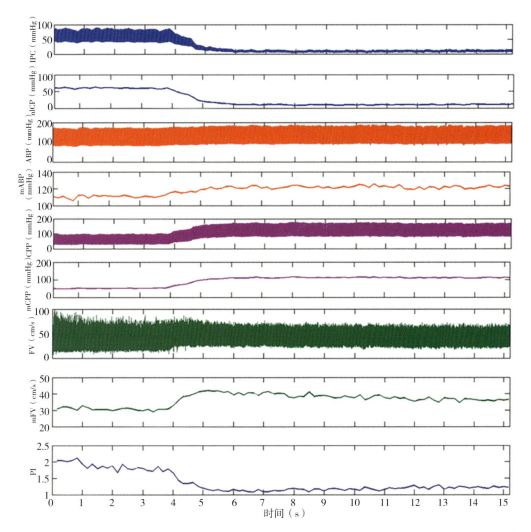

🔵 图 19.5　对一名年轻的重度颅脑损伤患者进行 1 小时多重神经监测的前 15 分钟数据。监测了以下信号：颅内压（ICP）、动脉压（ABP）和经颅多普勒（TCD）测量的脑血流速度（FV）。脑灌注压（CPP）计算为 ABP 与 ICP 之差。搏动指数（PI）由 FV 值计算得出 [PI =（收缩期 FV – 舒张期 FV）/mFV]。前六行显示了压力信号。按降序排列，可以看到每个参数（ICP、mICP、ABP、mABP、CPP、mCPP）的原始值（显示收缩 – 舒张值）和平均值。ICP 在开始时（最初的四分钟）显示出颅内高压（ICH）波，数值非常高，收缩期 ICP 达到 90mmHg，舒张期 ICP 达到 50mmHg。平均 ICP 达到 60mmHg。这种压力增加导致 CPP 降低。在最后三行中，可以观察到同时的 TDC 衍生参数。收缩 – 舒张期 FV（FV）、平均 FV（mFV）和 PI。在平台波期间，收缩期 FV 略有上升，舒张期 FV 降低，增加了 FV 收缩 – 舒张差值（搏动性增加）。平台波期间的 FVm 降低（30cm/s），也导致下面显示的 ICH 波期间 PI 增加（紫色）。当 ICP 恢复正常（大约需要 1 分钟）时，PI 和 VF 也恢复正常

- nCPP：ABPm × EDV/MFV + 14mmHg [13]。近期，一项前瞻性国际多中心研究中使用此公式评估 TCD 的判别准确性，结果显示，对于 20mmHg、22mmHg 和 25mmHg 的 ICP，其阴性预测值分别为 91%、97% 和 99%[14]。

- Edouard 的模型还结合了流速和动脉血压的相位值。在这种情况下，公式为：

  nCPP：[MFV/（MFV – EDV）] ×（ABPm – ABPd）

- 该模型将 CPP 计算为 "有效 CPP"，其基于 "临界闭合压" 的理论 [15]。

- 其他研究人员基于同样的 "临界闭合压" 理论，使用更复杂的公式，分析了一个大型多模态神经监测数据库的 280 名创伤性损伤患者的 nCPP。研究结果显示，偏差 ± SD 为 4.02 ± 6.01mmHg[16]。

- 更多模型可参见 Cardim 的综述 [11]。

（c）从基于连续综合神经监测数据的复杂性递增模型得出的数值

同步综合神经监测包括连续的 ABP 和 TCD。这些方法需要特殊的硬件和软件来捕获和评估注册数据。这使我们能够以 50Hz 的频率获得 FV 波和 ABP 波的数据，并经常获取其他监测设备的数据。由于经常会产生大容量文件（"大数据"），需要使用特殊的计算方法进行研究。随着计算技术的日益精密，这些分析方法的使用也越来越广泛，监测结果的准确性和精确度也越来越高。

（d）TCD 连续监测的局限性

尽管能够提供连续信息，但 TCD 监测的过程较为繁琐，特别是在探头的固定方面，对于神经重症患者尤其如此。保持固定更是困难：重症患者可能有手术或创伤伤口，或其他监测工具，妨碍固定头套的放置。不同的操作或患者转运可能会使探头移位。因此，用于固定传感器的头套和绑带的设计正日趋精密。Czosnyka 的团队最近评估了一种新的 "机器人" 探头，它使用多个超声波束，并自动移动以寻找最佳信号；如果信号丢失或开始减弱，它会返回以找到最佳位置和角度，从而延长监测时间。研究表明，使用这种新型探头，监测时间可以持续 4 小时 [17]。

19.3　使用超声评估颅内压的其他方法

19.3.1　基于双功超声的方法

经颅彩色编码双功超声（TCCD）也可用于估算无创颅内压（nICP）。它在经颅多普勒（TCD）的基础上增加了两种模式：（a）超声成像和（b）脑血管的彩色编码显像。一旦实现了这两种模式的可视化，就在已识别的血管上添加多普勒模式，以分析其频谱和波形。

（a）经颅超声成像

该技术可显示脑实质的二维图像，可以在不同平面进行研究。一些脑结构可作为关键的参考标志，如中脑、丘脑和第三脑室。

中脑和间脑平面通过轴向平面获得。它们最常用于无创间接颅内压估计：

- 通过将探头垂直于颞骨放置，在颧弓上方可获得中脑平面；中脑表现为低回声结构，呈蝴蝶形（图 19.6）。

— 通过将探头轻微向上倾斜 10° 获得的间脑平面，可显示第三脑室为一条双线状高回声结构（见图 19.7）。识别第三脑室后，可通过测量两侧颅骨至第三脑室的距离（单位：mm，分别记为 A 和 B）来评估中线移位（MLS），计算公式为 [（A–B）/2]，结果即中线移位值。一项对比 CT 与经颅彩色多普勒超声（TCCD）的研究显示，两种技术测量的 MLS 结果具有高度相关性：相关系数为 0.88 mm，偏差 0.12mm，精确度 1.08mm，一致性范围在 +2.3 ～ –2.07mm[18]。若 MLS ≥ 5mm，需进一步排查脑出血（ICH）。在此平面中，第三脑室后方可见高回声的松果体，其前方为丘脑和内囊，同时亦可观察到侧脑室。

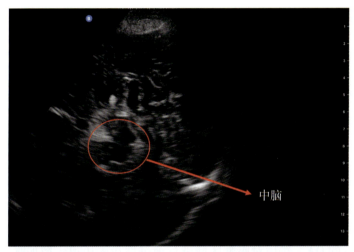

■ 图 19.6　经颅彩色编码双功能超声（TCCD）下的中脑平面。可以看到中脑，呈现特征性的低回声"蝶翼"形态。在此平面上，激活彩色编码多普勒模式后，Willis 环将出现，其动脉根据血流方向显示为红色或蓝色编码

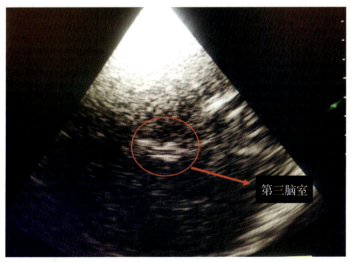

■ 图 19.7　经颅彩色编码双功能超声（TCCD）下的第三脑室平面。第三脑室表现为两条高回声线。在此平面可以测量中线移位

（b）脑部血管的彩色多普勒显像

- 彩色多普勒技术可在选定区域内显示所有被探测到的血管，其中朝向探头的血流显示为红色，而远离探头的血流则显示为蓝色。在中脑平面结合彩色多普勒时，可观察到Willis 环、大脑中动脉（MCA）和大脑前动脉（ACA）。操作者可任意选取这些红蓝显示的血管段，获取完整的多普勒频谱图及其全部特征参数，包括：频谱波形、包络线、舒张末期流速（EDV）、峰值流速（PFV）、平均流速（MFV）及搏动指数（PI）。上述参数在颅内压（ICP）升高时的变化趋势，已在经颅多普勒（TCD）章节（19.2.2.a）中阐述。

- TCCD 在儿童患者中更容易实施，因为他们的颅骨较薄，且在幼龄时囟门尚未闭合。对于接受去骨瓣减压术的患者，图像分辨率更佳。在一项针对 99 名颅骨完整成人的研究中，无论使用传统 TCD 还是 TCCD 检查，在 6 例患者（约 6.1%）存在双侧颞窗穿透失败，两种技术之间无显著差异[19]。然而，不同研究者对颞窗穿透率的差异存在分歧。根据我们的经验，使用 TCCD 时出现颞窗穿透失败的情况比 TCD 更常见。

19.3.2　基于眼动脉（OA）血流速度的方法

立陶宛考纳斯理工大学"健康远程信息科学研究所"的研究人员推出了一种基于眼动脉（OA）血流速度的无创颅内压测量方法。OA 与用 TCD 研究的其他动脉的区别之一是，在这条动脉中，血流是向外的：从其在颈动脉虹吸处的源头流向眼眶。它有一个较深的颅内段，受颅内压影响，还有一个较浅的颅外段，受颅外（眶内）压力影响。如果颅内压升高，颅内段会受压，从而增加其流速以维持血流。当血液流出时，由于动脉不再受压而扩张。结果，颅外段的血流速度降低。该小组开发的设备称为"Vittamed ICP 监测仪"，使用多普勒超声同时检查两个深度的 OA，然后对眼眶区域进行渐进性浅表压迫，增加眶内压力，直到声像图匹配。所得的 nICP 是使两个声像图相等所需的压力[20]。这种方法允许一次性或间歇性测量颅内压，但不能进行连续监测。该系统已在美国国家航空航天局（NASA）进行评估，因为长时间在太空的宇航员经常出现视乳头水肿和视力丧失——这些表现除其他可能的原因外，已被认为与颅内高压有关[21]。

19.3.3　视神经鞘直径（ONSD）

ONSD 测量是基于二维超声成像进行的，它并不评估多普勒信号。测量在视神经（ON）的眶内段进行。此段细长，呈斜向"S"形，长 25 ～ 30mm，直径可达 3mm。它从眼球延伸至视神经管，周围环绕着脑脊液和硬脑膜。ON 周围的蛛网膜下腔与颅内蛛网膜下腔相通，具体来说，是与视交叉池相连。ON 鞘具有可扩张性；因此，颅内脑脊液压力的变化会影响 ON 鞘内的脑脊液压力，尤其是其前部腔室，导致视神经鞘直径增加。这是通过测量 ONSD 间接评估颅内压的无创策略的基础。该技术使用超声设备和 7 ～ 15MHz 的线阵探头。模式设置为"小器官"或"眼科检查"。在视网膜后 3mm 处测量 ON 鞘。在此深度，从两条垂直低回声线（硬脑膜鞘的内边缘）的内边缘绘制一条横线。这两点之间的距离就是 ONSD。一般来说，观察性研究和荟萃分析表明，ONSD 与 nICP 之间的相关性结果很好，对检测颅内压升高显示出中高度的敏感性（86% ～ 97%）[22]。然而，在方法学上尚未达成共识：在不同的研究中，探头、选定的频率、平面、测量次数、单眼或双眼以及图像质量都不尽相同。一个尚未回答的主要问题是颅内压变化后 ONSD 的动态变化。蛛网膜下腔出血后或动脉瘤破裂后颅内压急剧升高，可导致鞘的弹性丧失。

目前被广泛接受的与 ICP > 20mmHg 相关的 ONSD 临界值存在很大差异，范围为 4.2～6.5mm，置信区间较宽。由于单一临界值不足以诊断颅内高压，一些学者纳入了逻辑回归模型，通过 ONSD 测量计算颅内压升高的概率[23]。研究发现，ONSD 值 < 5.7mm 时，ICP > 20mmHg 的概率非常低，而 ONSD 值 > 5.7mm 时，该概率明显增加[23]。如果诊断存疑，应使用其他无创技术［如 TCD 和（或）定量瞳孔测量法］进行补充筛查，必要时行有创颅内压监测。进一步的研究和培训项目应倾向于标准化 ONSD 测量技术，以便在床边对患者实施"从头到脚"的超声评估[22]。

19.3.4　超声瞳孔评估

超声瞳孔测量法（UP）正在成为红外瞳孔测量法的潜在替代方案，特别是当眼眶创伤导致临床和红外检查无法进行时[24]。UP 最重要的应用是为无法睁眼的患者（例如，眶周软组织创伤后水肿）以及在大面积烧伤后经常出现明显眼睑水肿的患者提供准确的瞳孔评估。这种方法的优点是可以使用同一超声仪器完成检测。将探头（7.5～15MHz）沿下眶缘切线放置，从而允许经睑板进行光刺激。在重症患者中，超声瞳孔评估与红外瞳孔评估密切相关。需要对更大的患者群体进行进一步研究。

在表 19.1 中显示了可用于无创评估颅内高压的不同超声方法的主要特征。

19.4　大数据与未来研究

基于大数据和未来研究的无创颅内压（nICP）估算　大数据指的是无法用传统计算机系统处理的大量数字数据。因此，此类数据处理只能使用特殊技术和系统来完成。

集成连续监测会产生大数据。它记录来自血流速度（FV）、动脉血压（ABP）、呼出二氧化碳、心电图信号、近红外光谱等的同步数据，并能获取随时间变化的不同波形特征。

分析大数据的特殊技术和系统被称为"机器学习"。它是人工智能的一个分支，其目标是开发能让计算机学习的技术。它们需要大量数据，并倾向于揭示模式、趋势和关联。在本节中，将简要提及一些基于计算机系统的方法。它们首先根据先前记录的数据生成算法。最初，这些算法是在同一患者中生成和使用的，但主要目标是能够将其应用于任何新患者。

（a）"黑箱"指的是一个系统，对其行为的观察必须完全通过输入和输出进行，而无需了解其内部的处理方式。这里的"黑箱"指的是颅骨，"输入"数据由平均动脉压（ABP）和血流速度（FV）表示。在黑箱内部会生成一个模型，该模型得出的结果要"尽可能接近"已知的输出数据（颅内压，ICP）。会生成不同层级的算法，这些算法旨在重现已知的结果（ICP）。然后在没有有创性颅内压数据的情况下使用这些算法。Schmidt 等多年来一直致力于基于包括经 TCD 在内的连续神经监测来计算无创颅内压[25]。他们的模型以血压曲线作为输入，评估其与血流速度的关系，并将有创性颅内压作为输出。他们使用系数 f 和 w，系数 f 用于研究平均动脉压与颅内压之间的线性关系，系数 w 用于研究平均动脉压与血流速度之间的线性关系。第三步是研究系数 f 和 w 之间的关系。在 2003 年发表的一篇文章中，同一团队将基于系数 f

■ 表 19.1　用于无创 ICH 评估的不同超声方法的主要特点

方法	设备／传感器	病理生理事件	解剖学发现	Mon.	Pros	Cons
TCD	TCD 设备 2MHz 脉冲多普勒传感器 ± M 模式	MFV ↓ EDV ↓ PI ↑	可间接评估中线偏移	是	可用于持续监测	- 颞窗通透性
TCCD	超声波机双相＋彩色多普勒 低频（1.75～3.5MHz）相控阵探头	MFV ↓ EDV ↓ PI ↑	中线移位 脑积水 占位性病变	否	尤其适用于没有识别血管经验的操作者	- 颞窗通透性
Vittamed	"Vittamed"：双深度脉冲多普勒探头＋眼外压室	使两个深度的声波图相等所需的压力 =ICP	无	否		- 眼／眶外伤 - 白内障
ONSD	超声机器探头：线阵 7.5～15MHz 设置：小器官模式	直径 ↑	ONSD ↑	否		- 缺乏一统一的方法
超声瞳孔测量	超声机器探头：线阵 7.5～15MHz 设置：小器官模式	瞳孔对光反射改变（脑疝、缺血）	瞳孔直径随光线变化	否	适用于眼眶创伤或烧伤	- 仍需开展更多研究

Mon.：该方法进行连续神经监测的能力；TCD：经颅多普勒；TCCD：经颅彩色编码双功；ONSD：视神经鞘直径；MFV：平均流速；EDV：舒张末期速度；PI：搏动指数

和 w 的"固定矩阵"方法与一种基于"自动调节反馈"控制的新方法进行了比较。与通过自动调节反馈控制的方法相比，使用固定矩阵方法监测有创性颅内压曲线的动态变化时，无论是在 B 波还是平台波期间，曲线都"更平缓"。反馈方法会略微高估颅内压的变化和峰值 [26]。

　　（b）　"改进的黑箱模型" [27] 与上述模型类似，但基于以下前提，即进入"箱"的各种参数与离开"箱"的各种参数之间的相关性是非线性的。他们使用支持向量机和核谱回归技术，其预测效果优于线性模型。他们使用与 Schmidt 模型相同的系数 f 和 w（使用非线性相关性），然后研究 f 和 w 之间的关系。

　　（c）　基于脑血管动力学的 ICP 估算模型。麻省理工学院的 Heldt 小组获得了良好的相关性和一致性 [28]。他们的模型基于脑循环的动态模型。ICP 预估值是通过自动算法为每位患者生成的，无需在特定人群中进行校准过程或训练。

　　（d）　数据挖掘。这是一种基于大数据的研究类型，它在一个复杂的神经网络系统中使用大量记录的信息，无需数学模型，即可生成一个 ICP 值 [11]。

　　（e）　智利圣地亚哥大学的工程师 Max Chacon 领导的小组与我们蒙得维的亚医院诊所的小组合作，使用了一种称为"支持向量机"的人工智能方法 [29]。他们根据 2010 年 8 名患者的神经监测数据生成了一个模型。图 19.8 显示了从上述工作中包括的一名严重创伤性脑损伤患者 45 分钟监测中提取的 5 分钟片段。对每位患者进行了 45 分钟的 ABP、ICP 和 TCD 的 FV 多重神经监测。从 ABP 和 FV 波形提取的参数、它们的关系和心率生成了一个 nICP 模型（表 19.2）。它们被输入到一个"智能"系统中，该系统采用不同的算法来计算 ICP。所选算法的结果与患者的实际 ICP 最为吻合。图 19.9 和图 19.10 显示了 Bland–Altman 图以及有创和估算 ICP 的动态变化。所有这些模型的一个缺点是绝对值上的不一致。然而，一致性已逐渐提高。已发表的研究具有不同的精度，检测 ICP＞20mmHg 的预测能力（曲线下面积）为 0.62～0.92 [11]。此外，使用无创方法进行连续神经监测，可以重现长期 ICP 神经监测曲线的动态特征，包括颅内高压的慢波、快波和平台波。

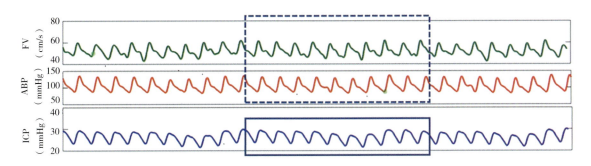

● 图 19.8　对于每个时间窗（5 秒），从血流速度（FV）和动脉血压（ABP）波形中提取特征（虚线框），并计算平均颅内压（ICP）（实线框）

■ 表 19.2　动脉血压（ABP）、脑血流速度（VF）以及两者之间关系（ABP – VF）的 23 个相关信号特征。在这 23 个特征中，选择了 10 个（标有星号）来构建模型[29]

信号特征（参考文献 29）					
	ABP		FV		ABP_FV
*	平均舒张 – 收缩时间	*	平均曲线下面积	*	nMx[29]
*	平均收缩 – 舒张时间	*	平均舒张速度	*	综合指数
*	平均收缩压	*	平均速度		临界闭合压
*	平均曲线下面积	*	搏动指数		阻力区域产品
	平均舒张压		平均收缩速度		脑血管阻力
	平均上升斜率		平均舒张 – 收缩时间		
	趋势		平均收缩 – 舒张时间		
	平均脉压		平均波幅		
	平均动脉压		Pourcelot 指数		

nMx：无创 Mx
* 为建立模型而选择的特征

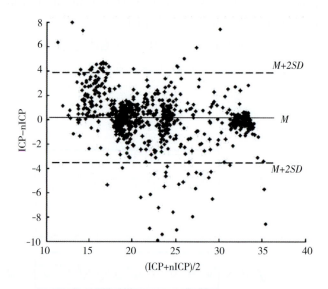

■ 图 19.9　使用 5 秒窗口绘制的非线性模型的 Bland–Altman 图。均值（M）为 0.14，一致性上限（M + 2SD）为 3.8，一致性下限（M – 2SD）为 –3.5

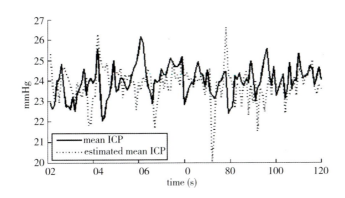

● 图 19.10　使用 5 秒时间窗计算获得的典型患者平均非线性颅内压（ICP）估值

总结

　　颅内高压是神经重症患者病情恶化的标志。在没有侵入性方法的情况下，很难对通气和镇静的患者进行 ICH 临床诊断。有创 ICP 监测是金标准技术，但价格昂贵，需要技术技能，而且经常有禁忌证或无法使用。使用超声方法有助于提高对这些患者存在 ICH 的怀疑程度或排除 ICH。这些方法都是非侵入性的，可以在床边进行。如果怀疑增加，应根据临床情况进行脑成像（CT 扫描或 MR）或侵入性 ICH 检查。

　　TCD 本身可用于评估 ICH，或作为多种神经监测模式的一部分。经颅多普勒的基本变化是血流速度降低和搏动指数增加。正常的波形和数值常可以排除颅内高压。另一方面，病理波形可能由其他病变引起，必须予以排除。声像图波形改变，MCA 的 EDV 值低于 20～25cm/s，PI > 1.25，则怀疑存在颅内压（ICP）升高。必须记住，血管痉挛和颅内高压可能同时存在，从而导致假性正常模式。大数据分析正在提高其对 ICH 诊断的敏感性和特异性，并能显示 ICP 的趋势和现有的不同波形。目前，单独进行连续 TCD 监测或作为多重神经监测的一部分，最多可持续约 1 小时；今后，这一间隔时间肯定会延长。TCCD 可以显示解剖变化、所选平面内的彩色编码血管和血流方向。这种技术缺乏持续监测的可能性。解剖变化与 ICP 升高并无直接关系，ICP 正常时也会出现解剖变化，但中线移位超过 5mm 时应迅速采取应对措施，如进行脑部成像和（或）ICP 监测。Vittamed 是一种有趣的方法，它基于使 TCD 测量的眼动脉两个深度处的血流速度达到平衡时所需的压力。当 ICP 上升时，ONSD 会增大。据观察，当 ONSD 值 < 5.7mm 时，ICP > 20mmHg 的概率非常低，而当 ONSD 值 > 5.7mm 时，ICP 上升的概率明显增加。最后，还可以使用超声瞳孔测量法，为眼眶外伤、血肿或水肿患者提供有用的信息。虽然脑部超声波检查不能取代神经影像学检查或有创神经监测，但它在重症监护室、创伤性脑损伤或其他急性神经损伤患者的随访中仍占有一席之地，尤其是在没有有创监测或有创监测不完全适用的情况下。

▌临床要点▌

— 无论是外伤还是其他病因导致的严重颅脑损伤患者，都可能出现ICH，这是预示不良后果的标志。当患者处于镇静和瘫痪状态时，神经系统临床评估常无法实施，尤其瞳孔变化的临床观察具有滞后性。因此，对于这些严重受伤的患者，临床医生应该借助一些工具来提高对ICH的怀疑。越来越多的患者可以在床边使用超声检查方法。使用TCD时，主要变化是脑血流速度降低，搏动指数增加。超声波教育项目和研究应重点关注不同方法的标准化，以估测颅内高压或不同病变的占位效应，这些都会危及患者的生命。在对患者进行"从头到脚"的超声评估的背景下，开展床旁超声应用技术培训是非常必要的。

参考文献

1. Brain Injury Foundation, American Association of Neurological Surgeons, Joint Section on Neurotrauma and Critical Care. Initial management. J Neurotrauma. 2000;17:463–9.

2. Badri S, Chen J, Barber J, Temkin NR, Dikmen SS, Chesnut RM, Deem S, Yanez ND, Treggiari MM. Mortality and long-term functional outcome associated with intracranial pressure after traumatic brain injury. Intensive Care Med. 2020;8:1800–9.

3. Canac N, Jalaleddini K, Thorpe SG, Thibeault CM, Hamilton RB. Review: Pathophysiology of intracranial hypertension and noninvasive intracranial pressure monitoring. Fluids Barriers CNS. 2020;17:40.

4. Fernando SM, Tran A, Cheng W, Rochwerg B, Taljaard M, Kyeremanteng K, English SW, Sekhon MS, Griesdale DEG, Dowlatshahi D, McCredie VA, Wijdicks EFM, Almenawer SA, Inaba K, Rajajee V, Perry JJ. Diagnosis of elevated intracranial pressure in critically ill adults: systematic review and meta-analysis. BMJ. 2019;24:l4225.

5. Musick S, Alberico A. Neurologic assessment of the neurocritical care patient. Front Neurol. 2021;12:588989.

6. Hawryluk GWJ, Aguilera S, Buki A, et al. A management algorithm for patients with intracranial pressure monitoring: the Seattle International Severe Traumatic Brain Injury Consensus Conference (SIBICC). Intensive Care Med. 2019;45:1783–94.

7. Rangel-Castilla L, Gopinath S, Robertson CS. Management of intracranial hypertension. Neurol Clin. 2008;26:521–41. Erratum in: Neurol Clin. 2008; 26: xvii. Rangel-Castillo, Leonardo [corrected to Rangel-Castilla, Leonardo]

8. Aaslid R, Markwalder TM, Nornes H. Noninvasive transcranial Doppler ultrasound recording of flow velocity in basal cerebral arteries. J Neurosurg. 1982;57:769–74.

9. Consensus Group on Transcranial Doppler in Diagnosis of Brain Death. Latin American consensus on the use of transcranial Doppler in the diagnosis of brain death. Rev Bras Ter Intensiva. 2014;26:240–52.

10. Cardim D, Schmidt B, Robba C, Donnelly J, Puppo C, Czosnyka M, Smielewski P. Transcranial Doppler monitoring of intracranial pressure plateau waves. Neurocrit Care. 2017;26:330–8.

11. Cardim D, Robba C, Bohdanowicz M, Donnelly J, Cabella B, Liu X, Cabeleira M, Smielewski P, Schmidt B, Czosnyka M. Non-invasive monitoring of intracranial pressure using transcranial Doppler ultrasonography: is it possible? Neurocrit Care. 2016;25:473–91.

12. Bellner J, Romner B, Reinstrup P, Kristiansson KA, Ryding E, Brandt L. Transcranial Doppler sonography

pulsatility index (PI) reflects intracranial pressure (ICP). Surg Neurol. 2004;62:45–51.

13. Czosnyka M, Matta BF, Smielewski P, Kirkpatrick PJ, Pickard JD. Cerebral perfusion pressure in head-injured patients: a noninvasive assessment using transcranial Doppler ultrasonography. J Neurosurg. 1998;88:802–8.

14. Rasulo FA, Calza S, Robba C, Taccone FS, Biasucci DG, Badenes R, Piva S, Savo D, Citerio G, Dibu JR, Curto F, Merciadri M, Gritti P, Fassini P, Park S, Lamperti M, Bouzat P, Malacarne P, Chieregato A, Bertuetti R, Aspide R, Cantoni A, McCredie V, Guadrini L, Latronico N. Transcranial Doppler as a screening test to exclude intracranial hypertension in brain-injured patients: the IMPRESSIT-2 prospective multicenter international study. Crit Care. 2022;26:110.

15. Edouard AR, Vanhille E, Le Moigno S, Benhamou D, Mazoit JX. Non-invasive assessment of cerebral perfusion pressure in brain injured patients with moderate intracranial hypertension. Br J Anaesth. 2005;94:216–21.

16. Varsos GV, Kolias AG, Smielewski P, Brady KM, Varsos VG, Hutchinson PJ, Pickard JD, Czosnyka M. A noninvasive estimation of cerebral perfusion pressure using critical closing pressure. J Neurosurg. 2015;123:638–48.

17. Zeiler FA, Czosnyka M, Smielewski P. Optimal cerebral perfusion pressure via transcranial Doppler in TBI: application of robotic technology. Acta Neurochir (Wien). 2018;160:2149–57.

18. Llompart Pou JA, Abadal Centellas JM, Palmer Sans M, Pérez Bárcena J, Casares Vivas M, Homar Ramírez J, Ibáñez Juvé J. Monitoring midline shift by transcranial color-coded sonography in traumatic brain injury. A comparison with cranial computerized tomography. Intensive Care Med. 2004;30:1672–5.

19. Krejza J, Swiat M, Pawlak MA, Oszkinis G, Weigele J, Hurst RW, Kasner S. Suitability of temporal bone acoustic window: conventional TCD versus transcranial color-coded duplex sonography. J Neuroimaging. 2007;17:311–4.

20. Ragauskas A, Matijosaitis V, Zakelis R, Petrikonis K, Rastenyte D, Piper I, Daubaris G. Clinical assessment of noninvasive intracranial pressure absolute value measurement method. Neurology. 2012;78:1684–91.

21. https://humanresearchroadmap.nasa. gov/tasks/task.aspx?i=1415.22. Robba C. Measuring optic nerve sheath diameter using ultrasonography for the detection of non invasive intracranial pressure: what it is and what it is not. Arq Neuropsiquiatr. 2022;80:547–9.

23. Yic CD, Pontet J, Mercado M, Muñoz M, Biestro A. Ultrasonographic measurement of the optic nerve sheath diameter to detect intracranial hypertension: an observational study. Ultrasound J. 2023;15:4.

24. Yic CD, Prada G, Paz SI, Moraes L, Pontet JC, Lasso ME, Biestro A. Comparison of ultrasonographic versus infrared pupillary assessment. Ultrasound J. 2020;12:38.

25. Schmidt B, Klingelhöfer J, Schwarze JJ, Sander D, Wittich I. Noninvasive prediction of intracranial pressure curves using transcranial Doppler ultrasonography and blood pressure curves. Stroke. 1997;28:2465–72.

26. Schmidt B, Czosnyka M, Raabe A, Yahya H, Schwarze JJ, Sackerer D, Sander D, Klingelhöfer J. Adaptive noninvasive assessment of intracranial pressure and cerebral autoregulation. Stroke. 2003;34:84–9.

27. Xu P, Kasprowicz M, Bergsneider M, Hu X. Improved noninvasive intracranial pressure assessment with nonlinear kernel regression. IEEE Trans Inf Technol Biomed. 2010;14:971–8.

28. Kashif FM, Verghese GC, Novak V, Czosnyka M, Heldt T. Model-based noninvasive estimation of intracranial pressure from cerebral blood flow velocity and arterial pressure. Sci Transl Med. 2012;4:129ra44.

29. Chacón M, Pardo C, Puppo C, Curilem M, Landerretche J. Non-invasive intracranial pressure estimation using support vector machine. Annu Int Conf IEEE Eng Med Biol Soc. 2010;2010:996–9.

第 20 章
经颅多普勒（TCD）：急性脑损伤的临床应用

Carla Bittencourt Rynkowski，Juliana Caldas，and Fabio Silvio Taccone

目 录

20.1　引言

经颅多普勒（TCD）是一种可以间接评估颅内主要动脉的脑血流（CBF）速度的无创方法[1]。TCD 可以在床边进行，如有必要可以重复进行，无辐射，并且能够实时提供信息，使医生能够评估 CBF 速度随时间的变化趋势[2]。

TCD 最初用于检测蛛网膜下腔出血（SAH）后的脑血管痉挛[1]；然而，随着时间的推移，其应用范围已经扩大。除了检测脑血管痉挛外，TCD 的主要应用还包括诊断卒中患者主要颅内动脉的狭窄或闭塞（慢性或急性），监测微栓子和脑血管储备能力，评估自动调节和神经血管耦合状态，评估颅内压（ICP）升高，以及检测脑循环停止[3]。

在此，我们重点介绍 TCD 目前最常见的一些应用，特别是血管痉挛的检测；脑卒中患者脑血流损害的识别、病因探查和随访，以及脑循环停止的诊断。

20.2　脑血管痉挛

脑血管痉挛是脑动脉狭窄的一种表现，通过脑成像可以观察到。由于脑血管直径和 TCD 速度之间的反比关系，血管直径的减小可以通过 CBF 速度的增加来证明[4]。在最近关于脑超声检查能力等级的共识中，识别脑血管痉挛被认为是超声医师和临床医生的基本进阶技能[5]。

虽然大多数 SAH 救治中心通常都会进行 TCD 检查[6]，但对于 SAH 患者何时以及多久进行一次 TCD 检查，并没有确切的建议[7]。延迟性脑缺血（DCI）是 SAH 患者最担心的并发症之一，血管痉挛可发生于延迟性脑缺血患者，但这两种情况并非同义词[2]。必须要注意的是，痉挛是一种成像诊断，并不总是与 DCI 的神经功能缺损相对应[8]。在 TACTICS 研究[9]中，95% 的血管造影显示血管痉挛，但只有 45% 的 TCD 扫描显示血管痉挛；其中 30% 的患者确诊为 DCI，20% 的患者预后不佳。重要的是，即使 CBF 正常，没有痉挛，DCI 也可能存在[7, 10]，而且即使存在血管痉挛，逆转血管痉挛也不能保证临床改善[11]。因此，床旁 TCD 对评估血管痉挛可能有价值，但必须结合临床综合判断。

TCD 也可以用于识别 SAH 以外其他疾病的血管痉挛。7% ～ 17% 的动静脉畸形破裂患者可检测到血管痉挛[12]。对于创伤性脑损伤患者，即使没有发生创伤性 SAH，也可能出现血管痉挛，其发生与不良预后相关[13]。最后，TCD 是诊断和监测可逆性脑血管收缩综合征中血管痉挛的有效工具[14, 15]。

20.2.1　诊断

TCD 通过检测 CBF 平均血流速度（MFV）的增加来识别血管痉挛，这种 MFV 增加是由于血管狭窄所致。每条血管都有参考阈值，其根据血管造影中发现的血管狭窄程度确定[16, 17]，用于判断是否存在血管痉挛（表 20.1）。大脑中动脉（MCA）和基底动脉（BA）阈值的证据比其他血管更可靠[16]。

■ 表 20.1　基于颅内动脉平均血流速度（MFV）的脑血管痉挛经颅多普勒诊断标准

血管	正常（MFV cm/s）	痉挛（MFV cm/s）
ACA	＜ 90	＞ 120
PCA	＜ 60	＞ 90
VA	＜ 60	＞ 90
ICA	＜ 80	＞ 110

当 MFV 介于正常和痉挛参考值之间时，必须结合后续检测结果谨慎评估，因为异常值可能提示血管痉挛的早期改变。ACA：大脑前动脉；PCA：大脑后动脉；VA：椎动脉；ICA：颈内动脉[16]。

20.2.2　大脑中动脉的重要性

Willis 环分析显示，大脑中动脉（MCA）是脑血管痉挛的常见受累部位，因为同侧大脑半球 70% ～ 80% 的 CBF 由颈动脉提供，70% 由 MCA 提供。使用 TCD 技术评估 MCA 被认为是床旁即时超声的一项基本技能[5]。Mastantuono 等[18] 在一项荟萃分析中对 TCD 检测到的 MCA 痉挛进行了专门研究，研究显示，TCD 检测血管痉挛的检出率为 70%，灵敏度为 66.7%（95%CI，55.9 ～ 75.9），特异度为 89.5%（80.3 ～ 94.7）；"盲法"TCD 和经颅彩色编码双相多普勒的检测结果没有差异。这些结果印证了 TCD 可以检测到血管痉挛，但不是排除痉挛的好方法。通常认为 MCA 痉挛的阈值是 MFV ≥ 120cm/s[16]，相当于血管造影中显示约 25% 的血管狭窄。然而，最近的一项研究表明，将诊断阈值提高至 160cm/s 可以用来筛选那些将从血管痉挛治疗中受益的患者[17]。MCA 痉挛的诊断也可以基于 CBF 与之前 24 小时的测量值相比快速增加 50%，或患侧 MCA 的 MFV 比对侧高 50%[18]。

20.2.3　脑血管痉挛分级

血管痉挛可以根据 MFV 反映的血管直径减小程度进行分类。以下分类系统考虑了 MCA 中 MFV 值的范围[19]：

- 高血流量：MFV ＞ 80cm/s 且＜ 120cm/s；
- 轻度痉挛：MFV 为 120 ～ 159cm/s（图 20.1）；
- 中度痉挛：MFV 为 160 ～ 199cm/s（图 20.2）；
- 重度痉挛：MFV ＞ 200cm/s（图 20.3）。在某些情况下，极度的血管狭窄可能提示远端脑梗死导致的颅内高压，这种情况可以通过 TCD 检测到。

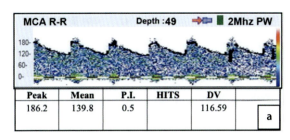

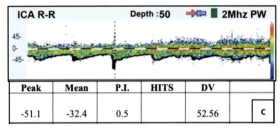

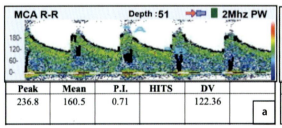

■ 图 20.1　经颅多普勒显示的右侧大脑中动脉（MCA R–R）轻度血管痉挛。轻度血管痉挛的诊断依据是：（a）平均血流速度（MFV）值为 139.8cm/s；（c）Lindegaard 指数（LI）为 4（MCA 的 MFV 为 139.8/ 颅外 ICA 的 MFV 为 32.4）；（b）且超过对侧数值的 50%（左侧 MCA–MCA L–L 为 60.1cm/s）

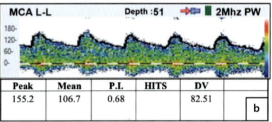

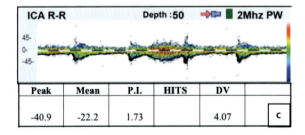

■ 图 20.2　经颅多普勒显示的右侧大脑中动脉（MCA R–R）中度 – 重度血管痉挛图像。右侧 MCA（MCA R–R）中度血管痉挛的诊断依据是：（a）平均流速（MFV）值为 160.5cm/s；（c）然而，Lindegaard 指数（LI）为 7（MCA 的 MFV 160.5/ 颅外 ICA 的 MFV 22.2），这被认为是重度血管痉挛；（b）比对侧（左侧 MCA–MCA L–L 的 106.7cm/s）的值高 40%

　　前循环血管痉挛的另一种分类系统是 Lindegaard 指数（LI），即使用下颌窗测量的 MCA 或大脑前动脉和颈内动脉的 MFV 之间的比值[20]；计算公式为：LI=MCA 的 MFV/ 颅外 ICA 的 MFV。充血时，LI < 3；轻度血管痉挛时，LI 为 3 ~ 4；中度血管痉挛时，LI 为 4 ~ 5；重度血管痉挛时，LI 为 5 ~ 6。

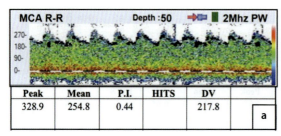
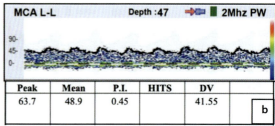
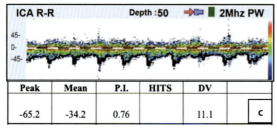

■ 图 20.3 经颅多普勒显示的右侧大脑中动脉（MCA R-R）严重血管痉挛图像。右侧 MCA（MCA R-R）严重血管痉挛的诊断依据是：（a）平均流速（MFV）值为 254.8cm/s，（c）Lindegaard 指数（LI）为 7（MCA 的 MFV 为 254.8/ 颅外 ICA 的 MFV 为 34.2），（b）右侧 MCA 的 MFV 是对侧（左侧 MCA–MCA L–L–of 48.9cm/s）的五倍

20.2.4　鉴别诊断

必须将血管痉挛与脑充血区分开来，后者的 CBF MFV 也很高。为了区分这两种情况，可以考虑前循环水平的 LI：LI＞3 提示血管痉挛，＜3 提示脑充血。

20.2.5　后循环的脑血管痉挛

在考虑基底动脉（BA）血管痉挛标准时，还需要进行一些调整。斯隆指数（Sloan index，SI）[21]，即 BA 的 MFV 与颅外椎动脉 MFV 之比，必须大于 2 才能判定为血管痉挛，其计算公式为：SI=BA 的 MFV/ 颅外 VA 的 MFV，通过后颅窝窗测量，颅外近端 VA 可以在 60mm 深度处进行分析。SI 为 2.5～3 时提示中度血管痉挛，＞3 则提示重度血管痉挛。

20.2.6　治疗反应性监测应用

TCD 可以在床旁用于追踪患有延迟性脑缺血（DCI）患者的脑血管痉挛治疗反应[22]。然而，TCD 的测量结果必须始终结合临床表现综合评估[23]，因为 TCD 或影像学上显示的血管痉挛逆转并不等同于临床症状的改善[8]。

20.2.7　其他重要考虑因素

- 目前尚无确凿的证据表明 SAH 后进行 TCD 的最佳时间间隔[24]。预计蛛网膜下腔出血后 4～14 天会出现血管痉挛。之前建议每天或每隔一天进行 TCD 检查，可以根据患者的个人需求和临床状态进行调整[2, 6, 25-27]。我们必须将蛛网膜下腔出血视为一种复杂的疾病，解读 TCD 结果时需综合考虑患者临床表现，因为神经检查仍然是检测 DCI

的最佳工具[7, 28]。在完全无症状的患者中较少仅基于影像学结果就开始血管痉挛治疗，尽管这些患者需要密切监测[29-34]。因此，在诊断过程中应谨慎评估临床检查、既往的 TCD 结果（建议对所有 SAH 患者至少进行一次 TCD 评估，以建立基线对照）以及对侧血流评估。无意识的患者或那些深度镇静的患者可能会从每天超过一次的 TCD 评估中受益。

- 除检测血管痉挛外，TCD 还可以在 SAH 患者中用于检测其他信息。与蛛网膜下腔出血过程和结果相关的脑自动调节状态可以通过先进的软件甚至简单的操作（如短暂的颈动脉压迫）进行持续评估和监测[35, 36]。此外，TCD 可以用来评估脑灌注压[37]，从而排除颅内高压等情况[37, 38]，这可能使一些涉及大面积脑梗死的 DCI 病例复杂化。在这种情况下，TCD 甚至可以识别进展为脑循环停止的状态[38]。

20.3　脑循环停止（在脑死亡诊断中）

每个国家对于脑死亡的诊断都有特定的法律要求。尽管最新的指南报告说，没有足够的证据来确定使用辅助测试［如脑电图（EEG）、诱发电位和脑成像］来确定脑死亡，但一些国家要求，在临床检查的基础上需要增加辅助检查。此外，在某些情况下，不能使用呼吸暂停测试来诊断脑死亡，例如，临床状态不稳定的患者、慢性阻塞性肺病患者以及接受巴比妥类药物治疗或低体温的患者。在这些情况下，辅助检查可作为标准临床检查的手段用于脑死亡的确认。

在一系列脑死亡辅助检查中，TCD 发挥着重要作用。最近的一项荟萃分析纳入了 22 篇文献，共 1671 名患者，结果表明 TCD 是确认脑死亡的高度准确的辅助检查[39]。敏感性和特异性分别为 90% 和 98%，受试者工作特征（ROC）曲线下面积估计为 0.964。由于 TCD 评估的一些固有局限性，包括与骨窗（约 9% 的患者感应不足）或与缓解 ICP 的颅骨（去骨瓣减压术、脑室外装置，甚至幼儿的可塑性颅骨）有关的结构异常，其灵敏度一直不太高。这项系统综述的结果，结合 Monteiro 等[40]的一项研究，支持使用 TCD 作为脑死亡诊断的标准辅助检查。

使用 TCD 检测脑循环停止（CCA），必须在四条血管中显示无血流：左、右 MCA 和双侧颅内椎动脉（VA）[41]。脑血流消失的判定标准为舒张末期流速（EDV）缺如。可能存在最小的峰值收缩期流速，但舒张期流速通常无法检测或具有"负"值（即"舒张期回流"）。因此，必须在四条血管中的每一条都检测到至少一种结果（不一定在所有血管中都检测到相同的信号）：振荡波、收缩尖峰和先前记录的多普勒血流信号的消失（图 20.4）。

在进行 TCD 检查时，患者收缩压（SBP）需维持在 90～100mmHg 以上。在 ICP 极高或动脉血压极低时，舒张末期血流速度可能非常低，几乎消失。在这种突然不稳定的情况下，仍然可能存在低 CBF，因此不能考虑不可逆转的 CCA 状态[3]。因此，在这种情况下开始 TCD 检查之前必须遵循的生理参数是：SBP > 90～100mmHg，体温 > 35℃，氧饱和度 > 94%（图 20.5）。另一个重要注意事项是，CCA 的 TCD 监测时间必须不低于 30 分钟，以避免出现一过性 ICP 升高的假阳性。

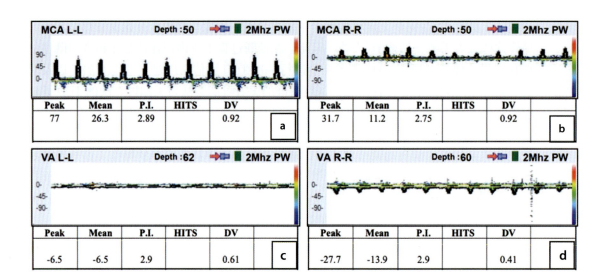

图 20.4 这些图像通过经颅多普勒显示了脑循环停止（CCA）时的不同发现。大脑中动脉（MCA）和颅内椎动脉（VA）的脑血流（CBF）速度显示为：（a）左侧 MCA（MCA L-L）出现收缩期峰值和反向波，（b）右侧 MCA（MCA L-L）出现收缩期峰值，（c）左侧 VA（VA L-L）先前记录的多普勒血流信号消失，（d）右侧 VA（VA R-R）出现收缩期峰值

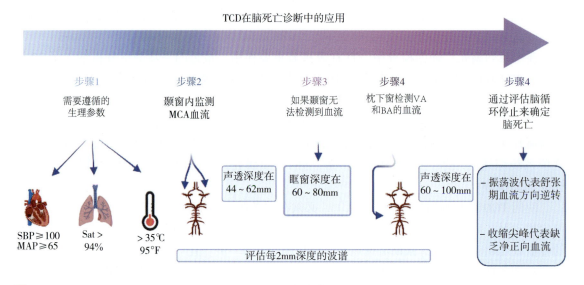

图 20.5 经颅多普勒（TCD）在脑死亡诊断中的逐步算法。SBP：收缩压；MAP：平均动脉压；Sat：血氧饱和度；MCA：大脑中动脉；VA：椎动脉；BA：基底动脉（图转载自 Caldas 等，2022[53]，遵循知识共享署名 4.0 国际许可协议）

当无法检测到大脑中动脉（MCA）和椎动脉（VA）血流时，可以通过经眶窗对颈内动脉（Siphon）进行超声检查，并评估颅外椎动脉。在这些血管中也可能出现相同的脑循环停止（CCA）模式。尽管这些动脉的血流比 MCA 或 VA 更晚受到影响，但在颅骨密封性丧失的情况下，可能会观察到早期的假阴性"CCA"。这种情况可能发生在去骨瓣减压术中，大面积颅骨骨折，

或存在脑室引流[39]。在这些情况下，CCA 诊断会出现延迟，可能会导致脑死亡诊断和器官捐献过程的延迟。在这些情况下，一个合理的替代方案是使用不依赖于血流的辅助方法来完成脑死亡诊断，如脑电图或脑闪烁显像。

TCD 评估的是皮质脑灌注而不是脑干功能，因此需要考虑到这一局限性。然而，在需要进行辅助检查的国家，或者当临床状况或用药导致临床检查不适合时，TCD 仍然是确认脑死亡的最可靠的辅助检查。

20.4 TCD 在脑卒中患者中的应用

20.4.1 寻找病因

在隐源性卒中的诊断过程中，TCD 被认为是与经食管超声心动图（TEE）并列的 II 类筛查工具，用于检查右 – 左心肺分流。卵圆孔未闭（PFO）是左右心房间分流的常见原因。尽管大多数 PFO 患者没有任何症状，但通过 PFO 的右至左分流与卒中有关，特别是在年轻、健康体重、无糖尿病且不吸烟的患者中。这些病例可能需要积极筛查 PFO[42, 43]，TCD 在这方面可以发挥重要作用。

TCD 可以检测心内分流和心外分流（在存在肺动静脉畸形的病例中）。这种方法甚至可以使用"微栓子信号分级评分"来对分流进行分级，并且作为初步检查手段比 TEE 侵入性更小。TCD 检查时需用独立的多普勒探头对大脑中动脉（通常是大脑中动脉）进行声窗探查，以评估每条大脑中动脉的血流速度分布。TCD 检查大脑中动脉后，应在静息期和做 Valsalva 动作时注射震荡生理盐水。如果存在右向左分流，超声医师将观察到微泡对比剂，并听到动脉循环中的声音信号（高强度瞬态信号，HITS）（见图 20.6）。

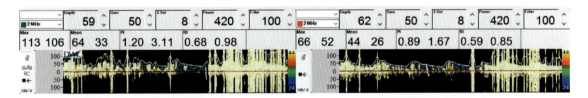

□ 图 20.6 该图像显示在微泡测试期间对双侧大脑中动脉的监测结果。可以看到动脉循环中存在高强度瞬态信号（HITS），提示存在右左分流

20.4.2 急性阶段

在脑卒中患者中，TCD 有助于早期发现近端血管阻塞或狭窄，提供溶栓期间的连续监测，以精准判断血管再通时机或识别治疗无应答情况，甚至可以早期发现血管再闭塞[44, 45]。有一个 TCD 分级系统用于对急性卒中的脑血流量进行分级，即 TIBI 评分（脑缺血溶栓 – 经颅多普勒血流分级），从无血流（0 级）到正常血流（5 级）（表 20.2）。TIBI 评分最初是用来量化溶栓后的颅内残余脑血流，但其应用可以扩展到量化评估血栓取出术后的血流，甚至在怀疑

存在血管再闭塞时（图 20.7）。

表 20.2 利用脑卒中经颅多普勒（TCD）血流进行脑缺血溶栓（TIBI）分类[45]

TIBI 等级	TCD 显示血流状态	波形特征
0	缺失	无信号
1	微量	收缩期尖峰或振荡波；无舒张期流
2	钝化	收缩期血流平缓；舒张末期血流呈正向
3	抑制	正常收缩期血流和正向舒张末期血流 + MFV 降低（与对侧相比降低 > 30%）
4	狭窄性血流	MFV > 80cm/s + 与对侧差异 > 30%
5	正常	正常波形；与对侧相比，MFV 差异 < 30%

MFV：平均血流速度（Mean Flow Velocity）

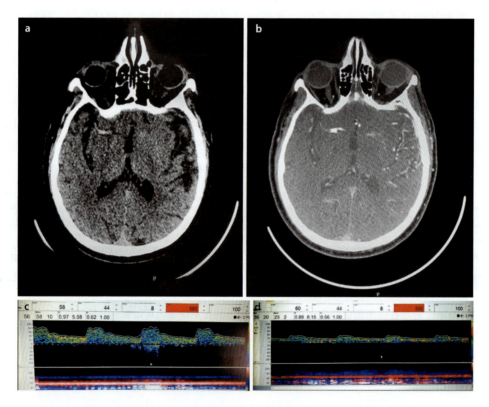

图 20.7 一名 80 岁男性脑卒中发作 2 小时后的计算机断层扫描（CT）和经颅多普勒（TCD）图像。（a）CT 扫描显示右侧大脑中动脉（MCA）信号高密度。（b）右侧 MCA 无侧支循环和血管阻滞。（c）TCD 图像显示左侧 MCA（未受影响侧）的血流速度。（d）TCD 图像显示右侧 MCA 低灌注状态，具体表现为 TIBI 2 级（波形变钝），溶栓和取栓术后未见再灌注

>> 案例报告

　　一位 80 岁男性，卒中发作 2 小时后，美国国立卫生研究院卒中量表（NIHSS）评分为 20 分，被送入急诊室。他立即被转诊进行溶栓和取栓手术。手术后两小时，被送入神经重症监护病房，NIHSS 评分仍为 20 分。TCD 检查显示右侧大脑中动脉（MCA）的平均血流速度（MFV）较低，提示残余低灌注状态且未见再灌注（见图 20.7）。因此，将平均动脉压从 85mmHg 基线值升高到 105mmHg，并根据患者的临床改善情况和 MCA mFA 提升进行了个性化调整。TCD 可能是评估再灌注治疗和指导术后血压目标的有用工具。

　　在脑卒中患者的评估中，TCD 也可以用于判断预后。在缺血性卒中后大约 6 小时内，TCD 检测到的正常脑血流量（CBF）是一个早期改善的独立预测因素[46]。另一方面，如果卒中发作后 6 小时内大脑中动脉（MCA）仍然闭塞，这预示着自发性出血性转化的预测值为 72%[46]。卒中后大约 12 小时内，平均血流速度（MFV）小于 30cm/s 与恢复不良有关。此外，早期微栓子的存在是早期缺血性卒中复发的预测指标[46]。因为 TCD 可以在床边使用，且无需对比剂，对于急性卒中患者的评估尤其有价值。

　　除了在急性阶段使用外，TCD 还可以通过以下迹象帮助评估颅内狭窄闭塞性疾病：在管腔狭窄处局部 MFV 增加、病变上游 MFV 降低以及搏动性增加和病变下游立即出现的异常 MFV。TCD 还可以检测到颈动脉系统中的一些颅外异常，如 MFV 下降，同侧 MCA 的搏动性减弱，而对侧 MCA 的血流正常，同侧 MCA 的血流加速性减弱等[46]。

20.4.3　脑卒中的大脑自主调节

　　脑自动调节是一种机制，它能根据脑的代谢需求来维持足够的 CBF，并对动脉血压变化等外部刺激做出快速反应，在卒中期间起着重要作用。一些卒中患者的脑自动调节功能受损，这可能与较差的功能预后相关，因为这种损伤可能增加了出血性转归和脑水肿的风险[47-49]。

　　研究报告称，在急性卒中阶段，受影响半球的大脑自动调节明显受损，并且随着卒中严重程度的增加而持续加剧[48]。在临床严重卒中的早期阶段和（或）大血管闭塞性卒中的再灌注阶段，密切监测脑自动调节状态可能尤为重要[50, 51]。血压波动通常发生在这一急性阶段[52]，并且与脑自动调节的变化结合，可能为治疗干预提供目标，以挽救缺血半暗带。TCD 可通过文献中发表的各种指标，评估静态和动态脑自动调节[53]。

20.4.4　卒中患者颅内压的评估

　　大脑半球大面积梗死的患者可能会出现颅内压增高，导致脑疝，随后对健康脑区域产生机械性和缺血性损伤。通过去骨瓣减压术，将一部分颅骨手术切除，允许水肿的脑组织向外突出，从而预防其他脑区域的神经元损伤。

　　TCD 是早期检测颅内高压进展的好方法，有助于确定进行去骨瓣减压术的最佳时机。在颅内高压的情况下，TCD 波形显示舒张期血流速度急剧下降和 PI 指数升高（超过 1.4）（图

20.8）。TCD 参数还可以使用以下公式无创估算颅内压（ICPtcd）数值：

$$ICPtcd=MAP-CPPe$$

$$CPPe =MAP*EDV/MFV+14$$

其中，MAP 是平均动脉压，CPPe 是脑灌注压估算值，EDV 是舒张末期血流速度，MFV 是平均血流速度。TCD 测量可以与视神经鞘直径（ONSD）的评估联合应用，因为升高的 ICPtcd 和扩大的 ONSD（即 > 6mm）共同存在时，对颅内高压的预测准确性更高[54]。然而，大多数研究 ICPtcd 和 ONSD 的研究未纳入卒中患者。升高的 ICPtcd 和增大的 ONSD 是否助于识别有恶化风险，并需要行去骨瓣减压术的患者，留待未来进一步研究分析。

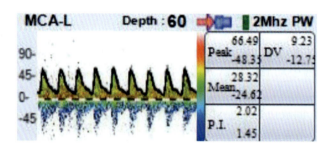

■ 图 20.8　左大脑中动脉（MCA–L）的脑血流（CBF）速度，具有高搏动指数（2.02）和低振幅（MFV 28.23cm/s）。这些参数表明去骨瓣减压术前存在颅内高压

┃ 临床要点 ┃

- TCD 是一种多功能的工具，可以在床边应用，如有必要，可以多次重复使用，是一种无创的多模态监测手段。
- TCD 在识别脑血管痉挛方面具有良好的特异性，但需结合患者的临床情况综合判读。
- 在急性脑损伤中，TCD 应用范围广泛，能够识别颅内高压、临界 CBF 恶化为 CCA、脑自动调节状态，以及特征性的减弱、抑制或痉挛波形。
- 在必须进行辅助检查的国家，或临床条件使临床检查不可靠时，TCD 是脑死亡确认的首选辅助检测工具。
- 在开始任何 TCD 检查之前，重要的是评估患者的血流动力学状态是否稳定，以避免对 TCD 的错误判读。
- 卒中病因的筛查应在早期阶段开始，而 TCD 是一种有价值的工具。
- TCD 可用于检测脑卒中患者再灌注治疗后的 CBF 速度，是指导术后血压目标管理的有效工具。

> **总结**　　TCD 是一种实用的、无创的床旁检查技术，在评估急性脑损伤危重患者方面具有一些优势。尽管存在一些与声窗相关的局限性以及对超声医师专业技能知识的需求，但对加强此类技术培训的建议越来越多，特别是在神经重症监护单位。TCD 可能有助于确认 SAH 患者临床恶化时是否存在脑血管痉挛。此外，TCD 是确认脑死亡诊断的有效辅助检查。最后，TCD 应在急性缺血性卒中患者的随访中实施，以评估血管灌注，制定个性化血压目标，并早期识别颅内高压。

参考文献

1. Aaslid R, Markwalder TM, Nornes H. Noninvasive transcranial Doppler ultrasound recording of flow velocity in basal cerebral arteries. J Neurosurg. 1982;57(6):769–74.

2. Neifert SN, Chapman EK, Martiniml, Shuman WH, Schupper AJ, Oermann EK, Mocco J, Macdonald RL. Aneurysmal subarachnoid hemorrhage: the last decade. Transl Stroke Res. 2021;12(3):428–46.

3. Blanco P, Abdo-Cuza A. Transcranial Doppler ultrasound in neurocritical care. J Ultrasound. 2018;21(1):1–16. https://doi.org/10.1007/s40477-018-0282-9. Epub 2018 Feb 10.

4. Lau VI, Arntfield RT. Point-of-care transcranial Doppler by intensivists. Crit Ultrasound J. 2017;9(1):21. https://doi.org/10.1186/s13089-017-0077-9.

5. Robba C, Poole D, Citerio G, Taccone FS, Rasulo FA, Consensus on Brain Ultrasonography in Critical Care Group. Brain ultrasonography consensus on skill recommendations and competence levels within the critical care setting. Neurocrit Care. 2020;32(2):502–11. https://doi.org/10.1007/s12028-019-00766-9.

6. Sloan MA, Alexandrov AV, Tegeler CH, Spencer MP, Caplan LR, Feldmann E, Wechsler LR, Newell DW, Gomez CR, Babikian VL, Lefkowitz D, Goldman RS, Armon C, Hsu CY, Goodin DS, Therapeutics and Technology Assessment Subcommittee of the American Academy of Neurology. Assessment: transcranial Doppler ultrasonography: report of the Therapeutics and Technology Assessment Subcommittee of the American Academy of Neurology. Neurology. 2004;62(9):1468–81. https://doi.org/10.1212/wnl.62.9.1468.

7. Rabinstein AA, Lanzino G. Aneurysmal subarachnoid hemorrhage: unanswered questions. Neurosurg Clin N Am. 2018;29(2):255–62. https://doi.org/10.1016/j.nec.2018.01.001.

8. Vergouwen MD, Vermeulen M, van Gijn J, et al. Definition of delayed cerebral ischemia after aneurysmal subarachnoid hemorrhage as an outcome event in clinical trials and observational studies: proposal of a multidisciplinary research group. Stroke. 2010;41(10):2391–5. https://doi.org/10.1161/STROKEAHA.110.589275. Epub 2010 Aug 26.

9. van der Harst JJ, Luijckx GR, Elting JWJ, Bokkers RPH, van den Bergh WM, Eshghi OS, Metzemaekers JDM, Groen RJM, Mazuri A, van Dijk JMC, Uyttenboogaart M. Transcranial Doppler versus CT-angiography for detection of cerebral vasospasm in relation to delayed cerebral ischemia after aneurysmal subarachnoid hemorrhage: a prospective single-center cohort study: the transcranial Doppler and CT-angiography for investigating cerebral vasospasm in subarachnoid hemorrhage (TACTICS) study. Crit Care Explor. 2019;1(1):e0001. https://doi.org/10.1097/CCE.0000000000000001.

10. Dorsch NW, King MT. A review of cerebral vasospasm in aneurysmal subarachnoid haemorrhage part I: incidence and effects. J Clin Neurosci. 1994;1(1):19–26.

11. Macdonald RL, Kassell NF, Mayer S, Ruefenacht D, Schmiedek P, Weidauer S, Frey A, Roux S, Pasqualin A,

CONSCIOUS-1 Investigators. Clazosentan to overcome neurological ischemia and infarction occurring after subarachnoid hemorrhage (CONSCIOUS-1): randomized, double-blind, placebo-controlled phase 2 dose-finding trial. Stroke. 2008;39(11):3015–21. https://doi. org/10.1161/STROKEAHA.108.519942. Epub 2008 Aug 7.

12. Dicpinigaitis AJ, Feldstein E, Shapiro SD, Kamal H, Bauerschmidt A, Rosenberg J, Amuluru K, Pisapia J, Dangayach NS, Liang JW, Bowers CA, Mayer SA, Gandhi CD, Al-Mufti F. Cerebral vasospasm following arteriovenous malformation rupture: a population-based cross-sectional study. Neurosurg Focus. 2022;53(1):E15. https://doi.org/10.3171/2022.4.FOCUS2277.

13. Fatima N, Shuaib A, Chughtai TS, Ayyad A, Saqqur M. The role of transcranial Doppler in traumatic brain injury: a systemic review and meta-analysis. Asian J Neurosurg. 2019;14(3):626–33.https://doi.org/10.4103/ajns. AJNS_42_19.

14. Oliveira R, Inácio N, Baptista P, Gil-Gouveia R. Transcranial Doppler findings in a population with clinical probable reversible cerebral vasoconstriction syndrome. Rev Neurol (Paris). 2022;178(4):385–90. https://doi. org/10.1016/j.neurol.2021.06.015. Epub 2021 Oct 21.

15. Hathidara M, Patel NH, Flores A, Cabrera Y, Cabrera F, Koch S. Transcranial Doppler findings in reversible cerebral vasoconstriction syndrome. J Neuroimaging. 2022;32(2):345–51. https://doi. org/10.1111/jon.12946. Epub 2021 Nov 16.

16. Kumar G, Alexandrov AV. Vasospasm surveillance with transcranial Doppler sonography in subarachnoid hemorrhage. J Ultrasound Med. 2015;34(8):1345–50. https://doi.org/10.7863/ultra.34.8.1345.

17. Darsaut TE, Keough MB, Chan AM, Farzin B, Findlay JM, Chow MM, Chagnon M, Zehr J, Gevry G, Raymond J. Transcranial Doppler velocities and angiographic vasospasm after SAH: a diagnostic accuracy study. AJNR Am J Neuroradiol. 2022;43(1):80–6. https://doi.org/10.3174/ajnr.A7347. Epub 2021 Nov 18.

18. Mastantuono JM, Combescure C, Elia N, Tramèr MR, Lysakowski C. Transcranial Doppler in the diagnosis of cerebral vasospasm: an updated meta-analysis. Crit Care Med. 2018;46(10):1665–72. https://doi.org/10.1097/ CCM.0000000000003297.

19. Vora YY, Suarez-Almazor M, Steinke DE, Martinml, Findlay JM. Role of transcranial Doppler monitoring in the diagnosis of cerebral vasospasm after subarachnoid hemorrhage. Neurosurgery. 1999;44(6):1237–47; discussion 1247–8.

20. Lindegaard KF, Nornes H, Bakke SJ, Sorteberg W, Nakstad P. Cerebral vasospasm after subarachnoid haemorrhage investigated by means of transcranial Doppler ultrasound. Acta Neurochir Suppl (Wien). 1988;42:81–4. https://doi. org/10.1007/978-3-7091-8975-7_16.

21. Soustiel JF, Shik V, Feinsod M. Basilar vasospasm following spontaneous and traumatic subarachnoid haemorrhage: clinical implications. Acta Neurochir. 2002;144(2):137–44; discussion 144. https://doi.org/10.1007/ s007010200016.

22. Rouanet C, Chaddad F, Freitas F, Miranda M, Vasconcellos N, Valiente R, Muehlschlegel S, Silva GS. Kinetics of cerebral blood flow velocities during treatment for delayed cerebral ischemia in aneurysmal subarachnoid hemorrhage. Neurocrit Care. 2022;36(1):226–39. https://doi. org/10.1007/s12028-021-01288-z.Epub 2021 Jul 20.

23. Robba C, Taccone FS. How I use transcranial Doppler. Crit Care. 2019;23(1):420. https://doi. org/10.1186/s13054-019- 2700-6.

24. Majewska P, Hara S, Gulati S, Solheim O. Association between transcranial Doppler vasospasm and functional outcome after subarachnoid hemorrhage. Brain Circ. 2021;7(4):271–6. https://doi.org/10.4103/bc.bc_63_21.

25. Alexandrov AV, Sloan MA, Tegeler CH, Newell DN, Lumsden A, Garami Z, Levy CR, Wong LK, Douville C, Kaps M, Tsivgoulis G, American Society of Neuroimaging Practice Guidelines Committee. Practice standards for transcranial Doppler (TCD) ultrasound. Part II. Clinical indications and expected outcomes. J Neuroimaging.

2012;22(3):215–24. https://doi.org/10.1111/j.1552-6569.2010.00523.x. Epub 2010 Oct 26.

26. Aaslid R, Huber P, Nornes H. Evaluation of cerebrovascular spasm with transcranial Doppler ultrasound. J Neurosurg. 1984;60(1):37–41. https://doi.org/10.3171/jns.1984.60.1.0037.

27. Hakimi R, Alexandrov AV, Garami Z. Neuro-ultrasonography. Neurol Clin. 2020;38(1):215–29.https://doi.org/10.1016/j.ncl.2019.09.006.

28. Ditz C, Leppert J, Neumann A, Krajewski KL, Gliemroth J, Tronnier VM, Küchler J. Cerebral vasospasm after spontaneous subarachnoid hemorrhage: angiographic pattern and its impact on the clinical course. World Neurosurg. 2020;138:e913–21. https://doi.org/10.1016/j.wneu.2020.03.146. Epub 2020 Apr 2.

29. Weiss M, Albanna W, Conzen C, Megjhani M, Tas J, Seyfried K, Kastenholz N, Veldeman M, Schmidt TP, Schulze-Steinen H, Wiesmann M, Clusmann H, Park S, Aries M, Schubert GA. Optimal cerebral perfusion pressure during delayed cerebral ischemia after aneurysmal subarachnoid hemorrhage. Crit Care Med. 2022;50(2):183–91. https://doi.org/10.1097/CCM.0000000000005396.

30. Megjhani M, Weiss M, Ford J, Terilli K, Kastenholz N, Nametz D, Kwon SB, Velazquez A, Agarwal S, Roh DJ, Conzen-Dilger C, Albanna W, Veldeman M, Connolly ES Jr, Claassen J, Aries M, Schubert GA, Park S. Optimal cerebral perfusion pressure and brain tissue oxygen in aneurysmal subarachnoid hemorrhage. Stroke. 2022;54:189. https://doi.org/10.1161/STROKEAHA.122.040339. Epub ahead of print.

31. Raymond J, Létourneau-Guillon L, Darsaut TE. Angiographic vasospasm and delayed cerebral ischemia after subarachnoid hemorrhage: moving from theoretical to practical research pertinent to neurosurgical care. Neurochirurgie. 2022;68(4):363–6. https://doi.org/10.1016/j.neuchi.2021.10.001. Epub 2021 Nov 26.

32. Rebeiz T, Sabirov T, Wanchoo S, White TG, Da Silva I, Stefanov DG, Temes RE. Angiographic treatment of asymptomatic cerebral vasospasm following aneurysmal subarachnoid hemorrhage for the prevention of delayed cerebral ischemia. World Neurosurg. 2022;166:e135–9. https://doi. org/10.1016/j.wneu.2022.06.129. Epub 2022 Jul 3.

33. Shamshad A, Persad-Paisley EM, Wendell LC, Thompson BB, Reznik ME, Furie KL, Mahta A. Association of asymptomatic cerebral vasospasm with outcomes in survivors of aneurysmal subarachnoid hemorrhage. J Stroke Cerebrovasc Dis. 2022;31(12):106821. https://doi.org/10.1016/j.jstrokecerebrovasdis.2022.106821. Epub 2022 Oct 12.

34. Hollingworth M, Jamjoom AAB, Bulters D, Patel HC. How is vasospasm screening using transcranial Doppler associated with delayed cerebral ischemia and outcomes in aneurysmal subarachnoid hemorrhage? Acta Neurochir. 2019;161(2):385–92. https://doi.org/10.1007/s00701-018-3765-8.Epub 2019 Jan 12.

35. Lidington D, Wan H, Bolz SS. Cerebral autoregulation in subarachnoid hemorrhage. Front Neurol. 2021;12:688362. https://doi.org/10.3389/fneur.2021.688362.

36. Rynkowski CB, de Oliveira Manoel AL, Dos Reis MM, Puppo C, Worm PV, Zambonin D, Bianchin MM. Early transcranial Doppler evaluation of cerebral autoregulation independently predicts functional outcome after aneurysmal subarachnoid hemorrhage. Neurocrit Care. 2019;31(2):253–62. https://doi.org/10.1007/s12028-019-00732-5.

37. Robba C, Pozzebon S, Moro B, Vincent JL, Creteur J, Taccone FS. Multimodal non-invasive assessment of intracranial hypertension: an observational study. Crit Care. 2020;24(1):379. https://doi.org/10.1186/s13054-020-03105-z.

38. Rasulo FA, Bertuetti R, Robba C, Lusenti F, Cantoni A, Bernini M, Girardini A, Calza S, Piva S, Fagoni N, Latronico N. The accuracy of transcranial Doppler in excluding intracranial hypertension following acute brain injury: a multicenter prospective pilot study. Crit Care. 2017;21(1):44. https://doi.org/10.1186/s13054-017-1632-2.

39. Chang JJ, Tsivgoulis G, Katsanos AH, Malkoff MD, Alexandrov AV. Diagnostic accuracy of transcranial Doppler

for brain death confirmation: systematic review and meta-analysis. AJNR Am J Neuroradiol. 2016;37(3):408–14. https://doi.org/10.3174/ajnr.A4548. Epub 2015 Oct 29.

40. Monteiro LM, Bollen CW, van Huffelen AC, et al. Transcranial Doppler ultrasonography to confirm brain death: a meta-analysis. Intensive Care Med. 2006;32:1937–44.

41. Consensus Group on Transcranial Doppler in Diagnosis of Brain Death. Latin American consensus on the use of transcranial Doppler in the diagnosis of brain death. Rev Bras Ter Intens. 2014;26(3):240–52. https://doi.org/10.5935/0103-507x.20140035.

42. Homma S, Messé SR, Rundek T, Sun YP, Franke J, Davidson K, Sievert H, Sacco RL, Di Tullio MR. Patent foramen ovale. Nat Rev Dis Primers. 2016;2:15086. https://doi.org/10.1038/nrdp.2015.86.

43. Komar M, Olszowska M, Przewłocki T, Podolec J, Stępniewski J, Sobień B, Badacz R, Kabłak-Ziembicka A, Tomkiewicz-Pająk L, Podolec P. Transcranial Doppler ultrasonography should it be the first choice for persistent foramen ovale screening? Cardiovasc Ultrasound. 2014;12:16. https://doi.org/10.1186/1476-7120-12-16.

44. Viski S, Olah L. Use of transcranial Doppler in intensive care unit. J Crit Care Med (Targu Mures). 2017;3(3):99–104. https://doi.org/10.1515/jccm-2017-0021.

45. Demchuk AM, Burgin WS, Christou I, Felberg RA, Barber PA, Hill MD, Alexandrov AV. Thrombolysis in brain ischemia (TIBI) transcranial Doppler flow grades predict clinical severity, early recovery, and mortality in patients treated with intravenous tissue plasminogen activator. Stroke. 2001;32(1):89–93. https://doi.org/10.1161/01.str.32.1.89.

46. Sarkar S, Ghosh S, Ghosh SK, Collier A. Role of transcranial Doppler ultrasonography in stroke. Postgrad Med J. 2007;83(985):683–9. https://doi.org/10.1136/pgmj.2007.058602.

47. Salinet AS, Panerai RB, Robinson TG. The longitudinal evolution of cerebral blood flow regulation after acute ischaemic stroke. Cerebrovasc Dis Extra. 2014;4(2):186–97. https://doi.org/10.1159/000366017.

48. Salinet AS, Silva NC, Caldas J, de Azevedo DS, de-Lima-Oliveira M, Nogueira RC, Conforto AB, Texeira MJ, Robinson TG, Panerai RB, Bor-Seng-Shu E. Impaired cerebral autoregulation and neurovascular coupling in middle cerebral artery stroke: influence of severity? J Cereb Blood Flow Metab. 2019;39(11):2277–85. https://doi.org/10.1177/0271678X18794835. Epub 2018 Aug 17.

49. Nogueira RC, Aries M, Minhas JS, Petersen N, Xiong L, Kainerstorfer JM, Castro P. Review of studies on dynamic cerebral autoregulation in the acute phase of stroke and the relationship with clinical outcome. J Cereb Blood Flow Metab. 2022;42(3):430–53. https://doi.org/10.1177/0271678X211045222. Epub 2021 Sep 13.

50. Meyer M, Juenemann M, Braun T, Schirotzek I, Tanislav C, Engelhard K, Schramm P. Impaired cerebrovascular autoregulation in large vessel occlusive stroke after successful mechanical thrombectomy: a prospective cohort study. J Stroke Cerebrovasc Dis. 2020;29(3):104596. https://doi. org/10.1016/j.jstrokecerebrovasdis.2019.104596. Epub 2020 Jan 3.

51. Tian G, Ji Z, Huang K, Lin Z, Pan S, Wu Y. Dynamic cerebral autoregulation is an independent outcome predictor of acute ischemic stroke after endovascular therapy. BMC Neurol. 2020;20(1):189. https://doi.org/10.1186/s12883-020-01737-w.

52. Rasmussen M, Schönenberger S, Hendèn PL, Valentin JB, Espelund US, Sørensen LH, Juul N, Uhlmann L, Johnsen SP, Rentzos A, Bösel J, Simonsen CZ, SAGA Collaborators. Blood pressure thresholds and neurologic outcomes after endovascular therapy for acute ischemic stroke: an analysis of individual patient data from 3 randomized clinical trials. JAMA Neurol. 2020;77(5):622–31. https://doi.org/10.1001/jamaneurol.2019.4838.

53. Caldas J, Rynkowski CB, Robba C. POCUS, how can we include the brain? An overview. J Anesth Analg Crit Care. 2022;2:55. https://doi.org/10.1186/s44158-022-00082-3.

54. Meyfroidt G, Bouzat P, Casaer MP, Chesnut R, Hamada SR, Helbok R, Hutchinson P, Maas AIR, Manley G,

Menon DK, Newcombe VFJ, Oddo M, Robba C, Shutter L, Smith M, Steyerberg EW, Stocchetti N, Taccone FS, Wilson L, Zanier ER, Citerio G. Management of moderate to severe traumatic brain injury: an update for the intensivist. Intensive Care Med. 2022;48(6):649–66. https://doi.org/10.1007/s00134-022-06702-4. Epub 2022 May 20. Erratum in: Intensive Care Med. 2022 Jul;48(7):989–991.

第 21 章
区域麻醉在重症监护中的应用

Edmund Chan，*Cosmin Balan* 和 *Amit Pawa*

目 录

🎓 **学习目标**

- 认识可能从区域麻醉技术中受益的患者群体。
- 描述可用于治疗身体不同部位疼痛的各种技术。

21.1　引言

21.1.1　重症监护病房中区域镇痛的理由

提供无不良反应的最佳镇痛效果仍然是重症监护治疗领域未被攻克的目标。通常有两个因素会加剧这一难题：①在重症监护病房（ICU）中，疼痛和（或）伤害性刺激的量化和客观评估仍然无法实现，导致对实际患者疼痛强度的认识不足[1]；②阿片类药物是大多数多模式镇痛方案的核心，其继发的谵妄和意识水平下降等并发症会继发影响患者的配合度。

区域镇痛最近作为一种多功能工具出现，有望解决 ICU 环境中的疼痛缓解难题[2, 3]。通过最小化或避免使用阿片类药物，区域镇痛模拟了无阿片类药物麻醉（OFA）路径，旨在推动阿片类药物的合理使用[4]。

在危重患者群体中，区域镇痛的优势不仅仅局限于术后加速康复（ERAS）方案所推荐的内容[5]。对于重症患者，早期和个体化的区域阻滞可能带来的潜在益处包括：改善肺功能，并提升患者与呼吸机的同步性[6]；增加警觉性和预防谵妄，增强肠道蠕动和内脏微循环灌注[7]；减轻创伤后应激障碍和慢性神经病理性疼痛，减少因手术和创伤引起的应激和休克导致的交感 – 肾上腺功能亢进及继发性内皮病变（SHINE）[8, 9]，以及整体加速康复进程。

如果操作得当，区域镇痛技术几乎没有系统性影响，因为其作用于特定的部位。然而，根据选择的阻滞方式（椎管内麻醉与外周神经阻滞）和潜在的病理问题，仍可能出现一些挑战，这些挑战通常与药物、患者、环境和护理人员因素相关。在这些因素中，患者相关的问题是最常见的，主要表现为感染、凝血功能障碍和对血管活性药物的依赖。还需要仔细考虑风险与收益，因为这些操作可能在镇静状态下的患者身上进行[9-12]。同时，还需要注意局部麻醉药物毒性（LAST）的风险，特别是在持续区域麻醉模式下。

随着床旁即时超声和便携式超声设备的出现，ICU 中区域镇痛的应用将不断增长和发展，因为相关的风险和并发症正变得更容易量化和预防。

本章旨在探讨在重症监护室特定临床情况下可行的区域镇痛方案，包括胸壁、腹部和外周的镇痛技术，并特别强调超声引导下的区域镇痛技术。

21.1.2　重症监护病房区域镇痛的常见适应证

重症监护中区域麻醉的常见适应证见表 21.1[10]。

■ 表 21.1   重症监护中区域麻醉的常见适应证和可选方案

适应证	区域镇痛选项
外科适应证	
开胸手术	胸段硬膜外阻滞、肋间神经阻滞、前锯肌平面阻滞、竖脊肌平面阻滞
腹部手术	椎管内麻醉、腹横肌平面阻滞、直肌鞘阻滞、局部浸润
肋骨骨折	胸段硬膜外阻滞、椎旁阻滞、胸膜间阻滞、肋间神经阻滞、前锯肌平面阻滞、竖脊肌平面阻滞
四肢骨折	下肢：椎管内麻醉、髂腰筋膜阻滞、股神经和坐骨神经外周神经阻滞；上肢：臂丛阻滞、外周神经阻滞
非外科适应证和 ICU 操作	
急性胰腺炎	胸段硬膜外阻滞
胸腔引流	肋间神经阻滞、前锯肌平面阻滞
气管切开	颈浅神经丛阻滞
清创 / 换药	根据需要选择上下肢体阻滞

表格改编自并发表在《BJA Education》第 16 卷，Venkataraju A & Narayanan M，"Analgesia in intensive care: part 2"，第 397 ～ 404 页。版权所有 Elsevier 2016。

21.2   胸壁

近年来，已经发展了许多胸壁镇痛技术 [13]。除了已经建立的椎旁神经阻滞（PVB）和胸段硬膜外阻滞 [12, 14]，还包括以下技术：

1. 覆盖胸部前外侧区域的阻滞：前锯肌平面（SAP）阻滞，胸大肌 1 型和 2 型（PECS）阻滞；覆盖前内侧区域的阻滞：胸骨旁肋间筋膜平面阻滞。这些包括胸肋筋膜平面阻滞（PIFB）和胸横肌平面阻滞（TTMPB），分别覆盖浅层和深层。
2. 这些包括在"间接椎旁阻滞"范畴内的操作，在此类操作中，可通过将针尖置于距离椎旁间隙更远的位置来间接进入该间隙，具体包括竖脊肌平面阻滞（ESP）、椎板后阻滞以及横突中点至胸膜阻滞（MTP）。其他新型阻滞方法还包括椎旁肋间平面阻滞，其中有椎旁肋间阻滞 [15]，以及菱形肌肋间联合前锯肌下平面阻滞。

在 ICU 环境中，胸壁区域技术的两个主要适应证是：开胸术后镇痛和肋骨骨折镇痛。关于在心脏手术中使用区域麻醉的研究也在进行中。

21.2.1   胸部创伤镇痛

>> 临床案例 21.1

一名 48 岁的男性，之前身体健康，无其他合并症，从梯子上摔了下来。右侧 T6 到 T10 水平处遭受了多处未移位的后外侧肋骨骨折，未形成连枷胸。由于血氧饱和度低和镇痛不足，患者被收入重症监护治疗。

肋骨骨折是常见的，在创伤患者中的发生率为 4% ～ 10%[10]。45 岁以后发病率显著上升 [17]，老年患者死亡率高达 22%[18]。肋骨骨折通常是由钝性胸壁创伤引起的，年轻成人往往会承受较大的冲击伤，而老年患者通常为脆性骨折。其他原因可能包括应力性骨折和病理性骨折 [19]。

肋骨骨折可能伴有其他影响通气的并发症。即刻发生的通气障碍可能由于对胸膜和血管的直接损伤，导致气胸和血胸。连枷胸可能导致无效的反常呼吸运动，使死亡率升高。在接下来的数小时至数天内，随着挫伤的发展，通气障碍可能进一步加重，而疼痛可能会限制患者产生足够潮气量和咳嗽的能力，导致肺不张、痰潴留和肺炎 [19]。

肋骨骨折管理的关键之一是充分的镇痛，通常采取阶梯式治疗方案 [19]。传统管理主要依赖全身镇痛，只有少数患者接受了胸段硬膜外或椎旁神经阻滞 [20]。

最近的一项荟萃分析 [21] 显示，虽然硬膜外麻醉在疼痛缓解方面优于全身镇痛，但在 ICU 住院时间、机械通气持续时间或总住院时间方面无统计学上显著差异。将硬膜外镇痛与椎旁阻滞相比，在镇痛效果、住院时间或 ICU 住院时间上也无显著差异。

在该荟萃分析中，只有一项随机对照试验将椎旁阻滞与全身镇痛进行比较。这项单中心研究患者样本量较少，显示椎旁阻滞在镇痛效果上优于静脉镇痛 [21, 22]。另有回顾性研究显示，相较于全身镇痛，椎旁阻滞可能降低死亡率 [20, 23]。总体而言，关于椎旁阻滞治疗肋骨骨折的数据仍然有限 [24]。

此外，所有这些技术都有其局限性。全身镇痛可能导致不良反应，尤其是在有合并症的老年人中。中枢椎管内麻醉可能不适用于有凝血障碍的多发性创伤患者，并且可能导致其他不良反应，如低血压，需要血管加压药支持。硬膜外和椎旁神经阻滞都是需要专门培训的技术，实际操作起来并不一定简单，尤其是患者处于仰卧、镇静和通气的状态下。

对于 ICU 临床医生，尤其是面对危重患者的情况下，可能有哪些替代选择？

肋间神经阻滞相对容易实施，但通常需要多次注射，且使用导管可能受限。在之前的 3 项研究 [25-27] 中，分析了连续肋间神经阻滞用于肋骨骨折镇痛，每项研究描述了不同的导管插入技术，因此这些技术难以复制和标准化。

最近出现了两种筋膜平面阻滞技术用于肋骨骨折镇痛：SAP 阻滞（图 21.1）和 ESP 阻滞（图 21.2）[13]。正如 El-Boghdadly 和 Wiles[24] 所指出的，大多数支持这些阻滞的证据来自病例报告、病例系列和回顾性数据，缺乏前瞻性数据。最近的一项回顾性研究显示，ESP 阻滞与降低疼痛评分和改善激励性肺活量相关 [28]。另一项回顾性观察研究比较了 SAP 导管与硬膜外和椎旁神经导管，并显示这 3 种技术都能降低疼痛评分和增加阻滞后的吸气量，但技术之间没有显著差异 [29]。考虑到放置硬膜外和椎旁神经导管的技术难度，这可能是 SAP 导管的优势。选择哪种阻滞可能取决于骨折的位置。有建议称 SAP 阻滞主要适用于前外侧肋骨骨折，而 ESP 阻滞也覆盖后侧肋骨骨折 [19, 24, 30]。然而，值得注意的是，有研究小组提出 SAP 导管可能对后侧肋骨骨折有帮助，尽管所提供的证据仅在病例报告和病例系列中 [31, 32]。

尽管对于这两种阻滞的前瞻性数据都很少，但它们都有几个方面值得 ICU 医生认真考虑 [13]。首先，作为筋膜平面阻滞术，它们在技术上可能比硬膜外或椎旁神经导管更简单，更容易学习和实施。这两种技术都是在超声引导下进行的，穿刺针针尖终点相对远离关键解剖结构。第二，与硬膜外或椎旁神经镇痛相比，它们在 ICU 环境中可能更实用：SAP 阻滞可以在仰卧位的患者中进行，而 ESP 阻滞可以在坐位、俯卧位或侧卧位的患者中进行。第三，虽然 ESP 阻滞时存在局麻药到达硬膜外腔导致低血压的较小风险，但局麻药的用量通常很少。第四，尽管在对有潜在凝血障碍的患者进行区域麻醉时，临床医生必须仔细进行风险 – 收益分析，但 ESP 和 SAP 阻滞在其预期的针尖终点都没有大血管，且两者位置都相对表浅，可以进行压迫止血。

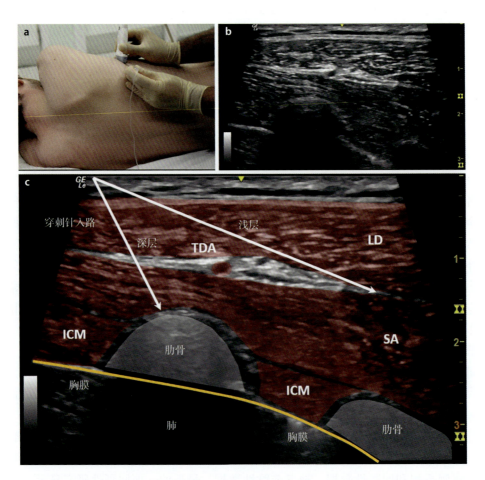

■ 图 21.1　显示了在侧卧位进行的 SAP（前锯肌平面）阻滞，探头横向放置在第 5 肋骨水平的腋中线上，（a）部分为未标记的超声图像，（b）部分为标记的超声图像。该操作也可以在患者仰卧位下进行，手臂向前或抬高以便于进入腋窝。通常使用线阵探头和 80mm 长的回声穿刺针，注入 0.4ml/kg 的局部麻醉药（LA）。SAP 阻滞可以采用浅层入路，将局部麻醉药注入背阔肌（LD）和前锯肌（SA）肌肉之间的平面；或者采用深层入路，将局部麻醉药注入 SA 与肋间肌（ICM）之间的平面。只需要确定一个穿刺终点：临床上没有证据表明哪种终点更优。注意在这一水平上可以看到胸背动脉（TDA）在 LD 和 SA 之间穿行，应该避免将其损伤[123, 124]

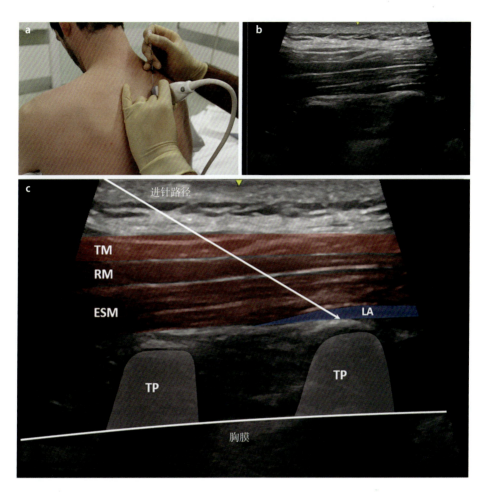

图 21.2　展示了在坐位下进行竖脊肌平面（ESP）阻滞的操作步骤。a 为操作姿势，b 为未标记的超声图像，c 为标记的超声图像；该操作也可以在患者侧卧或俯卧时进行。横突（TP）的定位方法：通过矢状面扫描首先在中线位置识别棘突，然后向外移动约 3cm，直到看到横突特征性的方形、长方形高回声声影。如果过度外移，则会看到肋骨，肋骨的声影更圆（此处未展示）。通常使用 80mm 的回声穿刺针，穿过肌肉层向横突推进。在竖脊肌（ESM）和横突（TP）之间的筋膜平面内注射 20ml 局麻药（LA）[124, 125]。根据作者的经验，Tuohy 针可能会提供更好的显影效果。TM：斜方肌；RM：菱形肌；LA：局麻药

　　除了凝血障碍和低血压外，这些阻滞的重要考虑因素还包括局麻药全身毒性（LAST），尤其是在需要双侧阻滞的情况下，因为筋膜平面阻滞通常需要较大剂量的局部麻醉药。减轻此风险的方法包括使用低浓度局麻药，使用心脏毒性较小的药物（如左旋布比卡因和罗哌卡因），以及使用含有肾上腺素的溶液。由于这些阻滞依赖于局部麻醉药在筋膜平面的被动扩散，因此可能存在个体反应差异。尽管在超声引导下进行的 SAP 阻滞不太可能导致气胸，但已有报道的病例[33]。

　　尽管缺乏高质量的前瞻性证据，治疗肋骨骨折的医生已经迅速接受了这些阻滞技术，这得益于技术简单、超声使用广泛和良好的理论安全特性。其他技术，如手术固定，也应在肋骨骨折的管理中考虑[19]。最终，需要进一步的研究来阐明管理肋骨骨折的最佳区域麻醉技术，

并且还有待观察我们迄今看到的有希望的数据是否在更大型、更高质量的随机对照试验中得到证实。尽管如此，这些阻滞技术在肋骨骨折管理中的地位似乎正在确立。

> **临床案例 21.2**
>
> 　　一位 72 岁的女性因肺癌接受了胸腔镜辅助下的肺叶切除术（VATS）。合并症包括慢性阻塞性肺疾病、缺血性心脏病和轻度肾功能不全。术后拔管后，患者被转移到重症监护病房进行监测。

21.2.2　胸外科手术后镇痛

　　胸外科手术后存在多种术后镇痛策略，近年来的研究主要集中在比较椎旁阻滞（PVB）与其他技术，包括胸段硬膜外麻醉。微创 VATS 手术已越来越受欢迎，并被推荐用于早期肺癌切除手术[34]。

　　2016 年的一项 Cochrane 荟萃分析[35]发现，与胸段硬膜外麻醉相比，PVB 在静息时和咳嗽后所有时间点的镇痛效果相当。研究未发现两者在 30 天死亡率、主要并发症（如需要正性肌力支持的低血压、心律失常、心肌梗死、通气需求、急性 CO_2 潴留和肺炎）、意外进入ICU 或住院时间方面存在差异。椎旁阻滞在次要并发症（如不需要正性肌力支持的低血压、恶心和呕吐、瘙痒和尿潴留）方面表现更好。然而，作者指出，由于数据异质性，应谨慎解读该 Cochrane 荟萃分析的结果，这与早前的一项荟萃分析的结论一致[36]。

　　其他区域麻醉技术，如肋间神经阻滞和胸膜间阻滞，在一项系统性评价中进行了比较[37]。结果显示，胸段硬膜外麻醉和 PVB 均优于全身镇痛。肋间神经阻滞与全身镇痛相比也显示出益处。与之前的研究一致，PVB 在效果上与胸段硬膜外麻醉相当，但低血压减少。作者发现胸膜间镇痛在提供镇痛效果方面不一致。该评价中纳入的一项小规模研究比较了 PVB 与肋间神经阻滞，显示两者在疼痛评分或追加吗啡使用方面没有显著差异[38]。

　　SAP 和 ESP 阻滞的日益普及意味着它们开始被用于胸外科手术后的镇痛，特别是 VATS手术。加速术后康复协会（ERASS）和欧洲胸外科医师协会（ESTS）最近发布的 "肺部手术加速康复指南"[34]建议，SAP 阻滞可用于单孔 VATS 手术的镇痛，或在椎旁阻滞不适合的情况下，如胸膜切除术。从解剖学和实践角度来看，SAP 和 ESP 阻滞理论上都很合适，它们的不良反应可能比胸段硬膜外麻醉更好，减少了低血压和潜在的神经损伤风险。如果需要，在诱导后患者侧卧位有助于这些阻滞的执行。

　　考虑到这些技术的相对新颖性，在这种情况下使用这些技术（尤其是导管技术）的高质量证据非常有限。有许多病例报告和病例系列[39-44]，一些有前景的前瞻性数据开始出现。这两种技术都在随机对照试验中进行了研究，但大多数是单中心、样本量较小的研究。

　　Park 等[45]针对 VATS 术后疼痛，比较了术前单次注射 SAP 阻滞和阿片类药物用量的影响，所有患者均接受了静脉自控镇痛（PCA）和辅助镇痛。研究发现，术中瑞芬太尼和术后芬太尼的使用略有减少。使用数字评分量表（NRS）测量的疼痛严重程度在 SAP 阻滞后略有减轻，患者满意度也有所提高。然而，这项研究由于未设安慰剂对照组，而存在固有偏倚风险。Semyonov 等 [46] 的另一项试验也得出了类似的发现。Kim 等 [47] 在相似规模的随机对照试验中发现，与生理盐水对照组相比，SAP 阻滞组术后早期恢复质量 –40（QoR-40）评分、休息时疼痛评分和阿片类药物使用量均有所改善。

需要注意的是，这 3 项试验都是小规模的、单中心的研究，使用了单次注射技术，并且都是在多模式镇痛的背景下进行的。需要更多的高质量数据来进一步阐明 SAP 阻滞在这种情况下的作用，并将其与其他区域镇痛方法进行比较。

Saad 等 [48] 比较了单次注射 SAP 阻滞与 PVB 和对照组在开胸手术中的镇痛效果，可能为 SAP 阻滞在胸外科手术中的镇痛效果提供更好的证据。此外，他们还将其与 PVB 进行了比较。他们报告说，尽管 SAP 和 PVB 组在术后早期（9 小时）的视觉模拟评分（VAS）都显著低于对照组，但在 12 小时和 24 小时时间点，PVB 组的 VAS 低于 SAP 组和对照组。PVB 组仅 23% 患者需要补充吗啡，而 SAP 组高达 97%。另一方面，PVB 组患者低血压发生率更高：椎旁阻滞组有 13% 的患者发生低血压，而 SAP 组中没有出现这种情况。

在重症监护环境中，可能更倾向于使用导管技术。Khalil 等 [49] 比较了 SAP 阻滞导管技术与胸段硬膜麻醉在开胸手术患者中的应用，发现尽管两组在 VAS 和术后吗啡用量方面相当，但胸段硬膜外麻醉组平均动脉压更低。尽管这项研究规模小，每组只有 20 名患者，但 SAP 持续阻滞的镇痛效果与胸段硬膜外麻醉相当，且未发生低血压，这显示出一定的前景。

与 SAP 阻滞一样，关于 ESP 阻滞的前瞻性数据相对较少。不过，相关数据已经开始出现。

关于开胸手术，Wang 等 [50] 发现，单次注射 ESP 阻滞在开胸食管切除术患者中效果优于切口局部浸润麻醉。他们发现术中和术后阿片类药物用量减少，恶心和呕吐发生率降低，术后第 1 天和第 2 天立即改善的疼痛评分。Fang 等 [51] 比较了单次注射 ESP 阻滞与 PVB 阻滞在进行后外侧开胸手术的患者中的效果。研究评估了术后不同时间点静息和咳嗽时的 VAS 疼痛评分、PCA 使用、不良反应、穿刺时间和一次穿刺成功率，发现两组在疼痛评分、阿片类药物使用量及术后恶心呕吐（PONV）方面没有显著差异，但 ESP 组低血压、血肿的发生率较低，一次穿刺成功率较高。

这两项研究都显示出 ESP 阻滞有希望的结果，但必须指出，这两项研究都是小规模的、单中心的研究，并且都使用了单次注射技术。特别是前者未设置假手术对照组，增加了偏倚风险。进一步比较 ESP 导管技术与其他镇痛方法将有助于准确评估该技术对手术患者的镇痛效果，尤其是在重症监护环境中。

关于微创胸外科手术，Ciftci 等 [52] 比较了单次注射 ESP 阻滞与对照组在接受 VATS 的患者中的效果，并发现 ESP 组在术后 24 小时内的所有时间点上的被动和主动 VAS 评分和阿片类药物用量都有所减少，而对照组的恶心和瘙痒的发生率更高，这表明 ESP 阻滞可能使 VATS 患者获益。

ESP 阻滞在这种情况下与其他类型的区域麻醉的比较如何？

Finnerty 等 [53] 比较了单次注射 ESP 阻滞与 SAP 阻滞。他们发现在术后恢复质量 –15 项（QoR-15）评分和恢复期首次镇痛时间方面，ESP 阻滞优于 SAP 阻滞。两组在阿片类药物用量方面没有差异，并且这项研究的样本量不足以检测住院时间方面的差异。有趣的是，他们试图使用综合并发症指数来检测两组之间的并发症差异，并发现 ESP 阻滞组评分更优。

最引人注目的是 Taketa 等 [54] 最近开展的一项试验，他们比较了连续 ESP 阻滞与 PVB 阻滞的效果，作者得出结论，在术后 24 小时的静息状态下，连续 ESP 阻滞的效果并不优于 PVB。他们发现 ESP 阻滞组在术后 1 小时、2 小时和 24 小时的静息疼痛评分显著更高，不过，在术后 24 小时时，其置信区间 < 1，这使作者得出非劣效性的结论。他们在活动时疼痛评分或阿片类药物用量（按体重计算）方面未发现差异。

尽管作者认为，在 VATS 环境中，ESP 导管技术可能与持续 PVB 相当，但在术后早期时间点上疼痛评分的显著差异是不容忽视的。可能需要进行进一步的研究，以在这些时间点上证明 ESP 导管技术的非劣效性。尽管如此，考虑到 ESP 技术操作更为简便，这些结果仍具积极意义。

21.2.3   心脏手术后的镇痛进展

在心脏手术中使用区域麻醉传统上受到限制，主要受抗凝治疗相关顾虑的影响。然而，随着 ERAS 方案在心脏手术中的发展，人们对区域麻醉和其他减少阿片类药物使用的技术重新产生了兴趣，这些技术旨在缩短住院时间，并提高资源利用效率 [55]。

关于胸段硬膜外麻醉，最新的 2019 年 Cochrane 综述和荟萃分析显示，与其他方法（全身镇痛、外周神经阻滞、伤口浸润、胸膜间镇痛）相比，接受胸段硬膜外麻醉的患者 0 ～ 30 天内未显示出死亡率的改善 [56]。没有研究报告硬膜外血肿。2015 年的另一篇综述鉴定了大约 88 820 例次硬膜外阻滞中的 25 次血肿，估计风险为 1 ：3552 [57]。

关于椎旁神经阻滞（PVB），如果需要覆盖胸骨正中线切口，就需要双侧置管，并且与胸段硬膜外麻醉相似，在深部空间中，该技术仍存在导管错位、局部麻醉药毒性（LAST）和抗凝治疗相关风险。一项随机对照试验比较了接受冠状动脉旁路手术的患者中，双侧椎旁神经导管与皮下利多卡因输注的疗效，发现两组之间的吗啡用量没有差异 [58]。

可以理解的是，由于证据不确定以及胸段硬膜外麻醉可能导致灾难性的硬膜外血肿风险，以及缺乏双侧椎旁神经阻滞的益处证据，人们探索了用于心脏手术的其他阻滞方法。与以前的临床应用一样，这些新的阻滞方法证据基础有限，但在抗凝背景下相对简单的技术和较低的风险使它们成为值得考虑的选择。

在新的胸廓肌筋膜平面阻滞中，ESP 阻滞是一种很有潜力的阻滞方法。一项随机对照试验对 106 名接受体外循环心脏手术的患者进行了双侧单次注射 ESP 阻滞与对照组的比较，发现 ESP 组在拔管后 12 小时内的疼痛评分降低，镇痛持续时间更长 [59]。他们还发现 ESP 组的拔管时间显著早于对照组，下床活动时间更短，ICU 总住院时间缩短。另一项研究比较了双侧连续 ESP 阻滞与胸段硬膜外麻醉 [60]。他们发现疼痛评分、激励肺活量、通气和 ICU 住院时间都相当，表明双侧 ESP 阻滞可能是心脏手术中胸段硬膜外麻醉的一个可行替代方案。需要注意的是，这两项研究的对象均为相对年轻的手术人群，平均年龄为 40 ～ 50 岁，数量较少，并且由于方法学原因未采用盲法，可能导致普适性存疑和偏倚问题。

最后，一项前后对照研究比较了 47 名接受双侧 ESP 导管阻滞的前瞻性连续开放心脏手术患者与 20 名历史匹配对照患者，发现连续 ESP 阻滞与术后阿片类药物用量减少有关；改善了胸腔引流管拔除时间、首次活动时间；引流管移除后 2 小时以及术后 1 个月静息时的疼痛评分，尽管在拔管时间、静息和首次活动时的疼痛以及术后 1 个月活动时的疼痛方面未发现差异。

作者还注意到术后不良事件（低血压、术后恶心呕吐、高血糖）减少[61]。

　　虽然这 3 项研究都显示出良好的结果，特别是在 ERAS 计划的背景下，但由于样本量小和方法学问题，尚无法得出确切的结论和建议。此外，ESP 阻滞的并发症及其发生率仍然相对未知。尽管这些研究中没有报告与区域技术相关的任何并发症，但可能是由于统计效力不足而未能检测此类并发症，因此需要进一步研究验证。尽管如此，这些结果足以引起进一步研究的兴趣。

　　胸肌阻滞（PECS I 和 II）、SAP 阻滞、胸骨床阻滞、TTMPB 和 PIFB 都已在心脏手术中被报道使用。PECS 阻滞、TTMPB 和 PIFB 各自至少经过了一项随机对照试验[62-65]。SAP 阻滞已在微创心脏手术的背景下进行了研究，该手术通过胸骨切开进行，以及在基于胸骨切开的儿科心脏手术中进行了研究[66, 67]。

　　PECS I 阻滞靶向胸大肌和胸小肌之间的胸肌神经，PECS II 阻滞除了 PECS I 的目标外，还靶向胸小肌和前锯肌之间的 T2 ～ T6 外侧皮支。PECS 阻滞最好在患者仰卧位下使用超声引导进行，这在 ICU 环境中特别适用。

　　一项小型 RCT 研究对心脏手术中的 PECS II 阻滞进行了研究，研究对象为接受正中胸骨切口手术的患者，对术后双侧 PECS II 阻滞联合引流管部位浸润麻醉与未接受阻滞的对照组进行了比较[65]。作者报告说，接受阻滞的患者需要较短的呼吸机支持时间，在拔管后早期静息和咳嗽时的疼痛评分较低，且减少了需要追加镇痛药的需求。在拔管后 24 小时，PECS 组和对照组的疼痛评分变得相当。尽管需要进行更大样本量的研究，但本研究中描述的 PECS II 阻滞联合纵隔引流管部位浸润代表了一种潜在的可行方法，可以在患者到达心脏重症监护室后提供更持久的非阿片类药物的抢救性镇痛，患者的仰卧姿势也有利于该技术的实施。

　　PIFB（图 21.3）旨在靶向沿胸大肌和肋间肌之间的平面行走并在胸骨两侧出现的肋间神经前支。在 80 名接受胸骨正中切开术的患者中进行了研究，他们被随机分配到双侧 PIFB 组或假注射组[62]。尽管在主要结果上显示阿片类药物的累积使用量减少的趋势，但并未达到统计学显著性。据报道，作为次要结果指标的疼痛评分有所降低。

　　TTMPB（图 21.3）由 Ueshima 等[68]描述，是局部麻醉药注射在比 PIFB 更深的平面，介于横突肌和内肋间肌之间，覆盖 T2 ～ T6 肋间神经及其前皮支。Aydin 等[63]研究了 48 名通过胸骨中线切开术进行心脏手术的患者，其中一半接受了双侧 TTMPB，另一半接受了生理盐水安慰剂注射。他们发现 TTMPB 阻滞减少了术后 24 小时的阿片类药物用量，静息和活动时的疼痛评分在术后 12 小时内均有所降低。阻滞组术后出现恶心呕吐和瘙痒的病例也比对照组减少。第二项研究在儿童中进行，也显示出术后阿片类药物用量和疼痛评分减少。次要结果是缩短了拔管时间和重症监护室的住院时间[64]。与 PIFB 和 PECS 阻滞相似，此种阻滞技术可以在患者仰卧位下使用超声引导进行，但随着横突肌变薄，即使使用超声也可能难以辨认[69]。

　　SAP 阻滞已在通过胸骨切开的儿科心脏手术中进行了试验[67]，对肋间神经阻滞、PECS II 和 SAP 阻滞进行了比较。他们发现 SAP 阻滞和 PECS 阻滞效果相当，且较肋间神经阻滞提供了更持久的疼痛缓解。SAP 阻滞也可以在通过胸骨切开进行的微创心脏手术中被考虑。一项回顾性研究发现，与通过导管进行的连续伤口浸润相比，单次 SAP 阻滞与较低的吗啡用量和疼痛评分有关。有趣的是，SAP 组的 ICU 住院时间和总住院时间也较短。这两项研究都表明，筋膜平面阻滞在基于胸骨切开的微创手术中可能是有价值的，值得进行更大规模的研究。

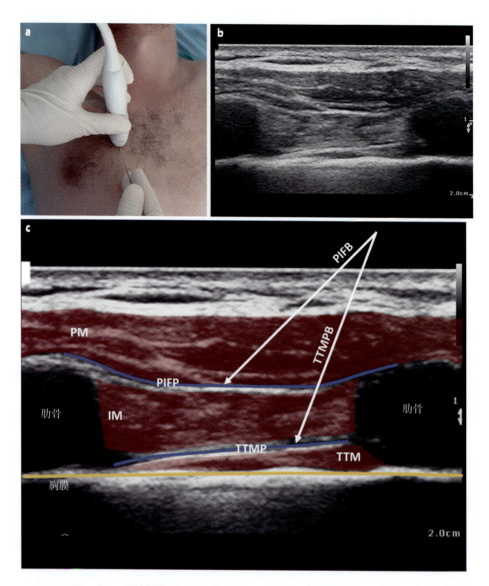

■ 图 21.3   展示了 PIFB 和 TTMPB 在旁正中矢状面上的表面解剖标记（a），未标记（b）和标记（c）超声图像。TTMPB 最好在横断面上进行成像，以更好地观察并避开内乳动脉，但为了方便起见，这里将 TTMPB 与 PIFB 结合在一起进行演示。PM：胸大肌；IM：肋间肌；IIM：内肋间肌；InnIM：最内层肋间肌；TTM：胸横肌；PIFP：胸骨肋间筋膜平面（PIFB 靶区）；TTMP：胸横肌平面（TTMPB 的靶区）

随着对 ICU 资源管理和心脏手术 ERAS 计划的重新关注，本文所述的筋膜平面阻滞在麻醉师和重症监护医师应对心脏手术后疼痛的手段中可能会越来越有用，特别是考虑到其理论上的安全性。显然，需要更多的高质量研究来明确它们的安全性和有效性。尽管如此，目前呈现的数据似乎是有希望的，值得进一步研究。

21.3　腹部

硬膜外麻醉在重症监护中常用，其益处可能不仅限于镇痛本身[12]。一项 Cochrane 综述[70]比较了在广泛的腹部手术中使用局麻药和全身或硬膜外阿片类药物进行硬膜外镇痛的情况，发现基于局麻药的硬膜外镇痛方案减少了活动时的疼痛并缩短胃肠蠕动时间约 17 小时。具体来说，对于开腹手术，硬膜外麻醉还缩短了患者住院时间。

Smith 等的一项系统性综述[71]比较了在主要躯干和下肢手术中椎管内麻醉、椎管内／全身联合麻醉与单独全身麻醉，发现与单独全身麻醉相比，联合麻醉可降低肺部并发症发生率、机械通气需求、手术部位感染风险、血栓栓塞事件、住院时间和 ICU 转入率。该研究未发现 30 天死亡率的降低，这与早期荟萃分析[72]相反。有趣的是，Smith 等发现与单独全身麻醉相比，椎管内／全身联合麻醉可能增加心肌梗死风险，但没有明确其因果关系。然而，该研究未发现其他心脏并发症风险增加，这与早期分析的结果一致。

早前一项倾向匹配队列研究对慢性阻塞性肺病患者进行了区域麻醉与全身麻醉的比较，其中患者接受了各种截肢、下肢和血管手术（包括颈动脉内膜切除术）[73]，该研究进一步证实了椎管内麻醉在减少肺部并发症方面的益处。作者发现，区域麻醉可降低术后肺炎、呼吸机依赖时间和术后意外插管的发生率。

硬膜外麻醉也在其他外科亚专科中广泛使用，如食管切除术。回顾性研究[74, 75]显示，在这种情况下，硬膜外麻醉已被证明可以减少肺部并发症，减轻炎症反应，且可以缩短 ICU 住院时间[74, 75]。这些益处通常以低血压为代价，需要仔细管理以避免吻合口低灌注和潜在的渗漏[75, 76]。在血管外科领域，Cochrane 系统评价认为，在择期腹主动脉瘤修复术中，硬膜外麻醉联合全身麻醉减少了心肌梗死和术后呼吸衰竭的风险，降低术后 3 天内的疼痛评分，缩短拔管时间和 ICU 停留时间，减少胃肠出血的风险。然而，研究未发现硬膜外麻醉对死亡率有益处[77]。在肝移植中，一项回顾性研究发现，使用硬膜外麻醉是早期拔管的独立预测因素[78]。

硬膜外麻醉在急性胰腺炎的背景下也得到了很好的研究，其中一项大型多中心回顾性观察性研究发现，接受硬膜外镇痛的危重病患者 30 天死亡率更低[79]。一项综述总结了急性胰腺炎患者可能受益的潜在机制，除了镇痛外，硬膜外麻醉可诱导靶向性局部交感神经切除，从而引起内脏血管扩张，通过改善微循环增加胰腺灌注[80]。

因此，硬膜外麻醉在接受重大腹部手术或急性胰腺炎患者中有一定的价值，除了有效镇痛外，还可能对减少 ICU 资源的使用产生影响。然而，它们并非没有并发症的风险，失败率高达 30%[81]，并且在某些情况下，有效性的数据仍然没有定论。例如，尽管在食管切除术中广泛使用，但最近的荟萃分析[82, 83]并没有显示出硬膜外较全身镇痛在镇痛效果上有明显优势，两组作者都指出需要进一步的数据来确定最佳的镇痛方式。在肝脏手术中，凝血障碍仍然是一个顾虑，并且最近的荟萃分析比较了硬膜外镇痛与通过伤口导管进行局部麻醉浸润，发现虽然在术后第一天使用硬膜外镇痛的患者疼痛评分较低，但这种差异在第 2 天和第 3 天缩小到无足轻重的程度，且可能增加并发症[84]。此外，ERAS 协会在其肝脏手术指南中并未推荐常规使用硬膜外镇痛[85]。

临床案例 21.3

一名 56 岁男性因肠穿孔伴腹膜炎接受了紧急开腹手术。合并症包括慢性阻塞性肺病和高血压。术后，患者在插管和机械通气状态下被转移到重症监护室。

21.3.1　紧急开腹手术

在紧急开腹手术患者中使用硬膜外麻醉是有争议的，因为硬膜外麻醉可能导致脓毒症患者的低血压，并且这些患者可能还存在凝血障碍。此外，一些麻醉师不愿意在可能存在细菌血症的情况下放置硬膜外导管[86]。目前国际上尚未达成明确的共识，不同的国际指南在该类患者使用硬膜外导管的建议上有所不同[87-89]。美国麻醉师协会和美国区域麻醉与疼痛医学会联合发布的实践建议指出，应根据具体情况做出使用决定，并建议在高风险患者中"考虑椎管内麻醉的替代方案"。

腹直肌鞘阻滞或导管置入将局部麻醉药注入腹直肌和后腹直肌鞘之间，可能是一个合适的替代方案（见图 21.4）。该技术针对胸腹神经的末端肌支和前皮支[90]。这些可以在超声引导下仰卧位实施，或者在开腹手术结束时在直视下进行。对于插管通气的患者，仰卧位时更容易放置。进行双侧放置时，该技术对中线切口、腹腔镜手术和脐上下位置的脐疝修复术均有效[12]。在安全性方面，主要并发症是局部麻醉药毒性、感染、血管损伤和穿刺后腹直肌鞘和腹膜，可能导致肠损伤。使用超声引导可以降低这种风险[91]。在正常局部麻醉药剂量下，几乎无低血压发生风险。

在有效性方面，各种小型随机对照试验表明，双侧阻滞或导管在中线开腹手术中是有帮助的，通常是在择期手术中。Bakshi 等[92] 对 74 名接受妇科癌症中线开腹手术的患者进行了研究，结果显示，与普通生理盐水相比，通过手术置入的直肠鞘导管每 6 小时注射一次布比卡因可减少吗啡用量以及静息和活动时的疼痛评分。Hong 等[93] 表明，术前双侧腹直肌鞘阻滞与假注射相比，在开腹胃切除术术中和术后立即减少了阿片类药物的使用，但最多只能持续 2 小时，表明了单次注射技术在这种情况下的局限性。

当硬膜外镇痛与通过双侧腹直肌鞘导管持续输注局麻药相比较时，Gupta 等[94] 的研究表明，两组之间的阿片类药物用量相似，并且直肠鞘组在术后初期的 VAS 疼痛评分低于硬膜外组。相反，在另一项研究中[95]，将连续硬膜外输注与通过双侧腹直肌鞘导管间歇推注局部麻醉药相比较，硬膜外组需要较少的追加镇痛，且镇静评分更低。然而，腹直肌鞘导管组活动时间更早。这一发现与观察性研究[96]一致，其中间歇推注腹直肌鞘组的平均活动时间比硬膜外组短。然而，这项研究发现两组之间的疼痛评分无差异。

腹直肌鞘导管在 ICU 中的有用性在重症监护病例系列中得到了验证，其中 7 名患者在开腹手术后接受了双侧腹直肌鞘导管插入，所有人都有硬膜外麻醉的禁忌证。作者发现这些患者的疼痛评分低，阿片类药物用量低，心血管稳定性良好[97]。

显然，迄今为止的数据都来自具有显著异质性的小型 RCTs。还需要进行更高质量、更大规模的研究，将硬膜外与腹直肌鞘导管进行比较，以及更确切的失败率数据，但这些研究表明它们作为多模式镇痛替代技术的潜力。

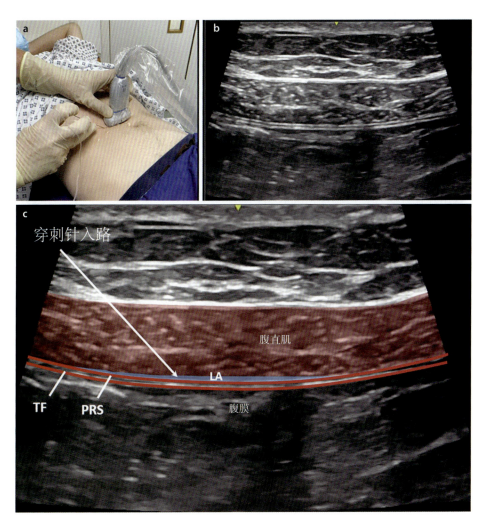

图 21.4　展示了使用线阵探头进行的腹直肌鞘阻滞，尽管根据体型，曲阵探头可能更为合适（a），b 图为未标记的超声图像，c 图为标记的超声图像。探头放置在横断面上，脐的外侧，穿刺针穿过腹直肌，将 20ml 的局部麻醉药（LA）注入腹直肌与后腹直肌鞘（PRS）之间 [126]。TF：横筋膜；LA：局部麻醉药

21.3.2　其他腹壁阻滞

除了腹直肌鞘阻滞外，在特定情况下也可以考虑其他腹壁阻滞。腹横肌平面（TAP）阻滞针对的是第 7 ～ 12 胸神经和第 1 腰神经前支，提供单侧躯体镇痛，尽管在临床实践中扩散范围是可变的。它通常适用于 T10 皮节以下的切口，而一种改良，即肋下 TAP 阻滞，适用于 T10 皮节以上的切口 [12]。与腹直肌鞘阻滞相似，TAP 阻滞可以在仰卧位超声引导下进行，且不存在进入中枢神经系统及其相关风险。

TAP 阻滞已在不同的外科亚专科中进行了研究：Abdallah 等 [98] 的综述得出结论，尽管有数据表明在结直肠手术、开腹和腹腔镜阑尾切除术以及腹腔镜胆囊切除术中 TAP 阻滞有益，

但在肝胆、肾脏、剖宫产、妇科手术和开放性腹股沟修复中证据较少明确。这可能是因为TAP阻滞未能充分覆盖内脏部分。

在有效性方面，2015 年的一项荟萃分析发现，TAP 阻滞平均减少了术后 6 小时静脉注射吗啡用量 6mg。同一时间段内疼痛评分也有所降低[99]。Desai 等[100] 最近的荟萃分析比较了TAP 阻滞（包括单次注射和连续导管技术）与硬膜外阻滞的效果。虽然硬膜外镇痛在统计学上更优越，无论是在 12 小时的疼痛评分（降低了 0.69 单位）还是在前 24 小时减少阿片类药物需求（减少了 5.91mg 静脉注射吗啡当量），但作者质疑这些研究结果是否具有临床意义，特别是考虑到在灵敏度分析中逐渐失去显著性、相对较高的硬膜外失败率以及硬膜外麻醉可能出现罕见但严重并发症的情况下。

最后，在专门针对 TAP 导管的综述中，Sanderson 和 Doane 认为，尽管迄今为止进行的研究有限且数据存在异质性，但总体情况表明，TAP 导管为延长镇痛提供了另一种选择[101]。

综合来看，TAP 阻滞和导管技术可以为重症监护医生在术后患者的多模式镇痛中提供有用的辅助手段。然而，对于 TAP 导管置入，必须考虑几个因素：导管插入的时机、需要覆盖的区域以及因此所需的导管数量和剂量方案。术后插入导管可能因声像解剖结构的破坏而变得困难。如果切口穿过中线，则需要两个导管，如果需要同时覆盖脐上和脐下区域，则需要四个导管，这必然会给后勤工作带来挑战。最后，关于间歇给药还是连续给药哪个更优，目前还没有数据[90]。

最近的一个发展方向是腰方肌阻滞（QLB）。使用腰方肌作为主要的超声解剖标志，通常采用曲阵探头横向放置，在腋后线髂嵴上方平行定位，并进行多点局麻药注射。与 TAP 阻滞相比，QLB 可提供更广泛的腹部镇痛，但也有研究指出，局麻药可能扩散到腰丛，这提示其可能会在髋关节手术中得到应用[90]。

已经描述了 QLB 的各种针尖终点（图 21.5）。侧方 QLB（以前称为 QL1）定义为在腰方肌前外侧注射，位于腹横肌逐渐变细的末端外侧，在腹内斜肌、腹横肌腱膜和腹横筋膜之间的平面。后方 QLB（以前称为 QL2）被描述为在腰方肌后侧注射，注射平面位于腰四头肌和将其与上覆的背阔肌分隔开来的上覆胸腰筋膜层之间。前方 QLB（以前称为 QL3）被描述为通过腰方肌的横断面进入，在腰方肌前侧与腰大肌之间的平面注射[90, 102]。

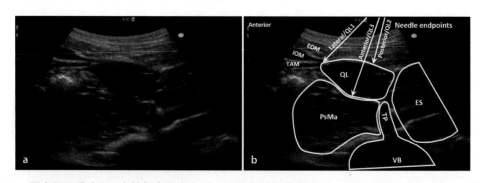

■ 图 21.5　腰方肌阻滞（QLB）的超声图像（a），以及标记示意图（b），显示了侧方（QL1）、后方（QL2）和前方（QL3）各自的可能针尖终点。超声探头放置在横断面上，位于髂嵴和肋缘之间。理想情况下，患者应侧卧位，尽管这也可以于仰卧位进行。EOM：腹外斜肌；IOM：腹内斜肌；TAM：腹横肌；QL：腰方肌；ES：竖脊肌；PsMa：腰大肌；TP：横突；VB：椎体

随着研究兴趣的增加，最近发表了几项荟萃分析，描述了 QLB 在剖宫产、妇科手术、腹部普通手术、骨科手术和泌尿外科手术中的应用，尽管大部分工作集中在剖宫产上[102-106]。在剖宫产中，共识似乎是 QLB 减少了术后吗啡用量，在不使用鞘内吗啡的情况下，QLB 优于未实施阻滞或安慰剂，但在使用鞘内吗啡的情况下则没有发现差异。此外，一项网络荟萃分析比较了剖宫产中 QLB 与 TAP 的效果，显示两者在剖宫产中效果相当[106]。在这些综述中，只有一项单独分析了非产科数据，作者发现前路 QLB 在腹部手术中与安慰剂相比减少了术后阿片类药物的使用，患者更早下床活动。总体而言，与 TAP 阻滞相比，QLB 与更长的首次镇痛需求时间相关，并且阿片类药物用量略有减少。对于髋关节手术，也获得了类似的结果，与无阻滞相比，前路或侧路 QLB 在术后阿片类药物使用上有所减少[103]。在综述数据中，有一项试验比较了 QLB 与硬膜外麻醉，在剖宫产术后镇痛的背景下，发现硬膜外麻醉在吗啡用量方面明显优于 QLB[107]。

除了病例报告和病例系列外，关于通过导管进行持续 QLB 的试验数据有限。一项试验比较了连续前方 QLB 与手术放置的前腹壁导管在进行中线开腹手术的患者中的效果，发现在咳嗽时的疼痛评分和芬太尼使用上无差异；QLB 组在静息时的疼痛评分略有降低，但前腹壁导管更经济[108]。另一项试验比较了硬膜外镇痛与连续双侧前路 QLB 在进行腹腔镜肾切除术的患者中的效果，切口限于端口和 Pfannenstiel 切口。作者发现疼痛评分和 24 小时累积吗啡需求量相当，感觉阻滞的范围也相似。不出所料，研究者发现硬膜外组的平均动脉压较低，而QLB 组的导管留置时间较短[109]。

作为一种新技术，QLB 的应用价值尚未完全确立，尤其是在 ICU 环境中。最近的一份病例报告讨论了在多创伤患者中使用后路 QLB 进行骨盆骨折手术矫正的情况，将 QLB 用作多模式镇痛的一部分[110]。更多的试验数据，特别是涉及 QLB 导管的使用，以及术语的统一和澄清，将有助于确定其在 ICU 中的作用。

综合来看，QLB 和 TAP 阻滞可能在特定情况下发挥作用。腹直肌鞘阻滞和导管技术可能是在紧急情况下中线开腹手术中替代中枢神经阻滞的最可行选择。

》临床案例 21.4

一名 44 岁自行车骑行者在经历汽车与自行车相撞的交通事故后，因多发伤被收治入院。伤情包括右侧第 6～10 肋骨的单侧骨折、脾脏裂伤（保守治疗）、右侧肱骨远端骨折和右侧股骨骨折。患者无其他合并症。

21.4　四肢

用于上下肢围手术期麻醉和镇痛的区域麻醉在择期手术中已得到广泛认可。例如，最近的一项回顾性研究发现，使用区域麻醉技术可减少髋关节和膝关节置换手术的患者不良结局的发生。具体来说，周围神经阻滞的使用与髋关节置换手术中伤口并发症和膝关节置换手术中肺部并发症的发生概率降低有关。此外，研究者发现两组患者的阿片类药物用量减少，医疗资源使用（包括 ICU 入院率和输血需求）减少，住院时间缩短[111]。

区域麻醉在四肢创伤或紧急手术的情况下也可能有用，尤其是当患者体质太弱，无法承受全身麻醉时，例如在血管手术中。在创伤性髋部骨折中，一项荟萃分析发现，与对照组相比，髂腰筋膜室阻滞（FICB）可显著减少疼痛强度、阿片类药物用量和恶心的发生，尽管这种镇痛效果仅限于阻滞后 1～8 小时内[112]。一项随机对照试验比较了全身麻醉与超声引导下锁骨下阻滞在桡骨远端骨折固定术中的应用，发现在术后 48 小时内疼痛评分更好，恢复期间吗啡用量减少，患者满意度提高[113]。

Saranteas 等[114] 最近的一篇综述详细讨论了在处理上肢和下肢创伤时，如何用合理且符合解剖学的方式选择一种或多种阻滞方法。应在实施阻滞前进行全面的神经检查并做好记录，特别注意任何感觉和 / 或运动功能障碍。表 21.2 总结了他们的建议。

▣ 表 21.2　不同骨折部位的区域麻醉技术建议

骨折部位	建议的阻滞技术
锁骨	颈丛阻滞 + 肌间沟臂丛阻滞[a]
肩胛骨	颈丛阻滞 + 肌间沟臂丛阻滞[a]
肩部和近端肱骨	肌间沟臂丛阻滞
中段肱骨	锁骨上或锁骨下（图 21.6）臂丛阻滞
肘部和前臂	锁骨上、锁骨下或腋窝臂丛阻滞
髋部和近端股骨	髂筋膜阻滞
膝关节	股神经 + 收肌管阻滞 ± 坐骨神经阻滞或腘动脉与膝关节囊之间浸润（iPACK）阻滞
胫骨 / 腓骨和踝部	腘窝坐骨神经阻滞 + 隐神经 / 收肌管阻滞
足部	选择性阻滞胫神经、腓肠神经、隐神经、腓浅和（或）腓深神经

a：可能导致膈肌
麻痹

尽管单次注射阻滞在短期内有效控制疼痛，但在 ICU 环境中使用导管进行持续神经阻滞可能更为实用。与患者自行控制的阿片类镇痛相比，这种方法能更好地控制疼痛，减少阿片类药物的用量，让患者更早地活动和恢复功能，缩短住院时间并改善睡眠[115]。

在使用导管时，必须考虑一些实际因素，如预期输注持续时间、抗凝药的同时使用以及受伤部位。此外，还必须考虑与阻滞相关的因素，如患者体位和由于创伤引起的解剖结构破坏。对于可能出现呼吸困难的患者，还应考虑阻滞不良反应或并发症导致的进一步呼吸障碍，如阻滞膈神经或气胸。

感染和长期使用导管也必须考虑。最近的一项回顾性注册分析发现，导管无感染使用的概率逐日下降，外周导管在第 4 天、第 7 天和第 15 天的无感染概率分别为 99%、96% 和 73%，硬膜外导管的感染概率也类似。该研究还指出，感染的导管应尽快移除[116]。

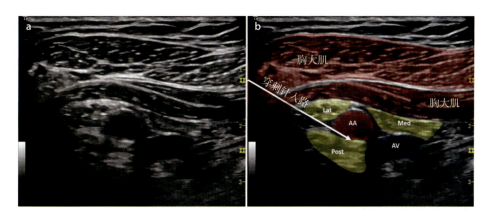

■ 图 21.6　锁骨下阻滞的超声图像（a），标记解剖结构的图像（b）。患者仰卧位，头部抬高，待阻滞的手臂外展。通常使用线阵探头。探头位于锁骨下方的旁矢状位，向外侧扫查直到看到上述结构。穿刺针以平面内方式插入，大约到腋动脉（AA）6 点钟位置，注入最多 30ml 的局部麻醉药（LA），药液在动脉周围扩散。然而可能需要对针头位置进行轻微调整以确保所有肌束被覆盖[127]。Lat：外侧束；Med：内侧束；post：后束；AA：腋动脉；AV：腋静脉

其他需要考虑的问题包括局部麻醉药毒性（LAST）、局部麻醉药剂量和输注方案，特别是在多个受伤部位和可能使用多个导管的情况下。有趣的是，一项比较不同局部麻醉药输注方案的网络荟萃分析，包括持续输注、患者自控推注和程序性间歇推注，发现程序性间歇推注在改善疼痛评分、减少阿片类药物使用和提高患者满意度方面略有改善，主要在下肢和躯干导管研究中[117]。作者指出，当排除被认为是高偏倚风险的研究时，疼痛评分的差异变得不显著，尽管患者满意度的差异仍然存在。他们提出的机制是，推注技术比持续输注能更好地分布局部麻醉药物，而程序性间歇推注由于给药的规律性可能比患者自控推注更有效。

21.4.1　急性筋膜室综合征（ACS）

在创伤背景下使用区域麻醉的一个有争议的问题是，它是否能够检测到急性筋膜室综合征（ACS）。ACS 是指封闭肌肉室内的组织间压力急剧上升，超过毛细血管灌注压力，导致组织灌注不足和缺血，进而引起不可逆的组织损伤。ACS 的一般风险因素包括年轻、前臂和股骨干的高能量损伤、胫骨骨折、多发性创伤、凝血障碍、输血以及乳酸或碱缺失的增加[118, 119]。

传统上，ACS 通过临床检查确定诊断：与损伤程度不成比例的疼痛，被动拉伸隔间时疼痛。然而，值得注意的是，疼痛具有很高的特异度（97%），但灵敏度很低（19%）[118]。也可以测量筋膜室内压力以指导诊断。

提出的论点是，周围神经阻滞限制了疼痛的感知，因此，可能导致延迟诊断。已有多篇综述对这一问题进行了探讨，尽管都发现基于非常有限的、质量较低的临床数据很难得出结论[119–122]。一篇综述指出，来自硬膜外镇痛的双侧高密度阻滞可能导致诊断延迟，并建议使用稀释的局部麻醉药溶液以避免完全性感觉和运动阻滞[120]。这四篇综述都没有能够确定区域麻醉使用和 ACS 之间的联系。所有综述都建议持续评估、高度怀疑和测量筋膜室压力以实现早期诊断和治疗 ACS。

其中两篇综述认为，由于使用患者自控镇痛（PCAs）并不消除延迟诊断筋膜室综合征的

风险，因此不应拒绝将区域麻醉作为一种有效的镇痛方式[121, 122]。只有一篇综述建议，区域麻醉应在"严格控制的研究环境"中对长骨骨折患者实施，作者表示他们的做法是不在特别高风险 ACS 的患者中提供周围神经阻滞。这些风险因素包括胫骨骨折、桡尺骨中段骨折、支持性发现的高能量损伤机制（即节段性骨折）、显著的软组织损伤（即高等级开放性骨折或肢体毁损）、挤压伤和血管损伤（因缺血 – 再灌注损伤导致筋膜室综合征的风险）[119]。

最终，创伤科、麻醉科和重症监护团队之间需要密切联系，根据具体病例权衡风险和收益。在我们的临床案例中，可以考虑使用低浓度局部麻醉药，通过锁骨下和髂筋膜导管进行镇痛，但需要高度警惕发生 ACS 的可能性。

21.4.2　区域麻醉命名的变化

自本文初稿完成以来，区域麻醉领域已进行了广泛的术语标准化工作。减少异质性命名法可以减少教学、培训和研究中的混淆，并且是通过 Delphi 流程进行的[128]。

与此相关的是胸壁阻滞命名法的变化。PECS I 阻滞，即在胸大肌和胸小肌之间的筋膜平面注射局部麻醉药，现在可能被称为胸肌间平面（IPP）阻滞。PECS II 阻滞，即在胸小肌和前锯肌之间的注射，现在可能被称为胸锯肌平面（PSP）阻滞。PIFB 和 TTMPB 的命名变更也已达成强烈共识。PIFB，即在胸大肌和肋间肌之间的注射，现在可能被称为浅表胸骨旁肋间（PIP）阻滞，而 TTMPB，即在肋间内肌和胸横肌之间的注射，现在可能被称为深部 PIP 阻滞。

关于椎旁阻滞，PVB 和 ESP 阻滞保留了之前的名字。然而，MTP 和其他注射在两个横突之间、在上肋横韧带后方或在横突后部和胸膜中间的注射，现在可能被称为横突间（ITP）阻滞。

本文作者纳入这些内容以确保读者了解区域麻醉领域不断发展的新标准化术语。这些术语变更不应改变本章中描述的一般原则。

> **总结**
>
> 在本章中，我们结合超声引导区域麻醉在重症监护中的应用，讨论了超声引导区域麻醉的进展。我们考虑了胸部和腹壁麻醉的发展，讨论了椎管内麻醉的临床价值，并总结了在这一背景下四肢区域麻醉的最新进展。
>
> 重症监护患者是一个复杂且异质性高的群体，区域麻醉可能为他们提供许多临床益处，例如在疼痛、肺部并发症、肠梗阻、手术部位感染和血栓栓塞事件方面。这些优势对资源利用的影响不容忽视。
>
> 除硬膜外麻醉外，所讨论的许多技术都在小型研究中显示出前景，但其他方面的证据基础有限。因此，区域麻醉的实施必须结合多模式、多学科策略，考虑每位患者的适应证、禁忌证、潜在不良反应和并发症，并根据具体情况使用。
>
> 随着超声技术的进步，以及理论上副作用和并发症较少的更浅层筋膜面阻滞技术的发展，有望促进区域麻醉在这类复杂患者中的应用。

参考文献

1. Whipple JK, Lewis KS, Quebbeman EJ, et al. Analysis of pain management in critically ill patients.

Pharmacotherapy. 1995;15:592–9.

2.　Schulz-Stübner S, Boezaart A, Hata JS. Regional analgesia in the critically ill. Crit Care Med. 2005;33:1400–7.

3.　Schulz-Stübner S. The critically ill patient and regional anesthesia. Curr Opin Anaesthesiol. 2006;19:538–44.

4.　Lavand'homme P, Estebe JP. Opioid-free anesthesia: a different regard to anesthesia practice. Curr Opin Anaesthesiol. 2018;31:556–61.

5.　Ljungqvist O, Scott M, Fearon KC. Enhanced recovery after surgery a review. JAMA Surg. 2017;152:292–8.

6.　Ho AMH, Karmakar MK, Critchley LAH. Acute pain management of patients with multiple fractured ribs: a focus on regional techniques. Curr Opin Crit Care. 2011;17:323–7.

7.　Bachmann KA, Trepte CJC, Tomkötter L, et al. Effects of thoracic epidural anesthesia on survival and microcirculation in severe acute pancreatitis: a randomized experimental trial. Crit Care. 2013;17:R281.

8.　Johansson PI, Stensballe J, Ostrowski SR. Shock induced endotheliopathy (SHINE) in acute critical illness—a unifying pathophysiologic mechanism. Crit Care. 2017;21:25.

9.　Capdevila M, Ramin S, Capdevila X. Regional anesthesia and analgesia after surgery in ICU. Curr Opin Crit Care. 2017;23:430–9.

10.　Venkataraju A, Narayanan M. Analgesia in intensive care: part 2. BJA Educ. 2016;16:397–404.

11.　Stundner O, Memtsoudis SG. Regional anesthesia and analgesia in critically ill patients: a systematic review. Reg Anesth Pain Med. 2012;37:537–44.

12.　Rubio-Haro R, Morales-Sarabia J, Ferrer-Gomez C, de Andres J. Regional analgesia techniques for pain management in patients admitted to the intensive care unit. Minerva Anestesiol. 2019;85:1118–28.

13.　Chin KJ. Thoracic wall blocks: from paravertebral to retrolaminar to serratus to erector spinae and back again—a review of evidence. Best Pract Res Clin Anaesthesiol. 2019;33:67.

14.　Albrecht E, Chin KJ. Advances in regional anaesthesia and acute pain management: a narrative review. Anaesthesia. 2020;75:e101–10.

15.　Elsharkawy H, Saifullah T, Kolli S, Drake R. Rhomboid intercostal block. Anaesthesia. 2016;71:856–7.

16.　Elsharkawy H, Maniker R, Bolash R, Kalasbail P, Drake RL, Elkassabany N. Rhomboid intercostal and subserratus plane block: a cadaveric and clinical evaluation. Reg Anesth Pain Med. 2018;43:745–51.

17.　Holcomb JB, McMullin NR, Kozar RA, Lygas MH, Moore FA. Morbidity from rib fractures increases after age 45. J Am Coll Surg. 2003;196:549–55. 18. Bulger E, Arneson M, Mock C, Jurkovich G. Rib fractures in the elderly. J Trauma. 2000;48:1040–7.

19.　Williams A, Bigham C, Marchbank A. Anaesthetic and surgical management of rib fractures. BJA Educ. 2020;20:332–40.

20.　Malekpour M, Hashmi A, Dove J, Torres D, Wild J. Analgesic choice in management of rib fractures: paravertebral block or epidural analgesia? Anesth Analg. 2017;124:1906–11.

21.　Peek J, Smeeing DPJ, Hietbrink F, Houwert RM, Marsman M, de Jong MB. Comparison of analgesic interventions for traumatic rib fractures: a systematic review and meta-analysis. Eur J Trauma Emerg Surg. 2019;45:597–622.

22.　Yeying G, Liyong Y, Yuebo C, et al. Thoracic paravertebral block versus intravenous patient-controlled analgesia for pain treatment in patients with multiple rib fractures. J Int Med Res. 2017;45:2085–91.

23.　Womack J, Pearson JD, Walker IA, Stephens NM, Goodman BA. Safety, complications and clinical outcome after ultrasound-guided paravertebral catheter insertion for rib fracture analgesia: a single-centre retrospective observational study. Anaesthesia. 2019;74:594–601.

24. El-Boghdadly K, Wiles MD. Regional anaesthesia for rib fractures: too many choices, too little evidence. Anaesthesia. 2019;74:564–8.

25. Truitt MS, Murry J, Amos J, et al. Continuous intercostal nerve blockade for rib fractures: ready for primetime? J

Trauma. 2011;71:1548–52.

26. Shelley CL, Berry S, Howard J, et al. Posterior paramedian subrhomboidal analgesia versus thoracic epidural analgesia for pain control in patients with multiple rib fractures. J Trauma Acute Care Surg. 2016;81:463–7.

27. Britt T, Sturm R, Ricardi R, Labond V. Comparative evaluation of continuous intercostal nerve block or epidural analgesia on the rate of respiratory complications, intensive care unit, and hospital stay following traumatic rib fractures: a retrospective review. Local Reg Anesth. 2015;8:79–84.

28. Adhikary SD, Liu WM, Fuller E, Cruz-Eng H, Chin KJ. The effect of erector spinae plane block on respiratory and analgesic outcomes in multiple rib fractures: a retrospective cohort study. Anaesthesia. 2019;74:585–93.

29. Beard L, Hillermann C, Beard E, et al. Multicenter longitudinal cross-sectional study comparing effectiveness of serratus anterior plane, paravertebral and thoracic epidural for the analgesia of multiple rib fractures. Reg Anesth Pain Med. 2020;45:351–6.

30. Thiruvenkatarajan V, Cruz Eng H, Adhikary SD. An update on regional analgesia for rib fractures. Curr Opin Anaesthesiol. 2018;31:601–7.

31. Rose P, Ramlogan R, Madden S, Lui A. Serratus anterior plane block home catheter for posterior rib fractures and flail chest. Can J Anesth. 2019;66:997–8.

32. Rose P, Ramlogan R, Sullivan T, Lui A. Serratus anterior plane blocks provide opioid-sparing analgesia in patients with isolated posterior rib fractures: a case series. Can J Anesth. 2019;66:1263–4.

33. Desai M, Narayanan MK, Venkataraju A. Pneumothorax following serratus anterior plane block. Anaesth Rep. 2020;8:14–6.

34. Batchelor TJP, Rasburn NJ, Abdelnour-Berchtold E, et al. Guidelines for enhanced recovery after lung surgery: recommendations of the Enhanced Recovery after Surgery (ERAS®) Society and the European Society of Thoracic Surgeons (ESTS). Eur J Cardiothorac Surg. 2019;55:91–115.

35. Yeung JH, Gates S, Naidu BV, Wilson MJ, Gao SF. Paravertebral block versus thoracic epidural for patients undergoing thoracotomy. Cochrane Database Syst Rev. 2016;2016 https://doi.org/10.1002/14651858.CD009121. pub2.

36. Ding X, Jin S, Niu X, Ren H, Fu S, Li Q. A comparison of the analgesia efficacy and side effects of paravertebral compared with epidural blockade for thoracotomy: an updated meta-analysis.PLoS One. 2014;9:e96233.

37. Joshi GP, Bonnet F, Shah R, et al. A systematic review of randomized trials evaluating regional techniques for postthoracotomy analgesia. Anesth Analg. 2008;107:1026–40.

38. Perttunen K, Nilsson E, Heinonen J, Hirvisalo EL, Salo JA, Kalso E. Extradural, paravertebral and intercostal nerve blocks for post-thoracotomy pain. Br J Anaesth. 1995;75:541–7.

39. Bang S, Chung K, Chung J, Yoo S, Baek S, Lee SM. The erector spinae plane block for effective analgesia after lung lobectomy: three cases report. Medicine. 2019;98:e16262.

40. Rao Kadam V, Currie J. Ultrasound-guided continuous erector spinae plane block for postoperative analgesia in video-assisted thoracotomy. Anaesth Intensive Care. 2018;46:243–5.

41. Forero M, Rajarathinam M, Adhikary S, Chin KJ. Continuous erector spinae plane block for rescue analgesia in thoracotomy after epidural failure: a case report. A&A Case Rep. 2017;8:254–6.

42. Vig S, Bhan S, Ahuja D, et al. Serratus anterior plane block for post-thoracotomy analgesia: a novel technique for the surgeon and anaesthetist. Indian J Surg Oncol. 2019;10:535–9.

43. Adhikary SD, Pruett A, Forero M, Thiruvenkatarajan V. Erector spinae plane block as an alternative to epidural analgesia for post-operative analgesia following video-assisted thoracoscopic surgery: a case study and a literature review on the spread of local anaesthetic in the erector spinae plane. Indian J Anaesth. 2018;62:75–8.

44. Scimia P, Ricci EB, Droghetti A, Fusco P. The ultrasound-guided continuous erector spinae plane block for

postoperative analgesia in video-assisted thoracoscopic lobectomy. Reg Anesth Pain Med. 2017;42:2017.

45. Park MH, Kim JA, Ahn HJ, Yang MK, Son HJ, Seong BG. A randomised trial of serratus anterior plane block for analgesia after thoracoscopic surgery. Anaesthesia. 2018;73:1260–4.

46. Semyonov M, Fedorina E, Grinshpun J, et al. Ultrasound-guided serratus anterior plane block for analgesia after thoracic surgery. J Pain Res. 2019;12:953–60.

47. Kim DH, Oh YJ, Lee JG, Ha D, Chang YJ, Kwak HJ. Efficacy of ultrasound-guided serratus plane block on postoperative quality of recovery and analgesia after video-assisted thoracic surgery: a randomized, triple-blind, placebo-controlled study. Anesth Analg. 2018;126:1353–61.

48. Saad FS, El Baradie SY, Abdel Aliem MAW, Ali MM, Kotb TAM. Ultrasound-guided serratus anterior plane block versus thoracic paravertebral block for perioperative analgesia in thoracotomy. Saudi J Anaesth. 2018;12:565–70.

49. Khalil AE, Abdallah NM, Bashandy GM, Kaddah TA-H. Ultrasound-guided serratus anterior plane block versus thoracic epidural analgesia for thoracotomy pain. J Cardiothorac Vasc Anesth. 2017;31:152–8.

50. Wang Q, Zhang G, Wei S, He Z, Sun L, Zheng H. Comparison of the effects of ultrasound-guided erector spinae plane block and wound infiltration on perioperative opioid consumption and postoperative pain in thoracotomy. J Coll Physicians Surg Pak. 2019;29:1138–43.

51. Fang B, Wang Z, Huang X. Ultrasound-guided preoperative single-dose erector spinae plane block provides comparable analgesia to thoracic paravertebral block following thoracotomy: a single center randomized controlled double-blind study. Ann Transl Med. 2019;7:174.

52. Ciftci B, Ekinci M, Celik EC, Tukac IC, Bayrak Y, Atalay YO. Efficacy of an ultrasound-guided erector spinae plane block for postoperative analgesia management after video-assisted thoracic surgery: a prospective randomized study. J Cardiothorac Vasc Anesth. 2020;34:444–9.

53. Finnerty DT, McMahon A, McNamara JR, Hartigan SD, Griffin M, Buggy DJ. Comparing erector spinae plane block with serratus anterior plane block for minimally invasive thoracic surgery: a randomised clinical trial. Br J Anaesth. 2020;125:802–10.

54. Taketa Y, Irisawa Y, Fujitani T. Comparison of ultrasound-guided erector spinae plane block and thoracic paravertebral block for postoperative analgesia after video-assisted thoracic surgery: a randomized controlled non-inferiority clinical trial. Reg Anesth Pain Med. 2020;45:10–5.

55. Smith LM, Barrington MJ. Ultrasound-guided blocks for cardiovascular surgery: which block for which patient? Curr Opin Anaesthesiol. 2020;33:64–70.

56. Guay J, Kopp S. Epidural analgesia for adults undergoing cardiac surgery with or without cardiopulmonary bypass. Cochrane Database Syst Rev. 2019;2019:CD006715. https://doi.org/10.1002/14651858.CD006715.pub3.

57. Landoni G, Isella F, Greco M, Zangrillo A, Royse CF. Benefits and risks of epidural analgesia in cardiac surgery. Br J Anaesth. 2015;115:25–32.

58. Lockwood GG, Cabreros L, Banach D, Punjabi PP. Continuous bilateral thoracic paravertebral blockade for analgesia after cardiac surgery: a randomised, controlled trial. Perfusion (United Kingdom). 2017;32:591–7.

59. Krishna SN, Chauhan S, Bhoi D, et al. Bilateral erector spinae plane block for acute post-surgical pain in adult cardiac surgical patients: a randomized controlled trial. J Cardiothorac Vasc Anesth. 2019;33:368–75.

60. Nagaraja P, Ragavendran S, Singh N, et al. Comparison of continuous thoracic epidural analgesia with bilateral erector spinae plane block for perioperative pain management in cardiac surgery. Ann Card Anaesth. 2018;21:323.

61. Macaire P, Ho N, Nguyen T, et al. Ultrasound-guided continuous thoracic erector spinae plane block within an enhanced recovery program is associated with decreased opioid consumption and improved patient postoperative rehabilitation after open cardiac surgery—a patient-matched, controlled. J Cardiothorac Vasc Anesth. 2019;33:1659–67.

62. Khera T, Murugappan KR, Leibowitz A, et al. Ultrasound-guided pecto-intercostal fascial block for postoperative pain management in cardiac surgery: a prospective, randomized, placebo-controlled trial. J Cardiothorac Vasc Anesth. 2021;35:896–903.

63. Aydin ME, Ahiskalioglu A, Ates I, et al. Efficacy of ultrasound-guided transversus thoracic muscle plane block on postoperative opioid consumption after cardiac surgery: a prospective, randomized, double-blind study. J Cardiothorac Vasc Anesth. 2020;34:2996–3003.

64. Abdelbaser II, Mageed NA. Analgesic efficacy of ultrasound guided bilateral transversus thoracis muscle plane block in pediatric cardiac surgery: a randomized, double-blind, controlled study. J Clin Anesth. 2020;67:110002.

65. Kumar K, Kalyane R, Singh N, et al. Efficacy of bilateral pectoralis nerve block for ultrafast tracking and postoperative pain management in cardiac surgery. Ann Card Anaesth. 2018;21:333.

66. Berthoud V, Ellouze O, Nguyen M, et al. Serratus anterior plane block for minimal invasive heart surgery. BMC Anesthesiol. 2018;18:1–6.

67. Kaushal B, Chauhan S, Saini K, et al. Comparison of the efficacy of ultrasound-guided serratus anterior plane block, pectoral nerves II block, and intercostal nerve block for the management of postoperative thoracotomy pain after pediatric cardiac surgery. J Cardiothorac Vasc Anesth. 2019;33:418–25.

68. Ueshima H, Kitamura A. Blocking of multiple anterior branches of intercostal nerves (Th2-6) using a transversus thoracic muscle plane block. Reg Anesth Pain Med. 2015;40:388–9.

69. Kelava M, Alfirevic A, Bustamante S, Hargrave J, Marciniak D. Regional anesthesia in cardiac surgery: an overview of fascial plane Chest Wall blocks. Anesth Analg. 2020;131:127–35.

70. Guay J, Nishimori M, Kopp S. Epidural local anaesthetics versus opioid-based analgesic regimens for postoperative gastrointestinal paralysis, vomiting and pain after abdominal surgery. Cochrane Database Syst Rev. 2016;2017:CD001893. https://doi.org/10.1002/14651858.CD001893.pub2.

71. Smith LM, Cozowicz C, Uda Y, Memtsoudis SG, Barrington MJ. Neuraxial and combined neuraxial/ general anesthesia compared to general anesthesia for major truncal and lower limb surgery: a systematic review and meta-analysis. Anesth Analg. 2017;125:1931–45.

72. Pöpping DM, Elia N, Van Aken HK, et al. Impact of epidural analgesia on mortality and morbidity after surgery: systematic review and meta-analysis of randomized controlled trials. Ann Surg. 2014;259:1056–67.

73. Hausman MS, Jewell ES, Engoren M. Regional versus general anesthesia in surgical patients with chronic obstructive pulmonary disease: does avoiding general anesthesia reduce the risk of postoperative complications? Anesth Analg. 2015;120:1405–12.

74. Heinrich S, Janitz K, Merkel S, Klein P, Schmidt J. Short- and long term effects of epidural analgesia on morbidity and mortality of esophageal cancer surgery. Langenbeck's Arch Surg. 2015;400:19–26.

75. Durkin C, Schisler T, Lohser J. Current trends in anesthesia for esophagectomy. Curr Opin Anaesthesiol. 2017;30:30–5.

76. Feltracco P, Bortolato A, Barbieri S, et al. Perioperative benefit and outcome of thoracic epidural in esophageal surgery: a clinical review. Dis Esophagus. 2018;31:1–14.

77. Guay J, Kopp S. Epidural pain relief versus systemic opioid-based pain relief for abdominal aortic surgery. Cochrane Database Syst Rev. 2016;2017:CD005059. https://doi.org/10.1002/14651858.CD005059.PUB4.

78. Błaszczyk B, Wrońska B, Klukowski M, et al. Factors affecting breathing capacity and early tracheal extubation after liver transplantation: analysis of 506 cases. Transplant Proc. 2016;48:1692–6.

79. Jabaudon M, Belhadj-Tahar N, Rimmelé T, et al. Thoracic epidural analgesia and mortality in acute pancreatitis: a multicenter propensity analysis. Crit Care Med. 2018;46:e198–205.

80. Windisch O, Heidegger CP, Giraud R, Morel P, Bühler L. Thoracic epidural analgesia: a new approach for the

treatment of acute pancreatitis? Crit Care. 2016;20:116.

81. Hermanides J, Hollmann MW, Stevens MF, Lirk P. Failed epidural: causes and management. Br J Anaesth. 2012;109:144–54.

82. Visser E, Marsman M, van Rossum PSN, et al. Postoperative pain management after esophagectomy: a systematic review and meta-analysis. Dis Esophagus. 2017;30:1–11.

83. Hughes M, Yim I, Deans DAC, Couper GW, Lamb PJ, Skipworth RJE. Systematic review and meta-analysis of epidural analgesia versus different analgesic regimes following oesophagogastric resection. World J Surg. 2018;42:204–10.

84. Bell R, Pandanaboyana S, Prasad KR. Epidural versus local anaesthetic infiltration via wound catheters in open liver resection: a meta-analysis. ANZ J Surg. 2015;85:16–21.

85. Melloul E, Hübner M, Scott M, et al. Guidelines for perioperative care for liver surgery: enhanced recovery after surgery (ERAS) society recommendations. World J Surg. 2016;40:2425–40.

86. American Society of Anesthesiologists Task Force on Infectious Complications Associated with Neuraxial Techniques and the American Society of Regional Anesthesia and Pain Medicine. Practice advisory for the prevention, diagnosis, and management of infectious complications associated with neuraxial techniques: an updated report by the American Society of Anesthesiologists Task Force on Infectious Complications Associated with Neuraxi. Anesthesiology. 2017;126:585–601.

87. Burcharth J, Abdulhady L, Danker J, et al. Implementation of a multidisciplinary perioperative protocol in major emergency abdominal surgery. Eur J Trauma Emergency Surg. 2019;47:467. https://doi.org/10.1007/s00068-019-01238-7.

88. Huddart S, Peden CJ, Swart M, et al. Use of a pathway quality improvement care bundle to reduce mortality after emergency laparotomy. Br J Surg. 2015;102:57–66.

89. Tengberg LT, Bay-Nielsen M, Bisgaard T, et al. Multidisciplinary perioperative protocol in patients undergoing acute high-risk abdominal surgery. Br J Surg. 2017;104:463–71.

90. Chin KJ, McDonnell JG, Carvalho B, Sharkey A, Pawa A, Gadsden J. Essentials of our current understanding: abdominal wall blocks. Reg Anesth Pain Med. 2017;42:133–83.

91. Webster K. Ultrasound guided rectus sheath block—analgesia for abdominal surgery. Update in Anaesthesia. 2007;26:12–7.

92. Bakshi SG, Mapari A, Shylasree TS. Bloc de la gaine des grands droits pour une analgésie postopératoire en chirurgie gynéco-oncologique: RESONS, une étude randomisée contrôlée. Can J Anesth. 2016;63:1335–44.

93. Hong S, Kim H, Park J. Analgesic effectiveness of rectus sheath block during open gastrectomy: a prospective double-blinded randomized controlled clinical trial. Medicine. 2019;98:e15159.

94. Gupta N, Kumar A, Harish RK, Jain D, Swami AC. Comparison of postoperative analgesia and opioid requirement with thoracic epidural vs. continuous rectus sheath infusion in midline incision laparotomies under general anaesthesia—a prospective randomised controlled study. Indian J Anaesth. 2020;64:750–5.

95. Yassin HM, Abd Elmoneim AT, El Moutaz H. The analgesic efficiency of ultrasound-guided rectus sheath analgesia compared with low thoracic epidural analgesia after elective abdominal surgery with a midline incision: a prospective randomized controlled trial. Anesthesiol Pain Med. 2017;7:e14244.

96. Tudor ECG, Yang W, Brown R, Mackey PM. Rectus sheath catheters provide equivalent analgesia to epidurals following laparotomy for colorectal surgery. Ann R Coll Surg Engl. 2015;97:530–3.

97. Webster K, Hubble S. Rectus sheath analgesia in intensive care patients: technique description and case series. Anaesth Intensive Care. 2009;37:855.

98. Abdallah FW, Chan VW, Brull R. Transversus abdominis plane block: a systematic review. Reg Anesth Pain Med.

2012;37:193–209.

99. Baeriswyl M, Kirkham KR, Kern C, Albrecht E. The analgesic efficacy of ultrasound-guided transversus abdominis plane block in adult patients: a meta-analysis. Anesth Analg. 2015;121:1640–54.

100. Desai N, El-Boghdadly K, Albrecht E. Epidural vs. transversus abdominis plane block for abdominal surgery—a systematic review, meta-analysis and trial sequential analysis. Anaesthesia. 2020;76:1–17.

101. Sanderson BJ, Doane MA. Transversus abdominis plane catheters for analgesia following abdominal surgery in adults. Reg Anesth Pain Med. 2018;43:5–13.

102. Korgvee A, Junttila E, Koskinen H, Huhtala H, Kalliomaki M-L. Ultrasound-guided quadratus lumborum block for postoperative analgesia. Eur J Anaesthesiol. 2020;38:115–29.

103. Uppal V, Retter S, Kehoe E, McKeen DM. Quadratus lumborum block for postoperative analgesia: a systematic review and meta-analysis. Can J Anesth. 2020;67:1557–75.

104. Sen TH, Taylor C, Weikel D, Barton K, Habib AS. Quadratus lumborum block for postoperative analgesia after cesarean delivery: a systematic review with meta-analysis and trial-sequential analysis. J Clin Anesth. 2020;67:110003.

105. Xu M, Tang Y, Wang J, Yang J. Quadratus lumborum block for postoperative analgesia after cesarean delivery: a systematic review and meta-analysis. Int J Obstet Anesth. 2020;42:87–98.

106. El-Boghdadly K, Desai N, Halpern S, et al. Quadratus lumborum block vs. transversus abdominis plane block for caesarean delivery: a systematic review and network meta-analysis. Anaesthesia. 2020;76:1–11.

107. Kang W, Lu D, Yang X, et al. Postoperative analgesic effects of various quadratus lumborum block approaches following cesarean section: a randomized controlled trial. J Pain Res. 2019;12:2305–12.

108. Rao Kadam V, Ludbrook G, van Wijk RM, et al. Comparison of ultrasound-guided transmuscular quadratus lumborum block catheter technique with surgical pre-peritoneal catheter for postoperative analgesia in abdominal surgery: a randomised controlled trial. Anaesthesia. 2019;74:1381–8.

109. Aditianingsih D, Pryambodho AN, Tantri AR, Mochtar CA. A randomized controlled trial on analgesic effect of repeated Quadratus Lumborum block versus continuous epidural analgesia following laparoscopic nephrectomy. BMC Anesthesiol. 2019;19:1–11.

110. Segura-Grau E, Afonso A. Quadratus lumborum type 2 block as a complementary regional anesthesia for polytrauma intensive care patient. J Clin Anesth. 2019;54:141.

111. Memtsoudis SG, Poeran J, Cozowicz C, Zubizarreta N, Ozbek U, Mazumdar M. The impact of peripheral nerve blocks on perioperative outcome in hip and knee arthroplasty—a population-based study. Pain. 2016;157:2341–9.

112. Hong HK, Ma Y. The efficacy of fascia iliaca compartment block for pain control after hip fracture: a meta-analysis. Medicine (United States). 2019;98:1–11.

113. Wong SS, Chan WS, Fang C, et al. Infraclavicular nerve block reduces postoperative pain after distal radial fracture fixation: a randomized controlled trial. BMC Anesthesiol. 2020;20:1–11.

114. Saranteas T, Koliantzaki I, Savvidou O, et al. Acute pain management in trauma: anatomy, ultrasound-guided peripheral nerve blocks and special considerations. Minerva Anestesiol. 2019;85:763–73.

115. Chelly JE, Ghisi D, Fanelli A. Continuous peripheral nerve blocks in acute pain management. Br J Anaesth. 2010;105:i86–96.

116. Bomberg H, Bayer I, Wagenpfeil S, et al. Prolonged catheter use and infection in regional anesthesia: a retrospective registry analysis. Anesthesiology. 2018;128:764–73.

117. Law WZW, Sara RA, Cameron AJD, Lightfoot NJ. Local anaesthetic delivery regimens for peripheral nerve catheters: a systematic review and network meta-analysis. Anaesthesia. 2020;75:395–405.

118. Duckworth AD, McQueen MM. The diagnosis of acute compartment syndrome: a critical analysis review. JBJS Rev. 2017;5:e1.

119. Tran AA, Lee D, Fassihi SC, Smith E, Lee R, Siram G. A systematic review of the effect of regional anesthesia on diagnosis and management of acute compartment syndrome in long bone fractures. Eur J Trauma Emerg Surg. 2020;46:1281–90.

120. Mar GJ, Barrington MJ, Mcguirk BR. Acute compartment syndrome of the lower limb and the effect of postoperative analgesia on diagnosis. Br J Anaesth. 2009;102:3–11.

121. Walker BJ, Noonan KJ, Bosenberg AT. Evolving compartment syndrome not masked by a continuous peripheral nerve block: evidence-based case management. Reg Anesth Pain Med. 2012;37:393–7.

122. Klucka J, Stourac P, Stouracova A, Masek M, Repko M. Compartment syndrome and regional anaesthesia: critical review. Biomed Papers. 2017;161:242–51.

123. Ramlogan R, Tierney S. How I do it: serratus anterior plane block for rib fractures. ASRA News.2020. https://ww.asra.com/guidelines-articles/how-i-do-it/asra-news/2020/05/02/how-i-do-it-serratus-anterior-plane-block-for-rib-fractures.Accessed 19 Mar 2021.

124. FitzGerald S, Odor PM, Barron A, Pawa A. Breast surgery and regional anaesthesia. Best Pract Res Clin Anaesthesiol. 2019;33:95–110.

125. Eng HC, Chin KJ, Adhikary S. How I do it: erector spinae block for rib fractures: the Penn Statehealth experience. ASRA News. 2020. https://www.asra.com/guidelines-articles/how-i-do-it/asra-news/2020/05/01/how-i-do-it-erector-spinae-block-for-rib-fractures-the-penn-state-health-experience.Accessed 19 Mar 2021.

126. Salinas F. How I do it: ultrasound-guided bilateral rectus sheath blocks. ASRA News. 2019.https://www.asra.com/guidelines-articles/how-i-do-it/legacy-b-blog-posts/2019/08/07/how-i-do-it-ultrasound-guided-bilateral-rectus-sheath-blocks.Accessed 19 Mar 2021.

127. Gürkan Y. How I do it: infraclavicular block. ASRA News. 2019. https://www.asra.com/guidelines-articles/original-articles/article-item/legacy-b-blog-posts/2019/08/07/how-i-do-it-infraclavicular-block.Accessed 19 Mar 2021.

128. El-Boghdadly K, Wolmarans M, Stengel AD, Albrecht E, Chin KJ, Elsharkawy H, et al. Standardizing nomenclature in regional anesthesia: An ASRA-ESRA Delphi consensus study of abdominal wall, paraspinal, and chest wall blocks. Reg Anesth Pain Med. 2021;46(7):571–80.

第 7 部分
超声培训

目　录

第 22 章
重症监护医师的超声培训

Laura Galarza

目　录

📖**学习目标**

- 理解超声培训项目的重要性。
- 列举重症监护中最重要的超声能力要求。
- 描述达到熟练程度的不同学习技术。

22.1　引言

在过去 30 年里，超声已经从放射科和心脏科中脱离出来，在床旁检查中得到越来越多的应用。超声在诊断和治疗患者以及在进行侵入性操作时，在提高安全性方面发挥着重要作用，这使得临床医生将其作为日常工作中的宝贵工具。然而，超声在医疗中的广泛使用和不断拓展，衍生出了对超声培训的需求：个人在未经系统培训或没有积累足够经验的情况下使用超声，可能会增加不必要的检查和误诊。正如美国医学协会所说："经过系统培训的医生，可以在实践中应用超声成像技术。超声在医疗实践中有广泛和多样的用途和应用"[1]。

从历史上看，超声培训项目始于设备的获取和基础培训，但是，随着临床医生开始使用超声，其使用模式与传统超声检查相比有独特之处。临床医生开始在床旁以集中使用超声的方式来解答临床问题，而不是在专科检查室进行全面的成像检查；因此，医生不仅要学习如何实施超声检查和分析超声检查结果，还要学会如何将它们整合到诊疗决策中。

在 20 世纪 90 年代初，临床超声（POCUS）被应用到临床实践的多个领域，包括重症监护。Daniel Lichtenstein 教授描述了肺部和胸膜的超声伪影，并发表了首批证明超声在重症监护病房（ICU）中效用的研究[2-4]。这引发了一个国际运动，将重症监护超声（CCUS）定义为重症监护医生的基本能力，最终在 2009 年由美国胸科医师学会（ACCP）/法语国家复苏学会（SRLF）共识文件中得到体现[5]。在此之前，CCUS 培训只有少数人通过自学或与 ICU 外的同事建立非正式的教学关系来进行，但从那时起，我们有了指导方针，可以在国家层面建立我们自己的课程和培训项目，并让重症监护医生教授他们的同行。

22.2　能力要求

为了开始重症监护超声的培训项目，达成应达到的能力的共识至关重要。在过去的 20 年中，已经发布了很多共识声明和指南，以解决重症超声培训的问题，许多国家学会和其他机构也提出了他们自己的项目[5-9]。这些共识在大多数所需的能力上尽管存在一些差异，但也有所重叠[10]。例如，在超声心动图中，对于某些测量的定性或定量评估（如左心室收缩功能）、瓣膜评估、使用彩色多普勒等方面缺乏一致性。在腹部模块中也存在差异：虽然所有共识都同意需要检查游离液体，但有些共识还要求识别肝胆病理。

CCUS 实践的范围的基础是 ACCP/SRLF 共识文件，该文件定义了 CCUS 本身，并确定了其范围内的具体应用[5]。这份文件将 CCUS 能力分为一般（胸部、腹部和血管）和超声心动图（表 22.1）。直到 2020 年和 2021 年，欧洲重症医学会（ESICM）制定了两份新文件，旨在更新专业能力标准[11, 12]。这些共识之间的主要区别是最后一个文件中加入了膈肌和脑部超声（表 22.1）。

超声心动图是最早被整合到 ICU 中的超声模式，因此，它是发展最成熟的 CCUS 技术。在指南中，人们一致认为我们应该区分基本和高级能力[5, 13]。

■ 表 22.1　各种共识中 CCUS 核心能力比较[5, 11, 12]

		2009	2020	2021
超声心动图	症状	严重低血容量 左心室衰竭 右心室衰竭 心包压塞 急性大量左侧瓣膜反流 心肺复苏期间和之后的循环停止	严重低血容量 左心室衰竭 右心室衰竭 心包压塞 急性肺心病 严重瓣膜异常	左心室衰竭 右心室衰竭 肺栓塞 心包积液 及心包压塞 严重低血容量 急性严重的左侧心脏瓣膜病
	认知技能	心脏超声模式 左心室大小和收缩功能 左心室收缩模式 右心室大小和收缩功能 心包液 / 心包压塞 下腔静脉大小和呼吸变化 严重瓣膜反流的基本彩色多普勒	左心室大小和收缩功能定性 左心室收缩模式定性 右心室大小定性和收缩功能（TAPSE，RV/LV 比率）定量 彩色多普勒瓣膜疾病定性 下腔静脉大小和呼吸变化定量	左心室收缩功能（定性） 左心室收缩模式 左心室流出道速度时间积分（VTI）用于每搏量（SV）的估算 右心室大小和壁厚 下腔静脉大小和呼吸变化 瓣膜疾病（定性：解剖学异常）
胸部超声	症状	气胸 肺实变 肺泡间质模式 胸膜积液 胸膜基底肿块或增厚	肺实变 胸膜积液 间质综合征 气胸	气胸 胸膜积液 呼吸衰竭 间质综合征 肺实变 肺栓塞 膈肌功能障碍（定量：活动度）
	操作	胸腔穿刺 胸膜内装置植入	胸腔积液引流	胸腔积液引流
腹部超声	症状	游离液体 膀胱内容物和体积 膀胱内压和过度扩张 肾积水 腹主动脉瘤	游离液体 膀胱体积 肾积水	主动脉瘤 膀胱容量 肾积水（肾盂积水） 游离液体
	操作	腹腔穿刺	腹腔穿刺	腹腔穿刺

续表

		2009	2020	2021
血管超声	症状	静脉血栓形成	深静脉血栓形成	深静脉血栓形成 肺栓塞
	操作	血管穿刺	血管穿刺	血管穿刺
脑部超声	症状			颅内高压（MCA 的 TCCD：定性波形分析和 PI）

左心室（LV）：心脏的左下部分，负责将氧合血泵送至全身；右心室（RV）：心脏的右下部分，负责将血液送入肺部进行氧合；下腔静脉（IVC）：将血液从下肢和盆腔返回到心脏的大静脉；速度时间积分（VTI）：多普勒超声中用于评估血流速度和时间的参数，可以用来计算血流量；每搏输出量（CV）：心脏每次跳动时从心室泵出的血液量；三尖瓣环平面收缩期位移（TAPSE）：评估右心室功能的超声心动图参数，测量三尖瓣环在收缩期的移动距离；深静脉血栓形成（DVT）：血液在深静脉内异常凝固形成血栓，可能导致严重并发症；经颅彩色多普勒（TCCD）：一种使用多普勒效应的超声技术，通过颅骨评估脑部血管的血流；中脑动脉（MCA）：供应大脑中部区域的主要血管之一；搏动指数（PI）：评估血管阻力的多普勒超声参数。对于那些具有高度可能性但因禁忌证不能进行 CT 扫查的患者，应采取综合方法进行检查。

高级重症监护超声心动图（CCE）是复杂的，需要对心脏解剖和功能进行更深入的评估，包括血流动力学评估，并且需要更长的培训时间才能达到熟练程度。这不是所有重症监护医师都需要的技能，但每个 ICU 都会从拥有这种能力的医生中受益。

22.3　获得目标能力所需的培训

一旦我们定义了培训项目的目标能力，我们就应该关注如何获得并保持这项新的能力。为了获得能力，几个专家指南已经概述了类似的培训计划 [6, 7, 14]。大多数指南建议采取以下方法：先完成一个短期的入门课程，然后在监督下完成一定数量的超声扫查，并进行效果反馈，最终进行能力评估。然而，指南之间存在巨大的差异，特别是在训练所需进行的扫查数量上，这可能是因为关于超声扫查能力的高质量的证据很少，许多建议依赖于专家意见 [10, 14, 15]。最近，一个新的共识定义了获得基本 CCE 能力的整个训练过程，同时它也可以应用于其他超声检查能力的训练（图 22.1）[16]。

22.3.1　入门课程

几乎所有指南都推荐完成入门课程。入门课程易于组织，足以获得初步体验。通常，这些课程为期 1～3 天，包括讲座、实践操作和案例解读研讨会。讲座仍然是最常见的教学方法之一，应包括超声物理学、机器仪器、图像获取和分析的理论和实践。实践操作包括在有监督的情况下，在模拟人体模型、健康志愿者、有（无）病理变化受试者或患者身上进行扫查练习。此外，建议进行课前和课后测试，以了解技能训练的水平。

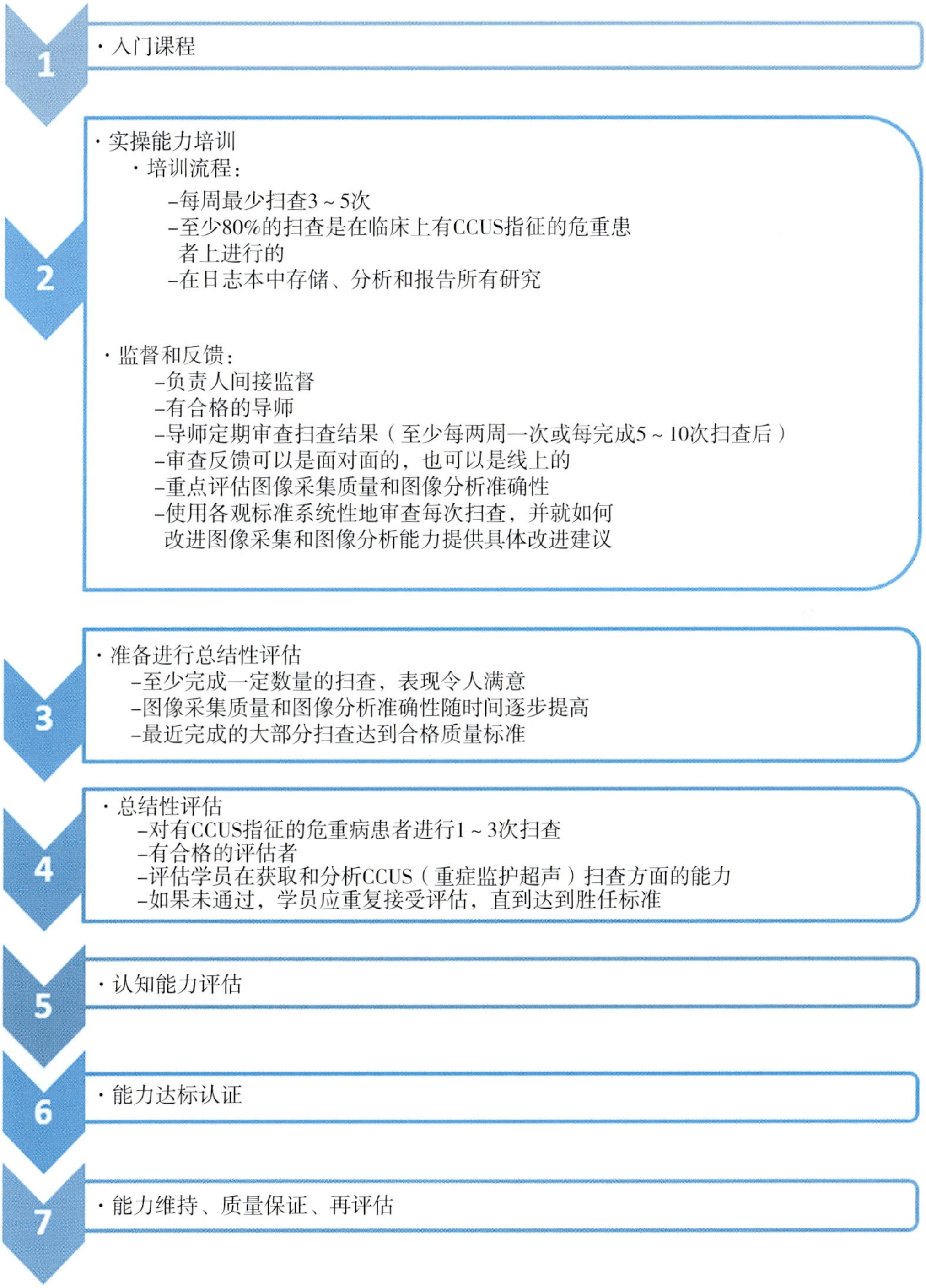

1　·入门课程

2　·实操能力培训
　　·培训流程：
　　　　–每周最少扫查3～5次
　　　　–至少80%的扫查是在临床上有CCUS指征的危重患
　　　　　者上进行的
　　　　–在日志本中存储、分析和报告所有研究

　　·监督和反馈：
　　　　–负责人间接监督
　　　　–有合格的导师
　　　　–导师定期审查扫查结果（至少每两周一次或每完成5～10次扫查后）
　　　　–审查反馈可以是面对面的，也可以是线上的
　　　　–重点评估图像采集质量和图像分析准确性
　　　　–使用各观标准系统性地审查每次扫查，并就如何
　　　　　改进图像采集和图像分析能力提供具体改进建议

3　·准备进行总结性评估
　　　　–至少完成一定数量的扫查，表现令人满意
　　　　–图像采集质量和图像分析准确性随时间逐步提高
　　　　–最近完成的大部分扫查达到合格质量标准

4　·总结性评估
　　　　–对有CCUS指征的危重病患者进行1～3次扫查
　　　　–有合格的评估者
　　　　–评估学员在获取和分析CCUS（重症监护超声）扫查方面的能力
　　　　–如果未通过，学员应重复接受评估，直到达到胜任标准

5　·认知能力评估

6　·能力达标认证

7　·能力维持、质量保证、再评估

■ 图 22.1　基础重症监护超声（CCUS）长期实践能力培训路径建议方案（经 Rajamani 等 [16] 许可改编）

　　尽管如此，随着时间的推移，超声知识的掌握和技能的应用水平会下降，只有进行了长期能力培养的人（并非所有参与者都能坚持进行）可以保持技能的提高 [17, 18]。一项观察性研

究表明，执业医师在参加入门课程 8 个月后，仍能保持超声知识和实践技能操作水平[19]。此外，一项调查也发现，参加这些课程的学员中仅少部分人达到了胜任水平，但他们中的大多数人在随后的无人监督的状态也能开展超声检查。

22.3.2　实操能力培养项目

实操能力培养项目是一种教学体系，要求学员在监督下对患者实施超声检查，并定期接受导师的动手能力评估。该培训的主要目标是使学员在图像获取和分析技能上逐步提高，直到他们具备接受最终总结性评估的能力。

正如前面所述，在最终评估之前应该进行的超声扫查数量存在巨大的差异，所以我们可以设定扫查数量的下限，但不应设定上限，因为每个学员的学习方法不同，技能的获取速度也不同，因此我们不应该通过一个不确定的扫查数量来判断学员是否准备好进行总结性评估。导师必须直接监督最初的超声扫查，尽管直接监督所有扫查是不切实际的。

在此培训过程中，学员应该存储每次扫查的影像，并在日志本中报告每次扫查的结果。导师将审查日志本，不仅对图像采集质量提供反馈，还对图像分析的准确性提供反馈。

22.3.3　最终评估

一旦导师对学员的进步感到满意，并认为他 / 她已经掌握了所需的技能，学员将迎来最终评估。这次最终评估将有两个部分：基于课程的知识测试或认知评估，以及涉及检查各种危重病患者的实践评估。在这次实践测试中，合格的评估者将评估图像采集的质量、图像分析的准确性和报告能力。

22.4　超声培训的障碍

虽然有大量的共识发表，而且大家也认识到对 CCE 培训的需求，但这些共识中的建议在国家和地方层面的实施并不像预期的那样广泛。在提供高质量培训的计划的过程中，已经出现了许多障碍（Box 22.1）；这些障碍在 10 多年前就被提出了，但至今我们还是未能解决它们。缺乏培训导师和标准化课程体系是两个较为突出的障碍。为了克服这些障碍，已经有新的指南发布，并在超声培训中引入了各种新的教育技术。然而，目前依然无法证明什么是最佳的培训方法，仍需要高质量的证据支持，以及进一步的研究来评估这些方法的效果。

22.5　超声培训工具

超声检查操作需要一系列技巧。教育的理论部分可以通过讲座、教科书、免费在线教育和数字课程来完善。虽然这些工具有价值，但是却并未给学员提供实时使用超声的机会以巩固他们的知识。学员们需要动手实践环节，使其能够发展空间协调能力，并练习获取超声扫查的标准视图。超声这种需要通过动手积累经验的技能，意味着学员应该以小组的形式进行学习。对于这些环节的最佳导师 / 学员比例没有定论，可能每个导师指导 4 ~ 5 个学员是合理的，既保证了人力资源的有效利用，又能确保培训质量监督效果。

> **» 方框22.1　超声学习障碍/挑战**
>
> — 缺乏培训导师
> — 缺乏标准超声课程体系
> — 时间限制
> — 来自 ICU 内外同事的阻力
> — 缺乏设备
> — 学员缺乏兴趣
> — 觉得培训的效用不佳

22.5.1　电子学习

电子学习有多种工具，如视频、网络研讨会和电子书，其允许学员根据自己的学习节奏、持续时间和地点来制订学习计划，并且可以作为解决教育资源有限地区培训受限问题的方案。自由在线访问医学教育（FOAMed）是一个在线医学资源的集合，包括播客、视频、推文或博客。近年来，FOAMed 迅速扩展，有大量的在线超声学习资源可供学习使用。其中一些总结可以在 https://spocus.org/resources-programs/foamed/ 上找到。在上入门课程之前，学员自行进行电子学习可以为创建翻转课堂提供机会。

COVID-19 疫情期间，尽管 POCUS 在 COVID-19 诊疗中的价值凸显，导致培训需求激增，但由于出行限制和社交距离的要求影响，大多数面对面的 POCUS 培训课程被取消，因此线上解决方案变得更为必要。

22.5.2　模拟

模拟培训是对真实情况的模仿，可以根据需要重复进行，并在可控的环境中展示操作的真实效果。模拟培训已经在医学领域之外被长期应用，近年来，它被许多医学专业广泛采用。模拟器为学员提供机会去接触少见超声案例，或者接触在如心脏骤停之类无法进行教学的情境。研究发现，低仿真和高仿真度超声模拟工具对超声培训是有价值的，主要体现在学员在课程后的模拟情境中的能力以及在培训后，评估技能均有所提升[26]。在学习基本 CCE 时，模拟培训可以通过提高实践和技术技能，缩短学习曲线[27, 28]。模拟培训还可以用于长期能力培养项目的实操评估，以评估已经实现的操作能力。

22.5.3　同伴教学

动手练习是学习实践技能的最佳方式，需要大量的培训导师对学员进行小组教学，然而时间和人力限制可能成为培训的阻碍。这个问题可以通过选择具有倍增效应的教学模式来解决；高级导师培训同伴导师，例如近期获得认证的学员，他们可以作为同伴导师反过来教授其他学员实践超声技能。同伴导师在学习经历上更接近学员，可以更好地理解学员的问题所在，并且可能更平易近人。这种方法已在本科医学教育中广泛应用，也可以在我们的情境中使用[30-32]。

22.5.4　远程监督和远程超声

远程监督也许可以解决培训导师短缺的问题。对于学员来说，需要实现互联网连接和超声设备无线传输图像；对于导师，需要拥有相应的软件来远程查看图像和互联网连接以提供书面反馈。一项为期 1 年的使用包含理论讲座和长期能力培养项目的 CCUS 课程实践表明，一名导师通过远程监督的形式可以培训和监督 29 名住院医师，这些住院医师完成了 2000 多次超声检查，效率显著；80% 的学员获得了 CCUS 能力[33]。

远程超声是远程医疗和床旁超声的结合。这种模式下，学员在异地教师的指导和反馈下进行床旁超声扫查，实时或非实时接受导师的反馈。远程超声平台包括用于视频会议的应用程序和专用超声影像共享平台。该平台已在多种场景下成功实施，主要在资源有限的环境中指导超声培训[34]。在 COVID-19 流行期间，有研究将远程超声与面对面培训进行了比较，结果显示两者都显著提高了学员课程后的知识水平，且提升程度相当[35]。

22.6　结论

重症超声是重症监护工作的重要组成部分，但实施重症超声需要接受系统培训。尽管已经发布了许多相关指南，但由于各种原因，重症超声在实际应用中的普及率仍然很低。近年来新共识的发布可能已经解决了 CCUS 课程缺乏公信力的问题。在资源有限的环境中，培训导师的短缺和培训不足的问题可以通过使用新的教育工具来克服。我们应该牢记，随着时间的推移，我们将更新培训指南，同时涵盖新的超声模式，这些模式将被纳入我们的日常工作中，同时新技术将使新的教育工具更加实用。

> **┃临床要点┃**
>
> — 超声检查是一项基本临床技能，如果可能的话，应在住院医师培训期间教授。
> — 共识应指导 CCUS 培训计划的创建和实施，但应该制定符合本国需求的培训框架。
> — 新的教育技术将有助于未来几年弥合 CCUS 培训的差距。

　　本章阐述了将超声技术融入重症医师培训课程的历史进程、需要的能力，以及如何搭建培训项目以达到能力标准。最后分析了当前高质量培训项目面临的挑战，并提供了除理论授课和实践课程之外的教学工具。

参考文献

1. American Medical Association. American Medical Association policy. H-230.960 Privileging for ultrasound

imaging. https://policysearch.ama-assn. org.Accessed 12 Jul 2022.

2. Lichtenstein D, Axler O. Intensive use of general ultrasound in the intensive care unit. Prospective study of 150 consecutive patients. Intensive Care Med. 1993;19(6):353–5.

3. Lichtenstein DA, Menu Y. A bedside ultrasound sign ruling out pneumothorax in the critically ill. Lung sliding. Chest. 1995;108(5):1345–8.

4. Lichtenstein D, Meziere G, Biderman P, Gepner A, Barre O. The comet-tail artefact: an ultrasound sign of alveolar-interstitial syndrome. Am J Respir Crit Care Med. 1997;156:1640–6.

5. Mayo PH, Beaulieu Y, Doelken P, Feller-Kopman D, Harrod C, Kaplan A, et al. American College of Chest Physicians/La Société de Réanimation de Langue Française statement on competence in critical care ultrasonography. Chest. 2009;135(4):1050–60.

6. Expert Round Table on Ultrasound in ICU. International expert statement on training standards for critical care ultrasonography. Intensive Care Med. 2011;37(7):1077–83.

7. Arntfield RT, Millington SJ, Ainsworth CD, Arora RC, Boyd J, Finlayson G, et al. Canadian recommendations for critical care ultrasound training and competency. Can Respir J. 2014;21(6):341–5.

8. Price S, Via G, Sloth E, Guarracino F, Breitkreutz R, Catena E, et al. Echocardiography practice, training and accreditation in the intensive care: document for the World Interactive Network Focused on Critical Ultrasound (WINFOCUS). Cardiovasc Ultrasound. 2008;6(49):1.

9. Pustavoitau A, Blaivas M, Brown SM, Gutierrez C, Kirkpatrick AW, Kohl BA, et al. Recommendations for achieving and maintaining competence and credentialing in critical care ultrasound with focused cardiac ultrasound and advanced critical care echocardiography summary of recommendations. http://journals.lww.com/ccmjournal/Documents/CriticalCareUltrasound.pdf.Accessed 12 Jul 2022.

10. Wong A, Galarza L, Duska F. Critical care ultrasound: a systematic review of international training competencies and programmes. Crit Care Med. 2019;47(3):e256–62.

11. Wong A, Galarza L, Forni L, De Backer D, Slama M, Cholley B, et al. Recommendations for core critical care ultrasound competencies as a part of specialist training in multidisciplinary intensive care: a framework proposed by the European Society of Intensive Care Medicine (ESICM). Crit Care. 2020;24(1):1–6.

12. Robba C, Wong A, Poole D, Al Tayar A, Arntfield RT, Chew MS, et al. Basic ultrasound head-to-toe skills for intensivists in the general and neuro intensive care unit population: consensus and expert recommendations of the European Society of Intensive Care Medicine. Intensive Care Med. 2021;47(12):1347–67.

13. Vieillard-Baron A, Mayo PH, Vignon P, Cholley B, Slama M, Pinsky MR, et al. International consensus statement on training standards for advanced critical care echocardiography. Intensive Care Med. 2014;40(5):654–66.

14. Rajamani A, Shetty K, Parmar J, Huang S, Ng J, Gunawan S, et al. Longitudinal competence programs for basic point-of-care ultrasound in critical care: a systematic review. Chest. 2020;158(3):1079–89.

15. Rajamani A, Smith L, Gunawan S, Gunawan G, Parmar J, Arvind H, et al. Methodologic quality of guidelines for training or competence processes for basic point-of-care echocardiography in critical care: a systematic review of the literature. Chest. 2021;160(2):616–23.

16. Rajamani A, Galarza L, Sanfilippo F, Wong A, Goffi A, Tuinman P, et al. Criteria, processes, and determination of competence in basic critical care echocardiography training: a Delphi process consensus statement by the learning ultrasound in critical care (LUCC) initiative. Chest. 2022;161(2):492–503.

17. Kelm DJ, Ratelle JT, Azeem N, Bonnes SL, Halvorsen AJ, Oxentenko AS, et al. Longitudinal ultrasound curriculum improves long-term retention among internal medicine residents. J Grad Med Educ. 2015;7(3):454.

18. Rappaport CA, McConomy BC, Arnold NR, Vose AT, Schmidt GA, Nassar B. A prospective analysis of motor and cognitive skill retention in novice learners of point of care ultrasound. Crit Care Med. 2019;47(12):e948.

19. Schott CK, LoPresti CM, Boyd JS, Core M, Haro EK, Mader MJ, et al. Retention of point-of-care ultrasound skills among practicing physicians: findings of the VA national POCUS training program. Am J Med. 2021;134(3):391–9.

20. Rajamani A, Miu M, Huang S, Elbourne-Binns H, Pracher F, Gunawan S, et al. Impact of critical care point-of-care ultrasound short-courses on trainee competence. Crit Care Med. 2019;47(9):e782–4.

21. Eisen LA, Leung S, Gallagher AE, Kvetan V. Barriers to ultrasound training in critical care medicine fellowships: a survey of program directors. Crit Care Med. 2010;38(10):1978–83.

22. Shah S, Bellows BA, Adedipe AA, Totten JE, Backlund BH, Sajed D. Perceived barriers in the use of ultrasound in developing countries. Crit Ultrasound J. 2015;7(1):3–7.

23. Galarza L, Wong A,mlNG M. The state of critical care ultrasound training in Europe: a survey of trainers and a comparison of available accreditation programmes. Anaesthesiol Intensive Ther. 2017;49(5):382–6.

24. Brady AK, Spitzer CR, Kelm D, Brosnahan SB, Latifi M, Burkart KM. Pulmonary critical care fellows' use of and self-reported barriers to learning bedside ultrasound during training: results of a national survey. Chest. 2021;160(1):231–7.

25. Eke OF, Henwood PC, Wanjiku GW, Fasina A, Kharasch SJ, Shokoohi H. Global point-of-care ultrasound education and training in the age of COVID-19. Int J Emerg Med. 2021;14(1):1–4.

26. Lewiss RE, Hoffmann B, Beaulieu Y, Phelan MB. Point-of-care ultrasound education: the increasing role of simulation and multimedia resources. J Ultrasound Med. 2014;33(1):27–32.

27. Vignon P, Pegot B, Dalmay F, Jean-Michel V, Bocher S, L'her E, et al. Acceleration of the learning curve for mastering basic critical care echocardiography using computerized simulation. Intensive Care Med. 2018;44(7):1097–105.

28. Prat G, Charron C, Repesse X, Coriat P, Bailly P, L'her E, et al. The use of computerized echocardiographic simulation improves the learning curve for transesophageal hemodynamic assessment in critically ill patients. Ann Intensive Care. 2016;6(1):27.

29. Sheehan FH, McConnaughey S, Freeman R, Zierler RE. Formative assessment of performance in diagnostic ultrasound using simulation and quantitative and objective metrics. Mil Med. 2019;184(Suppl 1):386–91.

30. Garcia-Casasola G, Sánchez FJG, Luordo D, Zapata DF, Frías MC, Garrido VV, et al. Basic abdominal point-of-care ultrasound training in the undergraduate: students as mentors. J Ultrasound Med. 2016;35(11):2483–9.

31. Arias Felipe A, Doménech García J, Sánchez Los Arcos I, Luordo D, García Sánchez FJ, Villanueva Martínez J, et al. Teaching the basics of echocardiography in the undergraduate: students as mentors. Rev Clin Esp. 2017;217(5):245–451.

32. Ahn JS, French AJ, Thiessen MEW, Kendall JL. Training peer instructors for a combined ultrasound/physical exam curriculum. Teach Learn Med. 2014;26(3):292–5.

33. Arntfield RT. The utility of remote supervision with feedback as a method to deliver high-volume critical care ultrasound training. J Crit Care. 2015;30(2):441.e1–6.

34. Salerno A, Tupchong K, Verceles AC, Mccurdy MT. Point-of-care teleultrasound: a systematic review. Telemed e-Health. 2020;26(11):1314–21.

35. Soni NJ, Boyd JS, Mints G, Proud KC, Jensen TP, Liu G, et al. Comparison of in-person versus tele-ultrasound point-of-care ultrasound training during the COVID-19 pandemic. Ultrasound J. 2021;13(1):1–7.

第 8 部分
床旁超声临床应用场景

目　录

第 23 章
休克患者的超声心动图和肺部超声联合检查

Luigi Vetrugno, Fabrizio Tritapepe, Marco Ventin,
Gian Marco Anzellotti, and Salvatore Maurizio Maggiore

目 录

🎓**学习目标**

　　– 读者将全面了解使用基础和高级心脏超声及肺部超声所需的技能，以及在休克患者的临床评估和管理中使用超声的主要原因。

23.1　休克的定义和分类

　　休克是指血液循环和氧输送不足以满足细胞代谢需求，最终导致细胞和组织缺氧的一种临床症状[1]。休克可以分为以下几类：①低血容量性休克：不同原因引起的外部或内部液体丢失。②心源性休克：由急性心肌梗死、严重心肌炎/瓣膜病或心律传导失常引起。③梗阻性休克：由于心包压塞、张力性气胸或肺栓塞引起。④分布性休克：主要是脓毒性休克，少部分病例为过敏性或神经源性休克。在临床实践中，最常见的休克类型是分布性休克，占66%；低血容量性和心源性休克占32%（各占16%），其余2%为梗阻性休克[2]。

　　由于在首次评估患者休克类型时只能是推测，并且两种休克类型也可能并存（例如心源性和脓毒性休克），一种替代方法是根据心输出量（CO）来定义临床状态，分为低、正常和高三种状态。外周氧输送不足的低CO综合征最常见于低血容量、心源性或阻塞性休克，而正常或高CO综合征通常与外周血管阻力低有关，见于脓毒性休克。脓毒性休克患者也可能出现左心室射血分数（EF%）降低或孤立性舒张功能障碍（DD）的低CO状态，这分别在39%和20%的患者中观察到[3]。在第一种情况下，使用去甲肾上腺素恢复后负荷后可出现低射血分数；在第二种情况下，使用大量液体治疗后可出现舒张功能障碍。然而，脓毒症引起的心脏功能障碍是可逆的，感染后存活者通常在几周内逐渐改善。

23.1.1　休克的生命体征和临床表现

　　血流动力学参数的改变如低血压（收缩压＜90mmHg或平均动脉压＜65mmHg）和屏幕上的心动过速（心率＞100次/分钟）通常是休克患者最早被注意到的临床表现。然而，低血压并不是诊断休克的必要条件，因为血管收缩等代偿机制（将血液从外周循环分流到重要器官）可以在短期内维持血压[4]。

　　与休克有关的其他临床表现包括发绀、意识模糊（伴有或不伴精神状态改变）和尿量减少［尿量＜0.5ml/（kg·h）］；此外，其他器官系统也可能受到影响。

　　通常进行毛细血管再充盈时间测试（CRT），通过在甲床上轻压来评估外周组织的血流量。甲床在2秒内恢复粉红色通常表明良好的血流和良好的心输出量（CO）。另一方面，CRT＞2秒是休克的早期提示信号。休克期间通常还会出现乳酸升高（＞1.5mmol/L）[5, 6]。

23.2　休克的超声评估

　　在过去的20年里，心脏和肺部床旁超声（POCUS）对休克患者的诊疗具有重要的临床意义，因为它是最引人注目的新型床旁诊断工具，能够将诊断和治疗效果监测结合在一起。在20世纪 80 年代，便携式超声设备的出现将诊断模式从"将患者转移到心脏病学科"转变为"将机器移动到患者床边"，POCUS 由此诞生 [7]。同年，首次使用经食管超声心动图（TEE），试图在手术室内及时评估手术过程并监测心肌梗死术后休克患者的血流动力学状态。1996 年，首次发布了与围手术期 TEE 实践相关的指南，此后，全球心血管学会建立了许多心脏麻醉培训项目 [8]。2009 年，美国胸科医师学会（ACCP）和法语重症监护学会（SRLF）发布了一份共识声明，描述了在重症监护病房（ICU）中超声的使用方式，并定义了达到完全熟练所需掌握的超声技能类型 [9]。该共识将超声的使用分为两个主要分支：①普通重症超声（GCCU），重点评估胸部、腹部和血管结构；②重症监护超声心动图（CCE）。CCE 包括基础和高级（包括使用 TEE）两个技能类别。值得注意的是，经胸超声心动图的探查成功率较低。在通气患者中经胸超声心动图（TTE）的探查成功率约为 50%，而使用 TEE 则为 97%[10]。

23.2.1　基础和高级重症超声心动图

TTE 联合基础 CCE 可用于不明原因的血流动力学不稳定患者的初步分型。所需技能包括最佳机器设置和正确的探头定位以获得标准窗口。M 型、B 型和彩色多普勒用于研究下腔静脉（IVC）的呼吸变化。另一方面，高级重症超声心动图（CCE）应该提供完整的超声心动图和多普勒技能，通过成像采集、基本多普勒功能视图和多普勒来完成心肺评估，以评估收缩期肺动脉压力、每搏输出量和舒张功能。如前所述，TEE 也被认为是一项高级技能。心脏（以及肺部）超声应遵循严格的方法进行。

23.2.2　基本技能

在重症监护室，呼吸机通常位于患者的左侧；因此，病床右侧有更多的空间。与过去相比，现代超声设备更小，更易于管理，因此右侧是容纳它们的最佳空间。当搜索患者的心脏视图时，操作员可以使用左手控制屏幕，右手引导探头。需要采集以下标准切面：①胸骨旁长轴和短轴切面；②心尖四腔心切面；③剑突下四腔心切面和下腔静脉（IVC）切面。该检查纯粹是定性的，主要目的是回答以下问题：

- 左心室的尺寸是小、偏小、正常还是严重扩张？
- 左心室的收缩功能是正常、高动力、中度还是严重抑制？
- 观察到的功能障碍是同质性的还是异质性的？
- 右心室的情况如何？其腔室是正常还是扩张？
- 右心房和右心室塌陷情况如何？
- 是否有心包积液的证据？
- 从多普勒视图来看，瓣膜功能如何？是否有严重瓣膜功能不全的证据？
- 是否存在 IVC 呼吸变异？

基础危重症超声心动图（CCE）旨在利用超声以简单的方式进行"目标导向的检查"[9]。

创伤超声重点评估（FAST）方案首次描述了如何使用心脏剑突下切面来排除作为创伤患者梗阻性休克病因的心包压塞。值得注意的是，自 1997 年以来，FAST 检查已成为高级创伤生命支持（ATLS）课程的一部分 [11]。

目前，该方案已扩展至高级创伤生命支持（ATLS）中的肺部超声检查，即 "创伤超声重点评估"（E-FAST），以排除气胸和血气胸，这也是梗阻性休克和低血容量休克的另外两种情况[12]。

23.2.3　高级技能

掌握使用经胸超声心动图（TTE）和经食管超声心动图（TEE）进行图像采集和多普勒使用的技能是必要的，同时还需要具备通过以下内容评估测量血流动力学功能的能力：

1. 前负荷敏感性的动态指数和详细的流量测量（见下文）
2. 肺动脉收缩压（sPAP）
3. 左心室射血分数（EF）
4. 每搏量（SV）
5. 节段性室壁运动的改变

其他评估包括：

6. 舒张功能障碍（DD）等级评估
7. 使用多普勒对瓣膜功能障碍进行评估和分级
8. 右心室大小和功能。后者表示为右心室和左心室舒张末期容积比（RVEDA/LVEDA），其可以是正常（＜0.6）、中度扩张（0.6～1）或严重扩张（＞1）
9. 下腔静脉（IVC）呼吸变化（%）（剑突下视图）
10. 使用长轴视图测量经食管超声心动图（TEE）和上腔静脉（SVC）呼吸变化

最重要的是，无创心输出量（CO）估算（作为心率 HR 和搏出量 SV 的乘积）是必不可少的。SV 等于通过多普勒获得的主动脉瓣上的速度时间积分（VTI）和主动脉横截面积（CSA）的乘积。CSA 等于 $\pi \times$（主动脉直径（cm）/2）^{2}，左心室流出道的主动脉直径（dLVOT）可以从胸骨旁长轴窗口获得。然而，在这种情况下，微小的误差可能会被放大，导致心输出量评估中出现重大偏差。通过在心尖五腔心视图中使用脉冲多普勒（PW）测量获得的 VTI 并寻找正常值（VTI 18～22cm）可以克服这一限制[13]。多普勒超声衍生的 TTE 血流动力学收缩期参数与死亡率密切相关，特别是在 ICU 入院后 VTI＜16cm 的情况下。纳入这些简化的多普勒衍生血流动力学参数，有助于早期风险分层并提高超声检查的临床效益[9]。

舒张功能障碍（DD）可定义为左心室（LV）接受正常前负荷的能力逐渐减弱，伴随着左心室舒张末期压力（LVEDP）的逐渐增加[10]。

关于 DD 的简单解释在其他文献有描述[14]。近年来，由于越来越多的证据表明其与危重病患者的不良结局相关，DD 评估越来越受到关注[15]。

使用超声心动图研究 DD 是一项高级技能，依赖于在心尖四腔心切面中获得的四个参数，如最新的 2016 年指南所述[16]：跨瓣血流、舒张早期和舒张晚期峰值速度（分别为 e′ 和 a′）、室间隔和侧室壁组织多普勒（TDI）、左心房容积以及三尖瓣反流射流的峰值速度（如果存在）。

利用二尖瓣叶尖处获得的脉冲（PW）多普勒信号测量经二尖瓣血流，记录左心室的充盈模式。PW 多普勒描述了左心室充盈过程中的早期波（E）和随后出现的晚期心房波（A）。在心肌基底部位进行的 TDI 评估可以研究室间隔和侧室壁区域，以获得 e' 和 a' 波。左心房（LA）容积在收缩末期测量，不包括肺静脉和左心耳。在存在三尖瓣反流的情况下，通过三尖瓣的连续（CW）多普勒可以测量射流速度的峰值，该峰值用作毛细血管后右心室（RV）压力的替代指标（$P=4V^2$）。将中心静脉压力值与计算出的 RV 压力相加，可以估算出 sPAP。

根据美国超声心动图学会和欧洲心血管影像协会[16]为获得上述参数而制定的最新指南，DD 可以分为三个阶段。

> **舒张功能障碍分类**
>
> 　1. 第一阶段：异常松弛
> 在这一阶段，左心室（LV）的松弛功能受损，但左心房（LA）压力没有显著变化。
> 　2. 第二阶段：假正常化
> 由于左心室松弛功能长期受损，左心房压力增加以恢复左心房到左心室的充盈梯度。这一阶段也称为"假正常化"；此时左心室舒张末期压力（LVEDP）增加。
> 　3. 第三阶段：限制性模式
> 特征是左心室舒张末期压力（LVEDP）显著增加。左心房压力增加的生理补代偿已经达到上限，心房收缩只能将极少量的血液输送到高 LVEDP 的左心室中。第三阶段分为可逆和不可逆模式（后者也称为第四阶段）；在 ICU 环境中，这种区分可能没有实际意义[17]。

研究表明，在心源性休克时 LVEDP 的增加与肺部超声 B 线相关。弥漫性 B 线和 E/e' 比值 > 15 的 DD 已被证明与 ICU 死亡率密切相关[18]。

23.3　液体复苏

液体复苏是脓毒性休克治疗的基石，液体治疗应考虑四个阶段：复苏阶段（R）、优化阶段（O）、稳定阶段（S）和撤离阶段（E）。所有阶段都同样重要，但如果复苏阶段（R）正确及时地进行，可以逆转休克状态和相关的多器官衰竭（MOF），显著降低患者的死亡率[19]。

《拯救脓毒症运动》建议，对于脓毒症引起的低灌注或脓毒性休克患者，应在前 3 小时内至少给予 30ml/kg 的静脉（IV）晶体液[1]。

液体复苏应通过容量负荷（FC）试验或被动抬腿（PLR）试验来指导进行。两种试验的目的均为评估患者是否对容量有反应。PLR 试验在欧洲重症监护医学会（ESICM）的血流动力学监测共识中有详细讨论[20]。PLR 试验可使 150～300ml 的血容量从外周移向中心循环，从而改变血管内容量的分布。通过 PLR 使 CO 增加 8%～15% 可判断患者为"容量反应者"[20]。然而，PLR 试验仍然是 FC 试验的替代方法。FC 试验包括在 5～10 分钟内给予患者 4ml/

kg 的晶体液，以测试其"容量反应性"。无论使用何种方法评估，若基线 CO 测量增加超过 10%～15% 则可将患者定义为"容量反应者"。相反，如果没有 CO 增加，而仅观察到中心静脉压增加超过 5mmHg，则应定义患者为"液体无反应者"，并停止 FC。考虑到过去 15 年中使用肺动脉导管（PAC）测量 CO 的有创血流动力学监测有所减少，高级心脏超声可以成为一种简单的替代方法，以半连续方式测量 CO。然而，如上所述，使用超声心动图测量 CO 时应考虑到获取左心室流出道直径（dLVOT）的局限性[21]。

23.3.1　容量反应性

评价容量反应性的动态参数，如每搏输出量（SV）、每搏变异度（SVV）和脉压变异率（PPV）不在本章讨论范围内。这些参数利用心肺相互作用导致的功能性血流动力学监测理念来评估患者对容量的反应。然而，相同的理念可以应用于超声，但要了解其在检测 CO/SV 变异的微小变化时的局限性[22]。

最常使用的超声心动图容量反应性动态参数有：主动脉血流（ABF）速度（V），左心室流出道最大多普勒速度（Vpeak）的变化（VmaxAo 变化），计算公式为（Vpeak$_{max}$ – Vpeak$_{min}$）/（Vpeak$_{max}$ + Vpeak$_{min}$）/2 × 100；主动脉速度时间积分（VTI）的变化，计算公式为（VTI$_{aomax}$ – VTIaomin）/（VTIaomax + VTIaomin）/2 × 100。值得注意的是，迷你补液试验的概念，即在 1 分钟内给予 100ml 的液体，可与 VTI 一起用于评估不稳定患者中的容量反应性，从而降低为无应答者提供更多液体的风险[23]。此外，超声心动图可以识别右心室功能障碍，该功能障碍可导致动态指标错误判读（假阳性）[24, 25]。

在感染性休克中，用于评估容量反应性的 IVC（下腔静脉）和 SVC（上腔静脉）呼吸变异性的价值，值得单独讨论。有报道称，IVC（使用 TTE，经胸超声心动图）和 SVC（使用 TEE，经食管超声心动图）的变异率分别大于 18% 和 38%，可以预测容量反应性患者 CO 的显著增加。

然而，最近的一项研究表明，在进行 300ml 补液试验后，使用超声评估 SVC 和 IVC 变异度的受试者工作特征（ROC）曲线下面积分别为 0.755 和 0.635。此外，SVC 的 ROC 曲线下面积（AUC）总是大于 IVC。鉴于这些结果，许多作者对 IVC 预测容量反应性的有效性提出了质疑[26, 27]。然而，要测量 SVC，需要 TEE。最后，但同样重要的是，肺部超声引入了液体耐受性（见下文）的新概念，完成了对液体复苏的心脏评估。

23.3.2　容量耐受性

容量耐受性可以定义为在不引起器官功能障碍的情况下对输液的耐受程度。液体耐受性不仅涉及肺部，还有可能影响所有器官，具体取决于不同的阈值（肺部、肠道、肝脏、肾脏、中枢神经系统）。肺部耐受性可以是原发性或继发性的[28]。例如，在肺部超声中，B 线与心力衰竭引起的肺毛细血管楔压升高或肺炎和急性呼吸窘迫综合征（ARDS）引起的毛细血管渗漏综合征相关的血管外肺水（EVLW）有关。有足够的证据表明，液体过负荷和静脉充血可能导致不良的临床结果，特别是在脓毒性休克患者液体不耐受的情况下，应避免液体复苏并开始使用血管活性药物[27]。

》 临床案例 23.1

　　一位有阵发性房颤和系统性高血压病史的 63 岁患者被送入急诊科（ED）。患者的主要表现是腹痛并伴有餐后呕吐。腹部超声显示亚急性胆囊炎，患者被收治入内科病房。在夜间，患者出现少尿、低血压和心动过速。动脉血气分析提示：pH 7.33，pCO_2 23.5mmHg，pO_2 81mmHg，HCO_3 12mmol/L，K 6.22mmol/L，血糖 50mg/dL，乳酸 9.53mmol/L。患者还出现了慢性肾衰竭急性加重，表现为血清肌酐 > 3mg/dL 和血尿素氮升高至 114mg/dL，同时丙氨酸氨基转移酶（ALT）和天门冬氨酸氨基转移酶（AST）也升高至 > 4.000 IU/L。

　　进行了心脏和肺部超声检查：患者的完整检查报告在图 23.1。

　　患者表现出弥漫性心脏运动减弱，射血分数（EF）降至 35%，并伴有房颤。下腔静脉扩张至 2.03cm，缺乏呼吸变异。肺部超声显示双侧胸腔大量积液 > 4cm，位于后胸区域，而融合 B 线出现在侧面和肺前区域。根据心房颤动 5 个周期的平均值，VTI 为 10.5cm，dLVOT 为 2.18cm。在心率为 130 次 / 分钟和体表面积（BSA）为 1.98 的情况下，我们计算得出每搏输出量（SV）为 39ml，心指数（CI）为 2.571ml/min。作为剑突下心脏超声测量的附加超声测量，右肝静脉的多普勒显示出轻度异常的肝脏充血和肝脏液体不耐受的模式（有关更多解释，请参见 VEXUS 评分）[28, 29]。

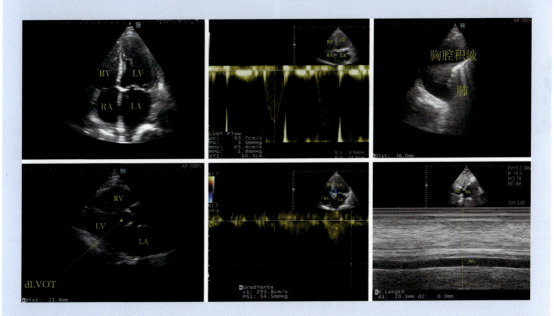

■ 图 23.1　左上：经胸心尖四腔心切面；左下：胸骨旁长轴切面和左心室流出道（LVOT）直径测量；中上方：五腔心切面，VTI（速度时间积分）测量；中下方：四腔心切面，三尖瓣反流射流和压差；右上：胸腔积液，后侧 BLUE 点；右下：下腔静脉（IVC）直径。dLVOT 左心室流出道直径，VTI 速度时间积分，IVC% 下腔静脉变异率

RV：右心室；RA：右心房；LV：左心室；LA：左心房；PE：胸腔积液；Lung：肺；dLVOT：左心室流出道直径

在心脏和肺部超声评估之后，没有给患者额外的液体输入，而是给予了抗生素哌拉西林/他唑巴坦，多巴胺酚丁胺和去甲肾上腺素，剂量分别为 3mg/（kg·min）和 0.05mg/（kg·min）。同时，还启动了连续肾脏替代治疗（CRRT），每小时清除 100ml 的液体，以克服肾衰竭。在接下来的几天里，患者的血流动力学状况有所改善，肝酶逐渐降低，尿量恢复。最终，转复窦性心律。最近的一项研究表明，多巴酚丁胺能改善休克患者的临床状态，增加 EF% 和 VTI，而不增加（甚至减少）心率。此外，最近的一项网络荟萃分析发现，多巴酚丁胺与严重脓毒症或脓毒性休克患者死亡率的降低显著相关 [3, 30]。

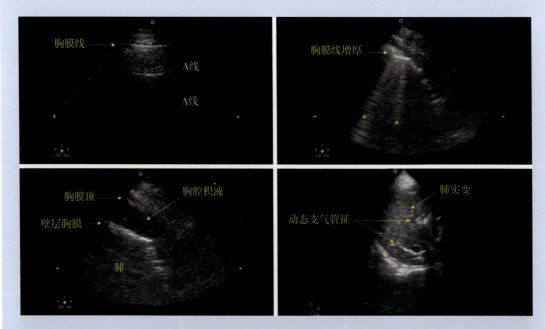

▣ 图 23.2　左上：正常肺部，有规则间隔的 A 线（带有肺滑动的视频片段）；右上：不规则的胸膜线和两条 B 线；左下：胸腔积液（带有蓝色箭头的视频片段）；右下：肺实变 C 型征伴动态支气管征（动态支气管征视频片段）

23.4　肺部超声

肺部超声（LUS）是一种易于使用、可重复、适用于危重病患者的床旁工具。在 COVID-19 大流行之后，ICU 中的 LUS 已成为排除潜在严重并发症（如气胸、大量胸腔积液和 VAP）的首选诊断方式，其准确性优于胸部 X 线片 [31]。LUS 的使用遵循与心脏超声相同的方法原则，设备放置在患者的右侧。使用的探头可能因操作者而异，成人通常使用微型凸面、心脏和凸阵探头，儿童使用线阵探头。每个探头的选择还取决于每次检查的特殊性，例如，成人使用线阵探头来识别具有挑战性的"肺点"征象，或在儿童中使用凸阵探头深入观察肺实质或寻找胸腔积液。

探头应放置在 BLUE 点上，这是 BLUE 方案中描述的用于急性呼吸衰竭肺部超声评估的三个标准检查位点[32]。从右上方的 BLUE 点开始，操作者将与左侧 BLUE 点的结果进行比较，然后从右侧到左侧比较其他下部和后部 BLUE 点的结果。与计算机断层扫描（CT）相比，LUS 提供了一个动态的"实时"肺部形态概览，无需将患者转移到放射科。

由于空气阻止了超声波穿过肺部，正常的 A 型肺超声模式表现为胸膜线在屏幕上每隔一定时间就会出现与肺部滑动相关的回声（图 23.2，左上）。

由于肺水肿或 ARDS 导致的通气丧失和血管外肺水（EVLW）增加，会产生不同程度的 B 线作为垂直伪影。B 线可以很好地预测肺充血[33]。B 线可以解释为肺容量不耐受的标志，但应在患者的临床概述中与心脏超声整合（图 23.2，右上）。完全通气丧失，伴有动态支气管充气征（高回声空气进入支气管）和组织样图像，是肺炎的标志，其在区分肺炎与吸收性肺不张（缺乏支气管充气征）方面有 90% 的灵敏度和 98% 的特异度（图 23.2，右下）[34]。ICU 患者还可以通过 LUS 进行监测，以早期发现与作为脓毒性休克来源的呼吸机相关性肺炎（VAP）。肺炎也可能合并胸腔积液，胸腔积液可表现为两条胸膜线之间的无回声区（图 23.2，左下）。

在按照 BLUE 点进行肺部初步评估之后，可以使用 12 区 LUS 方案对胸部进行更详细的扫描（图 23.3）[35]。可以应用肺部超声评分（LUS）来评估通气功能丧失情况。

简言之，可以评估胸部的 3 个区域：前胸、侧胸和后胸。对于上述四个模式中的每一种，可以为每个半胸的 6 个区域分配一个数字或颜色代码，分别为 0= 正常肺（绿色），1= 间隔综合征（蓝色），2= 间质综合征（橙色），3= 实变（红色）。按照这种方法，可以获得整体 LUS 评分或区域彩色图像图[34]。

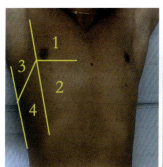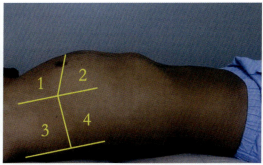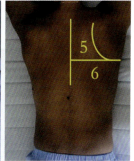

🔲 图 23.3 肺部超声评分使用腋前线和腋后线作为解剖标志，每个半胸可以识别出 3 个区域（前方、外侧和后方）。每个区域又分为两个部分，上部和下部。肩胛骨可以确定一个盲区。评分：0 分 = 正常通气（A 线伴肺滑动征或最多 2 条间隔良好的 B 线）；1 分 = 中等程度的通气丧失（≥ 3 条间隔良好的 B 线伴有肺滑动征，融合的 B 线 / 胸膜下实变占 < 50% 的胸膜线）；2 分 = 严重通气丧失（≥ 3 条间隔良好的 B 线伴有肺滑动征，融合的 B 线 / 胸膜下实变明显占据 > 50% 的胸膜线）；3 分 = 完全通气丧失：叶 / 半叶实变，以组织样形态为主

LUS 评分是连续的，从 0 分完全通气的肺部（绿色肺），到 36 分完全未通气的肺部（红色肺）。LUS 评分因其预后意义而变得越来越重要。LUS 评分被证实与 ARDS 的严重程度和 ARDS 相关的死亡率相关；此外，超声评估中识别的 B 线数量似乎与通过经肺热稀释技术测量的血管外肺水（EVLW）直接相关。在 ARDS 的情况下，由于肺滑动的存在，B 线会受到损害，而 A

线会有一定的保留区域。相反，整个胸腔区域的急性 B 线通常与收缩性或舒张性心源性休克相关。有研究表明，在液体复苏后，每次补液试验后 B 线增加了 8%[36]。换句话说，液体复苏对血流动力学的益处有时可能较低，并可能加重肺淤血，表现为肺部不耐受。

》 临床案例 23.2

　　一位 72 岁的患者因呼吸急促、发热，疑似脓毒性休克被送入急诊科。入 ICU 时，患者的 PaO_2/FiO_2 比值为 130，pCO_2 为 35，PaO_2 为 71，乳酸 3.7mmol/L，体温 38.6℃。血压为 80/60mmHg，心率为 123 次 / 分，呼吸频率为 25 次 / 分。为患者气管插管呼吸机辅助通气，潮气量为 8ml/kg，FiO_2 为 50%，PEEP 为 $10cmH_2O$。降钙素原为 42ng/ml，白细胞为 37 000/μl。在 LUS 检查中，患者右肺下叶显示出组织样征，伴有支气管充气征（C型轮廓）（图 23.4，顶部）。B 线遍布整个右半胸，LUS 评分为 17 分。尿抗原检测军团菌属呈阳性。经食管心脏超声显示在经胃短轴切面中心室高动力和低血容量（图 23.4），VTI 为 14。SVC 直径变异为 45%。因此，开始进行了 10 分钟输入 320ml（4mg/kg）的晶体液补液试验。30 分钟后，患者被重新评估。LUS 评分没有变化，而 VTI 增加到 16（＞13%）。随后进行了 320ml 的再次补液试验，使 VTI 正常化至 18。此后，患者的呼吸气体交换得到改善，PaO_2/FiO_2 比值增加到 170，血压增加到 100/65mmHg，心率降低到 100次 / 分钟，乳酸降低到 1.8mmol/L。患者同时显示出容量反应性和液体耐受性。在第三次补液试验后，血流动力学参数保持不变，但 LUS 评分增加，PaO_2/FiO_2 降低到 140；因此，开始使用低剂量的去甲肾上腺素（0.05 mcg/kg/min）。

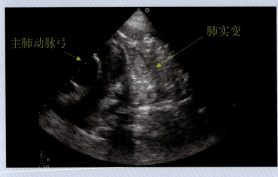
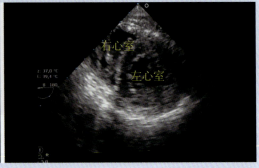

● 图 23.4　左图：整个右半胸存在 B 线，左半胸存在 C 型表现。右图：经食管心脏超声在经胃短轴切面中显示心室高动力和低血容量

23.5　经食管心脏和肺部超声在血流动力学不稳定和休克中的应用

　　一过性心尖球囊样扩张（也称为 Takotsubo 综合征）、动态左心室流出道（LVOT）梗阻和肺栓塞（PE）均可能表现为难治性休克，这是一种在没有低血容量的情况下，即使增加血管活性药物也不能恢复足够组织灌注的状态[37, 38]。

　　简而言之，一过性心尖球囊样扩张是由心室中段高动力基底收缩诱发的，这种收缩会使心室顶扩大并受损，显著减少每搏输出量（SV）（图23.5）。由于收缩功能异常增强，动态左心室出口梗阻会在收缩期结束前堵塞左心室上腔，从而导致 CO 下降（图23.5）。LVOT 梗阻可能伴有严重的二尖瓣反流。在血流动力学不稳定的高危患者中，急性右心室功能障碍有助于提示 PE（图23.5）。如果条件允许，应进行计算机断层扫描（CT）和肺血管造影，否则应开始 PE 治疗[39]。

　　Cavayas 等最近提出了一种研究经食管肺部超声（TELU）的系统方法[40]。作者描述了这种地形图：“通过 TELU，每个肺的头尾轴被分为顶、中、基底区域；左锁骨下动脉用作识别顶部区域的标志；上肺静脉用于标记中部区域；最后，下腔静脉和右心房交界处用于识别基底段。通过旋转超声平面在 0° 和 90°，从这些标志点沿着纵轴扫描肺部。由于食管提供的轻微声窗，可以检测到肺不张和（或）肺实变，从而可以快速检查呼吸系统背侧的大部分。”

　　对于意外缺氧和休克的患者，经食管方法的主要优势在于其能够同时检查肺部和心脏区域。TELU 是一种高级操作技能。

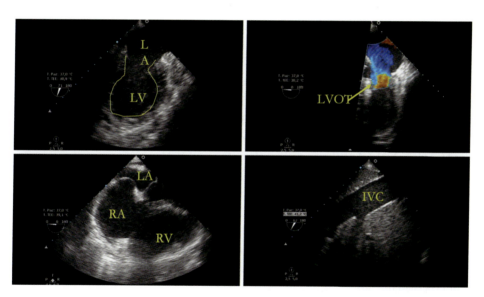

◪ 图 23.5　左上：一过性心尖球囊样扩张是心室中段高动力基底收缩诱发的，这种收缩会使心室顶扩大并受损；右上：由于收缩功能异常增强，左心室出口动态阻塞，在二尖瓣关闭不全的收缩期结束前使左心室上腔闭塞；左下：右心室功能障碍支持在高风险患者中怀疑肺栓塞（PE），右下：显示扩张的下腔静脉（IVC）
LA：左心房；LV：左心室；RA：右心房；RV：右心室；LVOT：左室流出道；IVC：下腔静脉

▌▌临床要点▐

- 休克是一种危及生命的情况，需要立即干预。
- 心脏和肺部超声可在床旁无创识别休克的主要原因。
- 心脏和肺部超声结合不同的信息来鉴别休克类型，并应综合评估容量反应性。
- 在原因不明的难治性休克情况下，应进行经食管超声心动图检查，同时观察心脏和肺部超声视图。

参考文献

1. Evans L, Rhodes A, Alhazzani W, Antonelli M, Coopersmith CM, French C, Machado FR, Mcintyre L, Ostermann M, Prescott HC, Schorr C, Simpson S, Wiersinga WJ, Alshamsi F, Angus DC, Arabi Y, Azevedo L, Beale R, Beilman G, Belley-Cote E, Burry L, Cecconi M, Centofanti J, Coz Yataco A, De Waele J, Dellinger RP, Doi K, Du B, Estenssoro E, Ferrer R, Gomersall C, Hodgson C, Møller MH, Iwashyna T, Jacob S, Kleinpell R, Klompas M, Koh Y, Kumar A, Kwizera A, Lobo S, Masur H, McGloughlin S, Mehta S, Mehta Y, Mer M, Nunnally M, Oczkowski S, Osborn T, Papathanassoglou E, Perner A, Puskarich M, Roberts J, Schweickert W, Seckel M, Sevransky J, Sprung CL, Welte T, Zimmerman J, Levy M. Surviving sepsis campaign: international guidelines for management of sepsis and septic shock 2021. Intensive Care Med. 2021;47(11):1181–247. https://doi.org/10.1007/s00134-021-06506-y.

2. Vincent JL, De Backer D. Circulatory shock. N Engl J Med. 2013;369(18):1726–34. https://doi. org/10.1056/ NEJMra1208943.

3. Geri G, Vignon P, Aubry A, Fedou AL, Charron C, Silva S, Repessé X, Vieillard-Baron A. Cardiovascular clusters in septic shock combining clinical and echocardiographic parameters:a post hoc analysis. Intensive Care Med. 2019;45(5):657–67. https://doi.org/10.1007/s00134-019-05596-z.

4. van Genderen ME, Paauwe J, de Jonge J, van der Valk RJ, Lima A, Bakker J, van Bommel J. Clinical assessment of peripheral perfusion to predict postoperative complications after major abdominal surgery early: a prospective observational study in adults. Crit Care. 2014;18(3):R114. https://doi.org/10.1186/cc13905.

5. Beecher HK, Simeone FA, Burnett CH, Shapiro SL, Sullivan ER, Mallory TB. The internal state of the severely wounded man on entry to the most forward hospital. Surgery. 1947;22:672–711.

6. Pickard A, Karlen W, Ansermino JM. Capillary refill time: is it still a useful clinical sign? Anesth Analg. 2011;113(1):120–3. https://doi.org/10.1213/ANE.0b013e31821569f9.

7. Szabo TL. Hewlett Packard—innovations that transformed diagnostic ultrasound imaging. Med Phys Int J Special Issue Hist Med Phys. 2021;6. http://www.mpijournal.org.Accessed 16 May 2022

8. Practice guidelines for perioperative transesophageal echocardiography. A report by the American Society of Anesthesiologists and the Society of Cardiovascular Anesthesiologists Task Force on Transesophageal Echocardiography. Anesthesiology. 1996;84:986–1006.

9. Mayo PH, Beaulieu Y, Doelken P, Feller-Kopman D, Harrod C, Kaplan A, Oropello J, Vieillard-Baron A, Axler O, Lichtenstein D, Maury E, Slama M, Vignon P. American College of Chest Physicians/La Société de Réanimation de Langue Française statement on competence in critical care ultrasonography. Chest. 2009;135:1050–60. https:// doi.org/10.1378/chest.08-2305.

10. Heidenreich PA, Stainback RF, Redberg RF, Schiller NB, Cohen NH, Foster E. Transesophageal echocardiography predicts mortality in critically ill patients with unexplained hypotension. J Am Coll Cardiol. 1995;26:152–8. https://doi.org/10.1016/0735-1097(95)00129-n.

11. Scalea TM, Rodriguez A, Chiu WC, Brenneman FD, Fallon WF Jr, Kato K, McKenney MG, Nerlich ML, Ochsner MG, Yoshii H. Focused assessment with sonography for trauma (FAST): results from an international consensus conference. J Trauma. 1999;46(3):466–72. https://doi.org/10.1097/00005373-199903000-00022.

12. Kirkpatrick AW, Sirois M, Laupland KB, Liu D, Rowan K, Ball CG, Hameed SM, Brown R, Simons R, Dulchavsky SA, Hamiilton DR, Nicolaou S. Hand-held thoracic sonography for detecting posttraumatic pneumothoraces: the Extended Focused Assessment with Sonography for Trauma(EFAST). J Trauma. 2004;57(2):288–95. https://doi.org/10.1097/01.ta.0000133565.88871.e4.

13. Blanco P. Rationale for using the velocity-time integral and the minute distance for assessing the stroke volume and cardiac output in point-of-care settings. Ultrasound J. 2020;12(1):21.Published 2020 Apr 21. https://doi. org/10.1186/s13089-020-00170-x.

14. Sanfilippo F, Bignami EG, Astuto M, Messina A, Cammarota G, Maggiore SM, Vetrugno L. Understanding left ventricular diastolic dysfunction in anesthesia and intensive care patients: "a glass with progressive shape change". Minerva Anestesiol. 2022;88:950. https://doi.org/10.23736/S0375-9393.22.16425-4.

15. Ha JW. Assessing diastolic function as an important tool for clinical decision-making in critically ill patients. J Cardiovasc Imaging. 2020;28(3):165–73. https://doi.org/10.4250/jcvi.2020.0042.

16. Nagueh SF, Smiseth OA, Appleton CP, Byrd BF 3rd, Dokainish H, Edvardsen T, et al., Houston, Texas; Oslo, Norway; Phoenix, Arizona; Nashville, Tennessee; Hamilton, Ontario, Canada; Uppsala, Sweden; Ghent and Liège, Belgium; Cleveland, Ohio; Novara, Italy; Rochester, Minnesota; Bucharest, Romania; and St. Louis, Missouri. Recommendations for the evaluation of left ventricular diastolic function by echocardiography: an update from the american society of echocardiography and the European Association of Cardiovascular Imaging. Eur Heart J Cardiovasc Imaging. 2016;17:1321–60.

17. Nagueh SF, Smiseth OA, Appleton CP, Byrd BF 3rd, Dokainish H, Edvardsen T, Flachskampf FA, Gillebert TC, Klein AL, Lancellotti P, Marino P, Oh JK, Popescu BA, Waggoner AD. Recommendations for the evaluation of left ventricular diastolic function by echocardiography: an update from the American Society of Echocardiography and the European Association of Cardiovascular Imaging. J Am Soc Echocardiogr. 2016;29(4):277–314. https://doi.org/10.1016/j.echo.2016.01.011.

18. Jentzer JC, Tabi M, Wiley BM, Lanspa MJ, Anavekar NS, Oh JK. Doppler-derived haemodynamics performed during admission echocardiography predict in-hospital mortality in cardiac intensive care unit patients. Eur Heart J Acute Cardiovasc Care. 2022;11:640. https://doi.org/10.1093/ehjacc/zuac084.

19. Malbrain MLNG, Van Regenmortel N, Saugel B, De Tavernier B, Van Gaal PJ, Joannes-Boyau O, Teboul JL, Rice TW, Mythen M, Monnet X. Principles of fluid management and stewardship in septic shock: it is time to consider the four D's and the four phases of fluid therapy. Ann Intensive Care. 2018;8(1):66. https://doi.org/10.1186/s13613-018-0402-x.

20. Cecconi M, De Backer D, Antonelli M, Beale R, Bakker J, Hofer C, Jaeschke R, Mebazaa A, Pinsky MR, Teboul JL, Vincent JL, Rhodes A. Consensus on circulatory shock and hemodynamic monitoring. Task force of the European Society of Intensive Care Medicine. Intensive Care Med. 2014;40(12):1795–815. https://doi.org/10.1007/s00134-014-3525-z.

21. Zhang Y, Wang Y, Shi J, Hua Z, Xu J. Cardiac output measurements via echocardiography versus thermodilution: a systematic review and meta-analysis. PLoS One. 2019;14(10):e0222105. https://doi.org/10.1371/journal.pone.0222105.

22. Jozwiak M, Mercado P, Teboul JL, et al. What is the lowest change in cardiac output that transthoracic echocardiography can detect? Crit Care. 2019;23(1):116. Published 2019 Apr 11. https://doi.org/10.1186/s13054-019-2413-x.

23. Vincent JL, Cecconi M, De Backer D. The fluid challenge. Crit Care. 2020;24(1):703. https://doi.org/10.1186/s13054-020-03443-y.

24. Michard F. Changes in arterial pressure during mechanical ventilation. Anesthesiology. 2005;103(2):419–28; quiz 449–5. https://doi.org/10.1097/00000542-200508000-00026.

25. Vieillard-Baron A, Naeije R, Haddad F, Bogaard HJ, Bull TM, Fletcher N, Lahm T, Magder S, Orde S, Schmidt G, Pinsky MR. Diagnostic workup, etiologies and management of acute right ventricle failure: a state-of-the-art paper. Intensive Care Med. 2018;44(6):774–90. https://doi.org/10.1007/s00134-018-5172-2.

26. Vignon P, Repessé X, Bégot E, Léger J, Jacob C, Bouferrache K, Slama M, Prat G, Vieillard-Baron A. Comparison of echocardiographic indices used to predict fluid responsiveness in ventilated patients. Am J Respir Crit Care Med. 2017;195(8):1022–32. https://doi.org/10.1164/rccm.201604-0844OC.

27. Upadhyay V, Malviya D, Nath SS, Tripathi M, Jha A. Comparison of superior vena cava and inferior vena cava

diameter changes by echocardiography in predicting fluid responsiveness in mechanically ventilated patients. Anesth Essays Res. 2020;14(3):441–7. https://doi.org/10.4103/aer.AER_1_21.

28. Kattan E, Castro R, Miralles-Aguiar F, Hernández G, Rola P. The emerging concept of fluid tolerance: a position paper. J Crit Care. 2022;71:154070. https://doi.org/10.1016/j.jcrc.2022.154070.

29. Beaubien-Souligny W, Rola P, Haycock K, Bouchard J, Lamarche Y, Spiegel R, Denault AY. Quantifying systemic congestion with point-of-care ultrasound: development of the venous excess ultrasound grading system. Ultrasound J. 2020;12(1):16. https://doi.org/10.1186/s13089-020-00163-w.

30. Belletti A, Benedetto U, Biondi-Zoccai G, Leggieri C, Silvani P, Angelini GD, Zangrillo A, Landoni G. The effect of vasoactive drugs on mortality in patients with severe sepsis and septic shock. A network meta-analysis of randomized trials. J Crit Care. 2017;37:91–8. https://doi.org/10.1016/j.jcrc.2016.08.010.

31. Vetrugno L, Baciarello M, Bignami E, Bonetti A, Saturno F, Orso D, Girometti R, Cereser L, Bove T. The "pandemic" increase in lung ultrasound use in response to Covid-19: can we complement computed tomography findings? A narrative review. Ultrasound J. 2020;12(1):39. https://doi.org/10.1186/s13089-020-00185-4.

32. Lichtenstein DA, Mezière GA. The BLUE-points: three standardized points used in the BLUE-protocol for ultrasound assessment of the lung in acute respiratory failure. Crit Ultrasound J. 2011;3:109–10. https://doi.org/10.1007/s13089-011-0066-3.

33. Volpicelli G, Skurzak S, Boero E, Carpinteri G, Tengattini M, Stefanone V, Luberto L, Anile A, Cerutti E, Radeschi G, Frascisco MF. Lung ultrasound predicts well extravascular lung water but is of limited usefulness in the prediction of wedge pressure. Anesthesiology. 2014;121(2):320–7. https://doi.org/10.1097/ALN.0000000000000300.

34. Lichtenstein D, Mezière G, Seitz J. The dynamic air bronchogram. A lung ultrasound sign of alveolar consolidation ruling out atelectasis. Chest. 2009;135(6):1421–5. https://doi.org/10.1378/chest.08-2281.

35. Bouhemad B, Mongodi S, Via G, Rouquette I. Ultrasound for "lung monitoring" of ventilated patients. Anesthesiology. 2015;122(2):437–47. https://doi.org/10.1097/ALN.0000000000000558.

36. Picano E, Pellikka PA. Ultrasound of extravascular lung water: a new standard for pulmonary congestion. Eur Heart J. 2016;37:2097–104.

37. Pino R, Manzella F, Puccio D, Sciortino G, Polizzi G. Sindrome tako-tsubo con transitoria ostruzione dinamica del tratto di efflusso del ventricolo sinistro, complicata da persistente ipotensione [Transient left ventricular apical ballooning with dynamic outflow tract obstruction complicated by persistent hypotension]. G Ital Cardiol (Rome). 2016;17(10):827–830. Italian. https://doi.org/10.1714/2464.25802.

38. O'Brien J, Mahony S, Byrne RJ, Byrne RA. Dynamic left ventricular outflow tract gradient resulting from Takotsubo cardiomyopathy ameliorated by intra-aortic balloon pump counterpulsation: a case report. Eur Heart J Case Rep. 2021;5(3):ytab082. Published 2021 Mar 3. https://doi.org/10.1093/ehjcr/ytab082.

39. Konstantinides SV, Meyer G, Becattini C, Bueno H, Geersing GJ, Harjola VP, Huisman MV, Humbert M, Jennings CS, Jiménez D, Kucher N, Lang IM, Lankeit M, Lorusso R, Mazzolai L, Meneveau N, Áinle FN, Prandoni P, Pruszczyk P, Righini M, Torbicki A, Van Belle E, Zamorano JL, The Task Force for the Diagnosis and Management of Acute Pulmonary Embolism of the European Society of Cardiology (ESC). 2019 ESC guidelines for the diagnosis and management of acute pulmonary embolism developed in collaboration with the European Respiratory Society (ERS): the Task Force for the Diagnosis and Management of Acute Pulmonary Embolism of the European Society of Cardiology (ESC). Eur Respir J. 2019;54(3):1901647. https://doi.org/10.1183/13993003.01647-2019.

40. Cavayas YA, Girard M, Desjardins G, Denault AY. Transesophageal lung ultrasonography: a novel technique for investigating hypoxemia. Can J Anaesth. 2016;63(11):1266–76. English. https://doi.org/10.1007/s12630-016-0702-2.

第 24 章
肺部超声和心脏超声在急性呼吸衰竭、急性呼吸窘迫综合征和机械通气患者脱机中的应用

Luigi Pisani，*Marry R. Smit*，和 *Pieter R. Tuinman*

目 录

⚬学习目标

- 评估肺部、心脏和膈肌超声在急性呼吸衰竭的鉴别诊断中的适应证、实用性和局限性。
- 学习急性呼吸窘迫综合征（ARDS）的特征性肺部超声表现，以及使用超声心动图排除显著心脏功能障碍的方法。
- 确定肺部超声、超声心动图和膈肌超声在评估准备脱机患者时的协同作用以及识别脱机失败的潜在原因。

24.1　肺部超声和重症监护心脏超声在急性呼吸衰竭（ARF）中的应用

≫临床案例

一位69岁的男性因发热和呼吸困难3天来到急诊科（ED）。既往有糖尿病、高血压病史，以及由于中度二尖瓣关闭不全导致的轻度心力衰竭（NYHA 2级）。

重症超声如何有助于鉴别诊断？

24.1.1　整合肺部超声和重症监护心脏超声在急性呼吸衰竭中的应用

重症超声（CCUS）已成为评估和临床管理急性呼吸衰竭（ARF）患者的关键组成部分。一个重要的挑战是正确且系统地整合肺部超声（LUS）和重症监护超声心动图（CCE），以缩小鉴别诊断的范围。必须记住，LUS是一种对急性肺部病理具有高灵敏度的技术，但有时特异度较低。应联合重症监护超声心动图以提高诊断准确性（即提高LUS检查结果的特异度）并评估ARF中是否存在心脏因素。无论使用哪种技术，超声与X线和计算机断层扫描等静态成像技术之间的一个主要区别在于，超声提供实时的形态和功能信息[1]。

机械通气患者面临更多挑战，因为呼吸机提供的正压可能会影响LUS模式，阻碍超声心动图窗口，并改变膈肌运动。欧洲重症医学会（ESICM）最近发布的专家建议为重症医师确定了基本的从头到脚的技能，其中包括20项针对LUS和20项针对CCE的建议[2]。

针对ARF患者提出的LUS诊断方法通常基于以下几点：

1. 检测特定的LUS表现和模式。
2. 理解这些表现在两个肺中的分布，以缩小鉴别诊断的范围。

虽然BLUE方案是历史上最早提出的基于LUS的诊断方法，但随后又有其他几种方法相继提出[3-5]。这些方法大多依赖于越来越多的关于单个肺部诊断的诊断准确性证据的增加，而不是对整个方法的全面验证。

每一个基于LUS的诊断方法都可以与CCE整合，以正确理解心肺相互作用，完善诊断，并监测对治疗的反应。例如，我们可以将CCE整合到最近提出的针对7种常见肺部疾病的诊断算法中[5]，如图 24.1 所示。当在急诊室将 LUS 和 CCE 整合方法与标准诊断测试同时使用时，尽管该试验没有对死亡率或其他以患者为中心的结果进行测试，但在 4 小时内确定正确诊断方面，LUS 联合 CCE 优于单独的标准诊断测试[6]。

有几项研究提出了将 LUS 与 CCE 联合的方案，并将检查扩展到静脉或腹部超声。表 24.1 概述了其中的一些建议。虽然对这些方案的详细了解不是强制性的，且这些方案的验证数据仍然稀缺，但它们在推动重症超声多模态整合方面发挥了重要作用，避免了重症超声检查中危险的孤岛思维。

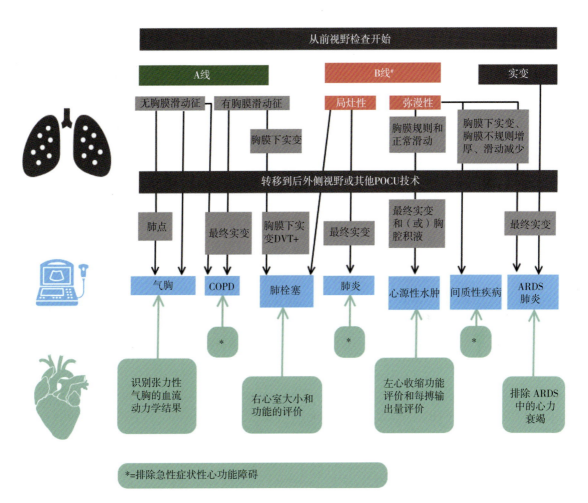

■ 图 24.1　使用肺部超声和重症监护超声心动图对急性呼吸衰竭进行鉴别诊断的系统方法。流程图中的肺部超声部分摘自参考文献[5]。#：至少 3 条或更多的 B 线。COPD：慢性阻塞性肺疾病；ARDS：急性呼吸窘迫综合征

对于不明原因的呼吸困难和急性呼吸衰竭患者，膈肌超声检查是进一步缩小诊断范围的另一重要工具。膈肌超声是更广泛的技术（呼吸肌超声）的一部分，旨在整合呼吸系统不同器官的超声。例如，膈肌无力可以通过潮气呼吸期间膈肌位移（DE）小于 10～20mm 或最大增厚分数（TFdi）小于 20% 来诊断[1, 15]。在单侧膈肌麻痹的患者中，麻痹膈肌的厚度和 TFdi

将显著低于另一侧膈肌。下面将专门介绍膈肌超声在脱机中的应用。

■ 表 24.1　将 LUS 和 CCE 纳入 ARF 患者诊断工作流程的建议方法（根据参考文献[7]修改）

	描述	临床实用性	局限性
心脏和肺部超声			
CAUSE 2008[8]	LUS + CCE 4 腔视图诊断：①心包压塞；②张力性气胸；③肺栓塞；④血容量不足	旨在检测导致非心律失常性心脏骤停的四个主要原因，同时不影响复苏。	作为所有肺栓塞疑似患者的常规筛查，灵敏度为中等，但特异度为中上。
FALLS 2013[9]	结合 CCE 和 LUS（BLUE 方案）评估循环衰竭的四种原因	依次排除梗阻性休克、心源性休克和低血容量休克，以加快对分布性休克／败血症休克的诊断。	①在初步评估时出现弥漫性 B 线的患者将被排除在本方案之外；②由于右心衰竭（楔压低）导致的心源性休克不易诊断，因其通常与 A 线相关。需要心电图检查以排除右侧心肌梗死
ORACLE（2020）[10]	O：左心室功能；R：右心室疾病；A：瓣膜疾病；C：心包；L：肺部超声；E：血流动力学参数	对 COVID-19 重症监护室（ICU）患者的心肺功能进行评估。	需要中高级回声技能，并需要在训练有素的人员手中操作至少 20 分钟
PIEPIER（2018）[11]	12 点 LUS + CCE：IVC、RV、LV 收缩和舒张功能以及后负荷评估	逐步诊断心肺功能衰竭的原因，包括考虑病因、干预措施和重新评估。	要求具备图像解读、诊断和中级 CCE 经验
心脏、肺部和静脉超声			
ASE POCUS protocol for COVID-19 pandemic（2020）[12]	①CCE（基本视图）；②LUS；③下腔静脉和腿部静脉（可选）	对 COVID-19 患者进行初步心肺评估	在难以获取图像的情况下，相较于让 POCUS 操作者进行长时间尝试，由熟练的超声医师快速扫查可能更加高效
心脏、肺部和腹部超声检查			
SHoC-ED（2018）[13]	整合 ACES 和 RUSH	心脏：评估左心室／右心室功能、大小和是否存在心包积液。肺部：肺底部和肺滑动。腹腔无积液、AAA、IVC 大小和塌陷度。	一项在急诊室进行的 RCT 研究显示，对于未明确病因的低血压患者，其 30 天存活率或住院存活率、中位补液量、正性肌力药物使用量方面未观察到明显差异

续表

	描述	临床实用性	局限性
心脏、肺部、静脉和腹部超声检查			
SESAME（2015）[14]	五个步骤：①LUS（BLUE，然后是 FALLS 方案）；②下肢股静脉血管超声"V点"：股浅静脉下段远端；③腹部超声；④心包；⑤CCE	评估严重休克或心脏骤停的原因，包括张力性气胸、血容量不足、肺栓塞、心包压塞、腹腔游离积液	使用单个微凸探头，但可能无法随时使用；只能在下肢静脉的一个点评估 VTE

CAUSE：心脏骤停超声检查；LUS：肺部超声检查；CCE：重症监护超声心动图；FALLS：肺部超声检查限制输液；ASE：美国超声心动图学会；BLUE：床旁肺部超声评估；VTE：静脉血栓栓塞；ACES：休克时腹部和心胸超声评估；RUSH：休克和低血压快速超声检查；LV：左心室；RV：右心室；AAA：腹主动脉瘤

》》临床案例

超声结果：肺部超声（LUS）显示右侧有单侧实变，伴有动态支气管充气征和多普勒血流阳性，与肺炎相符。然而，在侧面肺区也有弥漫性双侧分离的 B 线，伴有薄而规则的胸膜。重症监护超声心动图（CCE）显示左心室收缩功能降低。膈肌超声显示膈肌位移（DE）为 22mm，增厚分数（TFdi）为 30%。

解释：这位在急诊科的患者患有急性基底肺炎，合并轻度左心室衰竭和初期间质水肿，但没有膈肌功能障碍的迹象。

24.2　肺部超声和重症监护超声心动图在急性呼吸窘迫综合征鉴别诊断和治疗监测中的应用

24.2.1　基础肺部超声（LUS）表现

肺部超声（LUS）的临床应用依赖于在胸膜下方可以观察到的一系列伪影和解剖模式。用于诊断成像的超声波无法有效地穿过肺部，因为当肺组织正常充气或发生气胸时，皮下层和肺部之间的阻抗差异很大，会导致超声波在遇到肺组织时发生完全反射。因此，LUS 无法检测到小的肺部病变，如未达到胸膜的肺栓塞和恶性肿瘤。这种异常强烈的超声波反射导致超声信号在探头和胸膜之间产生回声，产生类似胸膜重复的水平伪影。这些伪影被称为"A 线"。当由于质量或液体的增加或空气的减少导致通气减少时，"A 线"会消失。空气和液体或肿块共存的肺组织会产生垂直伪影，这些伪影延伸到屏幕的末端，被称为"B 线"。B 线很可能是由于超声波在增厚的小叶间隔膜内产生回声，提示肺实质的密度较高。由于密度计算公式为密度＝质量/体积，任何增加实质质量（如细胞浸润、血液、纤维化、肺水）或减少肺体积（如肺不张）的因素都会产生 B 线。在一个肋间隙观察到一条或两条 B 线被认为是生理性的，但超过两条则是病理性的。B 线的范围和融合程度与通过热稀释或计算机断层扫描（CT）测量的通气丧失的严重程度密切相关[16-18]。需要强调的是，当我们观察到 A 线和 B 线时，超声实际上只评估了胸膜下层[19]。

超声能够很好地穿过未充气的肺组织，例如，在实变/肺不张的情况下。未充气的肺组织可显示为一个低回声的解剖结构，可以测量其大小，并且始终是病理性的。

危重患者的肺通气通常会发生改变，因此在危重患者身上可以发现上述各种 LUS 表现。为了结构化 LUS 结果，图像通常被分类为以下模式（图 24.2）：
- A 模式：如果图像中存在 A 线和最多有两条 B 线。
- B1 模式：如果存在超过两条 B 线，覆盖胸膜的面积少于 50%。
- B2 模式：当超过 50% 的胸膜被 B 线覆盖时。
- C 模式：非充气肺组织的解剖图像。

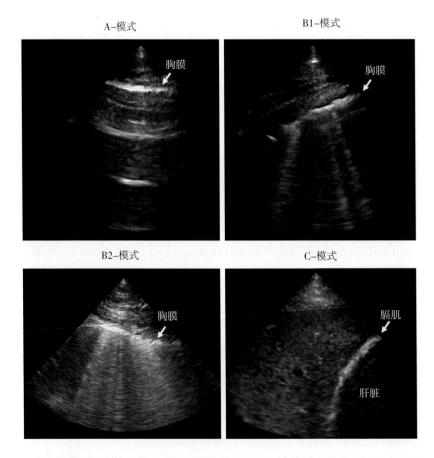

■ 图 24.2　展示了肺部超声（LUS）模式的示例。白色箭头指示超声图像中的胸膜，带有 A 型或 B 型伪像。健康的胸膜在超声上呈现为薄而光滑（A 型）。然而，在 B 型（B1 型和 B2 型）的超声图像中，常见的是胸膜中断和胸膜下实变。C 型是非充气肺组织的解剖图像

24.2.2　ARDS 中的肺部超声表现和异质性的重要性

LUS 表现通常对某种疾病不具有特异性，但对某些生理状况却具有特异性（例如，C 模式对于肺炎来说不具有特异性，但它们对于通气丧失有 100% 的特异性；A 线对于存在气体有 100% 的特异性）。只有将 LUS 模式的类型和分布结合起来，才能提高特异性，从而获得准确诊断。BLUE 方案作为一个分级诊疗流程，其将 LUS 表现和深静脉血栓扫描整合到 ARF 病因的诊断中。此方案最初是为在急诊科（ED）就诊的患者开发的，但对机械通气患者也适用[3]。然而，ICU 和 ED 患者之间存在重要差异。ICU 患者通常有不止一种呼吸系统疾病，且不同疾病之间的 LUS 结果存在重叠，尤其是肺不张和肺炎，或心源性肺水肿和急性呼吸窘迫综合征（ARAS）[20]。

由于 LUS 结果仅说明肺通气功能丧失的情况，因此评估这些结果在胸腔中的分布是很重要的。例如，虽然双侧和弥漫性 B 型模式表明肺水肿，但局灶性分布的 B 型模式更常见于肺炎或肺栓塞，特别是在进一步检查中发现深静脉血栓的情况下。

临床医生经常需要区分心源性肺水肿（如静水压性水肿）和 ARDS（如渗透性水肿）[21]。胸膜的外观可作为鉴别肺水肿病因的重要依据，因为 ARDS 患者的胸膜通常表现为异常、增厚、碎片化和（或）不规则等情况，而在心源性肺水肿中胸膜则是薄的、光滑的和均匀的。一项多中心研究表明，胸膜异常对于 ARDS 诊断具有高特异性，但灵敏度有限。未受累区域也被认为是 ARDS 的特异性区域，其定义为被 B 线模式环绕的呈 A 线模式的肋间隙[22]。然而，未受累区域的价值主要基于专家意见，需要前瞻性验证。表 24.2 中概述了心源性水肿和 ARDS 之间超声特征差异。应认识到 ARDS 患者肺部超声表现的异质性分布具有重要诊断价值。

■ 表 24.2　心源性肺水肿与急性呼吸窘迫综合征（ARDS）的常见肺部超声检查结果[22, 23]

肺部超声特征	心源性肺水肿	ARDS
胸膜线外观	正常（薄、光滑、均匀）	异常（胸膜下小面积实变、增厚、碎裂、不规则）
B 线征	存在	存在
B 线分布	均质，B 线间距规则	分布不均，B 线间距不规则，并存在未受累区域（A 型图案被 B 型图案包围）。
实变	可出现在后基底部，通常伴有胸腔积液	常见
胸膜滑动征	正常	通常减少
肺搏动征	无	常见

根据柏林 ARDS 定义（基加利修订版），LUS 也被用于在资源有限的环境中对急性呼吸窘迫综合征（ARDS）进行诊断。基加利 LUS 标准被实际定义为单侧胸腔中至少有一个区域出现 B 线征或实变[24-26]。

24.2.3　在 ARDS 患者中排除左心衰竭

通过重症监护超声心动图（CCE）对左心室（LV）的评估可以提供有关急性呼吸衰竭，

尤其是肺水肿病因的重要信息。左心室功能衰竭会导致肺毛细血管内静水压增加，从而导致心源性肺水肿。为了诊断以肺泡通透性增加为特征的 ARDS，重要的是排除可能引发心源性肺水肿的严重左心室功能障碍。然而，需要强调的是，ARDS 和心脏功能障碍可能共存，从而产生复杂的临床和超声场景。

使用 CCE 评估 LV 功能可以通过多种方式进行，具体方式取决于超声医师的专业知识。基础的 CCE 评估 LV 包括五个切面的经胸二维超声检查，旨在定性评估 LV 腔大小、LV 收缩功能，以及对左心室壁运动异常进行分类[27]。与 LUS 一样，基础 CCE 可以帮助床旁医生回答一些简单的二元问题，比如左心室和右心室是否严重受损，或者是否存在大量心包积液[27]。更高级的 LV 评估能力包括确定 LV 射血分数、LV 分数面积变化、每搏输出量、识别区域室壁异常，以及对 LV 整体收缩功能精准的定性评估[28]。舒张功能障碍可以通过更先进的多普勒测量来评估，如二尖瓣 E 波和 A 波之间的比值（E/A 比率）、二尖瓣 E 波的减速时间（DTE）、肺静脉血流的收缩分数，以及 E 波峰值速度和 e′ 波峰值速度之间的比率（E/e′ 比率——通过组织多普勒成像评估的二尖瓣早期血流速度和二尖瓣环早期舒张速度之间的比值）。

>> **临床案例**

患者随后从急诊科（ED）被收入 ICU，并开始使用抗生素治疗社区获得性肺炎，同时给予利尿剂治疗。2 天后，患者呼吸困难和低氧血症恶化。开始使用持续气道正压通气（CPAP），设置呼气末正压（PEEP）5cmH$_2$O，吸入氧浓度（FiO$_2$）50%（PaO$_2$/FiO$_2$=180）。

复查超声检查：

超声检查结果： LUS 显示双侧 B 线增加，有未受累区域的证据，胸膜线异常，以及双侧不均匀的斑片状实变。与入院当天相比，CCE 显示轻微改善，但持续存在轻度左心室（LV）功能障碍。

解释： 这种情况不能仅仅通过轻度左心室衰竭来解释，双侧不均质的表现支持 ARDS 的诊断，这可能是由最初的肺炎引发的。

24.2.4　肺部超声和重症心脏超声在 ARDS 监测和治疗中的应用

24.2.4.1　肺部超声评分对通气和复张的评估

通过对超声所看到的伪像和实像，来对肺的通气进行一个半定量的评分。基于 A 线、B 线或实变模式的 LUS 评分，与热稀释法和定量 CT 都有很好的相关性。虽然确切的评分系统尚未标准化，但已有多项研究在机械通气患者的管理中使用 LUS 评估肺通气情况[17]。

肺通气的 LUS 评估通常在 12 个区域进行，可用于评估肺复张手法的效果（图 24.3）。值得注意的是，LUS 通气评分也用于监测 COVID-19 患者的通气情况，同样适用于医疗条件匮乏的地区[29]。

当用压力 – 容积曲线法测量时，肺部超声通气评分的变化和 PEEP 诱导的肺复张效果相关[30]。通过对 ARDS 患者肺形态的影像学评估，可以预测其对肺复张或俯卧位的效果。具有"局灶性"肺病变患者可能更适合俯卧位，而具有"非局灶性或弥漫性"肺病变的患者可能更适合肺复张操作。LIVE 研究表明，形态学指导下的个性化通气治疗具有潜在的益处，但仅限于形态学分类正确的患者。由于大量使用质量较差的胸部 X 线片，许多患者被错误分类[31]。CT 是形态学分类的金标准，但因转运问题而受到限制。在 LIVE 研究之后，研究者开发出了能够准确对肺部形态进行分类的 LUS 方法（其主要优点是可以在床边进行）。当 ARDS 患者超声容易看到的前肺区肺通气正常或接近正常时，其很可能为具有"局灶性"肺病变的患者。"非局灶性"肺病变可由 LUS 描述为通气功能丧失，伴有前胸壁区域和侧胸壁区域看到 B 线和实变。两项研究提出了 LUS 评估肺形态的方案（图 24.4）[32]。LUS 指导下的个性化通气能否改善 ARDS 患者的预后，还需要更多的试验验证，然后才能推荐在临床实践中应用。

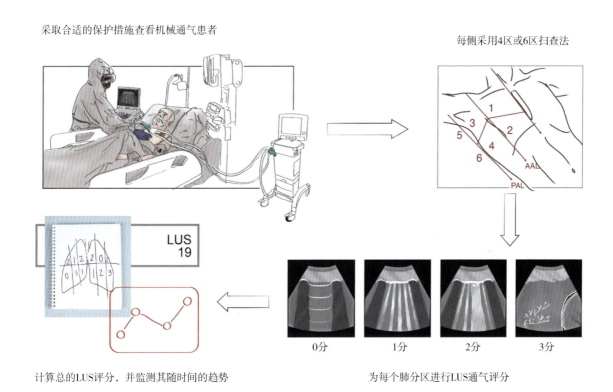

采取合适的保护措施查看机械通气患者

每侧采用4区或6区扫查法

计算总的LUS评分，并监测其随时间的趋势

为每个肺分区进行LUS通气评分

0分　　1分　　2分　　3分

■ 图 24.3　监测 COVID-19 患者肺部超声评分

24.2.4.2　监测机械通气患者的肺部并发症

肺部超声可以通过多种方式监测机械通气患者的并发症。气胸通常发生在气压伤的患者，这是呼吸机高压造成的。使用 LUS 可以快速发现气胸，本书前一章已对该技术进行了详细介绍。

长期接受机械通气的患者也有患呼吸机相关肺炎（VAP）的风险。急诊科的肺炎患者，肺部超声看到的肺实变是具有特异性的，但对重症监护室患者则不是，因为这些患者的肺实变可能有多种来源，而且很难与肺不张进行鉴别。LUS 肺部感染评分可能适用于机械通气和非机械通气的 ICU 患者，以区分肺不张和肺炎。利用胸膜下面积较小的实变征、多普勒血流阳性以及动态支气管充气征来区分肺炎和肺不张的扩展 LUS 检查，优于包括上述评分在内的其他评分 [34]。动态支气管充气征和多普勒血流阳性的示例见图 24.5。肺炎确诊后，LUS 也可以用来评价抗生素治疗的效果。例如，抗生素治疗期间，LUS 评分的变化与 CT 测量的再通气肺容积的增加密切相关 [35]。

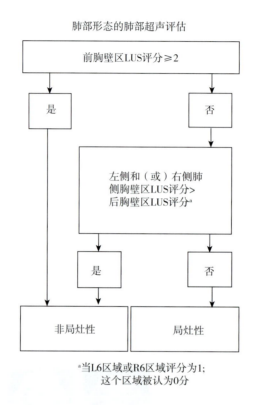

图 24.4　肺部超声评估肺脏形态的流程图（源自参考文献 [33]）

24.2.4.3　右心室衰竭的监测

急性呼吸窘迫综合征患者可能需要高 PEEP，以确保肺泡保持充分开放。然而，随之而来的胸腔压力升高可能会对右心室（RV）产生负面影响，因为右心室的前负荷降低而后负荷增加。急性肺心病在 ARDS 患者中很常见，发生率为 25%，并且与患者预后不良有关（图 24.6）[36, 37]。重症心脏超声是监测正压通气对右心室大小和功能影响的绝佳工具，尤其适用于右心室功能不全患者。在重症监护室中，重症心脏超声评估右心功能，可以直观评估，也可以测量右心室的大小，以及 M 型超声测量三尖瓣环平面收缩期偏移（TAPSE），来评估收缩功能。RV/LV 直径比＜ 0.6 和 TAPSE ＞ 17mm 分别表示右心室大小和收缩功能正常 [28, 38]。每天对机械通气患者进行重症心脏超声监测，来密切观察机械通气对右心室的影响，并在病情需要时调整平台压 [39]。

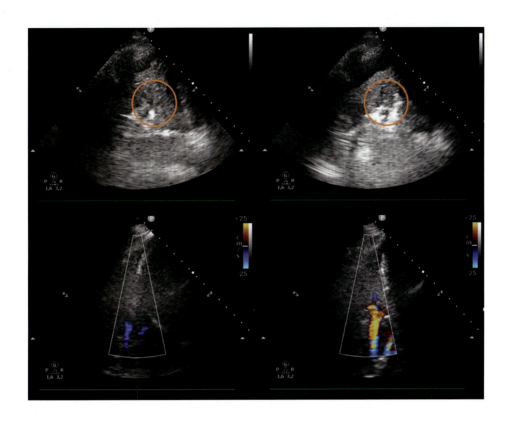

图 24.5　动态支气管图像（上两幅图像）和多普勒血流阳性（下两幅图像）

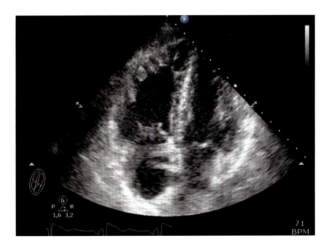

图 24.6　急性呼吸窘迫综合征（ARDS）期间的急性肺源性心脏病。右心室直径不仅增大，而且超过左心室直径（RV/LV ＞ 1）

　　高 PEEP 值或过多潮气量引起的高胸腔内压可能会对右心室（众所周知，右心室对压力升高的耐受性很差）产生负面的血流动力学效应。另一方面，正压通气可能会对左心室功能产生积极影响，因为它可以降低左心室的后负荷。然而，心输出量还取决于其他因素，如静脉回流和肺血管阻力，正压通气往往会对这些因素产生负面影响[40]。

24.2.5　左心室收缩功能衰竭与容量过负荷

请参见本书第一部分的相关章节。

24.3　重症超声在机械通气患者脱机中的应用

》临床案例

由于 ARDS 和难治性低氧血症，患者接受了气管插管。经过 8 天的机械通气（MV），气体交换功能得到改善，随后，FiO_2 和 PEEP 参数可以下调。治疗团队计划每日进行自主呼吸试验（SBT）。患者能否脱离呼吸机呢？

我们进行一项新的超声检查。

超声检查结果： 自主呼吸试验前的肺部超声通气评分为 12 分。左心室射血分数目测约为 50%。自主呼吸试验时膈肌增厚率为 40%。

解读： 临床表现告诉我们，患者具备进行自主呼吸试验的条件，并可考虑脱机拔管。虽然肺部超声评分处于临界值，但左心室射血分数和膈肌增厚率都提示有望成功拔管；目前不存在即将出现的心脏和膈肌功能障碍。超声检查结果始终需要与其他临床检查结果相结合（如咳嗽能力）。绝不能仅凭超声检查结果来决定是否为患者脱机拔管。

24.3.1　脱机的生理变化

在重症康复过程中，脱离机械通气是一个具有挑战性的步骤。约 1/5 接受机械通气治疗的 ICU 患者在机械通气脱机时遇到困难。有趣的是，脱离呼吸机的阶段可能占患者在 ICU 时间的近 40%。我们面临的挑战在于，脱机失败或早期再插管会与更差的预后有关，但不必要的延长通气时间也可能导致严重的并发症。

脱机基本上是对 ICU 患者心肺系统的压力测试。脱机过程增加了患者的心脏工作量，同时患者在数小时、数天或数周内接受的呼吸辅助也会随之消失。脱机指南推荐实施自主呼吸试验（SBT）作为预测撤机结果的工具[41]。然而，在 SBT 成功后拔管的患者中，高达 26% 的患者需要在 48 小时内重新插管[42]。脱机失败的原因，虽然有越来越多的证据表明是呼吸肌功能障碍，尤其是膈肌功能障碍的作用，但是主要原因大致可以分为呼吸或心脏原因。

24.3.2　重症超声在机械通气患者脱机中的应用

脱机失败的原因，通常是涉及心肺系统的多因素问题。重症超声将有助于识别导致患者难以脱离呼吸机的各种因素的相互作用[43, 44]。在患者脱离机械通气之前、期间和之后，重症超声可用于评估患者的肺通气、心脏以及膈肌功能。

借助重症超声可以回答 3 个问题[45]：

- 我的患者准备好拔管了吗?（准备就绪）
- 是否存在较高的拔管失败风险?（预测）
- 如果是,潜在失败的可能原因是什么?（性质）

24.3.2.1　肺部

LUS 可评估整体和区域肺通气情况,并能检测出由于心脏、呼吸或膈肌原因导致的肺实质通气下降。通过监测患者自主呼吸试验前后的肺部情况,LUS 可以为脱机准备和脱机失败提供预测信息。

例如,患者的基线 LUS 评分越高,越有可能在拔管后出现呼吸困难[46, 47]。此外,在 SBT 前后,可进行肺部超声检查,试验失败的患者的肺部超声评分变化更大（参考值见表 24.4）。

■ 表 24.4　ABCDE 方法评估脱机患者（表格改编自参考文献[15],其他临界值综合自参考文献[54-57]）

	测量什么	有用的临界值
A	通气评分和胸腔积液	拔管失败,与 LUS 通气评分 > 17 和 SBT 期 B 线增加 ≥ 6 条时相关。 拔管成功与 LUS 通气评分 < 13 相关 引流液量估算:20ml × mm
B	在膈肌下方 筛查腹腔积液或脓肿。腹腔高压可能改变呼吸力学。	
C	心脏 评估左心室收缩和舒张功能,前负荷依赖性和梗阻性心肌病。	在 SBT 前: 如果出现以下情况,SBT 更有可能失败 收缩功能障碍（LVEF < 40%） 中度至重度舒张功能障碍:E' < 8cm/s 如果 EF 降低 → E/A > 2 如果 EF 正常 → E/e' > 12 在 SBT 后: 如果 E/A 或 E/e' 升高,SBT 可能导致心源性肺水肿的发生。
D	膈肌 在潮汐呼吸和最大用力呼吸时,测量厚度、TFdi 和移动度;评估对称性。	拔管成功指标: TFdi > 30% ~ 36%;移动度 > 10mm（双侧 DD）, > 25mm（单侧 DD,最大努力呼吸时未受影响的一侧）
E	膈肌外的呼吸肌 在 SBT 期间评估辅助呼吸肌: 积极使用表明呼吸做功高 / 膈肌容量低	肋间肌: 胸骨旁肌增厚率增加（> 10%） 腹部肌肉: 在通过 SBT 的患者中,咳嗽时腹肌（腹横肌、腹内斜肌和腹直肌）增厚率的下降（> 10%）与拔管失败相关

LUS:肺部超声;SBT:自主呼吸试验;TFdi:膈肌增厚率;LVEF:左心室射血分数;DD:膈肌功能障碍;EF:射血分数;E:多普勒二尖瓣早期舒张波;A:多普勒二尖瓣晚期舒张波;E/e':二尖瓣早期血流速度与二尖瓣环早期舒张速度比值。

研究者发现，在高达 60% 的脱机失败病例中，患者出现脱机诱发的肺水肿（WIPO）[48]。

双侧 B 线或更具体地说，在单侧胸腔的 2 个或 2 个以上区域出现 3 条或更多的 B 线，被认为是 LUS 肺水肿的诊断依据 [47, 49]。

24.3.2.2　心脏

心力衰竭是脱机失败的最常见原因 [50]。心脏相关的脱机失败可能有左心室收缩功能不全或单纯舒张功能不全，或两者并存。

间质性水肿的早期变化是脱机失败的信号，这种变化是否仅仅通过 LUS 就可以发现，还是心脏在被动抬腿（PLR）试验时无法增加 VTI，能更好地预测间质水肿的早期变化，还存在争议。有趣的是，静态左心室充盈压并不能很好地预测脱机失败。使用动态参数，如 VTI 对 PLR 的变化，可能比任何其他静态参数，更能反映自主呼吸做功增加对心脏造成的压力 [47]。

CCE 和 LUS 的数据都可以用于提高诊断的准确性，指导和监测干预措施的效果，并在撤机引起肺水肿和急性心力衰竭患者中提供重要的预后信息 [51]。并非所有描绘脱机阶段的收缩和舒张功能障碍的超声心动图参数都是有意义的。有趣的是，与脱机失败显著相关的指标大多描绘了舒张功能障碍。（更高的 E/e′ 比值，更低的 e′ 波，更高的 E 波——其中 E 波是多普勒二尖瓣舒张早期波，而 e′ 基于组织多普勒的二尖瓣环处侧壁和间隔舒张早期波）[52]。值得注意的是，提示左心室收缩功能障碍的标记，如左心室射血分数，与广泛使用的舒张功能障碍标记，如二尖瓣口血流速度比值或 E/A 比值（其中 A 波是舒张晚期最大血流速度）相似，并不具有预测价值。

24.3.2.3　膈肌

膈肌是呼吸的主要驱动力，在机械通气向自主呼吸的过渡中起着至关重要的作用，因此，对膈肌的研究应具有预测潜力。然而，膈肌超声在评估脱机失败风险方面的实际预测价值仍然不确定，对其临床应用性，有些研究结果支持，也有提出质疑的。

总的来说，现有的文献似乎表明，在困难脱机的患者中，膈肌超声在诊断膈肌无力方面有明确的作用，但在预测拔管结果方面的作用有限。

膈肌增厚分数（TFdi）和膈肌移动度（DE）的测量，可用于自主呼吸或压力支持通气时的 SBT[53]。然而，需要记住的是，DE（其次是 TFdi）受到机械通气支持参数的影响。

24.3.2.4　综合方法

在评估脱机失败的原因和演变过程时，应综合使用肺部超声、心脏超声和呼吸肌超声检查。最近的一种方法建议，当患者准备脱机时，使用 'ABCDE' 这几个必要步骤一一进行评估（表 24.4）[15]。作为超声评估脱机患者的最新补充，该方法还探讨了除膈肌外的呼吸肌功能评估，但仅有有限的文献支持 [54, 55]。虽然用于区分脱机失败患者的临界值仍在定义和完善中，但保留一些客观的数值也很重要，这样可以及时对患者进行充分的随访（表 24.4）。

24.3.3　不足

在机械通气患者中使用肺部超声有几个不足，这是该技术和患者类型所固有的。首先，超声波需要能够从探头到达胸膜，而这对于有外科敷料、伤口或引流管的患者来说具有挑战性。此外，在皮下气肿或气胸的情况下，肺部超声也无法评估肺通气情况。尽管你可以假定后者的通气量减少。同样的原因，只有当肺部病变到达胸膜时才能被观察到，这通常适用于肺炎、肺水肿或肺不张，但不适用于早期的肺栓塞。

在机械通气患者中获取超声图像可能具有挑战性，因为这些患者通常是处于镇静状态，难以移动。可通过侧向倾斜患者来评估肺后部区域，但在实践中，最后面的肺部区域通常只在腋后线下方进行扫描，因为仰卧患者可触及这些区域。在使用任何成像技术评估肺通气情况时，重要的是要记住，PEEP 会影响肺通气，从而影响 LUS 观察到的情况。在对重症仰卧的患者进行心脏扫描时也会遇到类似的困难，例如，PEEP 引起肺前区通气量增加、患者无法翻身，这些都可能会阻碍高质量图像的获取。

与 LUS 和 CCE 相似，膈肌超声的准确性和可重复性也取决于操作者的训练和技能。建议在后续测量时在皮肤上做标记。此外，膈肌超声只能在没有压力支持的患者中测量，因为在辅助通气期间，由于驱动压力，无法区分主动位移和被动位移。

最后，需要提醒大家的是。在临床实践中，超声医师负责获取超声图像，解释结果，并将这些结果与整体临床情况相结合。因此，临床医生应该充分了解自己使用超声的能力，以及所使用超声设备的特点。此外，医生应该意识到实际使用中潜在的偏差。事实上，超声检查的便捷性不应导致其滥用。尽管这项技术是非侵入性的，但错误的诊断可能导致侵入性操作和伤害的增加。

> **▮ 临床要点 ▮**
>
> — 肺部超声是一种诊断准确性很高的技术，因其具有很高的灵敏度。通过理解肺部超声图像，确定其分布，并将肺部和心脏超声结果与临床表现相结合，可以提高准确性。
> — 在机械通气患者中，肺部超声和重症心脏超声将帮助您明确呼吸衰竭的原因，监测治疗反应，以及识别潜在的并发症。
> — 在脱机患者中，通过综合肺部、心脏和膈肌超声情况，有助于回答以下 3 个问题：是否准备好开始脱机、预测脱机结果以及脱机失败的原因。

参考文献

1. Llamas-Álvarez AM, Tenza-Lozano EM, Latour-Pérez J. Diaphragm and lung ultrasound to predict weaning outcome: systematic review and meta-analysis. Chest. 2017;152(6):1140–50.
2. Robba C, Wong A, Poole D, Al Tayar A, Arntfield RT, Chew MS, et al. Basic ultrasound head-to-toe skills for intensivists in the general and neuro intensive care unit population: consensus and expert recommendations of the European Society of Intensive Care Medicine. Intensive Care Med. 2021;47(12):1347–67.
3. Lichtenstein DA, Mezière GA. Relevance of lung ultrasound in the diagnosis of acute respiratory failure: the BLUE protocol. Chest. 2008;134(1):117–25.
4. Kruisselbrink R, Chan V, Cibinel GA, Abrahamson S, Goffi A. I-AIM (Indication, Acquisition, Interpretation, Medical Decision-making) framework for point of care lung ultrasound. Anesthesiology. 2017;127(3):568–82.

5. Mojoli F, Bouhemad B, Mongodi S, Lichtenstein D. Lung ultrasound for critically ill patients. Am J Respir Crit Care Med. 2019;199(6):701–14.

6. Laursen CB, Sloth E, Lassen AT, dePont CR, Lambrechtsen J, Madsen PH, et al. Point-of-care ultrasonography in patients admitted with respiratory symptoms: a single-blind, randomised controlled trial. Lancet Respir Med. 2014;2(8):638–46.

7. Lau YH, See KC. Point-of-care ultrasound for critically-ill patients: a mini-review of key diagnostic features and protocols. World J Crit Care Med. 2022;11(2):70–84.

8. Hernandez C, Shuler K, Hannan H, Sonyika C, Likourezos A, Marshall J. C.A.U.S.E.: cardiac arrest ultra-sound exam—a better approach to managing patients in primary non-arrhythmogenic cardiac arrest. Resuscitation. 2008;76(2):198–206.

9. Lichtenstein DA. BLUE-protocol and FALLS-protocol: two applications of lung ultrasound in the critically ill. Chest. 2015;147(6):1659–70.

10. García-Cruz E, Manzur-Sandoval D, Rascón-Sabido R, Gopar-Nieto R, Barajas-Campos RL, Jordán-Ríos A, et al. Critical care ultrasonography during COVID-19 pandemic: the ORACLE protocol. Echocardiogr Mt Kisco N. 2020;37(9):1353–61.

11. Yin W, Li Y, Wang S, Zeng X, Qin Y, Wang X, et al. The PIEPEAR workflow: a critical care ultrasound based 7-step approach as a standard procedure to manage patients with acute cardiorespiratory compromise, with two example cases presented. BioMed Res Int. 2018;2018:4687346 [cited 2022 Jul 17]. Available from: https://pubmed.ncbi.nlm.nih.gov/29992144/.

12. Johri AM, Galen B, Kirkpatrick JN, Lanspa M, Mulvagh S, Thamman R. ASE statement on point-of-care ultrasound during the 2019 novel coronavirus pandemic. J Am Soc Echocardiogr. 2020;33(6):670–3.

13. Atkinson PR, Milne J, Diegelmann L, Lamprecht H, Stander M, Lussier D, et al. Does point-of-care ultrasonography improve clinical outcomes in emergency department patients with undifferentiated hypotension? An international randomized controlled trial from the SHoC-ED Investigators. Ann Emerg Med. 2018;72(4):478–89.

14. Lichtenstein DA. How can the use of lung ultrasound in cardiac arrest make ultrasound a holistic discipline. The example of the SESAME-protocol. Med Ultrason. 2014;16(3):252–5.

15. Tuinman PR, Jonkman AH, Dres M, Shi ZH, Goligher EC, Goffi A, et al. Respiratory muscle ultrasonography: methodology, basic and advanced principles and clinical applications in ICU and ED patients-a narrative review. Intensive Care Med. 2020;46(4):594–605.

16. Agricola E, Bove T, Oppizzi M, Marino G, Zangrillo A, Margonato A, et al. "Ultrasound comet-tail images": a marker of pulmonary edema: a comparative study with wedge pressure and extravascular lung water. Chest. 2005;127(5):1690–5.

17. Chiumello D, Mongodi S, Algieri I, Vergani GL, Orlando A, Via G, et al. Assessment of lung aeration and recruitment by CT scan and ultrasound in acute respiratory distress syndrome patients. Crit Care Med. 2018;46(11):1761–8.

18. Bataille B, Rao G, Cocquet P, Mora M, Masson B, Ginot J, et al. Accuracy of ultrasound B-lines score and E/Ea ratio to estimate extravascular lung water and its variations in patients with acute respiratory distress syndrome. J Clin Monit Comput. 2015;29(1):169–76.

19. Smit MR, Pisani L, de Bock EJE, van der Heijden F, Paulus F, Beenen LFM, et al. Ultrasound versus computed tomography assessment of focal lung aeration in invasively ventilated ICU patients. Ultrasound Med Biol. 2021;47(9):2589–97.

20. Smit JM, Haaksma ME, Winkler MH, Heldeweg MLA, Arts L, Lust EJ, et al. Lung ultrasound in a tertiary

intensive care unit population: a diagnostic accuracy study. Crit Care Lond Engl. 2021;25(1):339.

21. Heldeweg MLA, Smit MR, Kramer-Elliott SR, Haaksma ME, Smit JM, Hagens LA, et al. Lung ultrasound signs to diagnose and discriminate interstitial syndromes in ICU patients: a diagnostic accuracy study in two cohorts. Crit Care Med. 2022;50:1607.

22. Copetti R, Soldati G, Copetti P. Chest sonography: a useful tool to differentiate acute cardiogenic pulmonary edema from acute respiratory distress syndrome. Cardiovasc Ultrasound. 2008;6:16.

23. Mayo PH, Copetti R, Feller-Kopman D, Mathis G, Maury E, Mongodi S, et al. Thoracic ultrasonography: a narrative review. Intensive Care Med. 2019;45(9):1200–11.

24. Riviello ED, Kiviri W, Twagirumugabe T, Mueller A, Banner-Goodspeed VM, Officer L, et al. Hospital incidence and outcomes of the acute respiratory distress syndrome using the Kigali modification of the Berlin definition. Am J Respir Crit Care Med. 2016;193(1):52–9.

25. Pisani L, De Nicolo A, Schiavone M, Adeniji AO, De Palma A, di Gennaro F, et al. Lung ultrasound for detection of pulmonary complications in critically ill obstetric patients in a resource-limited setting. Am J Trop Med Hyg. 2020;104:478.

26. Vercesi V, Pisani L, van Tongeren PSI, Lagrand WK, Leopold SJ, Huson MMA, et al. External confirmation and exploration of the Kigali modification for diagnosing moderate or severe ARDS. Intensive Care Med. 2018;44(4):523–4.

27. Vieillard-Baron A, Millington SJ, Sanfilippo F, Chew M, Diaz-Gomez J, McLean A, et al. A decade of progress in critical care echocardiography: a narrative review. Intensive Care Med. 2019;45(6):770–88.

28. Mayo PH, Beaulieu Y, Doelken P, Feller-Kopman D, Harrod C, Kaplan A, et al. American College of Chest Physicians/La Société de Réanimation de Langue Française statement on competence in critical care ultrasonography. Chest. 2009;135(4):1050 [cited 2022 Jul 17]. Available from: https://pubmed.ncbi.nlm.nih.gov/19188546/.

29. Schultz MJ, Gebremariam TH, Park C, Pisani L, Sivakorn C, Taran S, et al. Pragmatic recommendations for the use of diagnostic testing and prognostic models in hospitalized patients with severe COVID-19 in low- and middle-income countries. Am J Trop Med Hyg. 2021;104:34–47.

30. Bouhemad B, Brisson H, Le-Guen M, Arbelot C, Lu Q, Rouby JJ. Bedside ultrasound assessment of positive end-expiratory pressure-induced lung recruitment. Am J Respir Crit Care Med. 2011;183(3):341–7.

31. Constantin JM, Jabaudon M, Lefrant JY, Jaber S, Quenot JP, Langeron O, et al. Personalised mechanical ventilation tailored to lung morphology versus low positive end-expiratory pressure for patients with acute respiratory distress syndrome in France (the LIVE study): a multicentre, single-blind, randomised controlled trial. Lancet Respir Med. 2019;7(10):870–80.

32. Costamagna A, Pivetta E, Goffi A, Steinberg I, Arina P, Mazzeo AT, et al. Clinical performance of lung ultrasound in predicting ARDS morphology. Ann Intensive Care. 2021;11(1):51 [cited 2022 Jul 15]. Available from: https://pubmed.ncbi.nlm.nih.gov/33779834/.

33. Pierrakos C, Smit MR, Pisani L, Paulus F, Schultz MJ, Constantin JM, et al. Lung ultrasound assessment of focal and non-focal lung morphology in patients with acute respiratory distress syndrome. Front Physiol. 2021;12:730857.

34. Haaksma ME, Smit JM, Heldeweg MLA, Nooitgedacht JS, de Grooth HJ, Jonkman AH, et al. Extended lung ultrasound to differentiate between pneumonia and atelectasis in critically ill patients: a diagnostic accuracy study. Crit Care Med. 2022;50(5):750–9.

35. Bouhemad B, Liu ZH, Arbelot C, Zhang M, Ferarri F, Le-Guen M, et al. Ultrasound assessment of antibiotic-induced pulmonary reaeration in ventilator-associated pneumonia. Crit Care Med. 2010;38(1):84–92.

36. Boissier F, Katsahian S, Razazi K, Thille AW, Roche-Campo F, Leon R, et al. Prevalence and prognosis of cor pulmonale during protective ventilation for acute respiratory distress syndrome. Intensive Care Med. 2013;39(10):1725–33.

37. Vieillard-Baron A, Schmitt JM, Augarde R, Fellahi JL, Prin S, Page B, et al. Acute cor pulmonale in acute respiratory distress syndrome submitted to protective ventilation: incidence, clinical implications, and prognosis. Crit Care Med. 2001;29(8):1551–5.

38. Vieillard-Baron A. Assessment of right ventricular function. Curr Opin Crit Care. 2009;15(3): 254–60.

39. Jardin F, Vieillard-Baron A. Is there a safe plateau pressure in ARDS? The right heart only knows. Intensive Care Med. 2007;33(3):444–7.

40. Mahmood SS, Pinsky MR. Heart-lung interactions during mechanical ventilation: the basics. Ann Transl Med. 2018;6(18):349.

41. Girard TD, Alhazzani W, Kress JP, Ouellette DR, Schmidt GA, Truwit JD, et al. An official American Thoracic Society/American College of Chest Physicians Clinical Practice Guideline: liberation from mechanical ventilation in critically ill adults. rehabilitation protocols, ventilator liberation protocols, and cuff leak tests. Am J Respir Crit Care Med. 2017;195(1):120–33.

42. Frutos-Vivar F, Ferguson ND, Esteban A, Epstein SK, Arabi Y, Apezteguía C, et al. Risk factors for extubation failure in patients following a successful spontaneous breathing trial. Chest. 2006;130(6):1664–71.

43. Haaksma ME, Tuinman PR, Heunks L. Weaning the patient: between protocols and physiology. Curr Opin Crit Care. 2021;27(1):29–36.

44. Doorduin J, van der Hoeven JG, Heunks LMA. The differential diagnosis for failure to wean from mechanical ventilation. Curr Opin Anaesthesiol. 2016;29(2):150–7.

45. Hussain A, Via G, Melniker L, Goffi A, Tavazzi G, Neri L, et al. Multi-organ point-of-care ultrasound for COVID-19 (PoCUS4COVID): international expert consensus. Crit Care Lond Engl. 2020;24(1):702.

46. Soummer A, Perbet S, Brisson H, Arbelot C, Constantin JM, Lu Q, et al. Ultrasound assessment of lung aeration loss during a successful weaning trial predicts postextubation distress. Crit Care Med. 2012;40(7):2064–72.

47. Kundu R, Baidya D, Anand R, Maitra S, Soni K, Subramanium R. Integrated ultrasound protocol in predicting weaning success and extubation failure: a prospective observational study. Anaesthesiol Intensive Ther. 2022;54:46841.

48. Liu J, Shen F, Teboul JL, Anguel N, Beurton A, Bezaz N, et al. Cardiac dysfunction induced by weaning from mechanical ventilation: incidence, risk factors, and effects of fluid removal. Crit Care Lond Engl. 2016;20(1):369.

49. Volpicelli G, Elbarbary M, Blaivas M, Lichtenstein DA, Mathis G, Kirkpatrick AW, et al. International evidence-based recommendations for point-of-care lung ultrasound. Intensive Care Med. 2012;38(4):577–91.

50. Teboul JL, Monnet X, Richard C. Weaning failure of cardiac origin: recent advances. Crit Care Lond Engl. 2010;14(2):211.

51. Price S, Platz E, Cullen L, Tavazzi G, Christ M, Cowie MR, et al. Expert consensus document: Echocardiography and lung ultrasonography for the assessment and management of acute heart failure. Nat Rev Cardiol. 2017;14(7):427–40.

52. Sanfilippo F, Di Falco D, Noto A, Santonocito C, Morelli A, Bignami E, et al. Association of weaning failure from mechanical ventilation with transthoracic echocardiography parameters: a systematic review and meta-analysis. Br J Anaesth. 2021;126(1):319–30.

53. DiNino E, Gartman EJ, Sethi JM, McCool FD. Diaphragm ultrasound as a predictor of successful extubation from mechanical ventilation. Thorax. 2014;69(5):423–7.

54. Dres M, Dubé BP, Goligher E, Vorona S, Demiri S, Morawiec E, et al. Usefulness of parasternal intercostal muscle

ultrasound during weaning from mechanical ventilation. Anesthesiology. 2020;132(5):1114–25.

55. Schreiber AF, Bertoni M, Coiffard B, Fard S, Wong J, Reid WD, et al. Abdominal muscle use during spontaneous breathing and cough in patients who are mechanically ventilated: a bi-center ultrasound study. Chest. 2021;160(4):1316–25.

56. Mayo P, Volpicelli G, Lerolle N, Schreiber A, Doelken P, Vieillard-Baron A. Ultrasonography evaluation during the weaning process: the heart, the diaphragm, the pleura and the lung. Intensive Care Med. 2016;42(7):1107–17.

57. Balik M, Plasil P, Waldauf P, Pazout J, Fric M, Otahal M, et al. Ultrasound estimation of volume of pleural fluid in mechanically ventilated patients. Intensive Care Med. 2006;32(2):318.

第 25 章
超声在危重患者容量反应性评估中的应用

Filippo Sanfilippo，*Stephen Huang*，和 *Alberto Noto*

目 录

🎓**学习目标**

　　- 容量反应性的概念和生理学方面的定义
　　- 理解容量耐受性背后的概念
　　- 概述超声在无创评估容量反应性中的应用
　　- 探索评估不同部位容量反应性的超声技术：
　　　　• 心脏
　　　　• 动脉
　　　　• 静脉
　　- 探索床旁评估容量耐受性的超声方法

25.1　引言

　　容量反应性（FR）的概念在临床上用于表示心输出量（CO 或心脏指数）对血管内容量扩张或其他增加前负荷的操作的显著增加[1]。因此，在重症监护室（ICU）医生处理危重患者的日常实践中，对容量反应性的评估至关重要。然而，在重症监护室患者的管理中，正确评估容量反应性是一项具有挑战性的工作[2]。重要的是，低血容量和高血容量都与危重患者的预后较差有关[3]。此外，容量耐受性和积极液体清除的概念在最近的文献中受到广泛关注，并且新的研究正在进行以探讨这些方面的重要性[4-6]。

　　低血容量的影响可能非常明显，前负荷的显著降低导致 CO 减少，从而引发灌注不足，最终造成终末器官损伤[7]。因此，正确识别容量反应性非常重要。静脉输液的增加可增加右心室（RV）的静脉回流，进而增加左心室（LV）的每搏量（SV 或其指数值 SVI），从而增加 CO 和改善全身灌注。CO（或心脏指数）是衡量心脏泵产生流量（L/min）的一个指标；健康人的 SVI 约为每搏 $35 \sim 65ml/m^2$，考虑到心率（HR）约为 75 次 / 分，由此得出的心脏指数约为 $3.5 \sim 4.0L/（min \cdot m^2）$。因此，FR 是左心室前负荷进一步增加导致 CO 增加的一种生理状态。简单地说，容量反应是一种外源性补液产生的一种良好双心室反应，最终导致 CO 显著增加的情况。CO 的显著增加通常指的是相对变化超过其基线值的 15%，尽管有些研究使用了更低的临界值（即 10% 的变化）[8]。值得注意的是，用平均动脉压变化监测器官灌注和氧气输送的变化不够敏感；因此，CO 应始终作为患者的临床参考指标。相反，"液体无反应"是指进一步输液并不能使 CO 显著增加。在这种情况下，已经达到 Frank-Starling 曲线的平台（见下段），补液可能没有帮助，反而可能有害。高血容量和液体正平衡可能会增加全身淤血和间质水肿的风险，并导致器官灌注和（或）功能下降；此外，肺淤血可能使得氧合和气体交换变差，从而降低动脉氧浓度，影响器官和外周组织的氧输送。因此，容量过负荷和液体正平衡与患者的不良预后密切相关也就不足为奇[9]。

　　如上所述，FR 预测是围手术期和危重患者临床评估的关键步骤，因为它一方面可以帮助临床医生优化液体状态，从而改善器官灌注，另一方面可以避免不必要的液体输注所造成的不良后果。

在这方面，床旁即时超声（POCUS）在协助重症监护室临床医生管理患者容量状态的工作中发挥着重要作用，并有可能改善患者的预后。理想情况下，鉴别 FR 的完美检测方法应该是准确、精确、无创、可重复，并且只需少量培训即可轻松操作。由于床旁超声具有上述大多数优点，因此作者在本章中首先介绍了 FR（和容量耐受性）的概念，然后讨论了 POCUS 在评估容量反应性方面的多种用途，最后还讨论了 POCUS 在危重患者容量管理方面的其他潜力。

25.2　容量反应背后的生理学基础

25.2.1　Frank-Starling 机制和静脉回流曲线

为了理解 FR 的概念和理论，必须简要回顾一下 CO 和静脉回流之间关系的两个概念：Frank-Starling 曲线和静脉回流曲线。

Frank-Starling 定律描述了心脏固有的自动调节机制，确保每搏量的变化与左室舒张末期容积（即左心室接受的容积）的变化成比例（图 25.1a）。换言之，Frank-Starling 曲线描述了 SV 与前负荷之间的关系（见下文）。尽管呼吸活动会周期性地改变胸腔内压力，导致静脉回流（前负荷）发生周期性变化，但这一机制仍会在每一搏动的基础上持续发挥作用，以确保左右心室输出量相匹配。

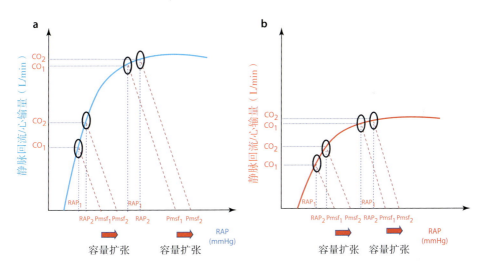

■ 图 25.1　基线心脏功能不同的两名患者的心功能（输出量）和静脉回流曲线。左图 a 显示的是心功能正常的健康患者的心功能曲线（浅蓝色）。与另一个患者相比，曲线的上升部分更大。在右侧图 b，在第二条曲线（红色）中，这是心功能严重障碍（即心力衰竭）患者的典型曲线，对人为增加前负荷的耐受性非常有限（曲线的上升部分相当有限）。CO：心输出量；Pmsf：平均全身充盈压；RAP：右心房压力

假定心率保持不变的情况下，CO 曲线或心功能曲线是 "Frank-Starling" 曲线的延伸。这条曲线描述了 y 轴上的 CO 与 x 轴上的右心房压力（RAP，前负荷）之间的关系，尽管在超声心动图中，经常使用右心室舒张末期容积替代 RAP。右心房压力是决定静脉回流的重要因素，

右心房压力越低，静脉回流越多。CO 曲线包括两部分：上升（陡峭）部分和平坦部分（平台）。当心室收缩力在 CO 曲线的上升（有反应性）部分时，前负荷（右心室舒张末期容积）的增加会产生更大的 CO。然而，当心室功能在最大值（CO 曲线的平坦部分）时，前负荷的任何进一步增加都不会导致 CO 增加。值得注意的是，在心功能不全的患者中，上升部分的斜率较小，对输液的反应范围也较小（图 25.1b）。

在讨论静脉回流曲线时，需要介绍平均全身充盈压（Pmsf）的概念，即在没有血流的情况下，也就是心脏停止搏动时，体循环中的理论平均压力。Pmsf 由静脉血管阻力和血管内总容量决定。Pmsf 代表外周循环中的压力，大于 RAP，并产生压力梯度，使静脉血回流到右心室。事实上，Pmsf 和 RAP 之间的差值代表静脉回流的驱动压力，而不是心脏产生的动脉压力。因此，如前所述，RAP 越低，静脉回流越多，而当 RAP 等于 Pmsf 时，则将完全没有静脉回流。最后，必须明确的是，静脉回流的增加是有限度的。当 RAP 约为 0mmHg 时（静脉回流平台），通常就达到了这一极限：在这个条件下，没有 "抽吸" 效应，主要（中心）静脉开始塌陷。

将心功能曲线和静脉回流曲线结合在一起，可以通过监测 CO 曲线和静脉回流曲线的交点来获得稳态 CO。在心脏功能稳定的条件下（心功能曲线的形态和斜率相同），静脉回流的任何变化都会根据交点的变化而引起 CO 的变化。图 25.1 显示了静脉回流曲线与心功能曲线的上升阶段或平台阶段相交时的情况。静脉回流的减少（由于出血、利尿药或其他原因等）或相反的前负荷增加（由于血管收缩、补液等）都会通过移动静脉回流曲线引起 CO 的显著变化。这种情况下，提示患者有容量反应性。相反，当患者的心功能已经在 CO 曲线的平台阶段时，静脉回流的变化不会产生 CO 的显著变化，此类患者无容量反应性。

25.2.2　容量反应性和容量耐受性的概念

容量反应性是由正常的前负荷储备能力产生的生理现象。因此，健康人通常表现出容量反应性。但是，具有容量反应性并不意味着必须或总是可以补液，是否补液应取决于以下 3 个特征[7]：

1. 识别通过增加 CO 可能改善血液动力学不稳定和（或）外周低灌注的情况。
2. 存在提示有容量反应性条件的指标（或更好地定义为 "双心室反应性"）。
3. 在补液的情况下，容量过负荷的风险有限。

一旦考虑患者的临床状况可能会通过输液得到改善，ICU 医生应评估患者是否具有容量反应性，即补液后 CO 是否有可能升高。这种评估是通过动态参数 / 操作来进行的，其目的是描述（或预测）对外源性输液的临床反应。这种识别在临床上极为重要，因为容量过负荷与患者的不良预后的相关。事实上，不必要的补液扩容会导致血液稀释和血红蛋白浓度下降、周围组织水肿加重、灌注压降低、肺淤血加重和气体交换恶化，进而减少氧输送。在没有明确临床指征的情况下，有容量反应性不应成为补液扩容的触发依据，将容量反应性作为进一步补液的强制触发条件，当前被认为是对这种治疗方法的不合理使用，可能会对患者造成伤害。因此，在评估 ICU 患者的容量反应性时，临床医生应平衡现代液体管理方法的其他两个概念：容量过负荷和容量耐受性[4]。尤其需要指出的是，容量过负荷通常是根据患者体重进行调整后计算得出的，其定义是由于体液蓄积而导致体重增加超过 10%；将累积体液平衡除以患者的基线体重再乘以 100 即可量化容量过负荷[4]。另一方面，容量耐受性是一个更具理论性的概念。它可以定义为在不因组织水肿累积而导致器官功能障碍的情况下接受额外体液的能力。因此，容量耐受性显然填补了容量反应性和容量过负荷之间的空白，强调了在患者病情稳定后及时适量排出液体的临床重要性[10]。在探索对患者进一步输液的耐受性方面，已经探讨了POCUS 的使用，并且可能很有价值。特别是，最近在临床实践中引入了两种工具。第一种工具是肺部超声，重点关注于寻找 B 线征，这表明在肺间质层面存在液体积聚。弥漫性 B 线征的出现提示要谨慎补液，因为这可能使气体交换恶化并导致左心室充盈压进一步升高[11, 12]。第二种工具称为 VExUS（静脉淤血超声分级系统），用于评估全身淤血情况。VExUS 评估整合了一系列超声数据，从下腔静脉（IVC）的大小开始，到使用多普勒检查肝静脉、门静脉和肾内静脉的血流情况[13]。VExUS 是最近才开始应用的，其临床价值正在接受深入的科学评估。

　　从临床角度来看，有多个参数可以用来识别容量反应性（FR），每个参数都有其优缺点。就用于定义 FR 的临界值而言，最广泛接受的是心脏输出量（CO）变化 ≥ 15% 提示存在容量反应性，但也有人使用 ≥ 10%[8]。有创动脉血压监测（即脉压和每搏量变异）和床旁超声对容量反应性也有临界值，但它们不应该与上述的临界值相混淆。在评估容量反应性方面，有创动脉血压监测的主要优势在于能够连续监测，并且易于追踪动脉血压随时间的变化。虽然动脉导管本质上是有创的，但在绝大多数危重患者中，它不仅是为了持续监测血流动力学，而且是为了采集血液样本和获取动脉血气分析数据。虽然床旁超声具有不连续的缺点，但它对容量反应性的评估是无创的，并且在寻找肺和（或）全身静脉淤血情况时，评估患者容量的耐受性。

25.2.3　影响容量反应性的因素

　　尽管背后的生理学原理相对简单明了，但由于多种原因，实际上评估容量反应性（FR）仍然是一项具有挑战性的任务。基于静脉回流和心脏功能曲线的相互作用对心血管反应的预测，每次只改变一个变量时预测效果非常好。然而，从临床角度来看，这些变量都有一定程度的连续相互作用，这使得在实际应用中更具有挑战性。主要影响容量反应性的因素可以分为两方面：（a）心脏功能相关；（b）静脉回流相关的。下面分别进行分析。

　　（a）从心脏角度来看，容量反应性（FR）依赖于右心室（RV）和左心室（LV）的功能，因此，从理论上讲，"双心室反应性"这个名称可能更为恰当。实际上，考虑到心室相互依赖的情况，其中一个心室的功能不全会对另一个心室的功能产生显著影响，比如在右心室衰竭和室间隔向左移位可能会导致 LV 充盈受损。即使在没有重大临床事件（如心肌缺血、肺栓塞等）的情况下，心脏功能在短时间内仍然相对稳定，CO 曲线也不会出现快速变化或发生偏移；正如前文已经提到的，并非所有患者的心输出量曲线形状都相同。实际上，一些危重患者表现出心功能的下降，CO 曲线更平缓。换句话说，CO 曲线的陡峭部分通常在心功能良好的健康个体中表现得更为显著，而在心力衰竭和心脏疾病的患者中，这一上升部分变得平缓得多（图 25.1b）。对于后者，上升部分比较小，在液体耐受性方面提供的杠杆作用很小。也就是说，容量耐受性非常有限，并且因高血容量和容量过负荷引起严重不良反应的风险更大。

　　（b）从静脉回流的角度来看，危重患者通常表现出的前负荷变化可能相当大，而且这种变化可能发生得很快。例如，镇静药物对血管张力有很大的影响，而在日常的重症监护实践中，它们的剂量经常被调整；镇静水平的波动和交感神经刺激会导致血管舒缩张力的快速变化[14]。此外，血管内容量不仅受到输液的影响，还受到肠内营养吸收、利尿波动和毛细血管渗漏的影响，后者主要受炎症和感染状况的影响[15, 16]。

因此，考虑到上述因素会导致的高度变异性，并能够在严重疾病的整个过程中迅速引起前负荷条件的波动，反复评估容量反应性（FR）作为日常 ICU 实践的一部分至关重要。当然，这种评估应依赖于对患者心脏功能的初步了解，在可行的情况下，最好在患者进入 ICU 后的最初几个小时内进行超声心动图检查。事实上，专家们一致建议将超声心动图作为临床鉴别患者休克特征的首选方法。此外，似乎合理的做法是在 ICU 住院期间反复评估心脏功能，以排除可能对 CO 曲线位置产生负面影响的重大病情变化和事件。此外，临床医生必须认识到，使用正性肌力药物的治疗或原发疾病的缓解都可能会导致心功能曲线发生显著变化。

25.3　超声在 ICU 中容量反应性评估的应用

在临床实践中，有多种方法可用于容量反应性的评估，每种方法都有其优势和局限性。由于 ICU 中的日常实践需要多次进行容量反应性的评估，因此需要优先选择无创方法，如超声心动图和（或）其他 POCUS 方法。然而，需要明确的是，尽管大多数非床旁超声的方法预测容量反应性（例如，脉压变化）都需要有动脉导管，但这种导管通常已经留置在大多数患者身上。因此，因为患者无需接受进一步的有创操作来收集信息，所以这种非床旁超声的评估容量反应性的方法本身并不能被真正视为是有创的。

为简便起见，根据心血管检查的重点，使用床旁超声技术对容量反应性进行的评估，可分为三个主要部分：
- 心功能（即左室产生的血流变化）
- 静脉（即主要静脉的大小和变化）
- 动脉（即动脉血流时间或血流量的变化）

这些方法可以很容易地相互结合（或与其他"有创性"方法结合），以进行更全面的评估，尤其是当一项评估因某种原因无法得出结论时。当然，侧重某一维度评估的床旁超声检查并不排斥其他两个重点方面的使用。此外，在某些情况下，还建议把它们的结果整合在一起。例如，在评估下腔静脉（IVC）直径变化对容量反应性的预测时，需要排除可能影响其预测可靠性的情况（即右心功能不全 / 衰竭、显著的三尖瓣反流或心包压塞）。

在讨论上述利用床旁超声评估心血管系统以获取容量反应性信息之前，有必要考虑将床旁超声获得的信息在以下测量中加以区分：
- 心腔或静脉的尺寸及其变化，或
- 使用多普勒效应通过时间流速积分（VTI）的评估计算的血流参数。

25.4　心脏超声评估

25.4.1　流量评估：每搏量和心输出量

通过超声心动图，可以无创地评估由于补液或改变前负荷的措施（如被动抬腿试验 –PLR 或潮气量挑战时的通气量变化）引起的 CO 变化。特别是，超声心动图可以利用多普勒原理测量 SV 或 CO 的变化。当超声波束照射到移动的红细胞时，接收到的频率会发生变化（多普勒频率发生改变），多普勒方程定义了超声波束入射角、血流速度 / 方向和多普勒频移之间的关系。如前所述，血流速度以厘米 / 秒（cm/s）为单位来表示 VTI，它表示了血液在单次心脏搏动中移动的距离。考虑到 VTI 与 SV 成正比，通过超声心动图可以测量左心室流出道（LVOT）处的 VTI，从而收集对临床非常重要的信息。如果需要，还可以通过测量左心室流出道的直径，进而计算横截面积来估算 SV。在这种情况下，LVOT 的横截面积乘以在相同解剖区域获得的 VTI。

然而，有一些注意事项关系到结果的有效性：不应存在明显的瓣膜反流、心内分流或严重的瓣膜狭窄（必须避免狭窄前的加速血流信号才能正确计算）。如前所述，左侧 SV 是通过计算左心室流出道的前向血流得出的。同样地，右心室流出道（RVOT）可用于评估右侧每搏输出量的变化，而基于经二尖瓣和经三尖瓣血流的方法，由于这些开口复杂的动态几何形状使得计算不太实用和不可靠，尚未在临床上应用。

重症监护室临床医生最常用的超声心动图检查方法是经胸途径（TTE），在这种情况下，左心室流出道的大小是在胸骨旁长轴切面上测量的，而在经食管途径（TEE）的情况下，左心室流出道的测量则是在食管中段长轴切面中进行的。在这两种情况下，建议放大左心室流出道和主动脉瓣区域，以最大限度地提高左心室流出道测量的精确度。左心室流出道直径在收缩中期（主动脉瓣打开）测量，距离主动脉瓣（AV）平面 3 ～ 10mm。根据患者的体型，正常左心室流出道直径在不同体型患者为 19 ～ 26mm，但其可能受到左心室肥厚的影响。如图 25.2a，b 所示，一旦测量出左心室流出道直径后（图 25.2a），利用公式（$\pi r^2 \times$ VTI），将其值与从心尖五腔心切面测量出的 VTI 相结合，即可计算得出 SV。由于公式中的变量之一为 LVOT 半径的平方，因此在测量 LVOT 直径时需要格外小心；事实上，任何在其测量中的误差都会通过面积计算中的平方，导致 SV 显著变化。计算出 SV 结果，将该值乘以心率（HR）即可得到心输出量（CO）。

通过超声心动图和先进的血流动力学监测设备都可以进行 SV 和 CO 的临床监测。尽管超声心动图具有无创和可重复的优势，但它无法像先进的血流动力学监测设备那样提供连续信息，这也是为什么这两种方法不应被视为对立的原因之一，而应根据技能、可用性和临床指征同时采用。需要注意的另一个重要问题是，使用超声心动图测量 CO 存在一定程度的观察者间和观察者内的差异性。

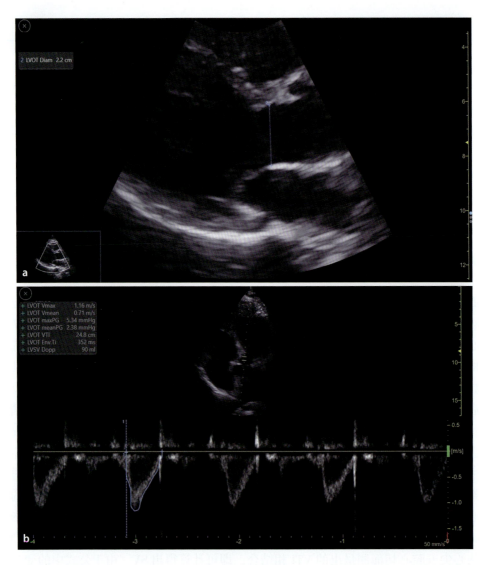

■ 图 25.2 　经胸超声心动图计算每搏量（SV）时获得的两幅图像。（a）胸骨旁长轴切面，放大图像聚焦于直径为 2.2cm 的左心室流出道（LVOT），心动周期为收缩中期，主动脉瓣叶完全打开。左边的图像（b）显示了在心尖五腔心的 LVOT 上获得的脉冲波多普勒图像。对多普勒信号进行跟踪，得到了 24.8cm 的时间流速积分（VTI）值。根据公式（$\pi r^2 \times VTI$），得到 LVOT 面积为 3.45cm^2，所得 SV 为 85.7ml

25.4.2　VTI 和容量反应性

　　从实践角度来看，评估 VTI 的变化对于判断容量反应性非常有价值。特别是，考虑到左心室流出道的大小（解剖结构）保持不变，并假设在临床情况稳定且药物输注不变的情况下，心脏固有收缩力（功能）也不会发生变化，那么 VTI 的变化是判断容量反应性的一个很好的替代指标。

　　在评估容量反应性方面，VTI 的变化可以以多种方式作为前负荷反应性的预测指标。首先，基于心肺相互作用以及胸腔内压力的周期性变化，VTI 在每个心动周期基础上的变化可作为窦性心律患者容量反应性的替代指标。最大 VTI 与最小 VTI 之间的差值越大，患者越有可能是容量反应者，或者从生理学角度来说，患者更有可能处于其心脏功能曲线的上升部分。VTI 的第二个用途是测量在进行前负荷调节操作如被动抬腿试验（PLR，将下肢抬起从而回流血液），或者应用通气操作（如潮气量挑战试验或呼气末阻断试验）来引起静脉回流的变化，观察操作前后中时间流速积分的变化，来评估容量反应性。最后，VTI 的变化也可用于迷你液体挑战试验（少量液体补充以降低液体超负荷的风险）；然而，在进行迷你液体挑战试验时，VTI 预期的变化幅度低于输注大剂量液体时的变化。VTI 的评估不仅可以在左室流出道（或右室流出道）水平上进行，还可以评估通过主动脉瓣的血流，但需要注意的是，在该水平上记录的较高血流速度需要使用连续波多普勒而非脉冲波多普勒。可以通过追踪主动脉血流速度的最大值和最小值时的连续波多普勒信号，计算因呼吸周期引起的主动脉 VTI（流量）变化。主动脉 VTI 最大值和最小值之差（delta）除以平均值，通常以超过 12% 的指数作为容量反应性的临界值[17]。另外，也可以使用主动脉血流速度峰值的差值来识别容量反应性[18]，需要记住的是，连续波多普勒信号和血流的方向一致至关重要。

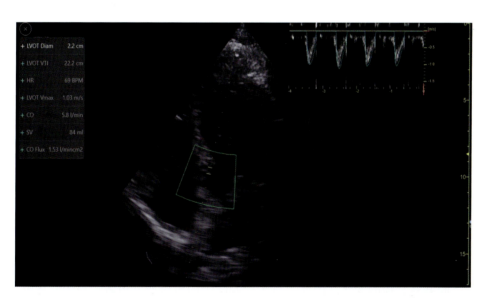

📹 图 25.3　与图 25.2 所示同一患者，由经胸超声心动图的心尖五腔心视图自动计算时间流速积分（VTI）。软件在左心室流出道（LVOT）追踪四个连续的心动周期多普勒信号，自动计算出来的时间流速积分为22.2cm，每搏容积为 84ml

　　如今，ICU 医生必须了解人工智能（AI）工具的发展，以便在 POCUS 领域实现便利化、自动化并减少操作员之间的差异。在这些 AI 工具中，有一个 AI 辅助的自动 VTI 测量工具（图 25.3），操作者在获得良好的心尖五腔切面后，几秒钟内就能自动检测到左室流出道的正确位置，并开始记录多普勒信号，自动量化 VTI（通常取 5 个心动周期的平均值）。最近，Gonzalez 等的研究表明，在大多数情况下（92%），自动 VTI 评估是可行的，无论是在专家还是在学员手中，与人工计算相比，AI 辅助检测工具均能保证准确性和精确性[18]。从理论上讲，床旁心脏超声不仅可以依据血流量，还可以通过观察心脏大小来评估容量反应性。例如，可以通过间接估算左心室收缩末期和舒张末期的容积来评估心输出量；然而，这种方法在检测改变前负荷操作后 CO 的变化方面不太可靠。

25.5   超声在静脉方面的评估

床旁超声依据监测的静脉情况来评估容量反应性，因其易于学习且能快速掌握评估程序而受到关注。至于根据左心室（或右心室）充盈程度波动引起的 VTI（流量）变化，进而影响心脏泵产生的 SV 变化来评估容量反应性，通过静脉评估对容量反应性的判断则依赖于被检查静脉随呼吸周期的变化。虽然近年来肝静脉血流的变化引起了人们的兴趣，但这些变化的评估主要依赖于大小的变化。

25.5.1   下腔静脉的呼吸变化

TTE 是 ICU 中最常用的超声心动图检查方法，因此在静脉评估目标中，人们最关注的是 IVC 直径（最小值和最大值）随呼吸的变化[19]。显然，由于 IVC 在仰卧位下易于观察，因此这一参数的研究和临床应用也更为广泛。从实际操作角度来看，IVC 可以通过超声的短轴（轴位）或长轴（矢状位）切面进行扫描，各有各的优点，评估可在二维或 M 型视图中进行（图 25.4a），建议通常在右心房、肝静脉与 IVC 交界处远端 4cm 范围内评估血管直径的变化。虽然在极端情况下目视可以评估容量反应性，但仍建议使用标尺精确测量血管直径大小的变化，并应用经过验证的公式来估计容量反应性。值得注意的是，接受或未接受呼吸机支持的患者使用的临界值不同。特别是，根据 IVC 直径变化来评估容量反应性的前两项研究都是在接受机械通气的患者中进行的[20, 21]。在这两项研究中，计算公式中的分子均由直径的差值 delta 表示（IVCmax – IVCmin），但分母却不同（IVCmin 或 IVCmean 直径）。因此，预测容量反应性的临界值分别为 ≥ 18%[21] 和 ≥ 12%[20]。目前，较为普遍采用的公式是 Barbier 等的研究中使用的公式（IVCmax – IVCmin）/IVCmin[21]。其他研究[22-24]则报道了针对自主呼吸患者的另一种公式，即（IVCmax – IVCmin）/IVCmax。这些研究发现，容量反应性的最佳临界值介于 ≥ 42% 和 ≥ 48% 之间。在专业术语上，评估容量反应性的公式及其临界值（或指数）是指吸气时下腔静脉直径的变化；因此，对于控制呼吸的机械通气患者，该公式定义的是 IVC 扩张指数（IVC-DI），而对于自主呼吸患者，该指数称为 IVC 塌陷指数（IVC-CI）。

然而，由于 IVC 评估容量反应性具有局限性，近年来使用 IVC 参数来评估容量反应性的情况有所下降[25]。此外，虽然最初在机械通气患者中进行的研究显示 IVC 对容量反应性评估的灵敏度和特异度均佳（均在 90% 左右），但随后进行的更大规模的研究显示其 AUC 值较低[26]。事实上，荟萃分析的汇总结果表明，对于 IVC 的 AUC 值高于 0.80，机械通气患者的 AUC 值略高于自主呼吸患者。值得注意的是，对于机械通气的危重患者，当潮气量 > 8ml/kg 且呼气末正压为 5cmH$_2$O 或更低时，用 IVC-DI 预测容量反应性 AUC 更高（AUC 为 0.88），而不符合这两项要求的 AUC 为 0.70[27]）。

虽然使用较少，但也可以通过超声短轴观察血管并测量吸气末和呼气末的 IVC 面积来估计 IVC 的变化。无论选择哪种方法来评估在呼吸周期中静脉直径随时间的变化，重要的是要保持探头稳定并聚焦于血管中心。此外，就局限性而言，必须注意有几种情况会影响 IVC 检查对 FR 预判的解释。其中，RV 功能障碍、明显的三尖瓣反流、心包压塞、急性哮喘和严重的慢性阻塞性肺病是常见的临床病症，在这些病症中，对 IVC 的评估会受到很大影响，至少会部分影响其对 FR 的估测价值，其他因素包括体位、腹内高压、肥胖和腹内肿块[25]。

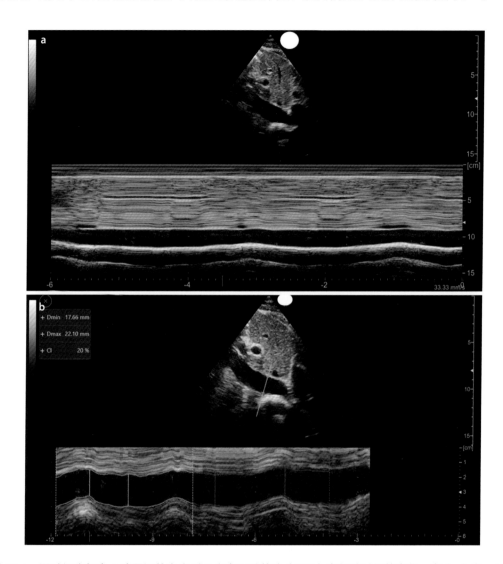

◼ 图 25.4　通过经胸超声心动图评估自主呼吸患者下腔静脉（IVC）直径随时间的变化。在（a）中，记录了典型的 M 型超声成像，以便进行后续计算。在（b）中，使用自动边界追踪功能进行计算，得出实时计算结果（IVC$_{max}$ 直径 22.1mm；IVC$_{min}$ 直径 17.66mm），塌陷指数（CI）估算为 20%

　　最后，由于某些类型的 ICU 患者（如肥胖、正中开腹手术、存在纵隔引流管）不易从剑突下区域看到或评估 IVC，因此一些研究人员开始关注通过经肝窗对 IVC 进行冠状轴成像。大多数研究发现，冠状面 IVC 成像具有良好的可行性，但其测量结果似乎无法与矢状面肋下方法获得的结果互换。特别是在大多数患者中，冠状轴 IVC 的变化低于血管矢状切面的估计值[28]。

与为计算 LVOT 区域的 VTI 而开发的人工智能工具一样，一些 POCUS 设备中也集成了用于自动检测 IVC 边界的人工智能软件（图 25.4b），临床医生在获得良好的血管视图后，可在几秒钟内进行多次测量。人工智能软件将报告血管直径，并根据通气类型报告 IVC-CI 或 IVC-DI。

25.5.2　上腔静脉的呼吸变化

上腔静脉（SVC）的变异方法与 IVC 相同的方法，但必须考虑到一些重要差异。首先，使用 TEE 可以轻松地对血管进行短轴和长轴成像，后者在图像的右侧，称为"双腔视图"。此外，使用微型 TEE 探头（也称为血流动力学 TEE-hTEE）也可以短轴观察 SVC。然而，很少能通过 TTE 观察到 SVC，只有机械通气的患者才能对 SVC 进行评估。其次，该血管位于胸腔内，因此，在机械通气患者中，其直径变化与 IVC 的变化规律相反。FR 预测所采用的公式与 IVC-DI 所采用的公式相同，即（IVCmax-IVCmin）/IVCmin；但是，由于机械通气患者在吸气时 SVC 会塌陷，因此得出的指数被称为 SVC-CI。临床医生应注意避免与用于自主呼吸患者的 IVC-CI 相混淆。第三个区别是，预测 FR 的公认临界值为 ≥ 36%，其敏感性和特异性远高于 IVC-DI 和 IVC-CI[29]。作为一个简单的经验法则，在机械通气患者中，SVC-CI 的临界值是 IVC-DI 常用临界值（18%）的两倍。

25.5.3　颈内静脉、锁骨下静脉和（或）股静脉的呼吸变化

考虑到根据呼吸改变 IVC 或 SVC 大小的原理相同，一些学者研究了更远端区域的这种变化，即颈内静脉、锁骨下静脉和股静脉（分别为 IJV、SCV 和 FV）。

Kent 等的研究小组利用这些区域进行了两项研究，以预测重症监护室患者的容量反应性，这些患者中约 2/3 接受机械通气。第一项研究对 SCV 和 IVC 进行了配对测量，而结果显示，SCV 与 IVC 的相关性适中，平均偏差为 -3.2%[30]。在同一组作者的第二项研究中[31]，IJV 和 FV 与 IVC 数据的相关性较弱。其中，IJV 的平均偏差为 -3.5%，与 SCV 相似，这意味着 IJV 高估了数据；相反，FV 的平均偏差为 +3.8%，与 IVC 相比低估了数据。在所有这些研究中，SV、IJV 和 FV 的外周测量图像采集时间均短于 IVC。

25.5.4　肝静脉流量研究

在根据 VeXUS 原理进行的 POCUS 多参数评估中，肝静脉血流研究在评估静脉淤血方面受到越来越多的关注[13]。然而，肝中静脉（MHV）的血流也被研究用于预测 FR 的潜在价值[32]。脉冲波多普勒（图 25.5）显示肝中静脉血流有四个波：简而言之，A 波是由于右心房收缩导致血流向肝脏回流而产生的正波。随后，在心室收缩期间，S 波表示流向右心房的血流，由于右心房在收缩后松弛，压力下降。S 波随着三尖瓣环在收缩期偏移后向静止位置的回归而结束；在这一阶段，三尖瓣环的偏移可能会产生一个小的正波（V 波），但这并不总能被观察到。最后，由于右心房松弛和心房压力下降，形成负的 D 波，这反过来又促进了从肝脏流向 IVC 和右心房的静脉血流。在为评估 FR 而研究的 MHV 流量参数中，扩容后 D 波与其基线值相比的变化（MHV$_{扩张}$-MHV$_{基线}$/MHV$_{基线}$×100）在检测对扩容无反应的患者方面显示出极佳的灵敏度（100%）和特异度（71%），以 > 21% 为临界值，AUC 为 0.92。因此，扩容后的变化

越大，FR 的可能性就越低。

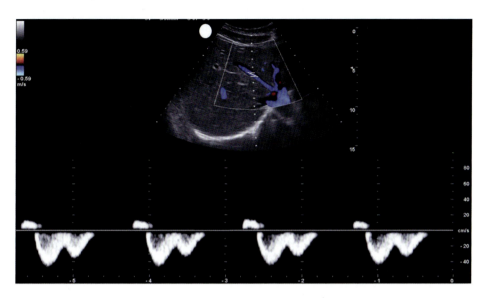

■ 图 25.5　使用脉搏波多普勒评估肝中静脉（MHV）血流图像。在所提供的图像中，A 正波之后是两个负波（S 波和 D 波）。在 S 波之后有时会出现一个小的正波（V），但在所示图像中没有出现

25.6　超声在动脉方面的评估

对 FR 进行临床鉴别时最好采用无创、可重复和易学的方法。鉴于这些特点，对可触及动脉的研究引起了人们的极大兴趣，并且已在颈动脉、肱动脉、股动脉和脾动脉层面进行了探索。正如在 LVOT 或 RVOT 区域计算的 VTI 所讨论的那样，动脉血流的计算也是基于超声物理学，特别是多普勒频移。实际上，多普勒方程可以计算 VTI，它定义了血液在一次心搏中流动的距离。与在心脏层面进行的计算类似，考虑到动脉的圆形，并将用卡尺功能估算出的动脉直径（或半径）测量值与 VTI 值进行整合，就有可能获得动脉血流的信息。除了使用 VTI 研究动脉水平的 FR 之外，另一个值得关注的超声测量值是校正收缩期血流时间（FTc）。FTc 表示心动周期收缩期部分的持续时间，然后根据心率进行校正。有几种公式可用于计算 FTc，从较为复杂的 Bazett 公式（$FTc = \dfrac{FT}{\sqrt{周期时间}}$）到更简单的 $FTc = FT_{测量} + [1.29 \times（心率 - 60）]$。

25.6.1　颈动脉血流和颈动脉校正血流时间的测量

颈总动脉区域易于在床旁进行研究，考虑到几乎所有患者都能通过 POCUS 对其进行观察，因此该区域已成为首批研究的心外部位之一。该区域的成像比 LVOT 更容易实现，并可提供脑血流信息。最近，一项系统性综述[33] 就颈动脉超声的作用得出的结论是，在大多数研究中（n=15/17 纳入分析），这种方法能够预测 FR。此外，需要注意的是，约 1/4 研究项目是在健康志愿者中进行的，因此将其结果应用于重症患者必须非常谨慎。在系统综述报告的纳入研究中，最常报告的参数是 FTc（n=9/17），无论是绝对值还是 PLR 后的变化。其次是呼吸峰

值速度的变化，最佳临界值为 9%～14%（AUC 为 0.81 到 0.91，灵敏度为 73%～86%，特异度为 78%～86%）。值得注意的是，FTc 原理最初是在主动脉中进行研究的，它与前负荷条件显示出良好的相关性；遗憾的是，在颈动脉中测量的 FTc 的准确性还没有得到很好的描述；更复杂的是，报告的临界值有很大的不同，而且使用了不同的公式（Bazett 和 Woodey）来校正心率。

总之，对现有数据的分析表明，颈动脉超声可能是一种很有前景的评估体液状态的工具，尤其是呼吸时峰值速度的变化；FTc 目前还没有达到足够的灵敏度和特异度，不能作为独立的工具使用，而且在临床实践中应用也比较麻烦[34-36]。

25.6.2　主动脉血流测量（升主动脉或降主动脉）

从历史上看，食管多普勒的出现是为了实现在降主动脉水平对几种血流动力学变量（包括 CO）进行高级监测，以较低的侵入性获取临床相关信息。使用热稀释法测量的 CO 与肺动脉导管测量的 CO 似乎有很好的相关性[37]，食管多普勒用于测量对特定血流动力学干预的血流变化；因此，食管多普勒被用作对 PLR[38] 或机械通气调整[17] 引起的变化的动态测量。对主动脉血流的测量能准确反映 SV 随时间变化的趋势（"可趋势性"），而不是 SV 的绝对值。虽然食管多普勒具有连续监测等优点，但它并不是真正的 POCUS 方法，主要用于插管患者，其主要局限性在于探头定位和脱落风险。

相反，升主动脉和肺动脉可通过 POCUS 进行研究。POCUS 研究这些大血管血流的原理仍然依赖于多普勒方程，它通常用于计算 LVOT 的 VTI。当然，使用 TEE 比使用 TTE 更容易研究这些层面的血流。因此，在危重患者中评估这些血管中血流和 FR 的研究并不多也就不足为奇了。

25.6.3　肱动脉、股动脉或脾动脉水平的其他测量

与在心脏水平测量 VTI 变异度一样，同样的方法被用于在肱动脉水平上进行峰值流速测量；Garcia 等在机械通气期间研究了该参数作为预测 FR 的工具。在肘前窝上方 5～10cm 处获得肱动脉血流速度信号，然后研究其变异性，即最大和最小速度（ΔVpeak）之间的差值除以两者的平均值（Vpeak-mean）。补液试验后血流速度增加超过 10%，就能准确预测 FR（AUC 0.88）。值得注意的是，肱动脉血流似乎对主动肌肉收缩的机械影响相当敏感，因此对自主通气期间的清醒患者可能价值较低。与在心脏水平测量的血流速度类似，该参数在很大程度上受心律失常的影响。

同样，对 ICU 患者股动脉水平的峰值流速也进行了研究[40, 41]。在一项初步研究中，PLR 后的峰值流速增加了 8%，预示 FR 的准确性极高（AUC 0.93）。然而，Girotto 等[42] 未能再现这些研究结果（AUC 0.57），并报告称操作者之间存在较大的相互差异和内部差异；可能的原因是被动抬腿实验（PLR）过程中解剖标志往往会发生变化。

脾脏多普勒阻力指数（SDRI）被认为是低血容量的无创参数。该测量是在脾动脉主干进行的，其定义为：（收缩期峰值流速 - 舒张末期流速）/ 收缩期峰值流速。据报道，创伤后隐匿性出血患者的 SDRI 值更高（0.71 vs. 0.6）[43]。在接受补液试验的机械通气患者中，Brusasco 等[44] 报道，SDRI 下降小于 4% 可排除 FR 的存在（敏感度 100%，特异度 100%）；相反，

SDRI 下降超过 9% 则是 FR 的标志，特异度 100%，阳性预测值 100%。

总之，尽管这些应用于人体动脉的技术非常简单，但有多项研究表明，在重症监护室人群中，这些技术的可重复性较低，可靠性不足，因为支持这些技术的大多数数据并非针对重症患者。在现阶段，还没有足够的数据将动脉水平 POCUS 技术应用于 FR 评估的常规实践中。

25.7　容量耐受性的超声评估

25.7.1　VExUS 和全身循环系统的淤血

静脉淤血可通过研究 IVC 进行评估。其大小随中心静脉压力的增加而增加，直至达到最大扩张，然后压力以逆行方式通过静脉传递到腹部器官。如前所述，VExUS 是一种评估 IVC 是否淤血的方法，然后通过多普勒超声评估肝脏和肾脏的静脉淤血程度。VExUS 方案应分四步进行。第一步是评估 IVC 直径，如果直径大于 2cm，则进行 VExUS 评估，评分范围为 1 ～ 3 分。第二步是评估肝静脉的血流模式：正常情况下，S 波应远大于 D 波，但当发生静脉淤血时，S 波的幅度会减小，直至最终变为正波（血流逆转）。第三步是研究门静脉；当发生全身性淤血时，压力的升高会从肝脏传递到门静脉系统，血流也会从持续性变为搏动性。门静脉搏动的程度用搏动指数量化，搏动指数的定义是最大流量和最小流量的差值除以最大流量。VExUS 的最后一步是评估肾静脉血流。正常的肾静脉具有不间断的单相血流，但随着静脉淤血的增加，收缩期血流会减少，直到严重淤血时收缩期血流消失。VExUS 分级系统范围为 0 ～ 3 级：0 级表示 IVC 未扩张（＜ 2cm）；1 ～ 3 级表示 IVC 扩张且血流模式正常（1 级），轻度淤血模式（2 级）或重度淤血（3 级）。

25.7.2　肺部超声和肺淤血

血管外肺水是通过经肺热稀释获得的一个参数，它已被用作肺部液体充盈的标志。肺部超声是检测肺淤血的床边工具。肺部超声检查主要基于对空气含量（A 线模式）造成的伪影的评估，但是当空气含量减少且血管外肺水（EVLW）增加时；A 线模式逐渐被垂直高回声伪影（B 线）所取代。B 线来自胸膜线，随着肺的滑动而同步移动。重要的是要记住，肺淤血不仅取决于液体状态，还取决于心脏充盈压（左心室舒张功能）和肺血管通透性（即肺部炎症时）。值得注意的是，如果 B 线形态出现在双侧肺部和两个或两个以上肺部区域，则提示"间质综合征"；反之，如果 B 线形态出现在单侧或局灶性，则提示肺炎或肺挫伤。

肺部超声检查首先要确定 6 个肺部相关区域（共 12 个肺部相关区域）；这些区域由胸骨旁线、腋前线、腋后线和椎旁线的交点划定。对每个肺部区域进行评估并从 0 到 3 分进行评分（0= 正常通气，1= 间质综合征，2= 肺泡水肿，3= 实变）。肺部超声总评分由 12 个区域评分的总和得出，范围为 0 ～ 36 分。然而，临床上也采用了更简化的肺部超声评估，即评估更少数量的肺部区域。关于 FR 和容量耐受性的概念，当发现弥漫性和双侧 B 线时，必须考虑"容量不耐受"的发生；相反，双侧 A 线提示容量耐受性和有限的容量超负荷风险[45]。对于 ICU 医生来说，经胸肺超声检查正成为评估肺部容量"不耐受性"的一种有用且无创的工具。

25.8　结论

总之，评估容量反应性和容量耐受性是临床医生评估危重患者的主要日常工作。在不同层面［心脏、静脉和（或）动脉］使用 POCUS 可为预测容量反应性提供临床相关信息。此外，POCUS 还可用于将这些信息与其他变量结合起来，提示患者对进一步输液的耐受性（或不耐受性）。

> **临床要点**
>
> - 容量反应性是正常前负荷储备的一种生理现象。
> - 有容量反应性并不意味着必须输液。
> - 不必要的液体扩容可能会导致血液稀释和血红蛋白减少、外周水肿加重、灌注压降低、肺淤血和气体交换恶化，从而导致氧气输送恶化。
> - 容量耐受性是指在不增加因组织水肿积聚而导致器官功能障碍的风险的情况下接受额外补液的能力。
> - 容量反应性评估可通过针对多个心血管区域（心脏、静脉或动脉）的超声技术进行。
> - 在左心室流出道（LVOT）测量的速度时间积分（VTI）与每搏输出量（SV）成正比。
> - VTI（左心室出口处或主动脉）的变化可通过不同方式用作前负荷反应的预测指标：胸腔内压力的周期性变化、输液后以及被动抬腿后。
> - 下腔静脉或上腔静脉的呼吸变化可用于评估输液反应性。使用这些方法最初受到许多因素的限制（其中包括使用潮气量小于 8ml/kg 的保护性机械通气）。
> - 使用多普勒超声检查动脉血流（或血流时间）的变化也可以评估容量反应性。
> - 通过研究下腔静脉直径、肝静脉和门静脉血流模式以及肾血流（VExUS 分级系统），可对静脉淤血进行评估。此外，肺部超声也有助于确定肺部淤血和容量耐受性。

参考文献

1. Sanfilippo F, Messina A, Cecconi M, Astuto M. Ten answers to key questions for fluid management in intensive care. Med Intensiva (Engl Ed). 2021;45:552–62.

2. Messina A, Collino F, Cecconi M. Fluid administration for acute circulatory dysfunction using basic monitoring. Ann Transl Med. 2020;8:788.

3. Boulain T, Cecconi M. Can one size fit all? The fine line between fluid overload and hypovolemia. Intensive Care Med. 2015;41:544–6.

4. Kattan E, Castro R, Miralles-Aguiar F, Hernández G, Rola P. The emerging concept of fluid tolerance: a position paper. J Crit Care. 2022;71:154070.

5. Díaz-Gómez JL. Fluid tolerance, hemodynamic/organ congestion, or congestion cascade in the critically ill-a must-known evolving concept in 2022. J Crit Care. 2022;71:154071.

6. Malbrain M, Van Regenmortel N, Saugel B, et al. Principles of fluid management and stewardship in septic shock: it is time to consider the four D's and the four phases of fluid therapy. Ann Intensive Care. 2018;8:66.

7. Sanfilippo F, Messina A, Cecconi M, Astuto M. Ten answers to key questions for fluid management in intensive care. Med Intensiva. 2020;45:552.

8. Messina A, Calabrò L, Pugliese L, et al. Fluid challenge in critically ill patients receiving haemodynamic monitoring: a systematic review and comparison of two decades. Crit Care. 2022;26:186.

9. Dhondup T, Tien JC, Marquez A, Kennedy CC, Gajic O, Kashani KB. Association of negative fluid balance during the de-escalation phase of sepsis management with mortality: a cohort study. J Crit Care. 2020;55:16–21.

10. Claure-Del Granado R, Mehta RL. Fluid overload in the ICU: evaluation and management. BMC Nephrol. 2016;17:109.

11. Lichtenstein DA. BLUE-protocol and FALLS-protocol: two applications of lung ultrasound in the critically ill. Chest. 2015;147:1659–70.

12. Lichtenstein DA. Current misconceptions in lung ultrasound: a short guide for experts. Chest. 2019;156:21–5.

13. Bhardwaj V, Vikneswaran G, Rola P, et al. Combination of inferior vena cava diameter, hepatic venous flow, and portal vein pulsatility index: venous excess ultrasound score (VEXUS score) in predicting acute kidney injury in patients with cardiorenal syndrome: a prospective cohort study. Indian J Crit Care Med. 2020;24:783–9.

14. Morelli A, Sanfilippo F, Arnemann P, et al. The effect of propofol and dexmedetomidine sedation on norepinephrine requirements in septic shock patients: a crossover trial. Crit Care Med. 2019;47:e89–95.

15. Rovas A, Seidel LM, Vink H, et al. Association of sublingual microcirculation parameters and endothelial glycocalyx dimensions in resuscitated sepsis. Crit Care. 2019;23:260.

16. Wollborn J, Hassenzahl LO, Reker D, et al. Diagnosing capillary leak in critically ill patients: development of an innovative scoring instrument for non-invasive detection. Ann Intensive Care. 2021;11:175.

17. Feissel M, Michard F, Mangin I, Ruyer O, Faller JP, Teboul JL. Respiratory changes in aortic blood velocity as an indicator of fluid responsiveness in ventilated patients with septic shock. Chest. 2001;119:867–73.

18. Gonzalez FA, Varudo R, Leote J, et al. The automation of sub-aortic velocity time integral measurements by transthoracic echocardiography: clinical evaluation of an artificial intelligence-enabled tool in critically ill patients. Br J Anaesth. 2022;129:e116.

19. Vieillard-Baron A, Millington SJ, Sanfilippo F, et al. A decade of progress in critical care echocardiography: a narrative review. Intensive Care Med. 2019;45:770–88.

20. Feissel M, Michard F, Faller JP, Teboul JL. The respiratory variation in inferior vena cava diameter as a guide to fluid therapy. Intensive Care Med. 2004;30:1834–7.

21. Barbier C, Loubieres Y, Schmit C, et al. Respiratory changes in inferior vena cava diameter are helpful in predicting fluid responsiveness in ventilated septic patients. Intensive Care Med. 2004;30:1740–6.

22. Airapetian N, Maizel J, Alyamani O, et al. Does inferior vena cava respiratory variability predict fluid responsiveness in spontaneously breathing patients? Crit Care. 2015;19:400.

23. Preau S, Bortolotti P, Colling D, et al. Diagnostic accuracy of the inferior vena cava collapsibility to predict fluid responsiveness in spontaneously breathing patients with sepsis and acute circulatory failure. Crit Care Med. 2017;45:e290–7.

24. Muller L, Bobbia X, Toumi M, et al. Respiratory variations of inferior vena cava diameter to predict fluid responsiveness in spontaneously breathing patients with acute circulatory failure: need for a cautious use. Crit Care. 2012;16:R188.

25. Via G, Tavazzi G, Price S. Ten situations where inferior vena cava ultrasound may fail to accurately predict fluid responsiveness: a physiologically based point of view. Intensive Care Med. 2016;42:1164–7.

26. Vignon P, Repesse X, Begot E, et al. Comparison of echocardiographic indices used to predict fluid responsiveness in ventilated patients. Am J Respir Crit Care Med. 2017;195:1022–32.

27. Si X, Xu H, Liu Z, et al. Does respiratory variation in inferior vena cava diameter predict fluid responsiveness in mechanically ventilated patients? A systematic review and meta-analysis. Anesth Analg. 2018;127:1157–64.

28. La Via L, Astuto M, Dezio V, et al. Agreement between subcostal and transhepatic longitudinal imaging of the inferior vena cava for the evaluation of fluid responsiveness: a systematic review. J Crit Care. 2022;71:154108.

29. Vieillard-Baron A, Chergui K, Rabiller A, et al. Superior vena caval collapsibility as a gauge of volume status in ventilated septic patients. Intensive Care Med. 2004;30:1734–9.

30. Kent A, Bahner DP, Boulger CT, et al. Sonographic evaluation of intravascular volume status in the surgical intensive care unit: a prospective comparison of subclavian vein and inferior vena cava collapsibility index. J Surg Res. 2013;184:561–6.

31. Kent A, Patil P, Davila V, et al. Sonographic evaluation of intravascular volume status: can internal jugular or femoral vein collapsibility be used in the absence of IVC visualization? Ann Thoracic Med. 2015;10:44–9.

32. Du W, Wang XT, Long Y, Liu DW. Monitoring changes in hepatic venous velocities flow after a fluid challenge can identify shock patients who lack fluid responsiveness. Chin Med J. 2017;130:1202–10.

33. Beier L, Davis J, Esener D, Grant C, Fields JM. Carotid ultrasound to predict fluid responsiveness: a systematic review. J Ultrasound Med. 2020;39:1965–76.

34. Jung S, Kim J, Na S, Nam WS, Kim DH. Ability of carotid corrected flow time to predict fluid responsiveness in patients mechanically ventilated using low tidal volume after surgery. J Clin Med. 2021;10:2676.

35. Wang H, Chen W, Cheng H, et al. Value of corrected flow time in common carotid artery in predicting volume responsiveness under mechanical ventilation. Shock. 2022;58:28–33.

36. Abbasi A, Azab N, Nayeemuddin M, et al. Change in carotid blood flow and carotid corrected flow time assessed by novice sonologists fails to determine fluid responsiveness in spontaneously breathing intensive care unit patients. Ultrasound Med Biol. 2020;46:2659–66.

37. Baillard C, Cohen Y, Fosse JP, Karoubi P, Hoang P, Cupa M. Haemodynamic measurements (continuous cardiac output and systemic vascular resistance) in critically ill patients: transoesophageal Doppler versus continuous thermodilution. Anaesth Intensive Care. 1999;27:33–7.

38. Monnet X, Rienzo M, Osman D, et al. Passive leg raising predicts fluid responsiveness in the critically ill. Crit Care Med. 2006;34:1402–7.

39. Monge García MI, Gil Cano A, Díaz Monrové JC. Brachial artery peak velocity variation to predict fluid responsiveness in mechanically ventilated patients. Crit Care. 2009;13:R142.

40. Luzi A, Marty P, Mari A, et al. Noninvasive assessment of hemodynamic response to a fluid challenge using femoral Doppler in critically ill ventilated patients. J Crit Care. 2013;28:902–7.

41. Préau S, Saulnier F, Dewavrin F, Durocher A, Chagnon JL. Passive leg raising is predictive of fluid responsiveness in spontaneously breathing patients with severe sepsis or acute pancreatitis. Crit Care Med. 2010;38:819–25.

42. Girotto V, Teboul JL, Beurton A, et al. Carotid and femoral Doppler do not allow the assessment of passive leg raising effects. Ann Intensive Care. 2018;8:67.

43. Corradi F, Brusasco C, Garlaschi A, et al. Splenic Doppler resistive index for early detection of occult hemorrhagic shock after polytrauma in adult patients. Shock. 2012;38:466–73.

44. Brusasco C, Tavazzi G, Robba C, et al. Splenic Doppler resistive index variation mirrors cardiac responsiveness and systemic hemodynamics upon fluid challenge resuscitation in postoperative mechanically ventilated patients. Biomed Res Int. 2018;2018:1978968.

45. Lichtenstein D, Mézière G, Biderman P, Gepner A, Barré O. The comet-tail artifact. An ultrasound sign of alveolar-interstitial syndrome. Am J Respir Crit Care Med. 1997;156:1640–6.

第 26 章
多发性创伤患者的扩展 FAST 方案

Francesco Corradi，*Federico Dazzi*，*Erika Taddei*，*Giada Cucciolini*，*and Samuele Ferrari*

目 录

🎓 **学习目标**

- 气道管理
- 急性呼吸衰竭的特征
- 腹腔游离积液的检测
- 下腔静脉和容量状态的评估
- 聚焦心脏检查以识别心包积血
- 闭合性颅脑损伤评估
- 内脏灌注评估

26.1　引言

目前，创伤性损伤占世界疾病负担的 16%，是发展中国家死亡和致残的主要原因[1]。由于这类死亡是可以预防的，因此亟需重视。

超声（US）是一种功能强大、易于使用的工具，能够快速确定或排除危及生命的诊断。

自 20 世纪 70 年代以来，创伤性腹部超声（FAST）已成为评估多发伤患者的基本组成部分；它基于心包、肝周、盆腔和脾周切面的顺序进行评估（图 26.1）。

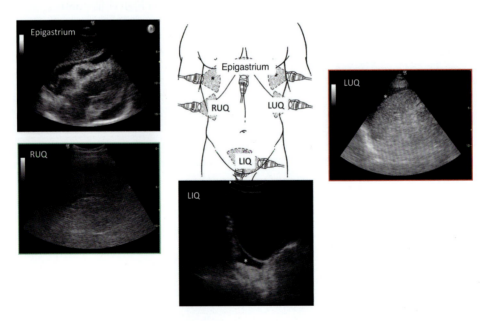

🔲 **图 26.1　上腹部（Epigastrium）：** 将探头放在上腹部，对准左肩上方，可获得剑突下心脏切面。肝脏可作为声窗。心包积液表现为心脏周围的无回声空间。右上象限（RUQ）对应莫里森（Morrison）袋，左下象限（LIQ）对应道格拉斯（Douglas）袋，左上象限（LUQ）对应脾脏和左肾之间的囊袋。白色星号（*）指示的是腹腔积液

　　由于 FAST 能够在复苏过程中快速安全地进行，在 20 世纪 80 年代，它迅速取代了诊断性腹腔灌洗，后来被纳入到美国外科医师学会制定的高级创伤生命支持（ATLS）方案中 [2-4]。

　　在随后的几年里，该检查进一步扩展到对多个器官进行评估，并且仍然是即时检查。它通过评估气道、双侧胸部、通过剑突下的心脏、腹部内脏灌注、经颅多普勒和脑部超声检查，实时提供患者的全面情况。因此，实际名称改为"扩展创伤超声重点评估"（或 e-FAST方案）[5]（图 26.2）。

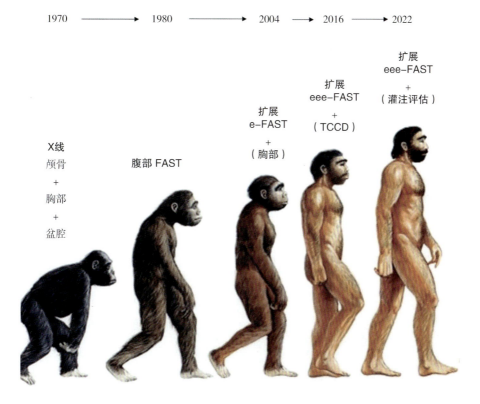

1970　——→　1980　——→　2004　——→　2016　——→　2022

扩展
eee-FAST
+
（灌注评估）

扩展
eee-FAST
+
（TCCD）

扩展
e-FAST
+
（胸部）

X线
颅骨
+
胸部
+
盆腔

腹部 FAST

■ 图 26.2　FAST 的演变：从游离液体到内脏灌注评估

26.2　e-FAST 的应用

　　多发性创伤患者周围环境通常拥挤而杂乱，执行 e-FAST 可能会给医生带来挑战。此外，创伤的性质（例如皮下气肿的存在）和患者状态（例如烦躁或痛苦）可能会进一步妨碍超声的正确评估。因此，检查方案必须尽可能简单，并按照"A、B、C、D、E"的 ATLS 复苏顺序快速锁定主要目标。院前和院内的检查目标有所不同：前者的目标是选择合适的医院分配，避免二次转运；后者的目标是及时发现潜在的紧急 / 急诊手术需求，如开腹手术或心包和（或）胸腔引流术。

26.2.1　按照"A、B、C、D、E"的 ATLS 复苏顺序进行初步评估

26.2.1.1　气道（Airways）

　　紧急情况下气管插管（ETT）错位率仍然很高[6]。超声是一种有效的工具，能够通过直接观察气管内的 ETT 来确认 ETT 的正确放置。通过超声可以看到上气道的前壁和侧壁，ETT 显示为一条高回声线，可与周围组织区分开来（图 26.3）。此外，肺部超声还可通过双侧胸膜滑动、B 线或膈肌运动的显像来排除食管和右主干插管[7, 8]。

26.2.1.2　呼吸（Breathing）

胸部超声检查

主要结论：
- 气胸
- 肺挫伤
- 呼吸衰竭特征和肺通气减少/丧失
- 游离液体

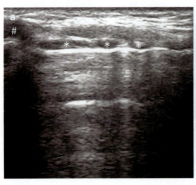
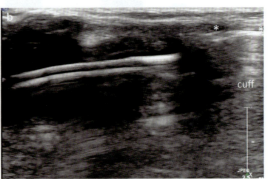

■ 图 26.3　图 a：颈部纵向扫描。环状软骨（＃）呈声影表现；其后的高回声层与气管壁和前 3 个气管环（白星）相对应。图 b：经口气管插管后的颈部。高回声双层代表气管内的气管导管。紧随其后的是由气管套囊内的空气引起的高回声反射。紧接着两个圆形低回声结构的正上方是气管环（＊）。该扫描可以确认经口气管插管的正确位置

探头
任何探头均可使用，但气胸检测首选高频（＞7MHz）线阵探头。

评估位置
　　建议对每侧胸腔进行六象限检查[9]；胸骨、腋前线和腋后线可确定前、侧和后肺野。必须对所有区域进行扫描，以发现前方的血气胸或前方的气胸。
　　膈肌是正确区分胸腔内和腹腔内结构和检查结果的基本标志。应将探头垂直于肋骨纵向

放置，根据上面的肋骨确定胸膜线，然后在肋间隙中横向旋转。应评估胸部多个区域，并与对侧进行比较，以确定是否存在气胸。

主要概念

自 2004 年起，肺部超声已被纳入创伤标准处理（e-FAST）[4]，作为 FAST 检查在胸部的扩展项目。这可能代表了多发性创伤患者管理的最大进步，因为高达 70% 的气胸即使面积很大（6% 的病例）也无法通过胸部 X 线检查发现[10]。

肺部超声对气胸检测的准确度和灵敏度高于胸部 X 线片[11]和听诊[12, 13]。事实上，目前已有可靠证据表明，肺部超声在检测气胸方面与 CT 扫描一样准确，特别是在创伤性气胸方面。

只要发现以下征象之一即可排除气胸的存在：肺滑动、肺搏动和（或）B 线。相反，在不稳定的仰卧位患者的前胸壁同时出现 B 线消失、肺滑动和肺搏动，则表明需要立即进行胸管引流。

在病情稳定的患者中，可将此技术扩展到侧面以寻找肺点。肺点在胸廓上的位置允许对肺塌陷进行半定量[14]并监测其变化，特别是当患者处于正压通气时。然而，尽管肺点具有高度特异性，但其灵敏度较低，因为在完全肺不张时无法看到肺点。

肺部超声也能有效诊断肺挫伤（图 26.4）[15]，其灵敏度和特异度都很高，在胸部钝挫伤的情况下可观察到肺实质密度增高（描述为 B 线）或胸膜下实变的存在[16]。这种方法的准确性与 CT 扫描相当，尽管实变的直径及其与胸膜线的距离可能影响其灵敏度[17]。

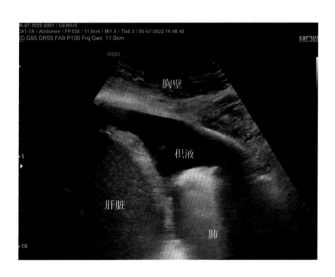

◼ 图 26.4　右肺基底部挫伤的冠状位扫描。超声图像显示肺密度增高，伴有多条 B 线和胸膜下无回声积液。右胸和肝脏之间的高回声线代表膈肌

胸腔积液表现为膈肌上方两层胸膜之间的无回声区（图 26.5），尽管无特异性，但在钝性胸部创伤的情况下，无回声区提示血性积液，而渗出液内的异质回声模式对活动性出血有一定的特异性（图 26.6）。

此外，肺部超声可通过显示 B 线的异质性和与重力无关的分布、肺岛、胸膜线增厚和胸膜下实变，从而提供早期 ARDS 诊断[18]。它还可以量化血管外肺水和肺密度，被证明是 ARDS 评估和通气管理的重要工具。总之，在创伤后急性评估中，肺部超声在诊断气胸、血胸和肺挫伤方面优于胸部 X 线[22]。

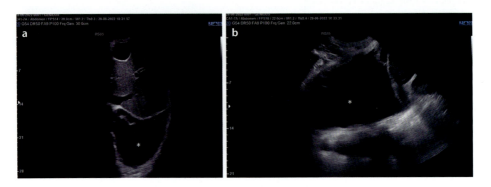

■ 图 26.5 右胸的剑突下扫描（图 a）和左胸的冠状扫描（图 b）显示胸腔积液（＊）

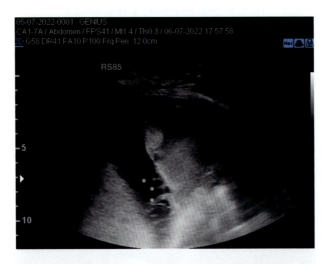

■ 图 26.6 在胸腔积液中，回声颗粒状的血液（＊）沉淀到半侧胸腔的相关区域，提示钝性胸部创伤合并血胸

26.2.1.3 循环（Circulation）

腹部超声

主要发现：
- 腹腔游离积液 / 腹腔积血
- 积液的特征

探头选择

就多发性创伤而言，探头的选择取决于检查目标。在大多数情况下，3 ～ 5MHz 的凸阵探

头通常适用于检查实体器官，并确定腹部或胸腔中是否存在游离液体以及气胸。

评估位置

评估包括以下几个部分：①右上腹，包括肝肾间隙或 Morison 囊；②耻骨上区域，包括膀胱后方的 Douglas 囊；③左上腹，包括脾肾隐窝（Koller 囊）。

主要概念

肝肾间隙是游离积液最常见的位置，游离积液的存在与实质性的严重损伤相关[22, 23]。尽管如此，还是建议进行多视图 e-FAST 检查：只需花费极少的额外时间，却能提高识别游离积液的灵敏度[24-27]。超声对腹腔积液具有良好的诊断准确性，特异度和敏感度为 70% ～ 90%[28, 29]。

与邻近的实体器官相比，腹腔积血通常呈无回声或低回声（图 26.7 和 26.8），但随着时间的推移，其回声可能增强。

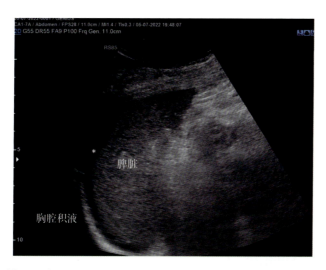

● 图 26.7　左冠状位扫描显示脾周积液。腹腔游离积液（＊）位于膈肌和脾脏之间

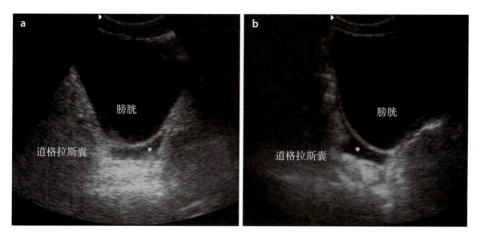

● 图 26.8　耻骨上切面显示 Douglas 囊中的游离腹腔积液。腹腔游离液（＊）位于膀胱后方。下腹部横向扫描（a）；下腹部纵向扫描（b）

目前已制定了不同的方案和评分标准来量化腹腔游离积液；它们主要取决于腹腔积液的量或积液的垂直高度。积液部位越多，积液量越大，则损伤的严重程度越高，手术干预的可能性越大[27, 30, 31]。

然而，最重要的是要认识到，即使发现腹腔积液，也无法确定出血的部位；事实上，在孤立性脾外伤病例中，右上象限积液多于左上象限[32]。由于在临床实践中，可以确定是否存在腹膜积液，但不能确定其来源，因此常见的错误是将血流动力学不稳定的原因归咎于腹腔积液，而原因可能是腹膜后出血。此外，即使患者血流动力学不稳定并伴有腹腔积液，也只有 50% 的概率存在活动性出血。

将腹腔积血视为活动性出血的标志可能会导致误诊，延误必要的止血治疗（例如，对于骨盆骨折患者，腹腔积血并不总是紧急开腹手术的指征）[33]。

这种担忧强调了建议尽可能对多发性创伤患者进行全身 CT 扫描[34, 35]，以区分腹腔出血和活动性腹膜后出血，因为超声无法做到这一点。

其他限制因素也会影响在 FAST 期间使用超声。事实上，无法检测到少量游离液体，尤其是在通过 Foley 导管进行膀胱减压后。可检测到的平均最小游离液体体积可高达 600ml（在 Morison 囊内甚至可能更多）[26, 36]。

多项研究表明，对腹腔内损伤诊断不足是 FAST 的一个潜在隐患[37]。这在很大程度上是因为超声在检测实质病变方面不如腹部 CT[38]，而且在没有同时出现可检测到的腹腔内游离液体的情况下，可能确实存在相关的孤立实体器官损伤。

患者病情稳定后，患者病情的任何变化都是进行连续 FAST 检查的指征，以识别之前无法检测到的游离积液聚集的潜在发展[9]。连续的 FAST 检查还可将假阴性率降低 50%，将游离液体检测的灵敏度从 69% 提高到 85%[39-41]。

对于最初 FAST 阴性的多发性创伤患者，应根据损伤机制、血流动力学状态和临床疑似创伤程度决定是否进行进一步的诊断性检查。这可能包括 CT 扫描或内脏多普勒超声评估，旨在发现潜在的隐匿性出血或内脏灌注不足[42-46]。

心脏超声

主要发现：
— 检测心包积液
— 检测心包压塞
— 通过下腔静脉评估进行容量状态评估

探头
通常使用 3 ～ 5MHz 的凸阵探头。

评估位置
将探头置于上腹部，指向左肩上方，可获得剑突下的心脏视图。靠近肝脏有助于超声波的传播。

主要概念 / 结论

心包积液表现为心脏周围的无回声区（图 26.9）。事实证明，该切面可准确诊断创伤后心脏损伤，诊断心包积液的敏感度为 92% ～ 100%，特异度为 99% ～ 100%[47、48]。

存在心包压塞时，薄壁的右心室通常最先受到挤压。心包压塞的体征包括（但不限于）心脏在心包内摆动、右心房和（或）心室舒张期塌陷、心腔受压和下腔静脉充盈。

没有心包积液排除了心包压塞，但不能排除心脏损伤。

对于皮下气肿或气胸患者，可能难以进行经胸超声心动图检查，此外，心包周围同时出现大量血胸可能导致假阳性或假阴性结果[22、49、50]，因为心包后间隙的积液可能难以与胸膜后内侧腔的积液区分开来。

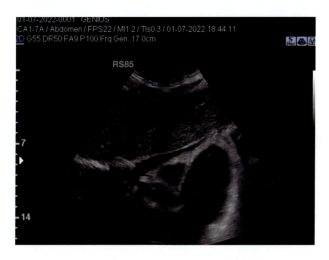

■ 图 26.9　将换能器置于上腹部，对准左肩上方，可获得剑突下心脏切面。肝脏可作为声窗。心包积液表现为心脏周围的无回声区

下腔静脉（IVC）

主要发现：
— 容量不足

探头

适合使用 3 ～ 5MHz 的凸阵探头。

评估位置

通过剑突下入路，患者仰卧，探头矢状位，在腔房交界处下方 2cm 处测量直径。获得吸气和呼气直径以进行比较（图 26.10）。

下腔静脉直径与中心静脉压之间存在一般关系；直径小（＜ 1.5cm）且塌陷严重的下腔静脉可能提示血容量不足。然而，事实并非如此、由于机械通气与呼气末正压、严重慢性阻塞

性肺疾病、右心衰竭和肺动脉高压可能会低估休克的严重程度[51]（图 26.11）。

以往对创伤患者的研究表明，下腔静脉直径和塌陷指数值是失血量的良好指标[52]，可以预测休克的发生[53]、初次缓解后休克的复发[54]以及 24 小时液体复苏的需求[55]。

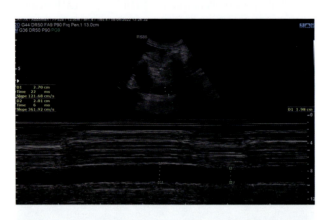

◘ 图 26.10　通过 M 型超声测定下腔静脉直径与呼吸相关的变化

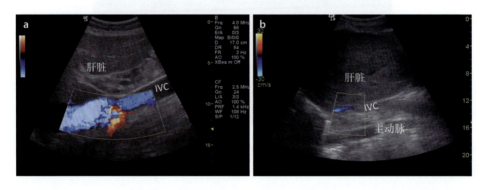

◘ 图 26.11　下腔静脉（IVC）直径扩张（图 a）或缩小（图 b）的可视化图像

26.2.1.4　功能障碍（Disability）

大脑超声

主要发现：
- 检测主要的颅内并发症，如中线移位（MLS）
- 颅内高压的筛查或临床疑似判断
- 预测继发性病情恶化

探头

3 ～ 5MHz 凸阵探头用于脑部结构或经颅多普勒检查；高频（7 ～ 15MHz）线阵探头用于评估视神经鞘直径（ONSD）。

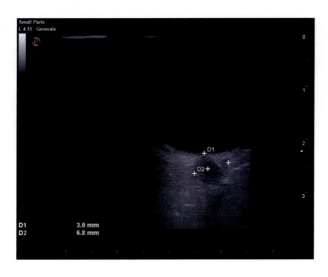

■ 图 26.12 在距离玻璃体视网膜界面（D1）3mm 处放置卡尺，以测量视神经鞘直径（D2）

评估位置

经颅多普勒检查常用的四个声窗是经颞窗、经颌下窗、经眶窗、经枕下窗或经椎间孔窗。经颞窗可以测量大脑中动脉（MCA）的血流速度。

将线阵探头置于上眼睑，稍稍偏向颞侧，可观察到 ONSD。视神经表现为与探头垂直的低回声线性结构，在视网膜后面；ONSD 在视网膜后 3mm 处测量（图 26.12）。ONSD 测量应同时在冠状面和矢状面进行。ONSD 值高于 5 ～ 6mm 可能提示颅内压升高。

主要概念：背景

在重大创伤中，对脑损伤的评估历来都是通过头部 CT 扫描来进行的。因此，对于腹腔内出血 FAST 阳性的昏迷患者，任何以脑部为导向的评估和策略都要推迟到实施急诊手术之后。

在 FAST 常规检查中引入脑部超声可提供颅内高压存在的潜在信息，在某些情况下还能观察到硬膜下或硬膜外血肿和挫伤。

脑中线移位（MLS）是急性脑损伤后的一种危及生命的并发症，需要尽快诊断和治疗。脑部超声可显示第三脑室，在超声解剖学上，第三脑室可被视为中线结构的参考点。US 测量的 MLS 与 CT 测量的 MLS（金标准）呈正相关，前者有轻微低估测量值的倾向[56]。

脑部超声可检测到颅内压升高的间接征象，如经颅彩色多普勒（TCCD）显示的搏动指数（PI）升高（图 26.13）或 ONSD 升高。

PI 表示为（收缩期 – 舒张末期峰值流速）/ 平均大脑中动脉（MCA）流速，与有创颅内压测量值密切相关[57]。在中度脑外伤患者中，PI > 1.2 和舒张期血流速度 < 25cm/s 可预测脑外伤后一周内的继发性脑功能衰退[58]。

ONSD 几乎直接随 ICP 的增加而增加，使其成为在二元模式下评价颅内高压的有用工具，在紧急情况下或无法进行有创监测时，可识别 ICP > 20mmHg，最佳临界值为 0.58mm[59]。

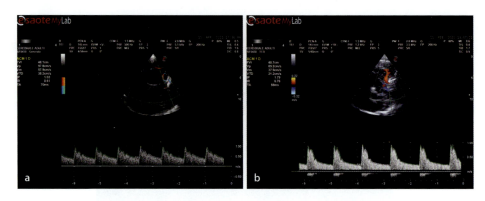

■ 图 26.13　图 a：大脑中动脉正常血流速度波形形态。图 b：大脑中动脉血流异常，表现为收缩期峰值流速增加，而舒张期和平均血液速度降低，导致搏动指数（PI）增加

26.2.2　二次评估：监测复苏的充分性

26.2.2.1　内脏灌注评估

> **主要发现：**
> — 隐匿性内脏低灌注
> — 隐匿性出血
> — 容量反应性

通过彩色多普勒阻力指数对内脏末梢器官灌注进行评估，可以在生化或宏观血流动力学失调发生之前，对与器官功能障碍相关的早期血流动力学异常提供有用的见解[42–45, 60]。

探头

使用带有彩色脉冲波多普勒的扇形或凸阵探头进行内脏灌注评估；患者通常仰卧休息。

评估位置

将探头置于左右肋间，以评估脾脏和肾脏的灌注情况。彩色多普勒模式可识别肾动脉和脾动脉的主要分支（图 26.14）。

脾动脉血流应在脾脏内距脾门 1cm 处的血管直道上采样。肾内血管血流必须通过采集每个肾区（上、中、下）至少三个连续的肾叶间动脉多普勒轨迹进行测量，然后取平均值得出整个器官的指数。根据 Planiol 和 Pourcelot 的方案计算多普勒阻力指数，即比率（S–D）/S，其中 S 和 D 分别为收缩峰值和舒张末期速度[42, 43]。

肾脏

重症患者的肾脏需要特别关注。使用肾动脉多普勒测量可轻松监测肾血流（RBF），其主要决定因素是药物、血管顺应性和肾血管阻力[61]。肾脏多普勒阻力指数（RDRI）是最重要、最常用的指数，反映了全身血流动力学的所有重要决定因素。它能有效确保足够的内脏灌注，并能识别重症监护室（ICU）中急性肾损伤（AKI）的高危患者[62]。

在最初的低血容量状态下，肾血流量可以从正常的 1300mL/min 减少到 < 200mL/min，从而防止核心器官严重灌注不足[63]。在人体中分析 RDRI 的研究发现，RDRI 与急性肺损伤患者的低氧血症有关[64]，还能检测血流动力学稳定患者的隐匿性等容积性贫血[42]。因此，RDRI 可能成为多发伤患者输血需求、血流动力学不稳定和早期低血容量性休克的独立预测指标。

TRDRI 与动脉标准碱过量之间的显著相关性也支持了这一概念，动脉标准碱过量是危重（多发性创伤）患者组织缺氧的标志物[65]。这证明了 RDRI 作为研究内脏灌注不足的无创方法的临床实用性，并有可能帮助制定及早手术或放射干预措施。此外，RDRI 还具有预测功能，可以检测出血流动力学稳定的患者因中心静脉血氧不足而导致的低灌注[60]。

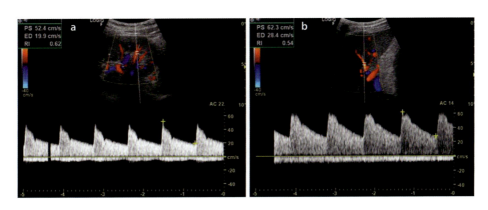

■ 图 26.14　图 a：纵向超声扫描显示肾脏叶间动脉的肾脏多普勒阻力指数。图 b：脾脏纵向扫描显示脾动脉主支的脾脏多普勒阻力指数

脾脏

脾脏接受约 10% 的心输出量，在维持血管容量和压力方面发挥着重要作用。其调节机制是通过脾内微血管张力以及神经激素对肾脏和肠系膜血管床的调节来实现的。脾脏对肾灌注的影响是通过反射性激活脾脏和肾脏交感神经介导的[66]。脾脏还可通过充当液体储备库来调节静脉回流；在血容量不足时，脾脏可调动血液，并通过交感神经的调节，将血液汇集到静脉中。这些观察结果表明，脾脏可以为了内脏循环提供一种视角。

在 Corradi 等的一项研究中[46]，脾脏多普勒阻力指数（SDRI）的显著变化反映了液体挑战引起的血流动力学的显著变化。SDRI 是评估内脏灌注的一种有价值且可重复的床旁方法，与容量反应性无关。主要发现是，SDRI 降低 > 9% 是容量反应性的标志，特异度为 100%，阳性预测值为 100%；无论容量反应性如何，SDRI 降低 > 4% 与内脏低灌注改善、乳酸清除率增加和全身血管阻力降低有关。

SDRI 降低 < 4% 可排除容量反应性，其敏感度和阴性预测值分别为 100% 和 100%，内脏灌注没有改善，但可以识别淤血、液体过负荷和内脏实质楔压升高。

ΔSDRI 介于 4% ~ 9% 之间时，与内脏灌注改善相关，这反映在乳酸清除率的增加上，而与心脏容量反应性无关。这些研究结果证实，脾脏是一个精确调节的储存库，可对液体挑战引起的血流动力学变化做出反应。对多发性创伤后隐匿性失血性休克患者进行的研究进一步验证了 SDRI 的作用，这些患者尽管平均动脉压、心率和心脏指数已恢复，但 SDRI 仍居高不下，并出现隐匿性低灌注，这表明 SDRI 是适当复苏治疗的指标。

由于 SDRI 有可能通过恢复足够的局部灌注压、避免血管收缩和内脏低灌注来指导治疗，从而改善患者的预后，因此有必要在这一新兴研究领域进行进一步研究。

> **▌临床要点▌**
>
> - e-FAST 是一种快速检测心包、胸腔内和腹腔内积液的方法。
> - 发现游离积液应立即采取进一步的诊断方法和（或）干预措施。
> - 在创伤性急腹症中进行创伤超声重点评估检查以识别病理游离液体 / 血液（即心包腔、胸膜腔和腹膜腔）应被视为一项基本技能。
> - 创伤超声重点评估检查应被视为创伤复苏不可或缺的组成部分。

参考文献

1. Krug EG, Sharma GK, Lozano R. The global burden of injuries. Am J Public Health. 2000;90: 523–6.

2. Carmont MR. The Advanced Trauma Life Support course: a history of its development and review of related literature. Postgrad Med J. 2005;81:87–91.

3. Kool DR, Blickman JG. Advanced Trauma Life Support. ABCDE from a radiological point of view. Emerg Radiol. 2007;14:135–41.

4. Kirkpatrick AW, Sirois M, Laupland KB, et al. Hand-held thoracic sonography for detecting post-traumatic pneumothoraces: the Extended Focused Assessment with Sonography for Trauma (EFAST). J Trauma. 2004;57:288–95.

5. Scalea TM, Rodriguez A, Chiu WC, Brenneman FD, Fallon WF, Kato K, McKenney MG, Nerlich ML, Ochsner MG, Yoshii H. Focused Assessment with Sonography for Trauma (FAST): results from an international consensus conference. J Trauma. 1999;46:466–72.

6. Dronen S, Chadwick O, Nowak R. Endotracheal tip position in the arrested patient. Ann Emerg Med. 1982;11:116–7.

7. Hosseini JS, Talebian MT, Ghafari MH, Eslami V. Secondary confirmation of endotracheal tube position by diaphragm motion in right subcostal ultrasound view. Int J Crit Illn Inj Sci. 2013;3:113–7.

8. Hsieh K-S, Lee C-L, Lin C-C, Huang T-C, Weng K-P, Lu W-H. Secondary confirmation of endotracheal tube position by ultrasound image. Crit Care Med. 2004;32:S374–7.

9. Robba C, Wong A, Poole D, et al. Basic ultrasound head-to-toe skills for intensivists in the general and neuro intensive care unit population: consensus and expert recommendations of the European Society of Intensive Care Medicine. Intensive Care Med. 2021;47:1347–67.

10. Charbit J, Millet I, Maury C, Conte B, Roustan J-P, Taourel P, Capdevila X. Prevalence of large and occult pneumothoraces in patients with severe blunt trauma upon hospital admission: experience of 526 cases in a French level 1 trauma center. Am J Emerg Med. 2015;33:796–801.

11. Volpicelli G. Sonographic diagnosis of pneumothorax. Intensive Care Med. 2011;37:224–32.

12. Hamada SR, Delhaye N, Kerever S, Harrois A, Duranteau J. Integrating eFAST in the initial management of stable trauma patients: the end of plain film radiography. Ann Intensive Care. 2016;6:62.

13. Vezzani A, Manca T, Brusasco C, Santori G, Valentino M, Nicolini F, Molardi A, Gherli T, Corradi F. Diagnostic

value of chest ultrasound after cardiac surgery: a comparison with chest X-ray and auscultation. J Cardiothorac Vasc Anesth. 2014;28:1527–32.

14. Volpicelli G, Boero E, Sverzellati N, et al. Semi-quantification of pneumothorax volume by lung ultrasound. Intensive Care Med. 2014;40:1460–7.

15. Soldati G, Testa A, Silva FR, Carbone L, Portale G, Silveri NG. Chest ultrasonography in lung contusion. Chest. 2006;130:533–8.

16. Corradi F, Ball L, Brusasco C, Riccio AM, Baroffio M, Bovio G, Pelosi P, Brusasco V. Assessment of extravascular lung water by quantitative ultrasound and CT in isolated bovine lung. Respir Physiol Neurobiol. 2013;187:244–9.

17. Corradi F, Brusasco C, Garlaschi A, Paparo F, Ball L, Santori G, Pelosi P, Altomonte F, Vezzani A, Brusasco V. Quantitative analysis of lung ultrasonography for the detection of community-acquired pneumonia: a pilot study. Biomed Res Int. 2015;2015:868707.

18. Corradi F, Brusasco C, Pelosi P. Chest ultrasound in acute respiratory distress syndrome. Curr Opin Crit Care. 2014;20:98–103.

19. Pelosi P, Corradi F. Ultrasonography in the intensive care unit: looking at the world through colored glasses. Anesthesiology. 2012;117:696–8.

20. Luecke T, Corradi F, Pelosi P. Lung imaging for titration of mechanical ventilation. Curr Opin Anaesthesiol. 2012;25:131–40.

21. Hyacinthe A-C, Broux C, Francony G, Genty C, Bouzat P, Jacquot C, Albaladejo P, Ferretti GR, Bosson J-L, Payen J-F. Diagnostic accuracy of ultrasonography in the acute assessment of common thoracic lesions after trauma. Chest. 2012;141:1177–83.

22. Rozycki GS, Ballard RB, Feliciano DV, Schmidt JA, Pennington SD. Surgeon-performed ultrasound for the assessment of truncal injuries: lessons learned from 1540 patients. Ann Surg. 1998;228:557–67.

23. Rozycki GS, Feliciano DV, Ochsner MG, et al. The role of ultrasound in patients with possible penetrating cardiac wounds: a prospective multicenter study. J Trauma. 1999;46:543–51; discussion 551–2.

24. Goldberg BB, Goodman GA, Clearfield HR. Evaluation of ascites by ultrasound. Radiology. 1970;96:15–22.

25. Paajanen H, Lahti P, Nordback I. Sensitivity of transabdominal ultrasonography in detection of intraperitoneal fluid in humans. Eur Radiol. 1999;9:1423–5.

26. Abrams BJ, Sukumvanich P, Seibel R, Moscati R, Jehle D. Ultrasound for the detection of intraperitoneal fluid: the role of Trendelenburg positioning. Am J Emerg Med. 1999;17:117–20.

27. Huang MS, Liu M, Wu JK, Shih HC, Ko TJ, Lee CH. Ultrasonography for the evaluation of hemoperitoneum during resuscitation: a simple scoring system. J Trauma. 1994;36:173–7.

28. Ma OJ, Mateer JR, Ogata M, Kefer MP, Wittmann D, Aprahamian C. Prospective analysis of a rapid trauma ultrasound examination performed by emergency physicians. J Trauma. 1995;38:879–85.

29. Ingeman JE, Plewa MC, Okasinski RE, King RW, Knotts FB. Emergency physician use of ultrasonography in blunt abdominal trauma. Acad Emerg Med. 1996;3:931–7.

30. Sirlin CB, Casola G, Brown MA, Patel N, Bendavid EJ, Hoyt DB. Quantification of fluid on screening ultrasonography for blunt abdominal trauma: a simple scoring system to predict severity of injury. J Ultrasound Med. 2001;20:359–64.

31. McKenney KL, McKenney MG, Cohn SM, Compton R, Nunez DB, Dolich M, Namias N. Hemoperitoneum score helps determine need for therapeutic laparotomy. J Trauma. 2001;50:650–4; discussion 654–6.

32. Rozycki GS, Ochsner MG, Feliciano DV, Thomas B, Boulanger BR, Davis FE, Falcone RE, Schmidt JA. Early detection of hemoperitoneum by ultrasound examination of the right upper quadrant: a multicenter study. J Trauma. 1998;45:878–83.

33. Charbit J, Millet I, Lakhal K, Brault-Noble G, Guillon F, Taourel P, Capdevila X. A haemoperitoneum does not indicate active bleeding in the peritoneum in 50% of hypotensive blunt trauma patients: a study of 110 severe trauma patients. Injury. 2014;45:88–94.

34. Yeguiayan J-M, Yap A, Freysz M, Garrigue D, Jacquot C, Martin C, Binquet C, Riou B, Bonithon-Kopp C, FIRST Study Group. Impact of whole-body computed tomography on mortality and surgical management of severe blunt trauma. Crit Care. 2012;16:R101.

35. Bouzat P, Valdenaire G, Gauss T, et al. Early management of severe abdominal trauma. Anaesth Crit Care Pain Med. 2020;39:269–77.

36. Branney SW, Wolfe RE, Moore EE, Albert NP, Heinig M, Mestek M, Eule J. Quantitative sensitivity of ultrasound in detecting free intraperitoneal fluid. J Trauma. 1995;39:375–80.

37. Kornezos I, Chatziioannou A, Kokkonouzis I, Nebotakis P, Moschouris H, Yiarmenitis S, Mourikis D, Matsaidonis D. Findings and limitations of focused ultrasound as a possible screening test in stable adult patients with blunt abdominal trauma: a Greek study. Eur Radiol. 2010;20:234–8.

38. Richards JR, McGahan JP, Jones CD, Zhan S, Gerscovich EO. Ultrasound detection of blunt splenic injury. Injury. 2001;32:95–103.

39. Nunes LW, Simmons S, Hallowell MJ, Kinback R, Trooskin S, Kozar R. Diagnostic performance of trauma US in identifying abdominal or pelvic free fluid and serious abdominal or pelvic injury. Acad Radiol. 2001;8:128–36.

40. Blackbourne LH, Soffer D, McKenney M, et al. Secondary ultrasound examination increases the sensitivity of the FAST exam in blunt trauma. J Trauma. 2004;57:934–8.

41. Rajabzadeh Kanafi A, Giti M, Gharavi MH, Alizadeh A, Pourghorban R, Shekarchi B. Diagnostic accuracy of secondary ultrasound exam in blunt abdominal trauma. Iran J Radiol. 2014;11:e21010.

42. Corradi F, Brusasco C, Vezzani A, Palermo S, Altomonte F, Moscatelli P, Pelosi P. Hemorrhagic shock in polytrauma patients: early detection with renal Doppler resistive index measurements. Radiology. 2011;260:112–8.

43. Corradi F, Brusasco C, Garlaschi A, Santori G, Vezzani A, Moscatelli P, Pelosi P. Splenic Doppler resistive index for early detection of occult hemorrhagic shock after polytrauma in adult patients. Shock. 2012;38:466–73.

44. Corradi F, Brusasco C, Via G, Tavazzi G, Forfori F. Renal Doppler-based assessment of regional organ perfusion in the critically ill patient. Shock. 2021;55:842–3.

45. Corradi F, Via G, Tavazzi G. What's new in ultrasound-based assessment of organ perfusion in the critically ill: expanding the bedside clinical monitoring window for hypoperfusion in shock. Intensive Care Med. 2020;46:775–9.

46. Brusasco C, Tavazzi G, Robba C, Santori G, Vezzani A, Manca T, Corradi F. Splenic Doppler resistive index variation mirrors cardiac responsiveness and systemic hemodynamics upon fluid challenge resuscitation in postoperative mechanically ventilated patients. Biomed Res Int. 2018;2018:1978968.

47. Kelsey JH, Henderson SO, Newton K. Bedside ultrasound in delayed traumatic pericardial effusion. Am J Emerg Med. 1999;17:313–4.

48. Spodick DH. Acute cardiac tamponade. N Engl J Med. 2003;349:684–90.

49. Ball CG, Williams BH, Wyrzykowski AD, Nicholas JM, Rozycki GS, Feliciano DV. A caveat to the performance of pericardial ultrasound in patients with penetrating cardiac wounds. J Trauma. 2009;67:1123–4.

50. Meyer DM, Jessen ME, Grayburn PA. Use of echocardiography to detect occult cardiac injury after penetrating thoracic trauma: a prospective study. J Trauma. 1995;39:902–7; discussion 907–9.

51. Via G, Tavazzi G, Price S. Ten situations where inferior vena cava ultrasound may fail to accurately predict fluid responsiveness: a physiologically based point of view. Intensive Care Med. 2016;42:1164–7.

52. Yanagawa Y, Nishi K, Sakamoto T, Okada Y. Early diagnosis of hypovolemic shock by sonographic measurement

of inferior vena cava in trauma patients. J Trauma. 2005;58:825–9.

53. Sefidbakht S, Assadsangabi R, Abbasi HR, Nabavizadeh A. Sonographic measurement of the inferior vena cava as a predictor of shock in trauma patients. Emerg Radiol. 2007;14:181–5.

54. Yanagawa Y, Sakamoto T, Okada Y. Hypovolemic shock evaluated by sonographic measurement of the inferior vena cava during resuscitation in trauma patients. J Trauma. 2007;63:1245–8. discussion 1248

55. Doucet JJ, Ferrada P, Murthi S, et al. Ultrasonographic inferior vena cava diameter response to trauma resuscitation after 1 hour predicts 24-hour fluid requirement. J Trauma Acute Care Surg. 2020;88:70–9.

56. Assessment of brain midline shift using sonography in neurosurgical ICU patients. https:// pubmed.ncbi. nlm. nih. gov/25488604/. Accessed 1 Aug 2022.

57. Bellner J, Romner B, Reinstrup P, Kristiansson K-A, Ryding E, Brandt L. Transcranial Doppler sonography pulsatility index (PI) reflects intracranial pressure (ICP). Surg Neurol. 2004;62:45–51;discussion 51.

58. Bouzat P, Almeras L, Manhes P, et al. Transcranial Doppler to predict neurologic outcome after mild to moderate traumatic brain injury. Anesthesiology. 2016;125:346–54.

59. Robba C, Santori G, Czosnyka M, Corradi F, Bragazzi N, Padayachy L, Taccone FS, Citerio G. Optic nerve sheath diameter measured sonographically as non-invasive estimator of intracranial pressure: a systematic review and meta-analysis. Intensive Care Med. 2018;44:1284–94.

60. Corradi F, Brusasco C, Paparo F, et al. Renal Doppler resistive index as a marker of oxygen supply and demand mismatch in postoperative cardiac surgery patients. Biomed Res Int. 2015;2015:763940.

61. Di Nicolò P, Granata A. Renal intraparenchymal resistive index: the ultrasonographic answer to many clinical questions. J Nephrol. 2019;32:527–38.

62. Le Dorze M, Bouglé A, Deruddre S, Duranteau J. Renal Doppler ultrasound: a new tool to assess renal perfusion in critical illness. Shock. 2012;37:360–5.

63. Lucas CE. Renal considerations in the injured patient. Surg Clin North Am. 1982;62:133–48.

64. Darmon M, Schortgen F, Leon R, Moutereau S, Mayaux J, Di Marco F, Devaquet J, Brun-Buisson C, Brochard L. Impact of mild hypoxemia on renal function and renal resistive index during mechanical ventilation. Intensive Care Med. 2009;35:1031–8.

65. Vezzani A, Corradi F, Palermo S, Altomonte F, Moscatelli P, Brusasco C. Renal Doppler resistance index: early marker of splanchnic hypoperfusion and bleeding in major trauma with a borderline hemodynamic status. Intensive Care Med. 2009;35:s257.

66. Hamza SM, Kaufman S. Role of spleen in integrated control of splanchnic vascular tone: physiology and pathophysiology. Can J Physiol Pharmacol. 2009;87:1–7.